毎日の食事のカロリーガイド

第3版

監修／女子栄養大学学長　香川明夫
料理&データ作成／カロニック・ダイエット・スタジオ　竹内冨貴子

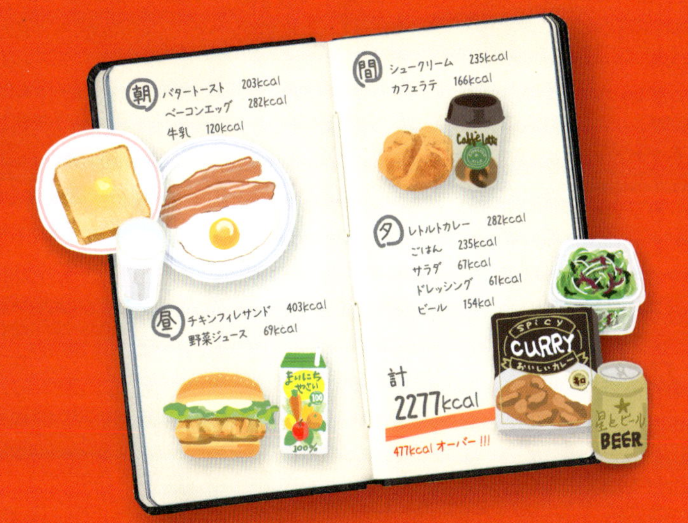

『毎日の食事のカロリーガイド 改訂版』を
リニューアルしました！

- データは「日本食品標準成分表 2015 年版（七訂）」に基づいて計算し直しました。
- 外食編はメニュー選びに役立つアドバイスも充実しています。
- ファストフードのメニュー、コンビニやスーパーの総菜や弁当など、身近な食品のデータが満載です。
- 近ごろ話題の冷凍食品やレトルト食品、ビール、ソフトドリンクなどの市販食品を選び、データを掲載しました。
- 家庭のおかず編では料理ごとのデータと作り方もあわせて紹介します。

目次

外食編……13

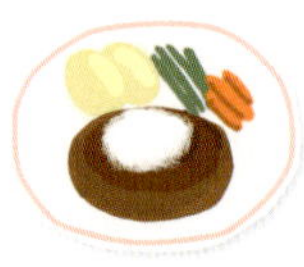

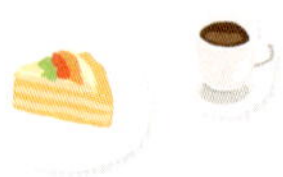

ファストフード・テイクアウト編……49

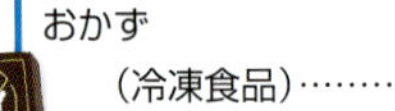

市販食品編……75

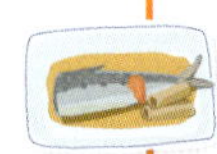

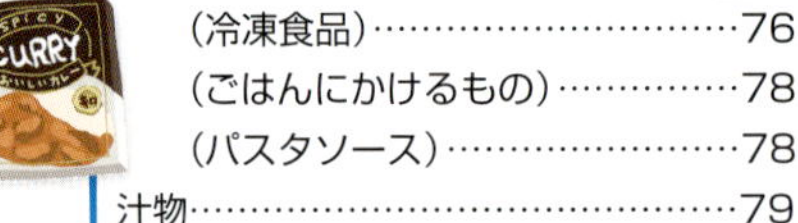

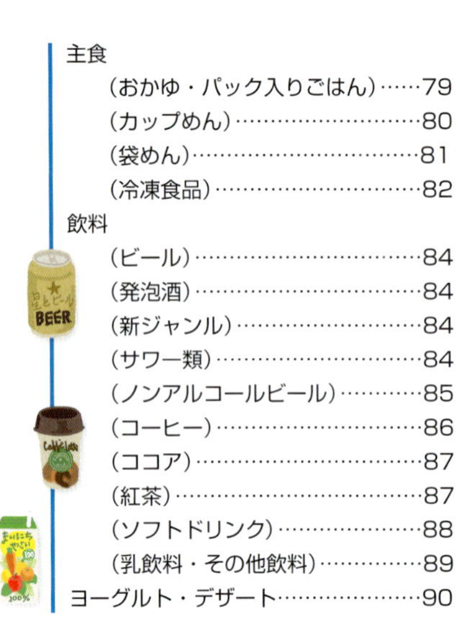

家庭のおかず編……91

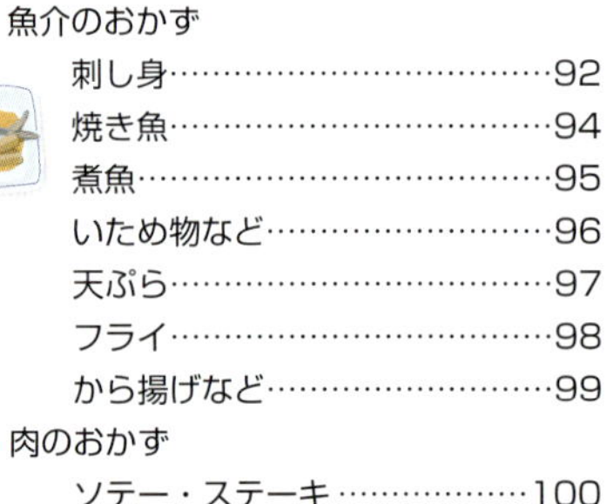

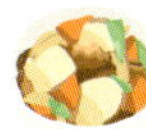

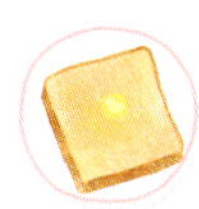

家庭のおかず編 レシピ……139

column

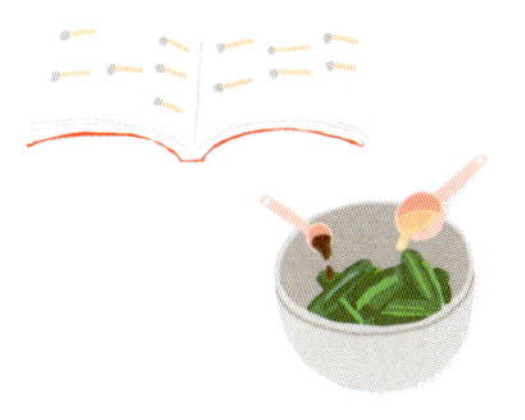

この本の使い方

**掲載されているデータは一つの目安です。
料理の種類や使われている材料から、エネルギーや栄養価の特徴をつかんで
料理選びの参考にしてください。**

本書は、日常生活でよく食べる食品や料理を約900点集め、〈外食編〉〈ファストフード・テイクアウト編〉〈市販食品編〉〈家庭のおかず編〉に分類して、その栄養価の情報を写真とともに見やすく表示しました。

〈外食編〉は特定店舗のものではなく、一般的な量、調理法によるモデルの料理を作成し、栄養価を算出しました。〈ファストフード・テイクアウト編〉のファストフードと〈市販食品編〉については、メーカーや店舗に可能な限りデータ提供をお願いし、その情報を基に記載しました。〈ファストフード・テイクアウト編〉のカフェ、デリバリーピザ、デリカテッセン、コンビニ・スーパーのメニューなどは、人気のある商品を選んで撮影、計量し、商品記載の栄養価に合うように調整してデータを作成しました。〈家庭のおかず編〉は献立を立てやすいように、料理を魚介、肉、大豆と豆、卵、野菜、汁物、ごはんやめん、パンなどで分け、さらに魚や肉、野菜では調理法別に分類し、材料表から栄養価を算出しました。

食事制限のあるかたやダイエットにおすすめ

生活習慣病や腎臓病など食事制限の必要な場合や、ダイエットしたい場合など、毎日の食事管理をしたいかたには特におすすめです。料理の写真と栄養成分データを確認しながら選ぶことができるので、たいへん便利です。

各食品のデータは5ページの説明にもあるとおり、エネルギーとたんぱく質、脂質、炭水化物、食塩相当量（塩分）、カリウム、コレステロール、食物繊維、添加糖分の栄養成分データと、女子栄養大学が提唱する食事法「四群点数法」に基づくエネルギー量点数（1点＝80kcal）を掲載しています。

「四群点数法」を活用して栄養のバランスをチェック

「四群点数法」は食品を栄養学的な特徴から4つの食品群に分け、それぞれの群の食品を基本の点数に基づいて選んで食べるようにすれば栄養のバランスがととのうという食事法です。本書には各群のエネルギー量点数も掲載してありますので、めんどうな栄養計算をしなくても簡単に栄養管理ができます。詳しい活用法は8〜11ページをごらんください。

この本の見方

外食編、ファストフード・テイクアウト編、市販食品編のデータの見方

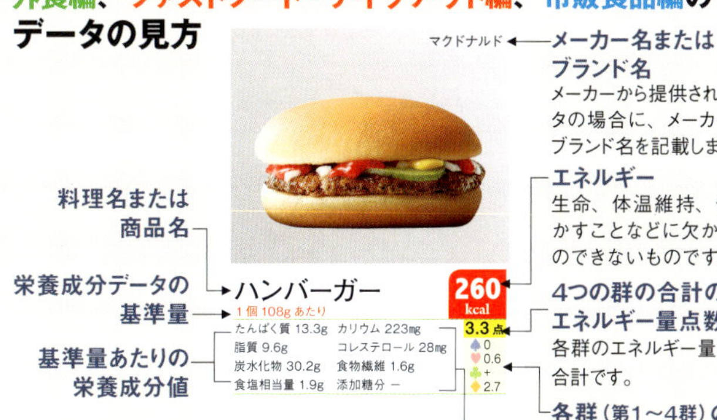

メーカー名またはブランド名
メーカーから提供されたデータの場合に、メーカー名やブランド名を記載しました。

エネルギー
生命、体温維持、体を動かすことなどに欠かすことのできないものです。

4つの群の合計のエネルギー量点数
各群のエネルギー量点数の合計です。

各群（第1～4群）のエネルギー量点数
各材料のエネルギー量点数から、合計して算出しています。

家庭のおかず編のデータの見方

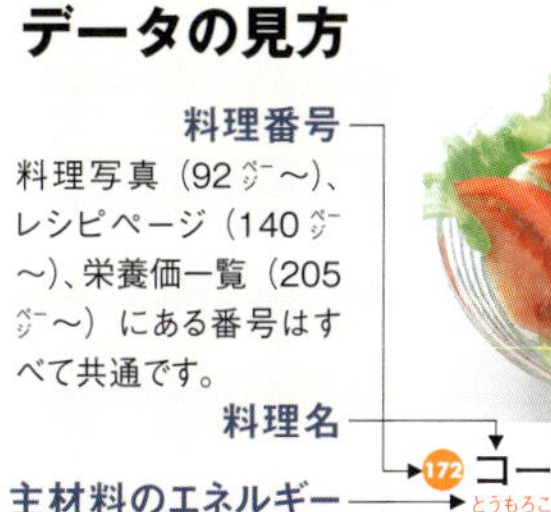

野菜 150g

野菜や芋の量
野菜のおかずとなべ料理、汁物では、野菜（きのこ、海藻、こんにゃくを含む）や芋の量を記載しました。

料理番号
料理写真（92ページ～）、レシピページ（140ページ～）、栄養価一覧（205ページ～）にある番号はすべて共通です。

料理名

主材料のエネルギー量点数と重量

172 コーンサラダ
115 kcal
とうもろこし（缶詰め）0.5 点（50g）分
1.4 点

たんぱく質 1.9g	カリウム 277mg	0
脂質 6.4g	コレステロール 0mg	0
炭水化物 13.0g	食物繊維 2.7g	0.7
食塩相当量 0.8g	添加糖分 0g	0.7

※ドレッシング含む

エネルギー

4つの群の合計のエネルギー量点数

各群（第1～4群）のエネルギー量点数

料理やデータについての特記事項
主材料の概量や食べるときに加える調味料のことなどを記載しました。

たんぱく質
筋肉や血液などを作るたいせつな栄養素です。第1群、第2群、第4群の穀類が供給源です。

脂質
1gが9kcalと、エネルギーが高い栄養素です。摂取エネルギーに占める割合を20～25%にするのが理想的です。

炭水化物
エネルギー源として、速やかに利用できる栄養素です。主食となる穀類や果物、芋、菓子などに多く含まれています。市販食品編の一部で、メーカーからの提供データが炭水化物ではなく「糖質」のものがあります。糖質は炭水化物に含まれるもので、エネルギー源となります。

食塩相当量（塩分）
塩やしょうゆなどの調味料からのものと、食品自体が持つ食塩相当量の合計です。1日の摂取目標量は、成人男性で8.0g未満、成人女性で7.0g未満です。

カリウム
ミネラル（無機質）の一種。体の細胞の中にあり、細胞が正常に働けるように環境づくりをしています（詳細は12ページ）。

コレステロール
体の組織を作るために用いられる成分で、卵や魚、肉など動物性食品に多く含まれます。

食物繊維
豆類や野菜、海藻など植物性食品に多く含まれ、腸の働きを促進します。1日の目標量は成人男性で20g以上、女性で18g以上です。

添加糖分
砂糖、みりん、ジャムなど調味用に加えた糖分のことです。加工食品などに含まれる糖分は含みません。

数値の見方
エネルギー量点数の＋は、微量を表わします。
ファストフード・テイクアウト編、市販食品編では、数値は明確に算出できないが含まれていると考えられる場合にも＋と表記しました。

データの算出方法とその表示について

●外食編（14～48ページ）

●栄養成分データおよび点数の算出にあたっては、「日本食品標準成分表2015年版（七訂）」（文部科学省）および『七訂 食品80キロカロリーガイドブック』（女子栄養大学出版部）のデータを使用しました。

●栄養成分データは特に表示のあるもの以外は1人分（1食分）の数値です。特定店舗の商品ではなく、一般的な外食を再現して栄養価を算出しました。

●揚げ物の衣やいため油、吸油量などについては、『調理のためのベーシックデータ』（女子栄養大学出版部）を基に算出しました。

●食べるときにつける調味料は、たれやからしなど写真中にあるものはデータに含まれています。ソースやつけじょうゆなど写真に添えられていないものはデータに含まれていません。一般的に使う調味料のデータは、各ページに掲載のコラムにまとめました。

●食塩相当量（塩分）は、平均的な味つけを基に算出しました。めん類や煮物は、スープや煮汁をすべて食べたものとして計算しました。

●添加糖分は調理のさいに加える砂糖やみりん、ジャムなどからの数値で、一般的な配合を参考にして材料配合がわかる範囲で目安量を算出しました。みりんは重量の⅓、ジャムは重量の½～⅔を糖分として換算してあります。

●ファストフード・テイクアウト編（50～74ページ）

◆ファストフード（50～52ページ）

●人気店のメニューを選び、各メーカーの協力を得て商品写真と栄養成分データを掲載しました。写真と栄養成分データは、2018年8月末時点で最終確認したものです。

●栄養成分データは商品名の下に記載した1人分あるいは1袋あたりなどの数値です。

●栄養成分データはメーカーから提供されたもので、提供のなかった栄養成分は「－」としました。

●四群別の点数配分は、商品を材料別に計量して第1～3群の点数を算出し、メーカー提供のエネルギーに合うように、残りのエネルギー分を第4群の点数としました。

◆カフェ・デリバリーピザ・宅配弁当・デリカテッセン・コンビニ・スーパー（53～74ページ）

●人気の商品を選んで購入、撮影し、材料別に計量して配合を推測し、栄養成分データおよび四群別の点数配分を算出しました。

●栄養成分データは商品名の下に記載した1人分あるいは1袋あたりなどの数値です。

●コロッケやフライドポテトなど、材料を正確に分けられないが「日本食品標準成分表2015年版（七訂）」（文部科学省）に成分値があるものはその数値を使って栄養成分データを算出し、四群別の点数配分はすべて第4群に入れました。

●食塩相当量（塩分）については、商品の表示があるものはその数値を参考に、ナトリウム量として表示されている場合はその数値を参考にして換算し、食塩相当量もナトリウムもどちらも記載がないものは、基準になる味つけを基に算出しました。

●添加糖分は、基準となる味つけに使用されると思われる砂糖、みりん、ジャムなどからの数値として算出しました。みりんは重量の⅓、ジャムは重量の½～⅔を糖分として換算してあります。

●市販食品編（76～90ページ）

●人気の商品を選び、各メーカーの協力を得て商品写真と栄養成分データを掲載しました。写真と栄養成分データは、2018年8月末時点で最終確認したものです。

●栄養成分データは商品名の下に記載した1人分あるいは1袋あたりなどの数値です。

●メーカー提供の栄養データが1人分あるいは1袋あたりの場合は、そのまま掲載しました。メーカー提供のデータが100gあたり、100mℓあたりなどの場合は、1人分あるいは1袋分などに換算して算出しました。メーカーからデータ提供がなかった栄養成分は「－」としました。

●四群別の点数配分にあたっては、商品の材料を可能な限り計量して第1～3群の点数を算出し、メーカー提供のエネルギーに合うように、残りのエネルギー分を第4群の点数としました。ただし、材料に第1～3群のものが明らかに含まれていても、主食や嗜好品としての要素が強いものは点数をすべて第4群に配分しました。たとえば、カップめん、果汁のジュース、プリン（卵入り）、まんじゅう（あずきあん入り）などの点数は第4群に配分しました。

●食塩相当量（塩分）はメーカーから数値の提供がない場合は、メーカーの許可を得てナトリウム値から換算しました。

●商品を調理するさいに必要になる揚げ油や焼き油、調味料などの栄養価は含まれていません。

●家庭のおかず編（92～138ページ）／レシピ（140～193ページ）

●栄養成分データおよび点数の算出にあたっては、「日本食品標準成分表2015年版（七訂）」（文部科学省）および『七訂 食品80キロカロリーガイドブック』（女子栄養大学出版部）のデータを使用しました。

●材料の重量は実際に食べられる量で、食べられない部分（廃棄部分）は含みません。

●添加糖分は、基準となる味つけに使用されると思われる砂糖、みりん、ジャムなどからの数値として算出しました。みりんは重量の⅓、ジャムは重量の½～⅔を糖分として換算してあります。

●食塩相当量（塩分）は調味料等の添加塩分だけでなく、素材自体が持つ塩分も加えた合計です。煮汁、たれ、スープなどすべて食べたものとして計算しました。

●四群別の点数配分は1点（80kcal）の重量を基準に使用重量から算出し、小数第2位を四捨五入しているため、エネルギーと若干異なることがあります。

●材料の計量には、標準計量カップ・スプーンを使っています（232ページ参照）。

●レシピの材料分量で、料理によっては調理の都合から複数人数分を示しているものがありますが、栄養成分データと点数はすべて1人分です。

なにをどれだけ食べたらいいの？

毎日食べるべき食品の量と質が簡単につかめ、
健康な食生活を送ることができる食事法、それが「四群点数法」です。
しかも、栄養や食品についてのむずかしい知識は必要としません。
覚えることは以下の4つのことです。

❶ 食品を栄養的な特徴によって4つのグループ（食品群）に分けて、それぞれを第１群、第２群、第３群、第４群とする。

❷ 食品の重量は80kcalを１点とする単位（エネルギー量点数）で表わす。

❸ 1日に食べるべき食品の量を第１群～第４群の各食品ごとにエネルギー量点数で示す。

❹ 1日20点（1600kcal）を基本とし、年齢・性・活動の程度などで増減する。20点の内訳は、第１群で３点（乳・乳製品で２点、卵で１点）、**第２群で３点**（魚介・肉で２点、豆・豆製品で１点）、**第３群で３点**（野菜で１点、芋で１点、果物で１点）、**第４群で11点**（穀類で９点、油脂で1.5点、砂糖で0.5点）**とする。**

以上のことを右のページにまとめました。1日20点の食品の組み合わせはほんの一例にすぎません。
決められたエネルギー量点数の範囲内であれば、食品の選び方は自由です。

♠ 第1群

乳・乳製品、卵

日本人に不足しがちな栄養素を含み、
栄養バランスを完全にする食品群。
毎日、欠かさずにとるようにする。

乳・乳製品…2点
卵…1点

♥ 第2群

魚介、肉、豆・豆製品

肉や血を作る良質たんぱく質の食品群。
体のたんぱく質はつねに作りかえられるので、
毎日適量を食べたい。

魚介・肉…2点
豆・豆製品…1点

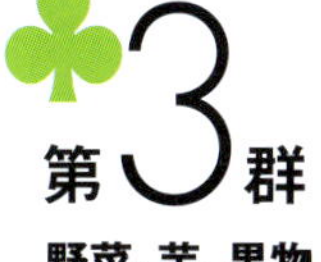

♣ 第3群

野菜、芋、果物

体の調子をよくする食品群。
野菜は、緑黄色野菜120g以上と
淡色野菜（きのこ、海藻、
こんにゃくを含む）の計350gで
1点とする。

野菜…1点
芋…1点
果物…1点

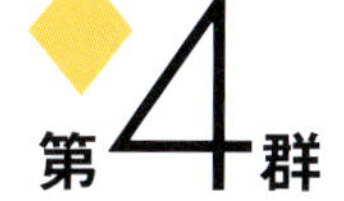

◆ 第4群

穀類、油脂、砂糖、その他

力や体温となる食品群。
この群だけは自分の体重などを
考慮して増減し、
ふさわしい量をとる。

穀類…9点
油脂…1.5点
砂糖…0.5点

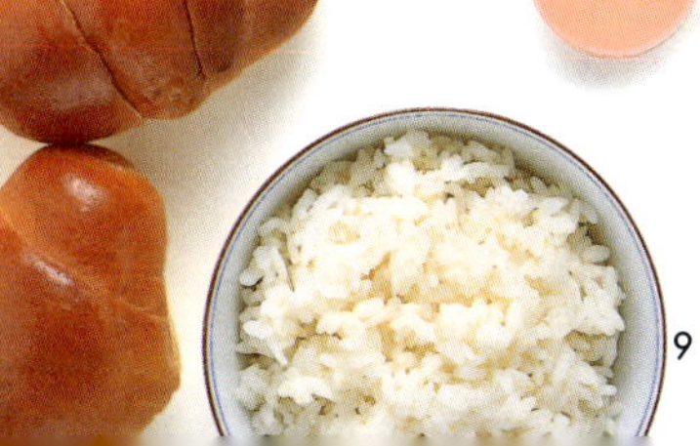

第1群から第4群までの、基本の組み合わせ

4つのグループに分けた食品をどのように組み合わせて食べたらいいかを、実際に見てみましょう。

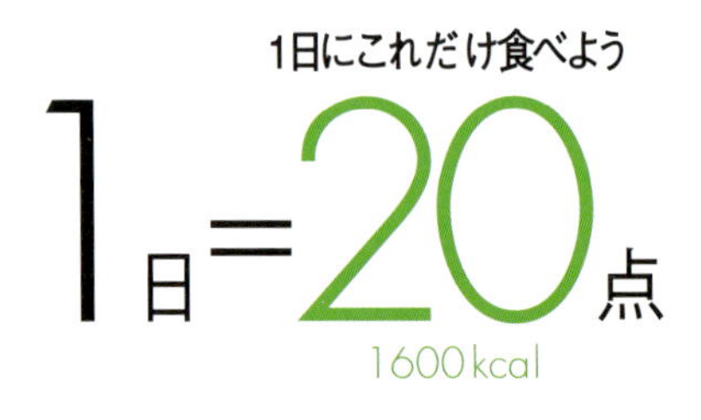

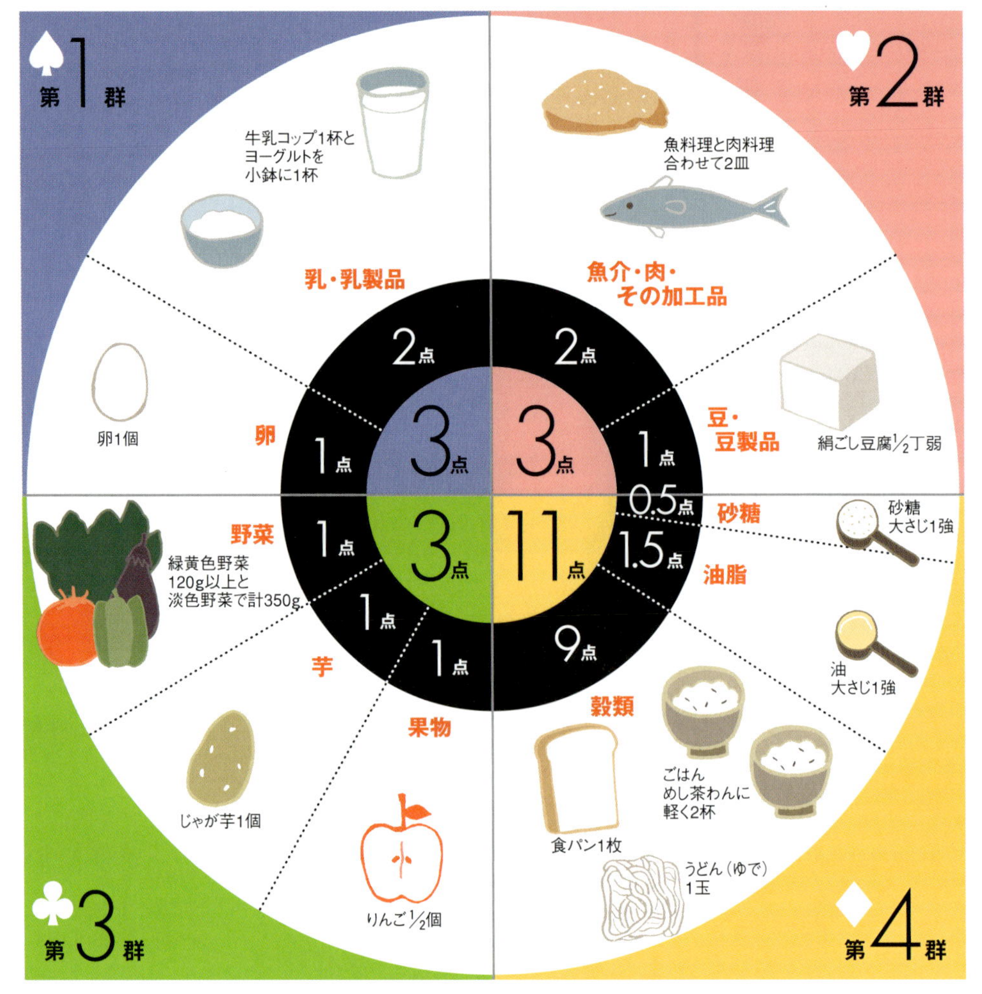

3、3、3、11(サン、サン、サン、ジュウイチ)は基本パターン

基本パターンは、第1群で3点、第2群で3点、第3群で3点、第4群で11点の合計20点（1600kcal）です。
3、3、3、11（サン、サン、サン、ジュウイチ）が基本、と覚えましょう。
各群の点数配分と食品の目安量は、左の図をごらんください。

点数は、個人の必要量に応じて調整する

1日に必要なエネルギー量は、個人で異なります。
しかし、ほとんどの人で1日20点（1600kcal）は最低限必要となるエネルギー量です。
それを3、3、3、11の基本パターンで摂取すると、たんぱく質、ミネラル、ビタミン類のほとんどが
必要量を満たすことができます。
ただ、成長期の人、体の大きな人、運動量の多い人などは3、3、3、11の基本パターンを摂取したうえで、
各個人の必要量に合わせて点数を増やすことができます。

野菜は1点＝350g

3、3、3、11の中で、第3群の野菜はエネルギーが低いものが多く、
ある1種類の野菜で1点をとろうとすると大量に食べなくてはいけません。
また、野菜は何種類かを少量ずつ組み合わせて食べることが多いので、便宜的に「350g＝1点」としています。
350gの内訳は、「緑黄色野菜120g以上＋淡色野菜」です。きのこと海藻は淡色野菜に含まれ、
摂取量は合わせて30〜40gを目指します。

※油脂と砂糖以外の調味料や嗜好品は基本の点数「1日20点の組み合わせ」には含まれませんが、エネルギー源となるため第4群に分類されます。

カリウムをじょうずにコントロールしましょう

カリウムとは

カリウムは体内に体重の約0.2%存在します。その多くが細胞の中にあり、細胞外にあるナトリウムとともに、細胞の浸透圧を維持しています。また、細胞が正常に働けるように環境づくりをしています。野菜、果物、芋、海藻などに多く含まれます。水溶性なので健康ならばとりすぎの心配はありません。

カリウムを積極的にとりたい人

カリウムにはナトリウムが腎臓で再吸収されるのを抑制し、尿への排泄を促す働きがあります。つまり、減塩を助ける効果が期待できます。高血圧や心疾患の予防・改善のためには、減塩を心がけたうえで、積極的にカリウムを摂取することがおすすめです。成人男性で1日2500mg、女性では2000mgが摂取基準として決められています。野菜、芋、海藻などをうす味で調理し、積極的にとりましょう。

とりすぎに注意が必要な人

カリウムは水溶性ですから健康な人ならば、1回に8000mgぐらいとっても、血清カリウムは1mEq／ℓほどしか上がらず、数時間後には尿にほとんどが出てしまいます。しかし、腎臓の機能が低下していると、尿への排泄能力が低下し、高カリウム血症になりやすいので注意が必要です。普通、血清カリウムは3.6～5.0mEq／ℓですが、7.5mEq／ℓ以上になると、心臓が停止する危険があります。

カリウムは調理損失が大きい栄養素です

カリウムは水溶性なので、水さらし、ゆで、水煮、蒸しなど、調理による損失が大きいとされています。カリウムの含有量が多い食品について、調理による損失量からカリウムの残存率を「食品成分表」の成分値より算出し、一覧にしました。

カリウムの調理損失が多い食品

食品名	残存率（%）	食品名	残存率（%）
じゃが芋　蒸し	78	にんじん 根、皮むき　ゆで	77
じゃが芋　水煮	81	白菜　ゆで	52
かぶ 葉　ゆで	51	ブロッコリー　ゆで	55
カリフラワー　ゆで	53	ほうれん草　ゆで	50
キャベツ　ゆで	41	根みつば　ゆで	44
ごぼう　ゆで	60	緑豆もやし　ゆで	29
小松菜　ゆで	25	モロヘイヤ　ゆで	45
春菊　ゆで	46	れんこん　ゆで	50
大根 葉　ゆで	36	えのきたけ　ゆで	68
大根 根　ゆで	79	きくらげ　ゆで	37
玉ねぎ　水さらし	59	生しいたけ　ゆで	79
玉ねぎ　ゆで	65	干ししいたけ　ゆで	60
青梗菜　ゆで	68	ぶなしめじ　ゆで	79
なす　ゆで	82	まいたけ　ゆで	41
なばな（和種）　ゆで	43	乾燥わかめ　水戻し	30

資料「日本食品標準成分表2015年版（七訂）」（文部科学省）

外食編

ハンバーグやフライ、スパゲティ、丼物、すしなど、人気の外食メニューを集めました。居酒屋のおつまみ、エスニック料理、ケーキやあんみつなどの甘味も充実。各テーマでエネルギーの低い順に並べています。
店によって量や味つけに違いがありますので、エネルギーなどの数値はおよその目安として考えてください。194ページには、詳細な栄養価一覧を収載しました。

●四群別点数欄の「＋」は微量を表わします。

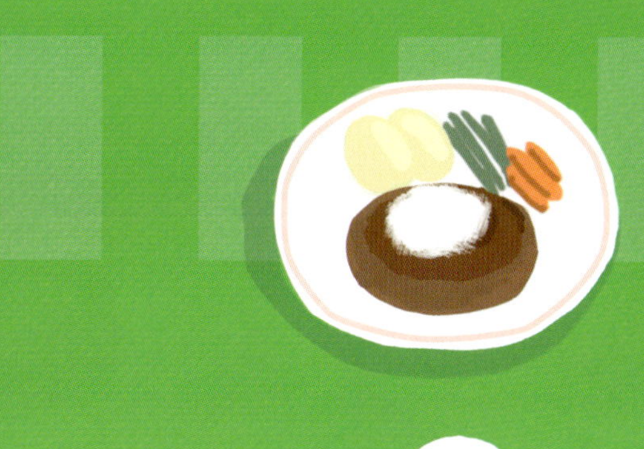

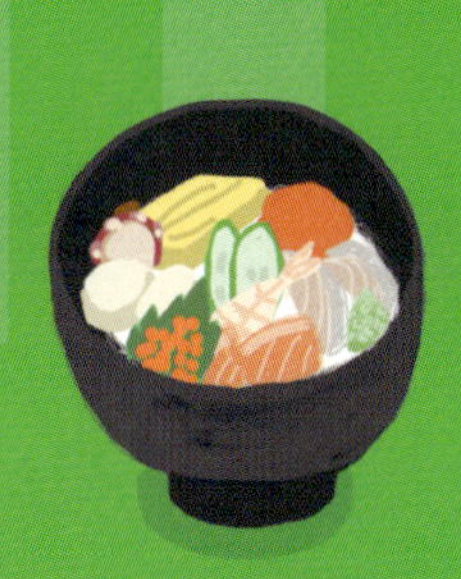

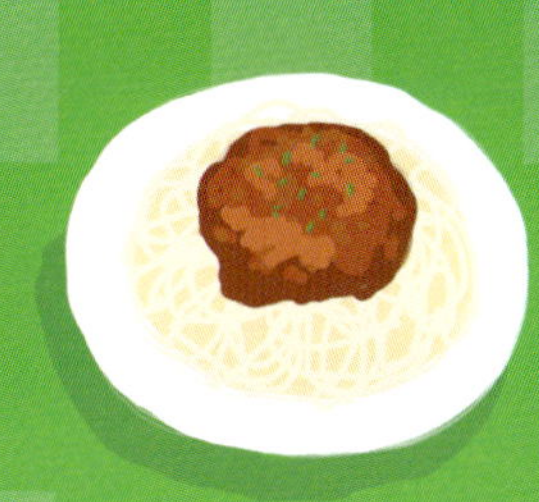

料理作成

14～21ページ　今井久美子（料理研究家　栄養士）

22～48ページ　竹内冨貴子（カロニック・ダイエット・スタジオ　管理栄養士）

ハンバーグ・ステーキなど

セットメニューにすると

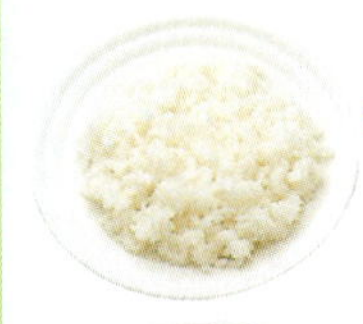

●ライス普通盛り 200g
336kcal
4.2点
食塩相当量 0g

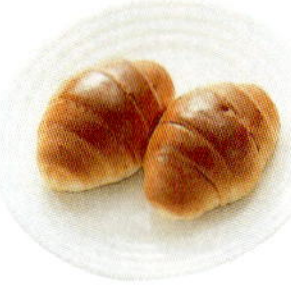

●パン 2個(60g)
190kcal
2.4点
食塩相当量 0.7g

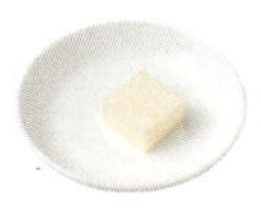

●バター 10g
75kcal
0.9点
食塩相当量 0.2g

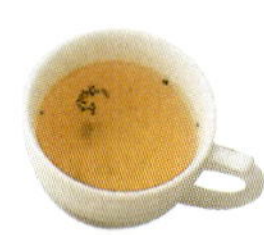

●スープ 150mℓ
5kcal
0.1点
食塩相当量 0.9g

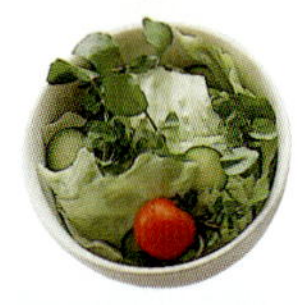

●サラダ(ドレッシングつき)
53kcal
0.7点
食塩相当量 0.3g

ハンバーグ

煮込みハンバーグ 588 kcal

たんぱく質 30.1g	カリウム 1071mg	7.3点
脂質 41.8g	コレステロール 105mg	♠0.1 ♥4.8
炭水化物 19.0g	食物繊維 3.5g	♣0.5
食塩相当量 2.0g	添加糖分 0g	♦2.0

肉 150g

和風ハンバーグ(おろし) 600 kcal

たんぱく質 29.6g	カリウム 954mg	7.5点
脂質 40.4g	コレステロール 107mg	♠0.1 ♥4.8
炭水化物 24.6g	食物繊維 3.0g	♣1.0
食塩相当量 2.7g	添加糖分 2.0g	♦1.7

肉 150g

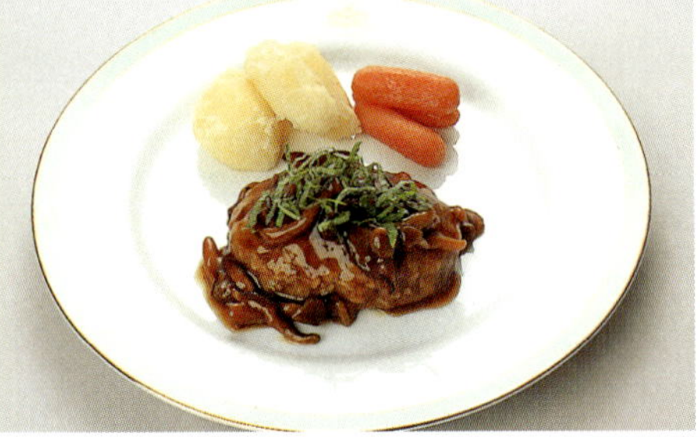

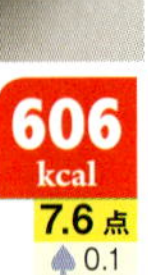

照り焼きハンバーグ 606 kcal

たんぱく質 30.0g	カリウム 891mg	7.6点
脂質 40.4g	コレステロール 107mg	♠0.1 ♥4.8
炭水化物 26.4g	食物繊維 2.7g	♣0.8
食塩相当量 2.6g	添加糖分 5.0g	♦1.9

肉 150g

ハンバーグ デミグラスソース 629 kcal

たんぱく質 29.5g	カリウム 840mg	7.9点
脂質 45.4g	コレステロール 110mg	♠0.1 ♥4.8
炭水化物 21.2g	食物繊維 2.8g	♣0.7
食塩相当量 2.1g	添加糖分 0.6g	♦2.3

肉 150g

ステーキ

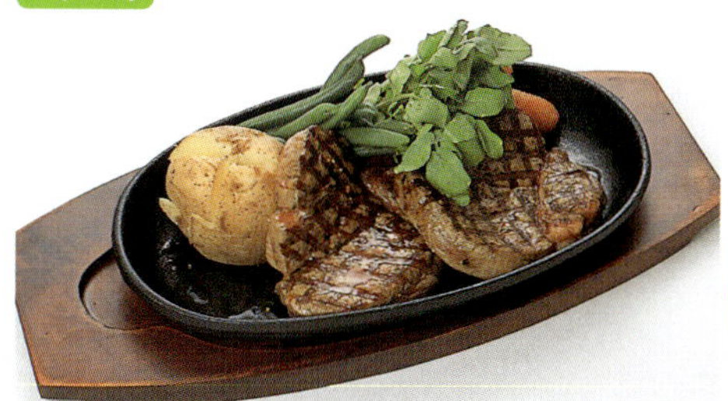

ヒレステーキ

582 kcal

たんぱく質 40.4g	カリウム 1187mg	7.3 点
脂質 36.4g	コレステロール 135mg	♠ 0
炭水化物 18.9g	食物繊維 2.6g	♥ 5.6
食塩相当量 3.4g	添加糖分 0g	♣ 1.0
		♦ 0.7

肉 200g

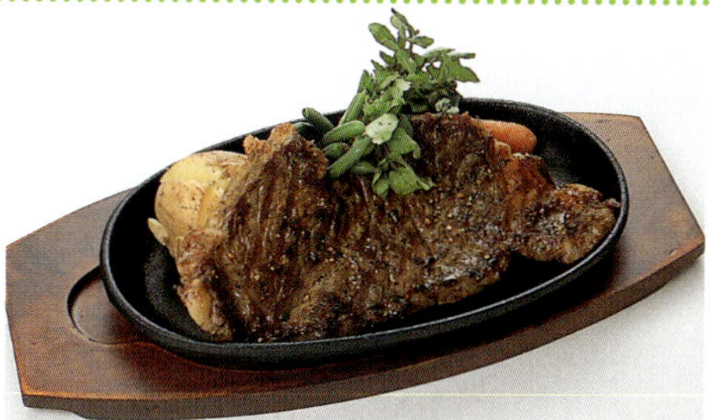

サーロインステーキ

804 kcal

たんぱく質 35.2g	カリウム 1047mg	10.1 点
脂質 62.2g	コレステロール 141mg	♠ 0
炭水化物 19.1g	食物繊維 2.6g	♥ 8.4
食塩相当量 3.5g	添加糖分 0g	♣ 1.0
		♦ 0.7

肉 200g

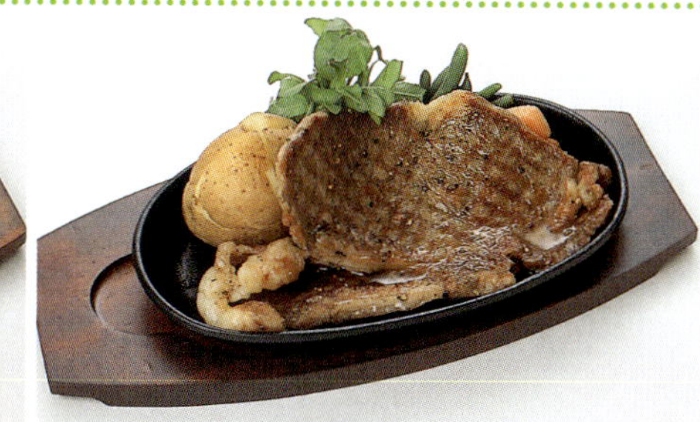

リブステーキ

954 kcal

たんぱく質 30.4g	カリウム 967mg	11.9 点
脂質 80.6g	コレステロール 165mg	♠ 0
炭水化物 18.7g	食物繊維 2.6g	♥ 10.2
食塩相当量 3.4g	添加糖分 0g	♣ 1.0
		♦ 0.7

肉 200g

その他

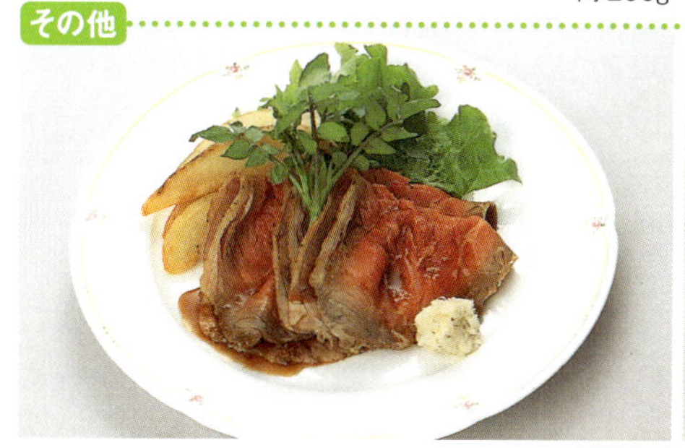

ローストビーフ

288 kcal

たんぱく質 23.3g	カリウム 617mg	3.6 点
脂質 15.4g	コレステロール 70mg	♠ 0
炭水化物 14.4g	食物繊維 2.3g	♥ 2.5
食塩相当量 1.8g	添加糖分 0g	♣ 0.7
		♦ 0.4

肉 100g

ロールキャベツ

411 kcal

たんぱく質 19.8g	カリウム 970mg	5.1 点
脂質 21.8g	コレステロール 58mg	♠ +
炭水化物 33.3g	食物繊維 7.7g	♥ 2.5
食塩相当量 2.3g	添加糖分 0g	♣ 1.0
		♦ 1.6

肉 80g

チキンソテー

612 kcal

たんぱく質 35.6g	カリウム 1100mg	7.6 点
脂質 42.3g	コレステロール 181mg	♠ 0
炭水化物 17.3g	食物繊維 2.7g	♥ 5.1
食塩相当量 3.8g	添加糖分 0g	♣ 0.8
		♦ 1.7

肉 200g

カツ・フライ

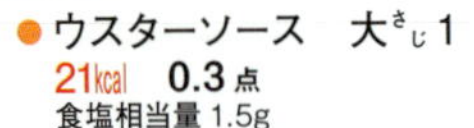

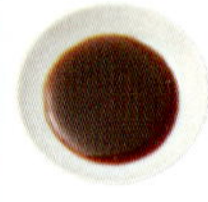

- ウスターソース　大さじ1
  21kcal　0.3点
  食塩相当量 1.5g
- 中濃ソース　大さじ1
  24kcal　0.3点
  食塩相当量 1.0g
- 豚カツ（特濃）ソース　大さじ1
  24kcal　0.3点
  食塩相当量 1.0g

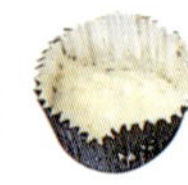

- タルタルソース　大さじ1
  44kcal　0.6点
  食塩相当量 0.4g

カツ

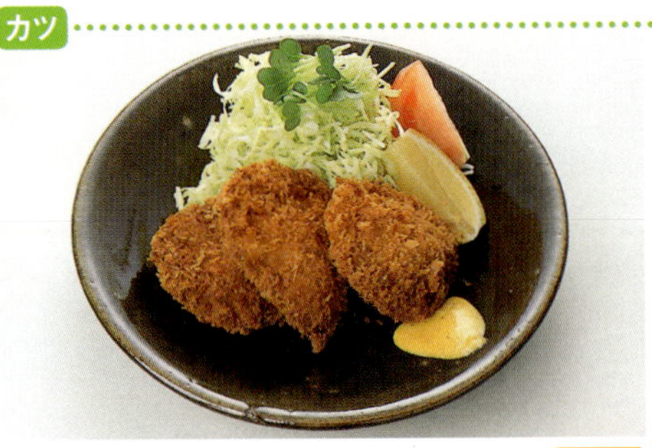

一口カツ（もも）　372kcal

たんぱく質 19.6g	カリウム 491mg	4.6点
脂質 24.7g	コレステロール 82mg	♠0.1 ♥1.7
炭水化物 16.3g	食物繊維 2.1g	♣0.3
食塩相当量 0.9g	添加糖分 0g	♦2.5

肉 75g　※かける調味料含まず

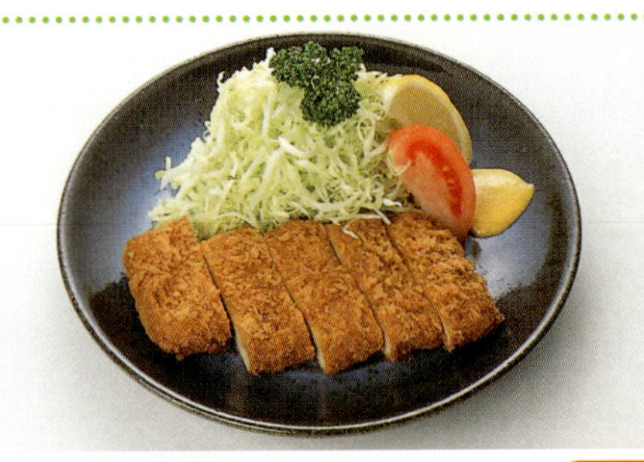

ヒレカツ　394kcal

たんぱく質 24.8g	カリウム 667mg	4.9点
脂質 23.7g	コレステロール 91mg	♠0.2 ♥1.5
炭水化物 18.6g	食物繊維 2.5g	♣0.3
食塩相当量 1.0g	添加糖分 0g	♦3.0

肉 90g　※かける調味料含まず

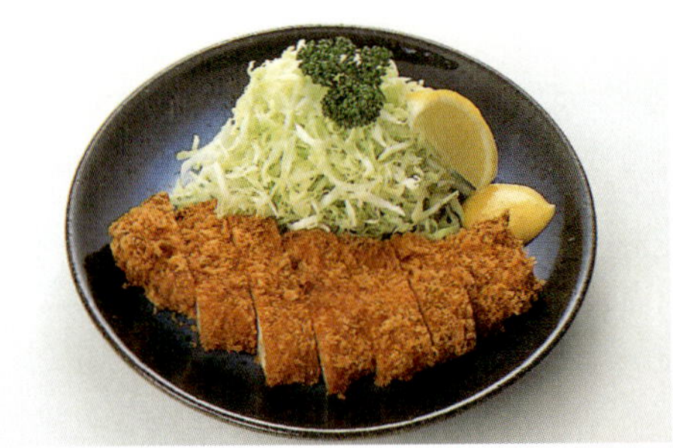

ロースカツ　509kcal

たんぱく質 22.1g	カリウム 517mg	6.4点
脂質 37.7g	コレステロール 93mg	♠0.2 ♥3.0
炭水化物 17.6g	食物繊維 2.3g	♣0.2
食塩相当量 0.9g	添加糖分 0g	♦3.0

肉 90g　※かける調味料含まず

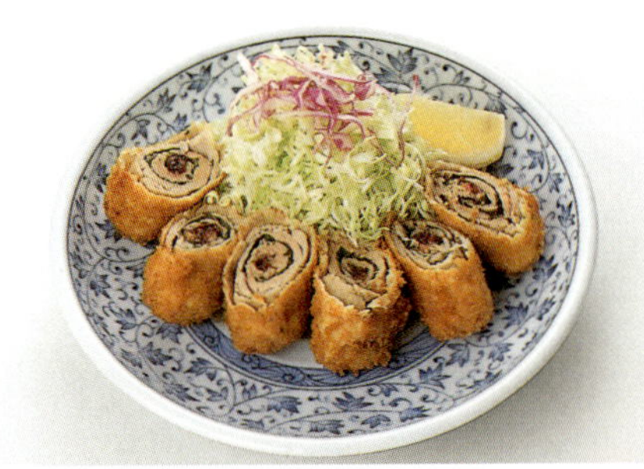

梅しそ巻きカツ　520kcal

たんぱく質 30.6g	カリウム 726mg	6.5点
脂質 32.8g	コレステロール 119mg	♠0.2 ♥1.8
炭水化物 23.3g	食物繊維 3.0g	♣0.3
食塩相当量 4.0g	添加糖分 0g	♦4.2

肉 110g　※かける調味料含まず

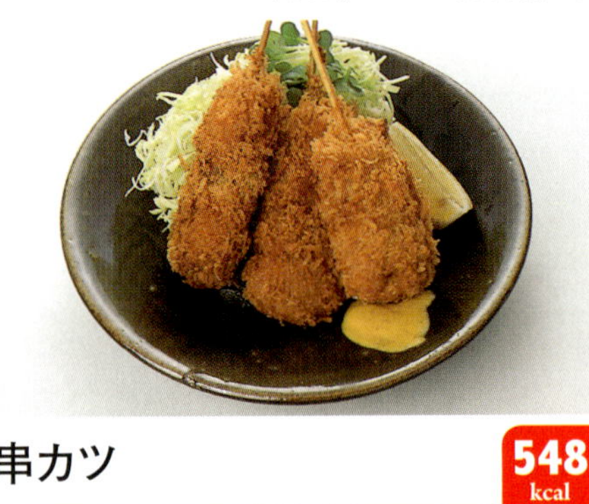

串カツ　548kcal

たんぱく質 21.1g	カリウム 494mg	6.8点
脂質 40.2g	コレステロール 96mg	♠0.2 ♥2.6
炭水化物 22.7g	食物繊維 2.6g	♣0.4
食塩相当量 1.2g	添加糖分 0g	♦3.6

肉 80g　※かける調味料含まず

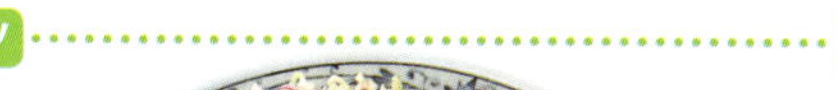

フライ

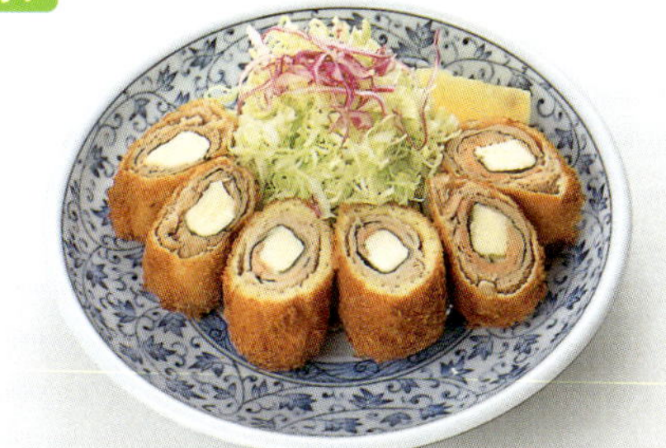

チーズ入りカツ

587 kcal

たんぱく質 35.0g	カリウム 707mg	7.3点
脂質 40.6g	コレステロール 143mg	♠1.3 ♥1.8
炭水化物 17.3g	食物繊維 2.2g	♣0.3
食塩相当量 1.7g	添加糖分 0g	♦4.0

肉 110g　※かける調味料含まず

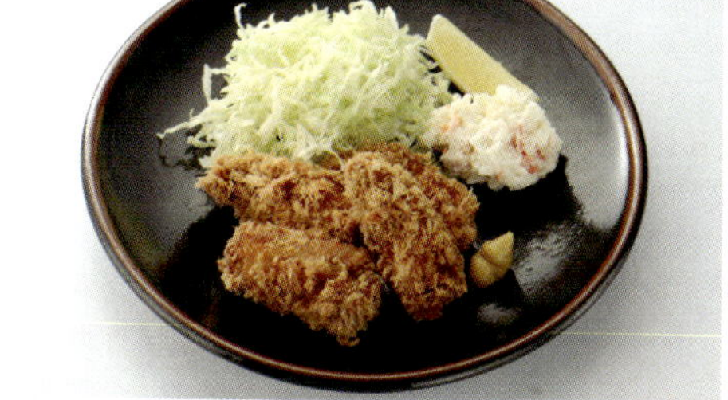

カキフライ

278 kcal

たんぱく質 7.9g	カリウム 411mg	3.5点
脂質 18.2g	コレステロール 64mg	♠0.1 ♥0.5
炭水化物 20.5g	食物繊維 2.2g	♣0.5
食塩相当量 1.6g	添加糖分 0g	♦2.4

※かける調味料含まず

イカフライ

349 kcal

たんぱく質 16.9g	カリウム 569mg	4.4点
脂質 21.8g	コレステロール 209mg	♠0.2 ♥0.7
炭水化物 20.9g	食物繊維 2.9g	♣0.5
食塩相当量 1.4g	添加糖分 0g	♦3.0

※かける調味料含まず

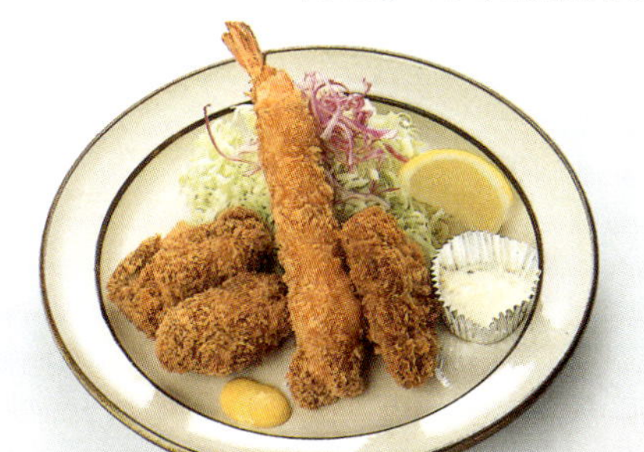

ミックスフライ
（エビ、カキ、豚もも肉）

396 kcal

たんぱく質 16.2g	カリウム 404mg	4.9点
脂質 28.4g	コレステロール 118mg	♠0.2 ♥1.1
炭水化物 17.7g	食物繊維 2.0g	♣0.2
食塩相当量 1.6g	添加糖分 0g	♦3.5

※タルタルソース含む

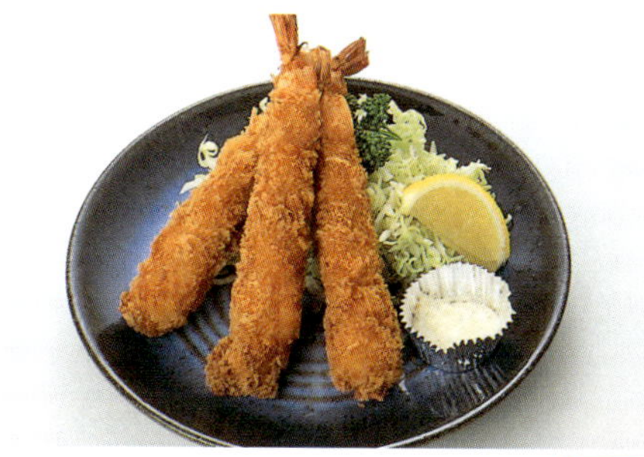

エビフライ

421 kcal

たんぱく質 18.4g	カリウム 406mg	5.3点
脂質 31.5g	コレステロール 174mg	♠0.1 ♥0.8
炭水化物 15.2g	食物繊維 2.1g	♣0.2
食塩相当量 1.4g	添加糖分 0g	♦4.1

※タルタルソース含む

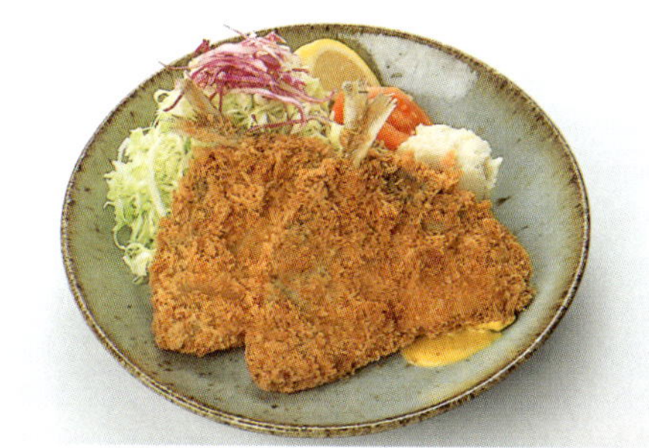

アジフライ

537 kcal

たんぱく質 26.2g	カリウム 739mg	6.7点
脂質 35.2g	コレステロール 126mg	♠0.2 ♥1.6
炭水化物 27.0g	食物繊維 3.0g	♣0.5
食塩相当量 1.6g	添加糖分 0g	♦4.4

※かける調味料含まず

コロッケ

セットメニューにすると

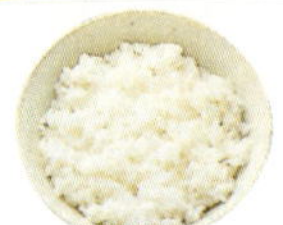

● ごはん普通盛り 200g
336kcal 4.2点
食塩相当量 0g

● みそ汁 150mℓ
33kcal 0.4点
食塩相当量 2.3g

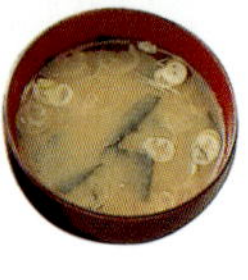

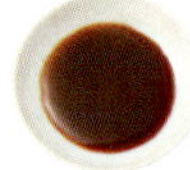

● 中濃ソース 大さじ1
24kcal 0.3点
食塩相当量 1.0g

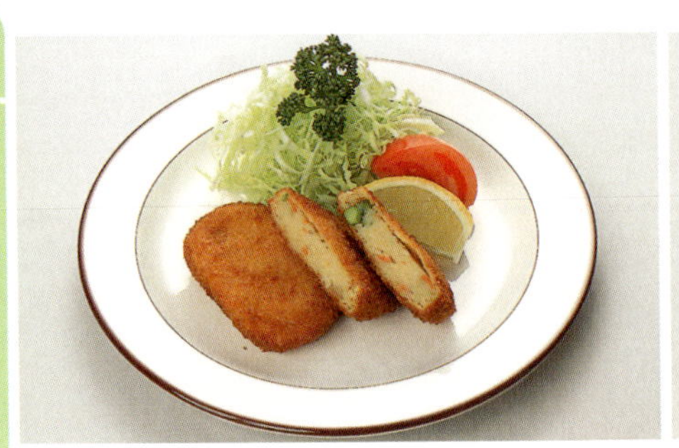

野菜コロッケ

275 kcal

たんぱく質 5.8g	カリウム 609mg	3.4点
脂質 12.3g	コレステロール 22mg	♠ 0.1
炭水化物 35.5g	食物繊維 4.1g	♥ 0
食塩相当量 0.8g	添加糖分 0g	♣ 1.2
		♦ 2.1

※かける調味料含まず

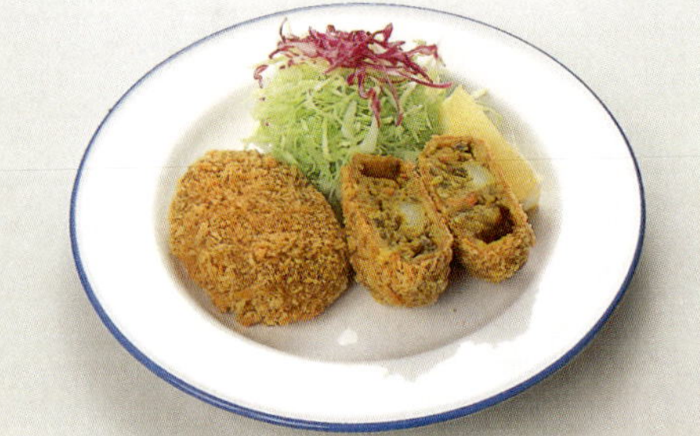

カレー風味コロッケ

346 kcal

たんぱく質 11.4g	カリウム 510mg	4.3点
脂質 20.6g	コレステロール 49mg	♠ 0.1
炭水化物 27.6g	食物繊維 3.0g	♥ 1.4
食塩相当量 0.9g	添加糖分 0g	♣ 0.8
		♦ 2.1

※かける調味料含まず

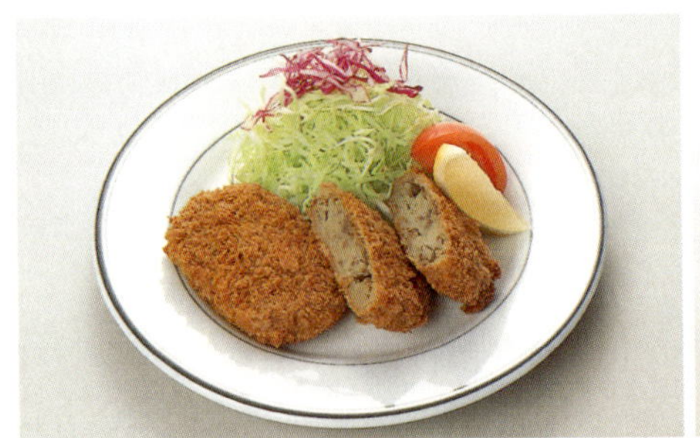

牛肉コロッケ

375 kcal

たんぱく質 11.5g	カリウム 651mg	4.7点
脂質 20.9g	コレステロール 48mg	♠ 0.1
炭水化物 34.3g	食物繊維 3.0g	♥ 1.2
食塩相当量 0.9g	添加糖分 0g	♣ 1.1
		♦ 2.3

※かける調味料含まず

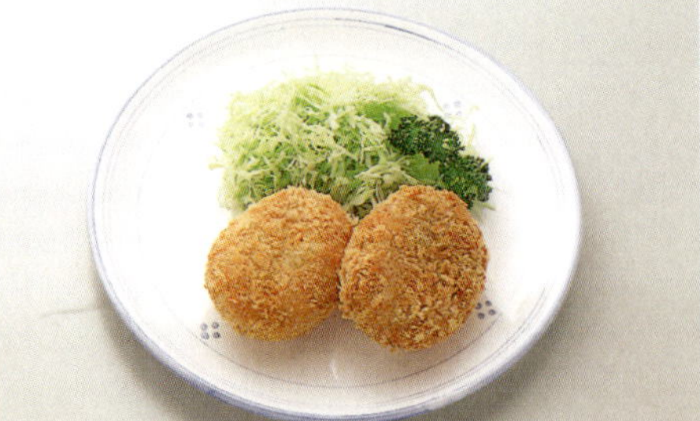

ポテトコロッケ

375 kcal

たんぱく質 8.3g	カリウム 600mg	4.7点
脂質 20.1g	コレステロール 37mg	♠ 0.1
炭水化物 39.5g	食物繊維 3.2g	♥ 0.4
食塩相当量 0.5g	添加糖分 0g	♣ 1.2
		♦ 3.0

※かける調味料含まず

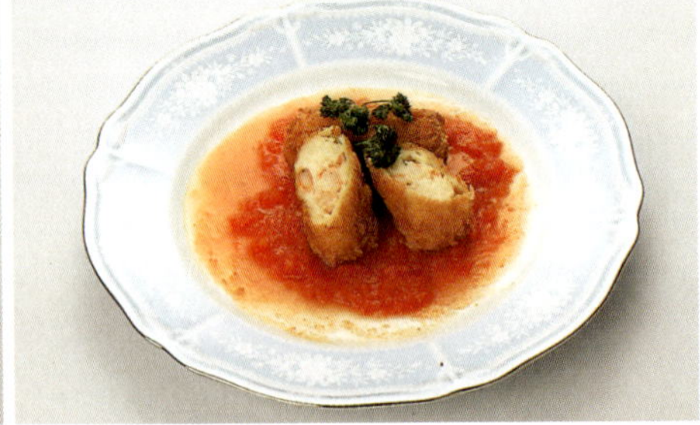

エビクリームコロッケ

376 kcal

たんぱく質 10.1g	カリウム 417mg	4.7点
脂質 24.7g	コレステロール 73mg	♠ 0.8
炭水化物 26.3g	食物繊維 1.8g	♥ 0.2
食塩相当量 1.2g	添加糖分 0g	♣ 0.1
		♦ 3.6

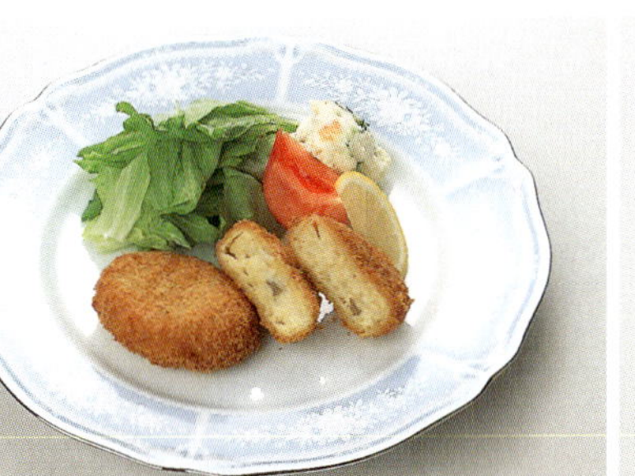

ホタテクリームコロッケ 391 kcal

たんぱく質 12.8g	カリウム 490mg	4.9点
脂質 24.6g	コレステロール 72mg	♠0.7
炭水化物 28.3g	食物繊維 1.8g	♥0.5
食塩相当量 1.0g	添加糖分 0g	♣0.4
		♦3.4

※かける調味料含まず

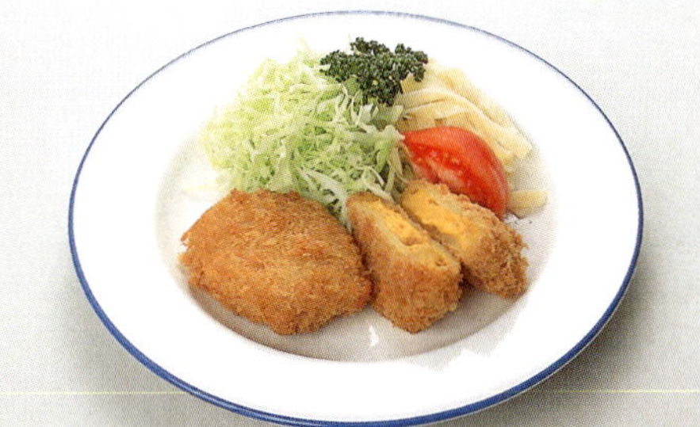

かぼちゃコロッケ 395 kcal

たんぱく質 9.1g	カリウム 456mg	4.9点
脂質 21.7g	コレステロール 48mg	♠0.8
炭水化物 39.6g	食物繊維 3.4g	♥0
食塩相当量 1.1g	添加糖分 0g	♣0.4
		♦3.7

※かける調味料含まず

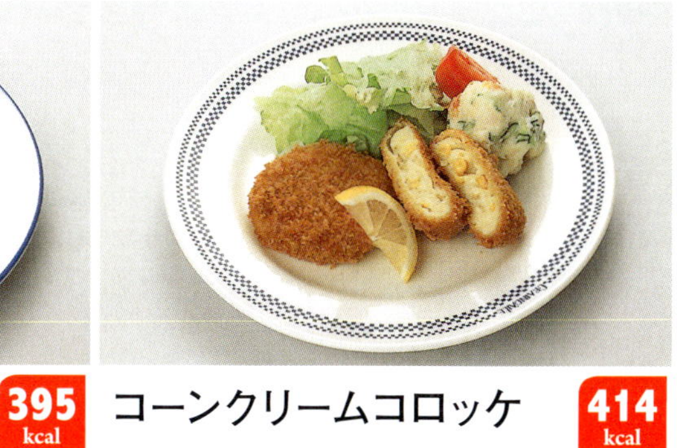

コーンクリームコロッケ 414 kcal

たんぱく質 8.0g	カリウム 439mg	5.2点
脂質 25.6g	コレステロール 56mg	♠0.7
炭水化物 37.2g	食物繊維 3.3g	♥0
食塩相当量 1.0g	添加糖分 0g	♣0.8
		♦3.6

※かける調味料含まず

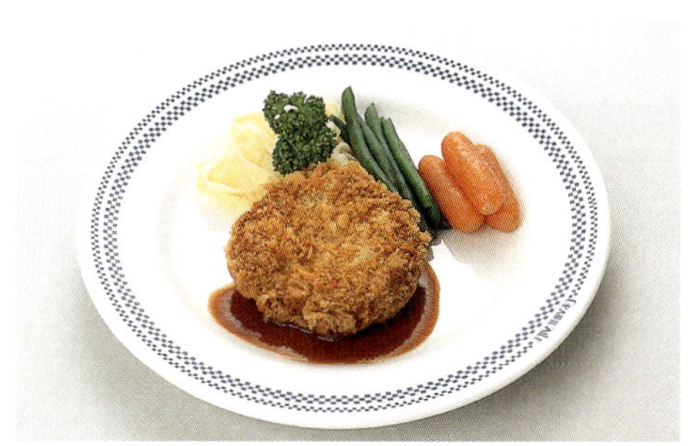

メンチカツ 463 kcal

たんぱく質 17.8g	カリウム 518mg	5.8点
脂質 26.1g	コレステロール 108mg	♠0.3
炭水化物 36.4g	食物繊維 3.6g	♥1.9
食塩相当量 2.6g	添加糖分 0g	♣0.4
		♦3.2

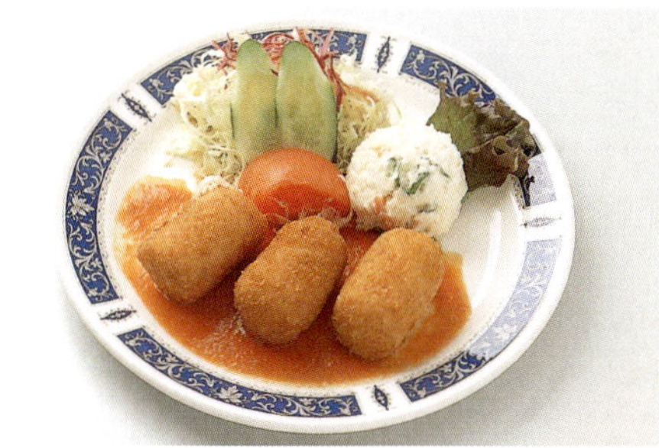

カニクリームコロッケ 602 kcal

たんぱく質 17.5g	カリウム 755mg	7.5点
脂質 38.3g	コレステロール 83mg	♠0.7
炭水化物 44.9g	食物繊維 4.0g	♥0.4
食塩相当量 2.2g	添加糖分 0g	♣0.7
		♦5.7

ライスコロッケ 821 kcal

たんぱく質 17.5g	カリウム 346mg	10.3点
脂質 34.9g	コレステロール 68mg	♠1.3
炭水化物 102.7g	食物繊維 2.7g	♥0
食塩相当量 1.9g	添加糖分 0g	♣0.1
		♦8.9

カレー・ハヤシライス

大盛りカレー以外のごはんは普通盛りで計算

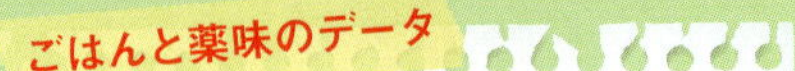

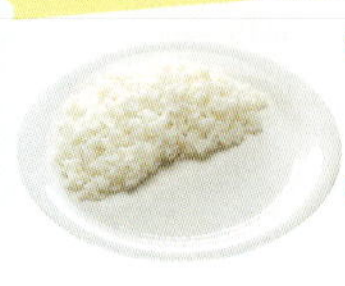

- ごはん普通盛り 250g
  420kcal 5.3点
  食塩相当量 0g
- ごはん大盛り 350g
  588kcal 7.4点
  食塩相当量 0g
- 福神漬け 15g
  16kcal 0.2点
  食塩相当量 0.6g
- らっきょう 5粒(20g)
  23kcal 0.3点
  食塩相当量 0.4g

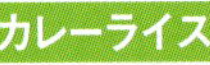

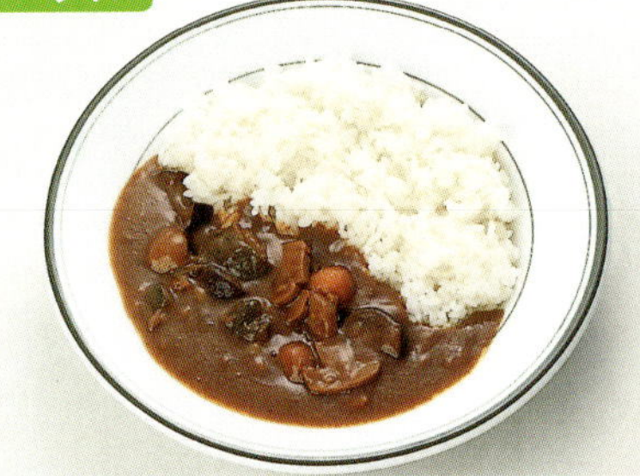

野菜カレー

686kcal 8.6点

たんぱく質 10.3g	カリウム 657mg	♠ 0.1	♥ 0
脂質 17.4g	コレステロール 12mg	♣ 0.6	♦ 7.8
炭水化物 119.1g	食物繊維 5.6g		
食塩相当量 2.7g	添加糖分 3.0g		

ごはん 250g

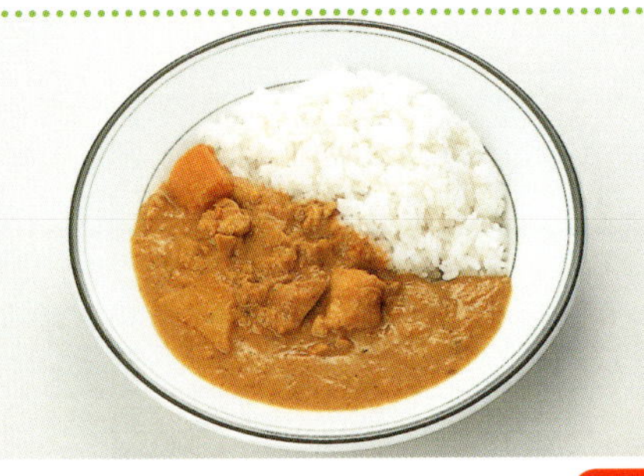

チキンカレー

692kcal 8.7点

たんぱく質 16.6g	カリウム 656mg	♠ 0.2	♥ 1.3
脂質 20.9g	コレステロール 48mg	♣ 0.4	♦ 6.8
炭水化物 104.0g	食物繊維 1.5g		
食塩相当量 3.3g	添加糖分 0g		

ごはん 250g

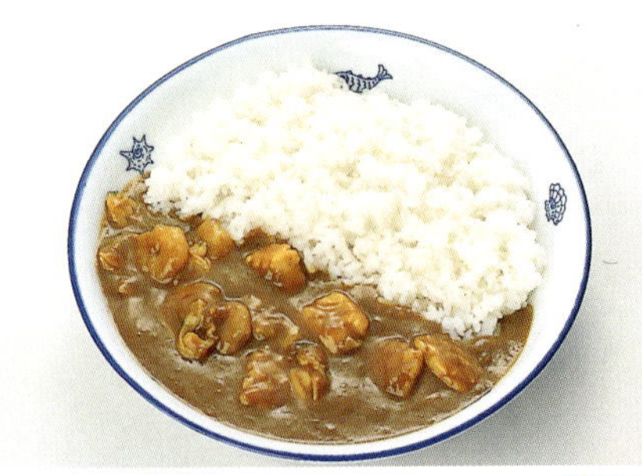

シーフードカレー

724kcal 9.1点

たんぱく質 21.2g	カリウム 599mg	♠ 0	♥ 0.7
脂質 17.1g	コレステロール 146mg	♣ 0.4	♦ 8.0
炭水化物 116.1g	食物繊維 3.6g		
食塩相当量 3.9g	添加糖分 6.8g		

ごはん 250g

ポークカレー

754kcal 9.4点

たんぱく質 22.1g	カリウム 756mg	♠ 0	♥ 1.4
脂質 18.6g	コレステロール 46mg	♣ 0.9	♦ 7.1
炭水化物 119.5g	食物繊維 3.7g		
食塩相当量 2.6g	添加糖分 0g		

ごはん 250g

ビーフカレー

942kcal 11.8点

たんぱく質 22.0g	カリウム 542mg	♠ 0.1	♥ 3.2
脂質 37.7g	コレステロール 69mg	♣ 0.6	♦ 7.9
炭水化物 120.2g	食物繊維 3.8g		
食塩相当量 3.9g	添加糖分 6.8g		

ごはん 250g

カレーライス

カツカレー

956 kcal

たんぱく質 23.8g	カリウム 527mg	12.0点
脂質 40.1g	コレステロール 67mg	♠0.1
炭水化物 117.1g	食物繊維 3.5g	♥2.3
食塩相当量 3.3g	添加糖分 0g	♣0.3
		♦9.3

ごはん 250g

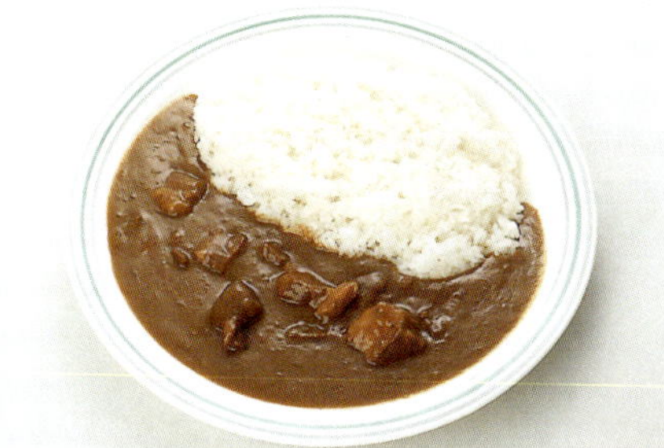

大盛りカレー（ビーフ）

1312 kcal

たんぱく質 31.5g	カリウム 781mg	16.4点
脂質 54.9g	コレステロール 99mg	♠0.1
炭水化物 159.6g	食物繊維 5.4g	♥4.8
食塩相当量 4.8g	添加糖分 6.8g	♣0.5
		♦11.0

ごはん 350g

ハヤシライス

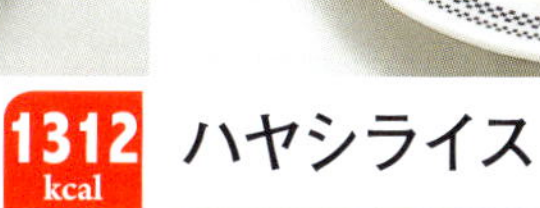

ハヤシライス

728 kcal

たんぱく質 19.3g	カリウム 456mg	9.1点
脂質 23.0g	コレステロール 63mg	♠0
炭水化物 105.1g	食物繊維 2.2g	♥1.6
食塩相当量 2.8g	添加糖分 0.5g	♣0.2
		♦7.3

ごはん 250g

エスニック系カレー

豆カレー

553 kcal

たんぱく質 19.0g	カリウム 584mg	6.9点
脂質 17.8g	コレステロール 1mg	♠0
炭水化物 78.4g	食物繊維 12.9g	♥1.7
食塩相当量 4.5g	添加糖分 0g	♣0.1
		♦5.1

ナン1枚100g（262kcal、塩分1.3g）

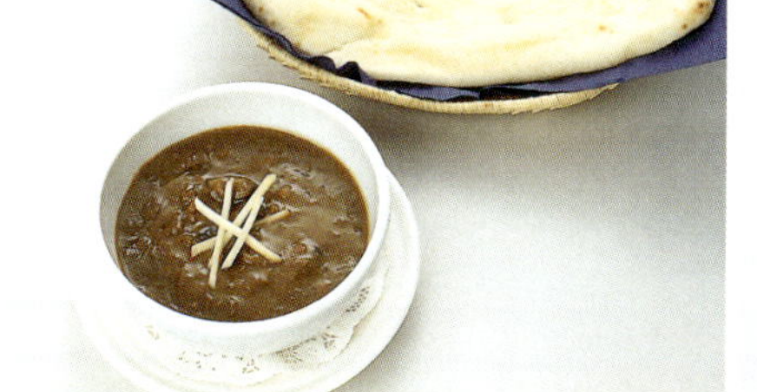

キーマカレー

658 kcal

たんぱく質 30.2g	カリウム 828mg	8.2点
脂質 31.0g	コレステロール 81mg	♠0
炭水化物 64.1g	食物繊維 5.9g	♥2.3
食塩相当量 4.1g	添加糖分 0g	♣0.7
		♦5.2

ナン1枚100g（262kcal、塩分1.3g）

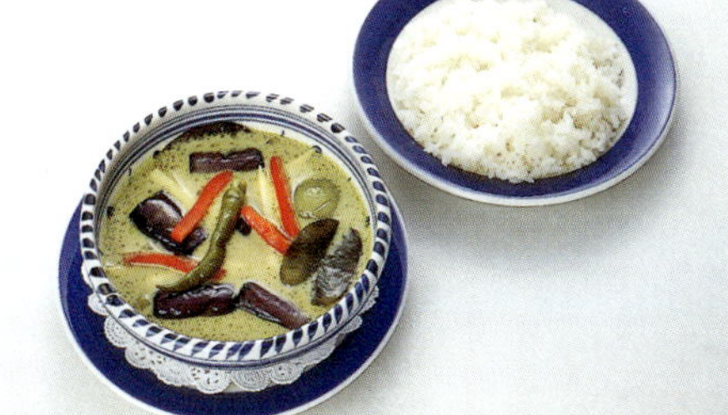

タイカレー

797 kcal

たんぱく質 18.3g	カリウム 1062mg	10.0点
脂質 21.7g	コレステロール 38mg	♠0
炭水化物 127.5g	食物繊維 11.2g	♥1.0
食塩相当量 3.0g	添加糖分 9.0g	♣0.2
		♦8.8

ごはん 250g

そば

いずれもそばは普通盛り、めんつゆは全量分で計算

そばのデータ

● ゆでそば 普通盛り 170g

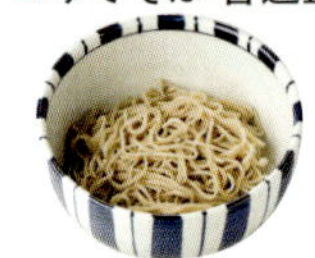

224kcal
2.8点
食塩相当量 0g

● ゆでそば 大盛り 250g

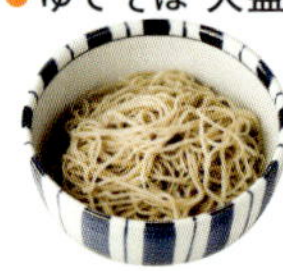

330kcal
4.1点
食塩相当量 0g

めんつゆのデータ

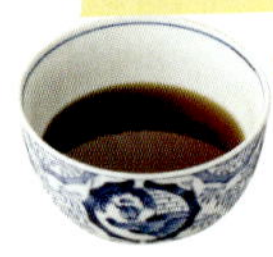

● めんつゆ全量
300mℓ
98kcal
食塩相当量 4.6g

● めんつゆ半量
150mℓ
49kcal
食塩相当量 2.3g

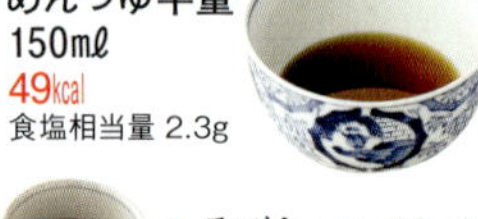

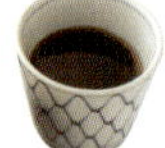

● そばちょこ 90mℓ
57kcal
食塩相当量 2.7g

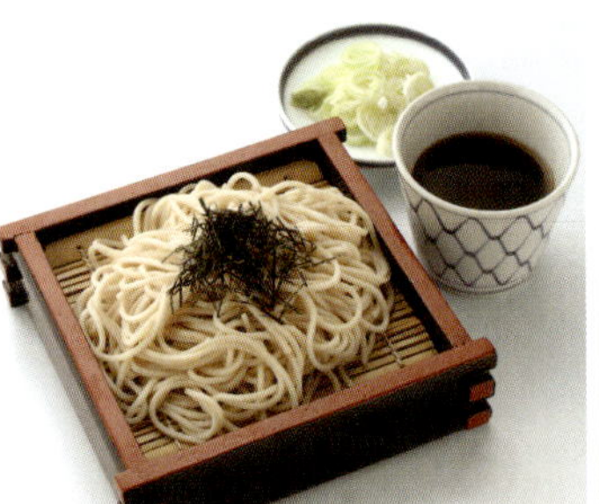

ざるそば 284 kcal

たんぱく質 10.0g	カリウム 185mg	3.6点
脂質 1.7g	コレステロール 0mg	♠0 ♥0
炭水化物 54.6g	食物繊維 3.7g	♣+
食塩相当量 2.7g	添加糖分 6.0g	♦3.5

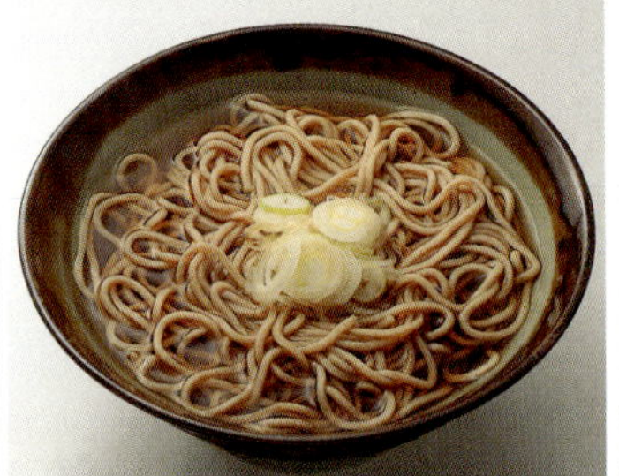

かけそば 325 kcal

たんぱく質 11.4g	カリウム 338mg	4.1点
脂質 1.7g	コレステロール 0mg	♠0 ♥0
炭水化物 61.3g	食物繊維 3.5g	♣+
食塩相当量 4.6g	添加糖分 10.0g	♦4.0

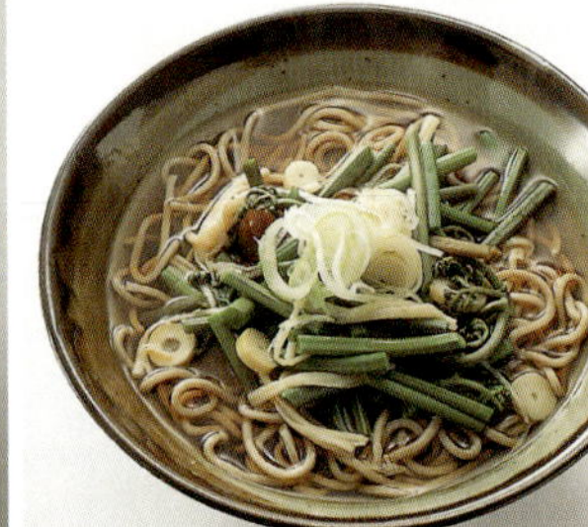

山菜そば 337 kcal

たんぱく質 12.7g	カリウム 416mg	4.2点
脂質 1.8g	コレステロール 0mg	♠0 ♥0
炭水化物 64.2g	食物繊維 5.8g	♣0.2
食塩相当量 4.6g	添加糖分 10.0g	♦4.0

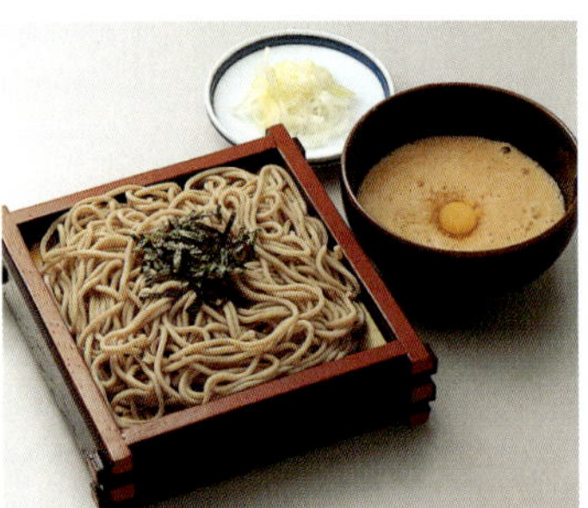

とろろそば 354 kcal

たんぱく質 13.4g	カリウム 494mg	4.4点
脂質 3.2g	コレステロール 43mg	♠0.2 ♥0
炭水化物 65.9g	食物繊維 4.4g	♣0.7
食塩相当量 2.7g	添加糖分 6.0g	♦3.5

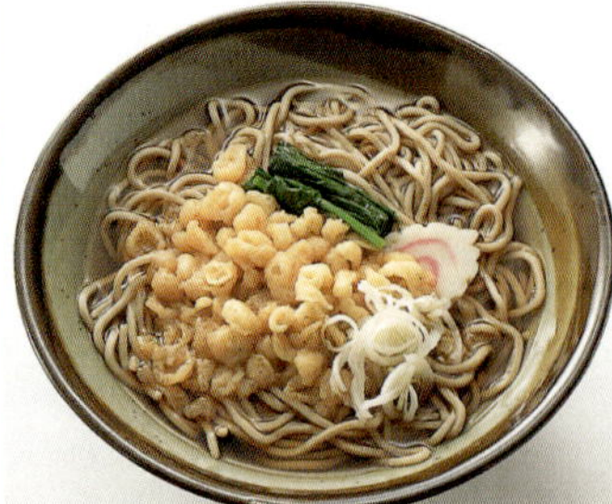

たぬきそば 399 kcal

たんぱく質 12.8g	カリウム 427mg	5.0点
脂質 7.3g	コレステロール 11mg	♠+ ♥0.1
炭水化物 65.6g	食物繊維 4.2g	♣0.1
食塩相当量 4.7g	添加糖分 10.0g	♦4.8

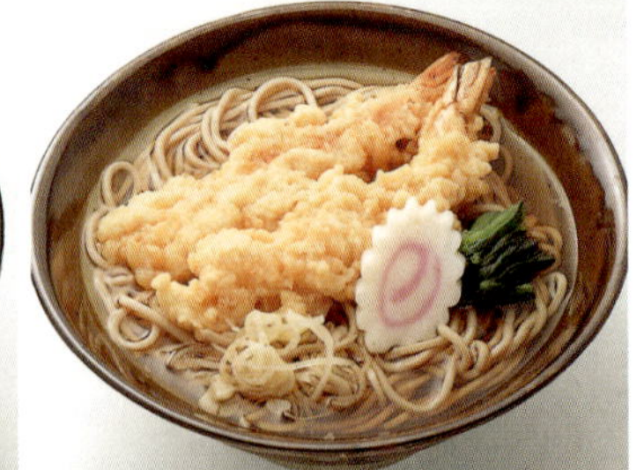

天ぷらそば 564 kcal

たんぱく質 24.7g	カリウム 657mg	7.0点
脂質 15.1g	コレステロール 97mg	♠0 ♥0.7
炭水化物 75.8g	食物繊維 4.5g	♣0.1
食塩相当量 4.9g	添加糖分 10.0g	♦6.3

うどん

いずれもうどんは普通盛り、めんつゆは全量分で計算

うどんのデータ

●ゆでうどん 普通盛り 225g

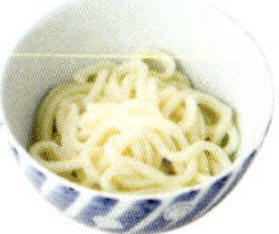

236kcal
3.0点
食塩相当量 0.7g

●ゆでうどん 大盛り 340g

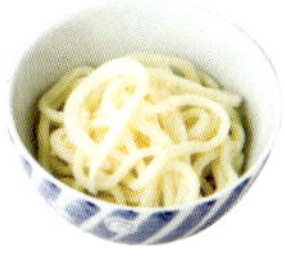

357kcal
4.5点
食塩相当量 1.0g

天ぷらのデータ

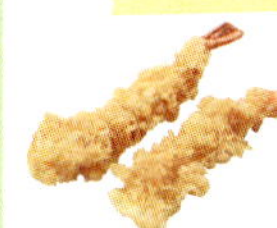

●エビ天ぷら 2本
232kcal 2.9点
食塩相当量 0.2g

●かき揚げ 1枚
296kcal 3.7点
食塩相当量 0.3g

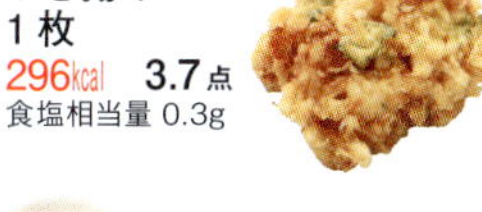

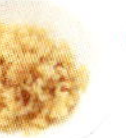

●天かす 大さじ2
66kcal 0.8点
食塩相当量 微量

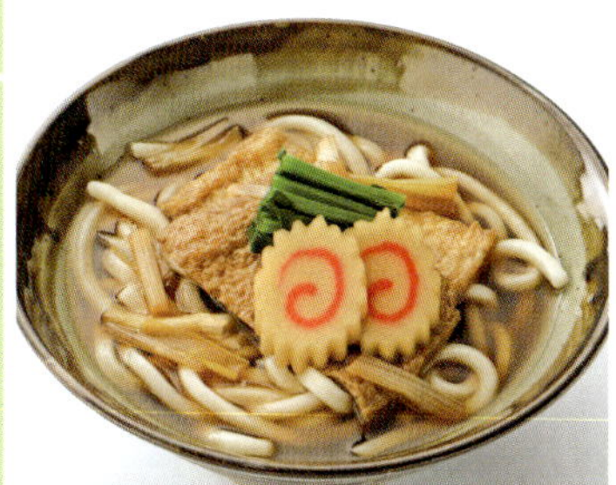

きつねうどん 394kcal

たんぱく質 12.4g	カリウム 403mg	4.9点
脂質 4.4g	コレステロール 1mg	♠0 ♥0.6
炭水化物 68.5g	食物繊維 2.6g	♣0.1
食塩相当量 5.8g	添加糖分 11.0g	♦4.3

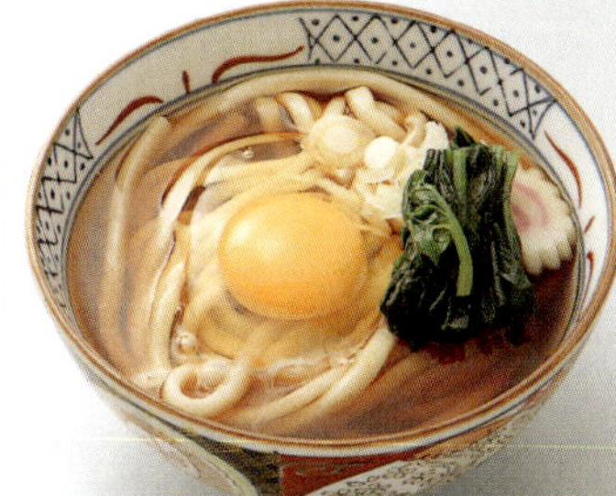

月見うどん 420kcal

たんぱく質 16.0g	カリウム 447mg	5.2点
脂質 6.2g	コレステロール 211mg	♠0.9 ♥0.1
炭水化物 67.1g	食物繊維 2.5g	♣0.1
食塩相当量 5.5g	添加糖分 10.0g	♦4.2

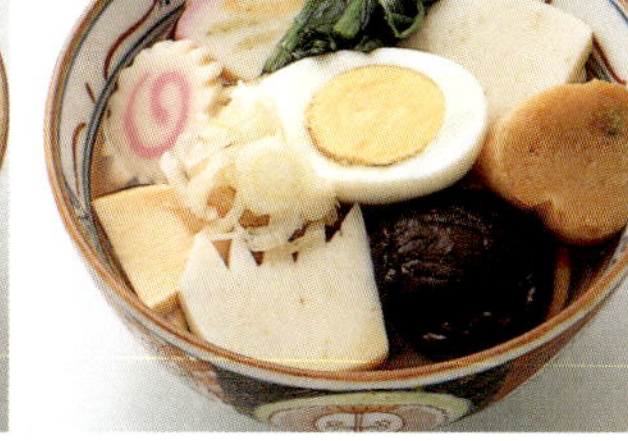

おかめうどん 435kcal

たんぱく質 18.1g	カリウム 516mg	5.4点
脂質 4.0g	コレステロール 110mg	♠0.5 ♥0.4
炭水化物 74.2g	食物繊維 3.3g	♣0.1
食塩相当量 6.6g	添加糖分 11.0g	♦4.4

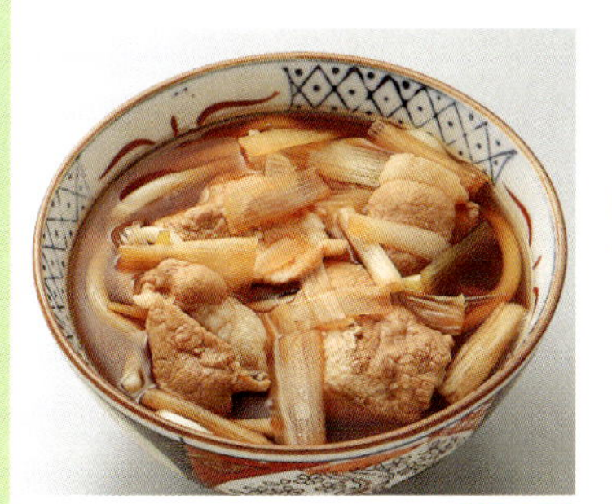

肉南蛮うどん 447kcal

たんぱく質 17.0g	カリウム 455mg	5.6点
脂質 8.6g	コレステロール 25mg	♠0 ♥1.3
炭水化物 67.1g	食物繊維 2.3g	♣0.1
食塩相当量 5.3g	添加糖分 10.0g	♦4.2

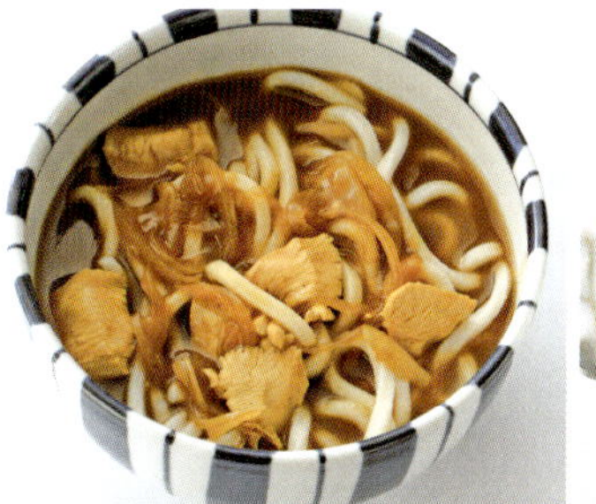

カレーうどん 452kcal

たんぱく質 19.0g	カリウム 532mg	5.7点
脂質 3.7g	コレステロール 30mg	♠0 ♥0.7
炭水化物 77.7g	食物繊維 3.4g	♣0.2
食塩相当量 5.3g	添加糖分 10.0g	♦4.7

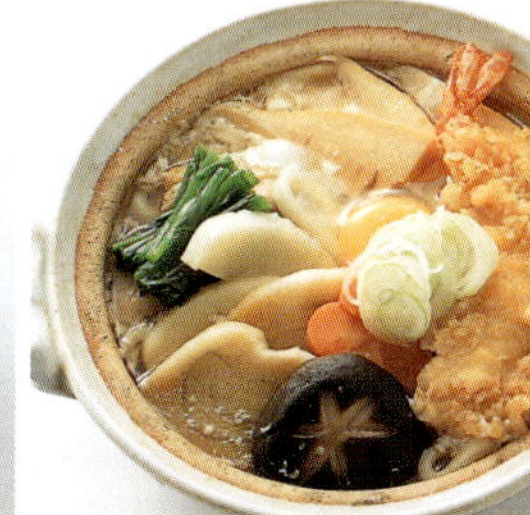

なべ焼きうどん 498kcal

たんぱく質 23.8g	カリウム 736mg	6.2点
脂質 7.8g	コレステロール 76mg	♠+ ♥1.1
炭水化物 75.6g	食物繊維 4.0g	♣0.2
食塩相当量 5.8g	添加糖分 10.0g	♦4.9

外食編

中華めん

中華めん

いずれもラーメンは普通盛り、スープは全量分で計算

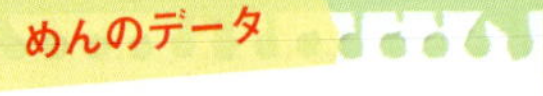

めんのデータ

● ゆで中華めん普通盛り

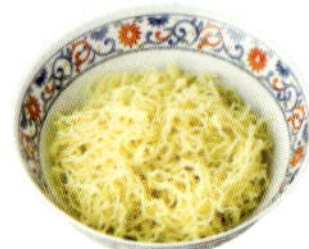

約 235g
350kcal
4.4点
食塩相当量 0.4g

● ゆで中華めん大盛り

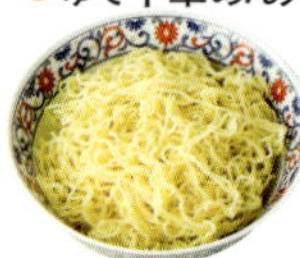

約 350g
522kcal
6.5点
食塩相当量 0.6g

スープのデータ（400mℓ あたり）

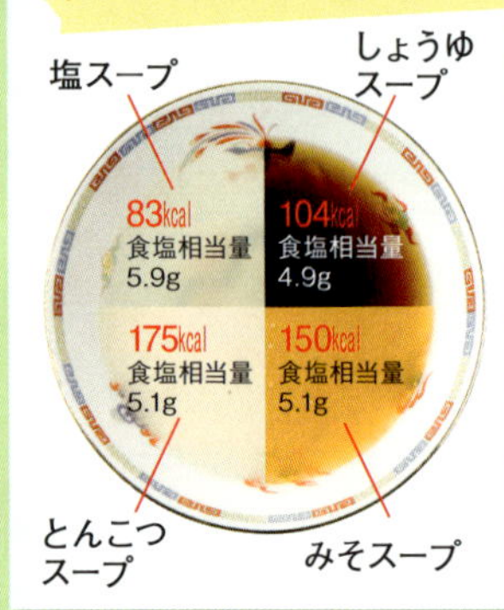

ラーメン

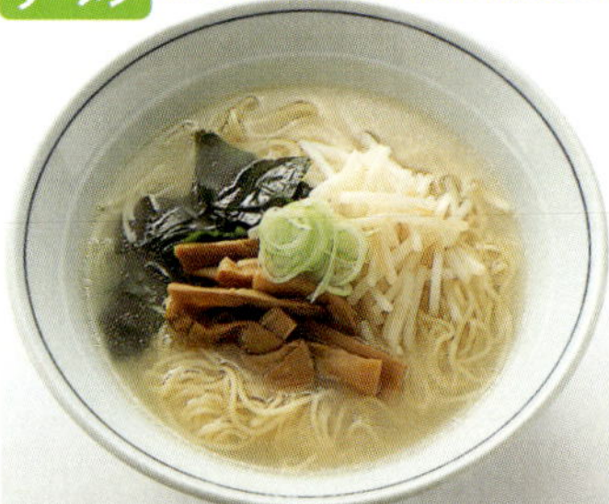

塩ラーメン 444 kcal

たんぱく質 17.1g	カリウム 441mg	5.6点
脂質 8.4g	コレステロール 0mg	♠0 ♥0
炭水化物 70.9g	食物繊維 4.9g	♣0.2
食塩相当量 6.7g	添加糖分 0g	♦5.4

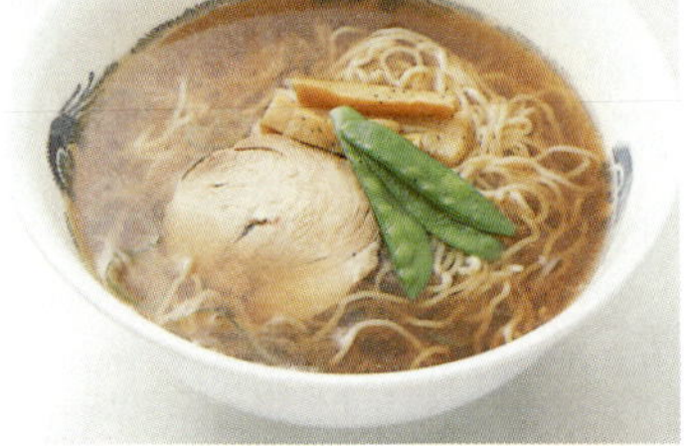

しょうゆラーメン 487 kcal

たんぱく質 21.6g	カリウム 594mg	6.1点
脂質 9.5g	コレステロール 7mg	♠0 ♥0.3
炭水化物 73.7g	食物繊維 3.7g	♣0.1
食塩相当量 5.8g	添加糖分 0g	♦5.7

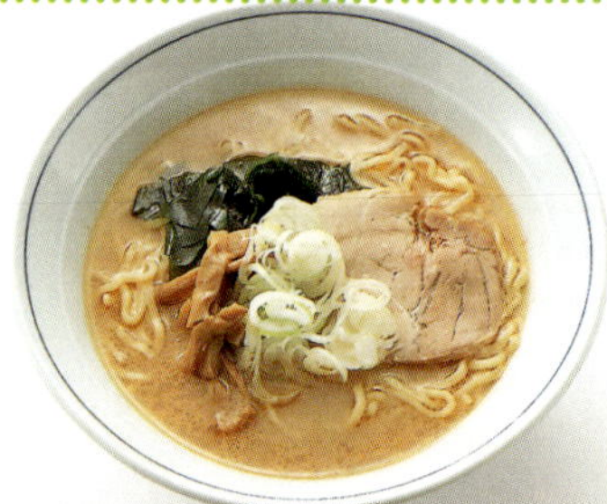

みそラーメン 533 kcal

たんぱく質 24.2g	カリウム 626mg	6.7点
脂質 11.6g	コレステロール 7mg	♠0 ♥0.3
炭水化物 78.7g	食物繊維 5.9g	♣0.1
食塩相当量 6.2g	添加糖分 0g	♦6.2

タンメン 548 kcal

たんぱく質 21.3g	カリウム 837mg	6.9点
脂質 15.5g	コレステロール 14mg	♠0 ♥1.0
炭水化物 76.9g	食物繊維 6.9g	♣0.5
食塩相当量 6.3g	添加糖分 0g	♦5.4

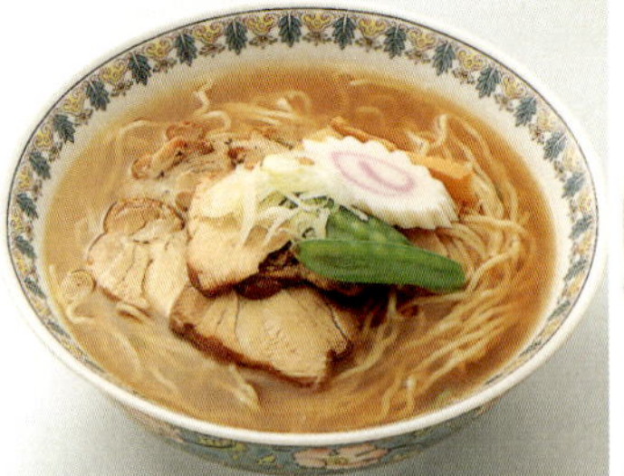

チャーシューメン 551 kcal

たんぱく質 28.8g	カリウム 704mg	6.9点
脂質 12.4g	コレステロール 24mg	♠0 ♥1.1
炭水化物 76.0g	食物繊維 3.7g	♣0.1
食塩相当量 6.7g	添加糖分 0g	♦5.7

ワンタンめん 560 kcal

たんぱく質 25.3g	カリウム 651mg	7.0点
脂質 11.5g	コレステロール 15mg	♠0 ♥0.7
炭水化物 83.2g	食物繊維 4.2g	♣0.1
食塩相当量 5.9g	添加糖分 0g	♦6.2

ラーメン

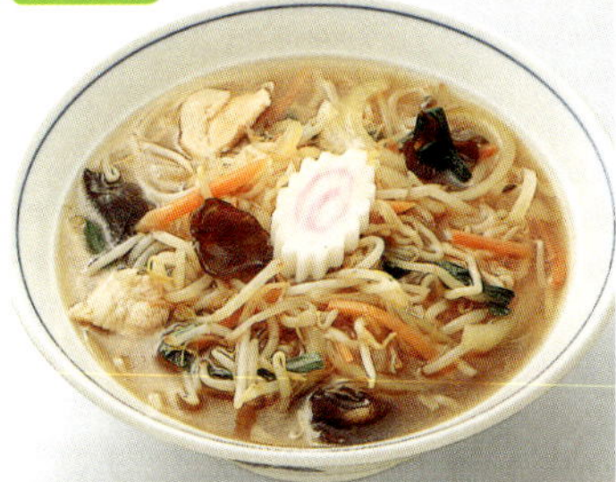

もやしラーメン 603kcal

たんぱく質 22.4g	カリウム 641mg	7.5点
脂質 21.4g	コレステロール 15mg	♠0 ♥1.0
炭水化物 75.0g	食物繊維 5.1g	♣0.3
食塩相当量 5.5g	添加糖分 0g	♦6.2

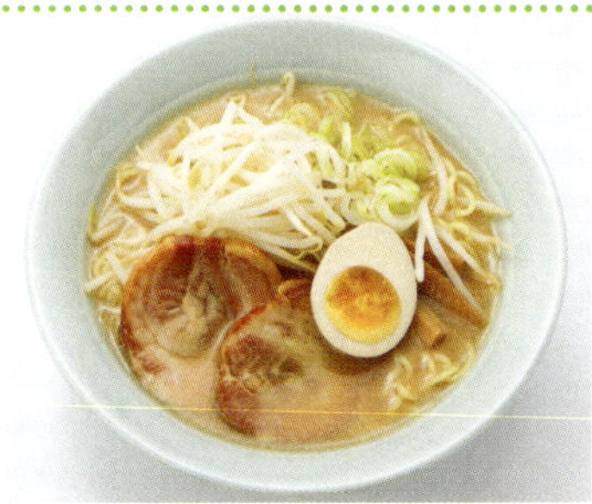

とんこつラーメン 661kcal

たんぱく質 36.6g	カリウム 707mg	8.3点
脂質 21.0g	コレステロール 140mg	♠0.5 ♥1.3
炭水化物 75.7g	食物繊維 4.7g	♣0.2
食塩相当量 6.3g	添加糖分 0g	♦6.3

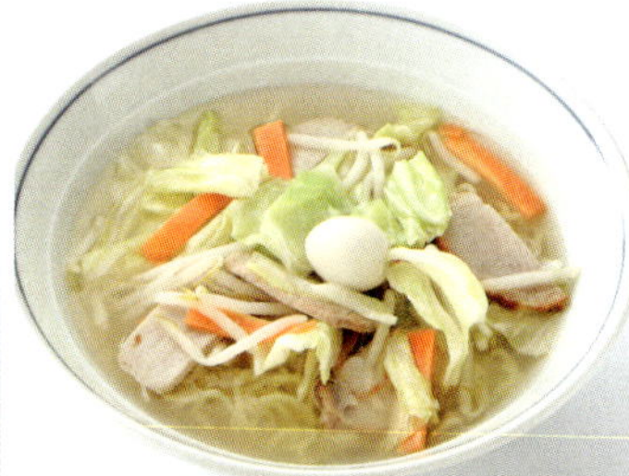

五目ラーメン 667kcal

たんぱく質 25.5g	カリウム 1025mg	8.3点
脂質 25.2g	コレステロール 65mg	♠0.2 ♥1.3
炭水化物 80.1g	食物繊維 7.4g	♣0.6
食塩相当量 7.1g	添加糖分 0g	♦6.2

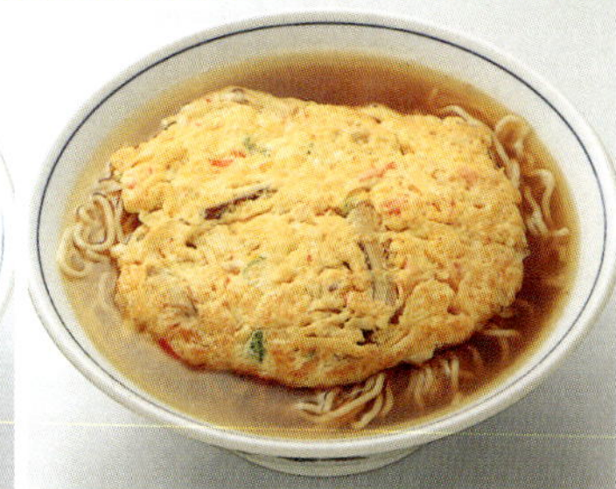

天津(てんしん)めん 810kcal

たんぱく質 32.3g	カリウム 808mg	10.1点
脂質 38.6g	コレステロール 422mg	♠1.9 ♥0.1
炭水化物 75.6g	食物繊維 4.2g	♣0.2
食塩相当量 5.9g	添加糖分 0g	♦8.0

焼きそば

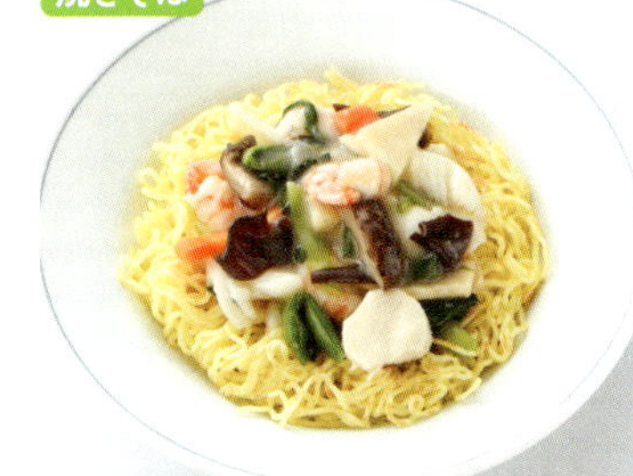

あんかけ焼きそば 517kcal

たんぱく質 19.4g	カリウム 596mg	6.5点
脂質 16.1g	コレステロール 83mg	♠0 ♥0.4
炭水化物 70.6g	食物繊維 5.0g	♣0.2
食塩相当量 3.6g	添加糖分 0g	♦5.8

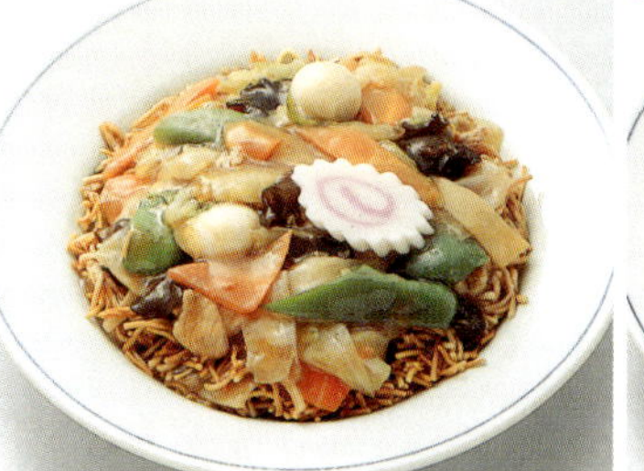

あんかけかた焼きそば 919kcal

たんぱく質 20.7g	カリウム 958mg	11.5点
脂質 51.0g	コレステロール 104mg	♠0.4 ♥1.0
炭水化物 89.5g	食物繊維 7.2g	♣0.5
食塩相当量 5.2g	添加糖分 0g	♦9.6

その他

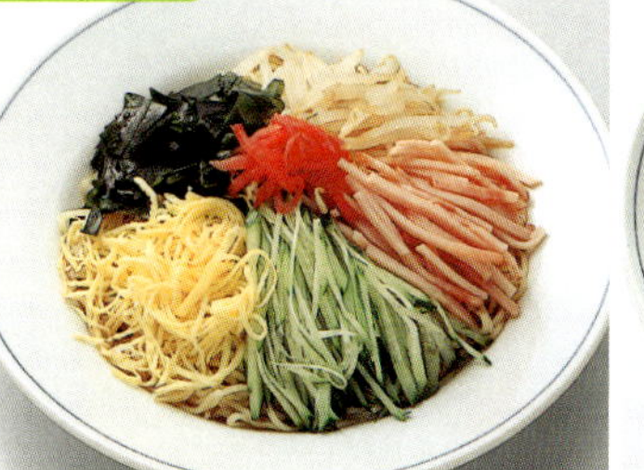

冷やし中華（酢じょうゆ） 478kcal

たんぱく質 20.3g	カリウム 355mg	6.0点
脂質 8.9g	コレステロール 113mg	♠0.5 ♥0.5
炭水化物 75.1g	食物繊維 4.3g	♣0.1
食塩相当量 4.8g	添加糖分 2.0g	♦4.9

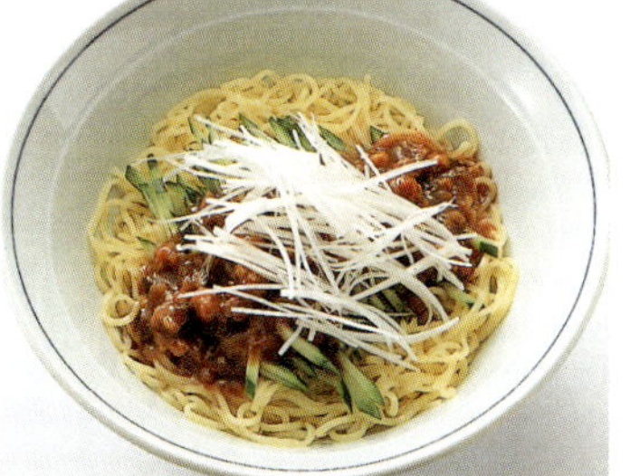

ジャージャーめん 647kcal

たんぱく質 24.5g	カリウム 568mg	8.1点
脂質 23.9g	コレステロール 38mg	♠0 ♥1.5
炭水化物 78.2g	食物繊維 4.8g	♣0.2
食塩相当量 5.0g	添加糖分 1.5g	♦6.4

パスタ

いずれもスパゲティは普通盛りで計算

スパゲティの量は、一般に１人分乾燥で100g(ゆでて約250g)ですが、最近は乾燥で80g前後（ゆでて約180g）のお店も増えています。オイルをどのぐらい使うか、ベーコン、生クリーム、チーズを使うかどうかで、エネルギーが変わります。スープパスタは比較的低エネルギーです。

スパゲティとチーズのデータ

● ゆでスパゲティ 普通盛り 250g

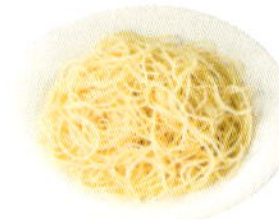

413kcal
5.2点
食塩相当量 2.9g
※1.5%塩分の湯でゆでた場合

● ゆでスパゲティ 大盛り 375g

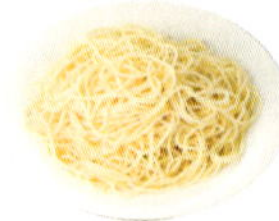

619kcal
7.7点
食塩相当量 4.4g
※1.5%塩分の湯でゆでた場合

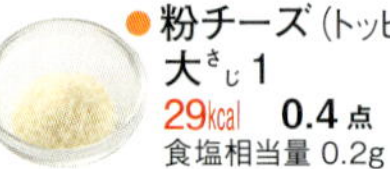

● 粉チーズ（トッピング用）大さじ1
29kcal 0.4点
食塩相当量 0.2g

スパゲティ

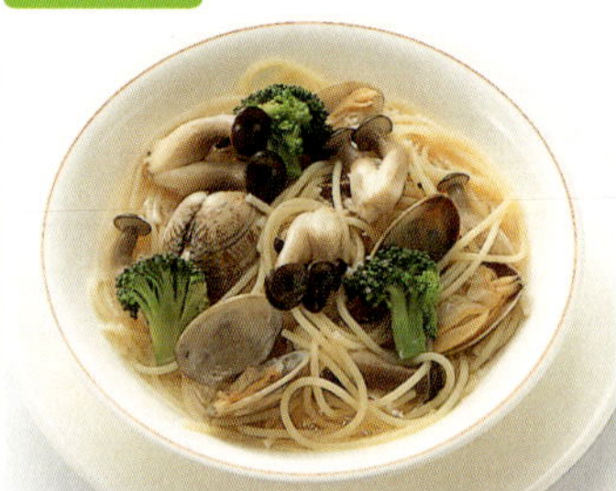

アサリのスープスパゲティ 558kcal

たんぱく質 16.4g	カリウム 283mg	7.0点
脂質 15.8g	コレステロール 4mg	♠0 ♥+
炭水化物 84.6g	食物繊維 6.7g	♣0.2
食塩相当量 4.5g	添加糖分 0g	♦6.7

タラコスパゲティ 564kcal

たんぱく質 19.9g	カリウム 138mg	7.1点
脂質 15.6g	コレステロール 119mg	♠0 ♥0.4
炭水化物 81.4g	食物繊維 4.5g	♣0.1
食塩相当量 4.4g	添加糖分 0g	♦6.6

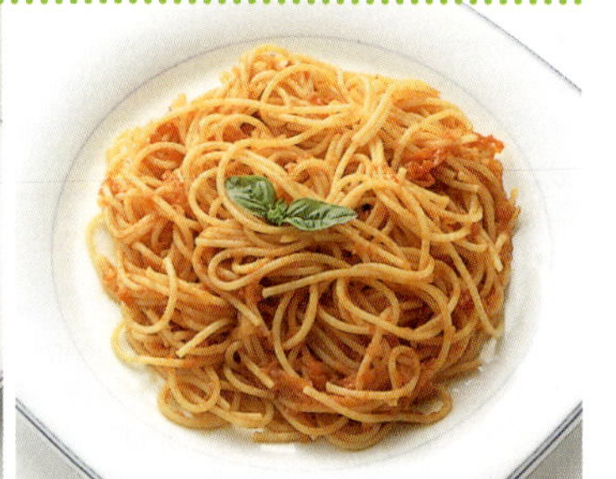

トマトソーススパゲティ 566kcal

たんぱく質 15.9g	カリウム 507mg	7.1点
脂質 12.6g	コレステロール 0mg	♠0 ♥0
炭水化物 91.6g	食物繊維 6.4g	♣0.3
食塩相当量 4.0g	添加糖分 0g	♦6.8

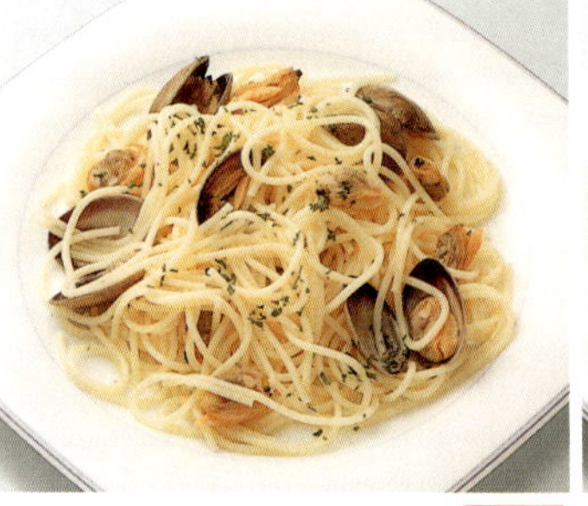

ボンゴレスパゲティ 567kcal

たんぱく質 16.1g	カリウム 108mg	7.1点
脂質 17.5g	コレステロール 22mg	♠0 ♥0.2
炭水化物 80.8g	食物繊維 4.4g	♣+
食塩相当量 4.8g	添加糖分 0g	♦6.9

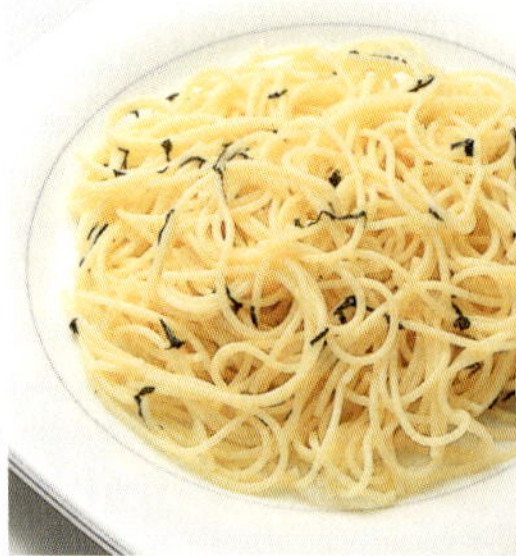

バジリコスパゲティ 597kcal

たんぱく質 13.5g	カリウム 41mg	7.5点
脂質 22.3g	コレステロール 0mg	♠0 ♥0
炭水化物 80.0g	食物繊維 4.3g	♣+
食塩相当量 4.2g	添加糖分 0g	♦7.5

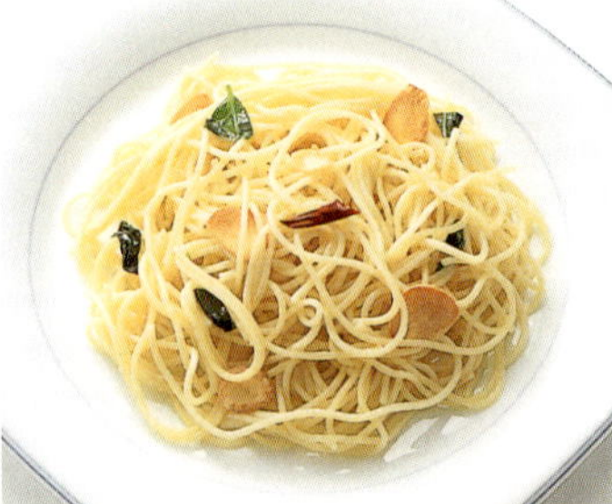

ペペロンチーノスパゲティ 601kcal

たんぱく質 13.7g	カリウム 57mg	7.5点
脂質 22.3g	コレステロール 0mg	♠0 ♥0
炭水化物 80.8g	食物繊維 4.4g	♣+
食塩相当量 4.2g	添加糖分 0g	♦7.5

スパゲティ

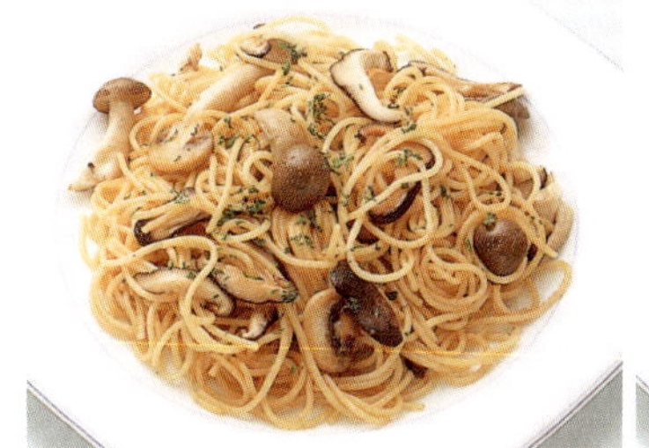

きのこスパゲティ 604 kcal

たんぱく質 16.8g	カリウム 378mg	7.6点	
脂質 20.9g	コレステロール 14mg	♠ 0	
炭水化物 85.8g	食物繊維 7.8g	♥ 0	♣ 0.2
食塩相当量 4.4g	添加糖分 0g	♦ 7.3	

ミートソーススパゲティ 652 kcal

たんぱく質 22.7g	カリウム 349mg	8.1点	
脂質 22.1g	コレステロール 36mg	♠ 0	
炭水化物 85.3g	食物繊維 5.7g	♥ 1.9	♣ 0.2
食塩相当量 4.4g	添加糖分 0g	♦ 6.0	

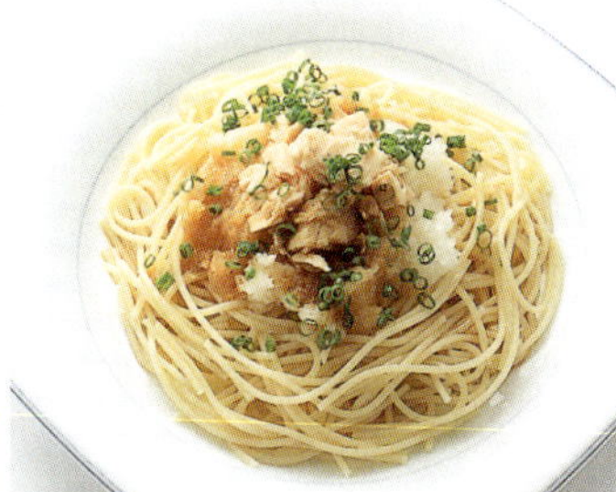

和風ツナおろしスパゲティ 680 kcal

たんぱく質 19.1g	カリウム 239mg	8.5点	
脂質 27.7g	コレステロール 10mg	♠ 0	
炭水化物 83.1g	食物繊維 5.0g	♥ 0.9	♣ 0.1
食塩相当量 4.5g	添加糖分 0g	♦ 7.5	

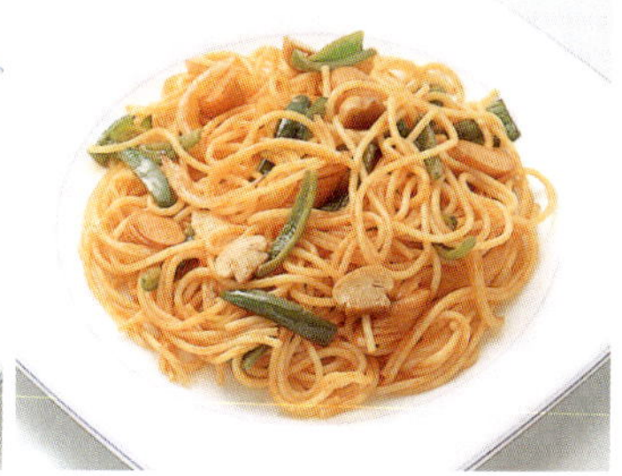

ナポリタンスパゲティ 731 kcal

たんぱく質 18.7g	カリウム 368mg	9.1点	
脂質 28.5g	コレステロール 15mg	♠ 0	
炭水化物 95.4g	食物繊維 6.7g	♥ 1.0	♣ 0.3
食塩相当量 4.8g	添加糖分 0g	♦ 7.9	

ペスカトーレスパゲティ 769 kcal

たんぱく質 31.0g	カリウム 536mg	9.6点	
脂質 30.2g	コレステロール 186mg	♠ 0	
炭水化物 87.2g	食物繊維 5.9g	♥ 0.9	♣ 0.4
食塩相当量 4.6g	添加糖分 0g	♦ 8.3	

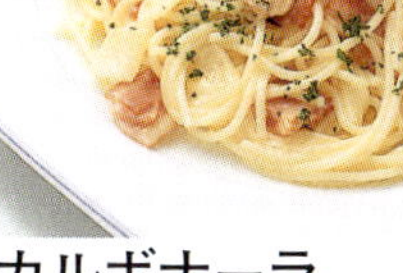

カルボナーラスパゲティ 870 kcal

たんぱく質 26.2g	カリウム 257mg	10.9点	
脂質 45.1g	コレステロール 236mg	♠ 0.9	
炭水化物 84.1g	食物繊維 5.2g	♥ 2.0	♣ 0.2
食塩相当量 4.8g	添加糖分 0g	♦ 7.7	

その他

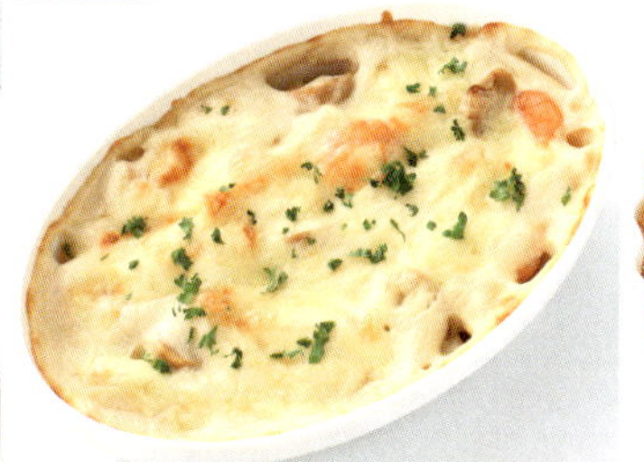

エビグラタン 576 kcal

たんぱく質 30.8g	カリウム 460mg	7.2点	
脂質 20.4g	コレステロール 161mg	♠ 1.2	
炭水化物 63.3g	食物繊維 3.9g	♥ 0.8	♣ 0.2
食塩相当量 4.3g	添加糖分 0g	♦ 5.0	

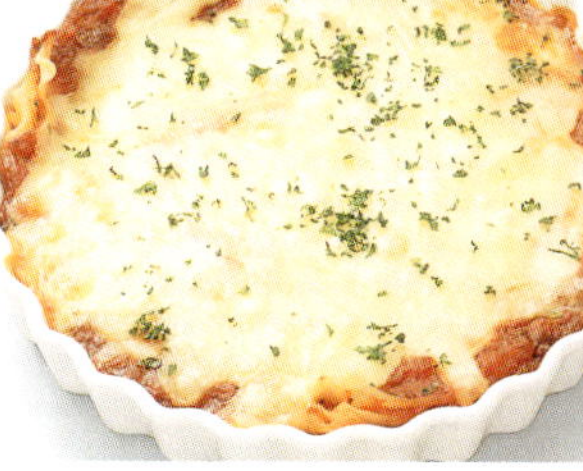

ラザニア 778 kcal

たんぱく質 28.2g	カリウム 611mg	9.7点	
脂質 32.2g	コレステロール 75mg	♠ 2.0	
炭水化物 88.4g	食物繊維 5.6g	♥ 0.9	♣ 0.3
食塩相当量 5.4g	添加糖分 0g	♦ 6.6	

すし

すし飯のデータ

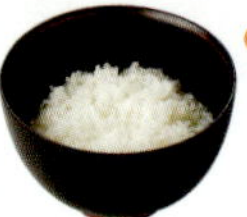

- ちらしずし 約280g 493kcal 6.2点 食塩相当量 2.2g
- にぎり 1貫 約20g 31kcal 0.4点 食塩相当量 0.2g
- 細巻き 1切れ 約15g 21kcal 0.3点 食塩相当量 0.1g
- 軍艦 1貫 約20g 31kcal 0.4点 食塩相当量 0.2g
- いなり 1個 約35g 53kcal 0.7点 食塩相当量 0.5g

つけじょうゆの塩分

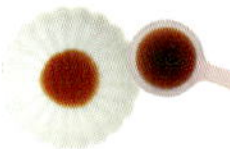

- 少なめ 3g（小さじ½） 食塩相当量 0.5g

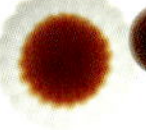

- 多め 6g（小さじ1） 食塩相当量 0.9g
- さらに多め 9g（大さじ½） 食塩相当量 1.4g

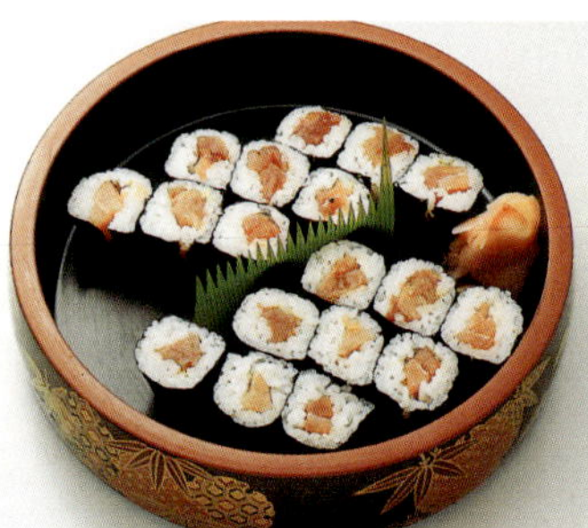

鉄火巻き 459kcal

たんぱく質 27.5g	カリウム 448mg	5.7点
脂質 1.9g	コレステロール 41mg	♠0 ♥1.3
炭水化物 79.3g	食物繊維 1.9g	♣0.1
食塩相当量 1.9g	添加糖分 2.4g	♦4.4

※つけじょうゆ含まず

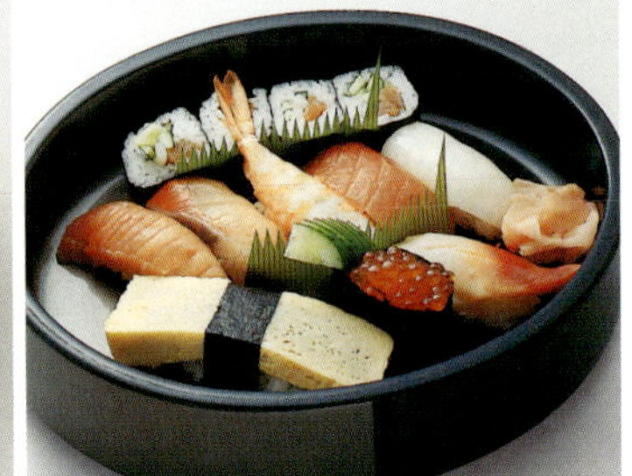

にぎりずし 514kcal

たんぱく質 25.3g	カリウム 408mg	6.4点
脂質 8.1g	コレステロール 192mg	♠0.6 ♥1.4
炭水化物 80.6g	食物繊維 1.4g	♣0.1
食塩相当量 2.6g	添加糖分 3.0g	♦4.3

※つけじょうゆ含まず

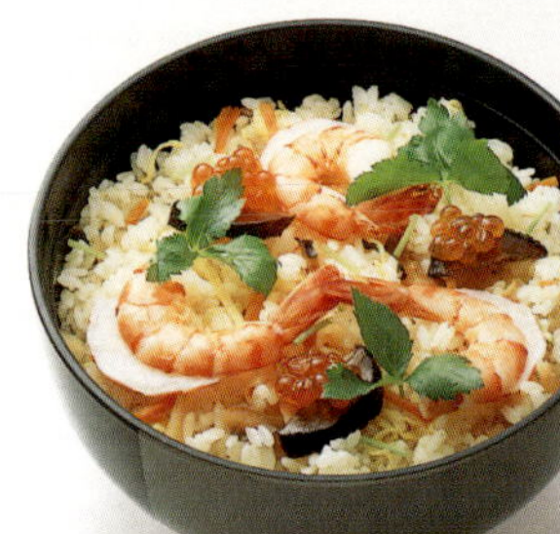

五目ちらし 618kcal

たんぱく質 22.9g	カリウム 428mg	7.7点
脂質 4.8g	コレステロール 175mg	♠0.2 ♥0.9
炭水化物 115.3g	食物繊維 2.0g	♣0.1
食塩相当量 3.2g	添加糖分 8.1g	♦6.5

※つけじょうゆ含まず

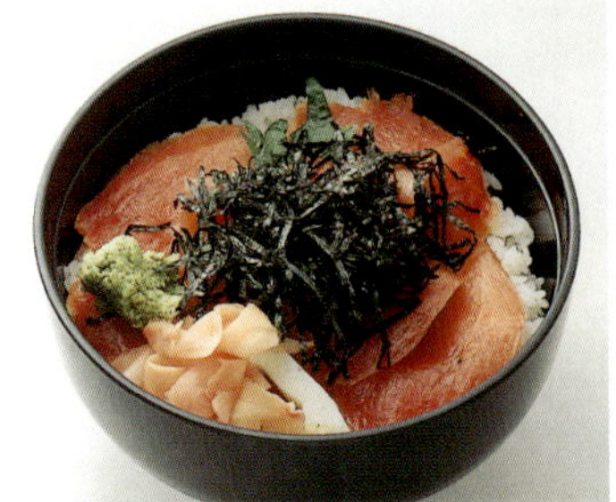

鉄火丼 648kcal

たんぱく質 39.1g	カリウム 581mg	8.1点
脂質 2.6g	コレステロール 60mg	♠0 ♥1.9
炭水化物 110.2g	食物繊維 1.3g	♣0.1
食塩相当量 2.3g	添加糖分 4.8g	♦6.2

※つけじょうゆ含まず

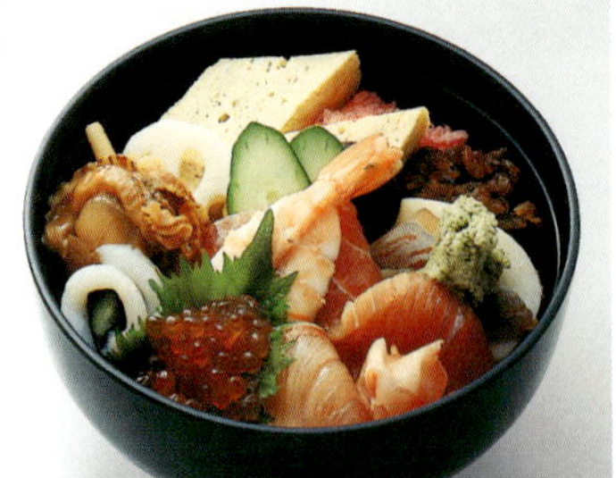

江戸前ちらし 664kcal

たんぱく質 25.3g	カリウム 396mg	8.3点
脂質 8.3g	コレステロール 150mg	♠0.4 ♥1.6
炭水化物 116.1g	食物繊維 1.7g	♣0.1
食塩相当量 3.5g	添加糖分 6.3g	♦6.2

※つけじょうゆ含まず

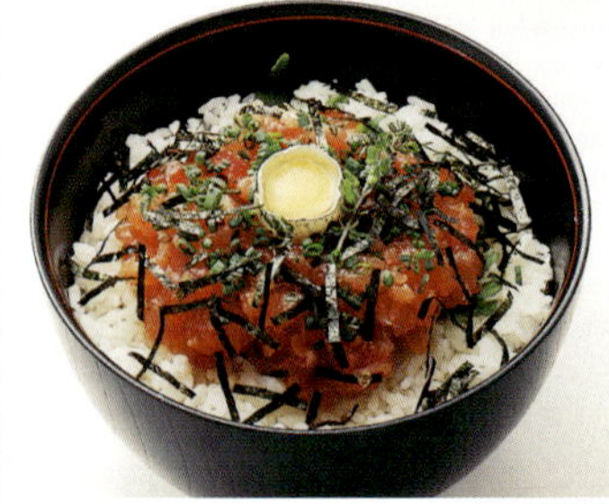

ねぎとろ丼 786kcal

たんぱく質 24.3g	カリウム 284mg	9.8点
脂質 24.1g	コレステロール 88mg	♠0.2 ♥3.4
炭水化物 109.5g	食物繊維 1.0g	♣+
食塩相当量 2.4g	添加糖分 4.8g	♦6.2

※つけじょうゆ含まず

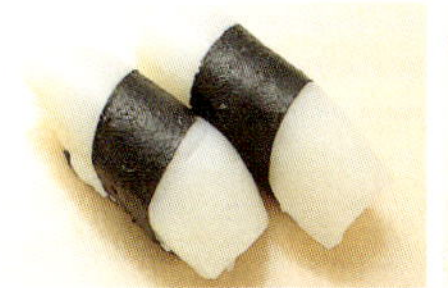

にぎり（イカ2貫） 79 kcal

たんぱく質 4.6g　脂質 0.3g　炭水化物 13.9g　食塩相当量 0.4g
1.0点　♠0　♥0.2　♣+　♦0.8

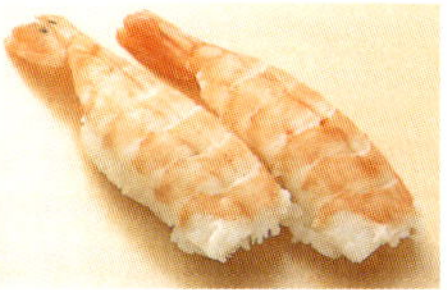

にぎり（エビ2貫） 85 kcal

たんぱく質 6.0g　脂質 0.2g　炭水化物 13.7g　食塩相当量 0.4g
1.1点　♠0　♥0.3　♣+　♦0.8

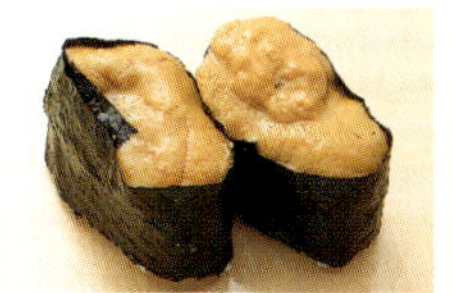

軍艦巻き（ウニ2貫） 87 kcal

たんぱく質 4.3g　脂質 1.1g　炭水化物 14.6g　食塩相当量 0.4g
1.1点　♠0　♥0.3　♣+　♦0.8

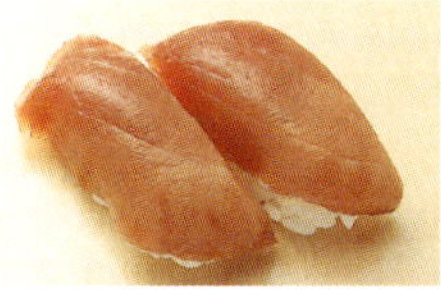

にぎり（マグロ赤身2貫） 92 kcal

たんぱく質 7.2g　脂質 0.4g　炭水化物 13.7g　食塩相当量 0.3g
1.2点　♠0　♥0.4　♣+　♦0.8

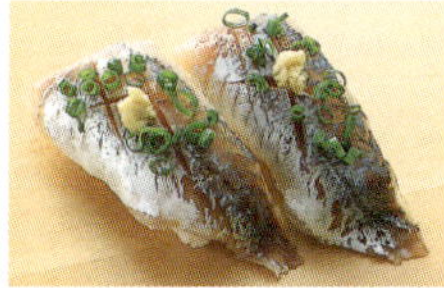

にぎり（アジ2貫） 100 kcal

たんぱく質 6.8g　脂質 1.5g　炭水化物 13.8g　食塩相当量 0.4g
1.3点　♠0　♥0.5　♣+　♦0.8

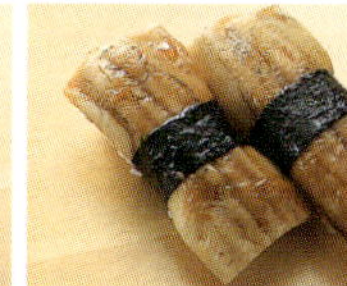

にぎり（アナゴ2貫） 103 kcal

たんぱく質 4.6g　脂質 2.7g　炭水化物 14.1g　食塩相当量 0.4g
1.3点　♠0　♥0.5　♣+　♦0.8

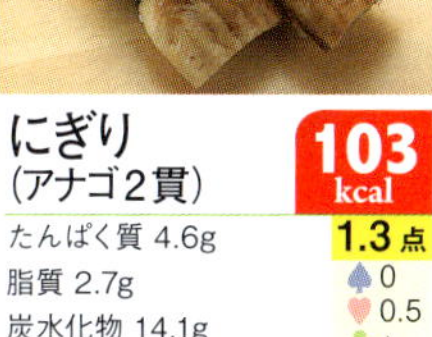

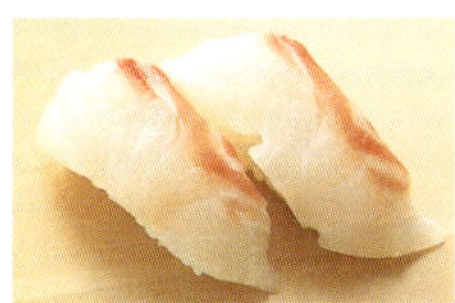

にぎり（タイ2貫） 105 kcal

たんぱく質 5.9g　脂質 2.4g　炭水化物 13.7g　食塩相当量 0.3g
1.3点　♠0　♥0.5　♣+　♦0.8

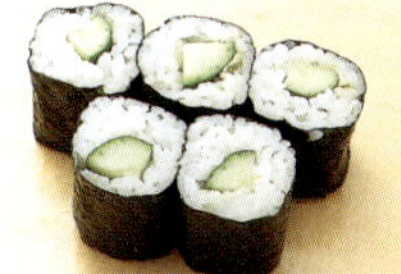

カッパ巻き（細巻き5切れ） 107 kcal

たんぱく質 2.0g　脂質 0.2g　炭水化物 23.6g　食塩相当量 0.5g
1.3点　♠0　♥0　♣+　♦1.3

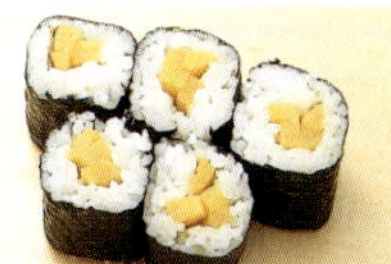

おしんこ巻き（細巻き5切れ） 109 kcal

たんぱく質 2.1g　脂質 0.2g　炭水化物 24.0g　食塩相当量 0.8g
1.4点　♠0　♥0　♣0.1　♦1.3

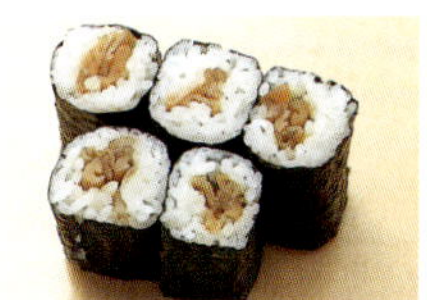

かんぴょう巻き（細巻き5切れ） 120 kcal

たんぱく質 2.2g　脂質 0.2g　炭水化物 26.8g　食塩相当量 0.9g
1.5点　♠0　♥0　♣0.1　♦1.4

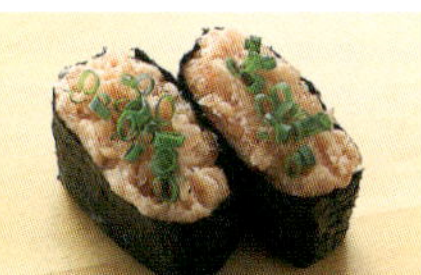

軍艦巻き（ねぎとろ2貫） 132 kcal

たんぱく質 5.1g　脂質 5.6g　炭水化物 14.0g　食塩相当量 0.3g
1.7点　♠0　♥0.9　♣+　♦0.8

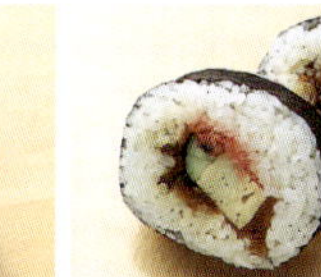

太巻き（2切れ） 134 kcal

たんぱく質 3.7g　脂質 1.2g　炭水化物 26.9g　食塩相当量 1.0g
1.7点　♠0.2　♥0.1　♣0.1　♦1.4

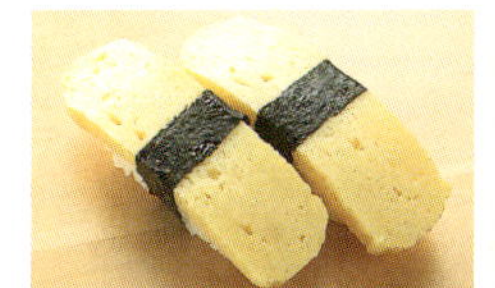

にぎり（玉子2貫） 138 kcal

たんぱく質 6.4g　脂質 4.7g　炭水化物 17.0g　食塩相当量 0.9g
1.7点　♠0.9　♥0　♣+　♦0.8

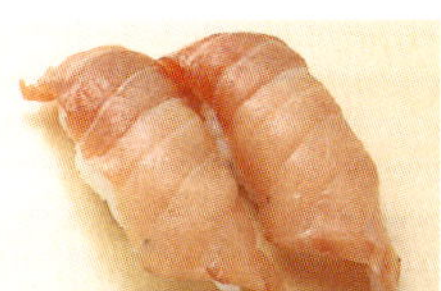

にぎり（マグロとろ2貫） 145 kcal

たんぱく質 5.7g　脂質 6.7g　炭水化物 13.7g　食塩相当量 0.3g
1.8点　♠0　♥1.0　♣+　♦0.8

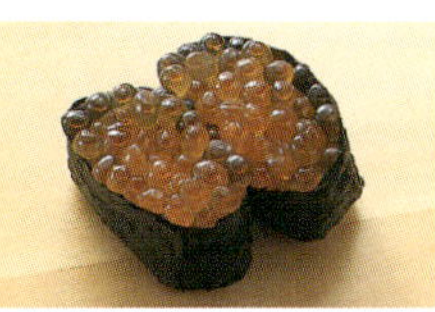

軍艦巻き（イクラ2貫） 145 kcal

たんぱく質 10.9g　脂質 4.8g　炭水化物 14.0g　食塩相当量 1.0g
1.8点　♠0　♥1.0　♣+　♦0.8

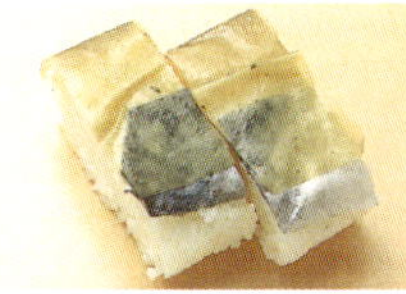

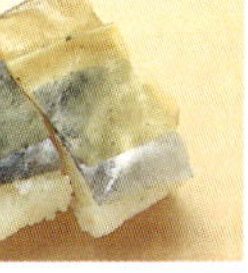

押しずし（バッテラ2貫） 172 kcal

たんぱく質 5.2g　脂質 5.6g　炭水化物 23.4g　食塩相当量 0.8g
2.2点　♠0　♥0.8　♣+　♦1.3

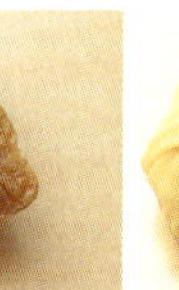

いなりずし（2個） 211 kcal

たんぱく質 6.6g　脂質 7.1g　炭水化物 29.0g　食塩相当量 1.4g
2.6点　♠0　♥1.0　♣0　♦1.6

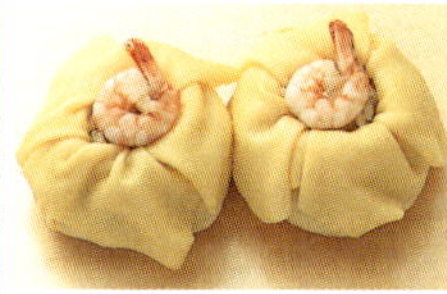

茶巾ずし（2個） 431 kcal

たんぱく質 15.0g　脂質 12.2g　炭水化物 61.0g　食塩相当量 2.0g
5.4点　♠1.4　♥0.1　♣+　♦3.8

丼物

ごはんのデータ

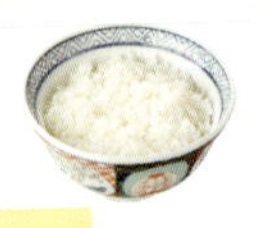

● ごはん丼物 280g
470kcal 5.9点
食塩相当量 0g

組み合わせると

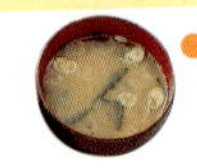

● みそ汁 150mℓ
33kcal 0.4点
食塩相当量 2.3g

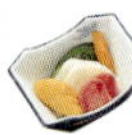

● 漬物 約 60g
16kcal 0.2点
食塩相当量 1.9g

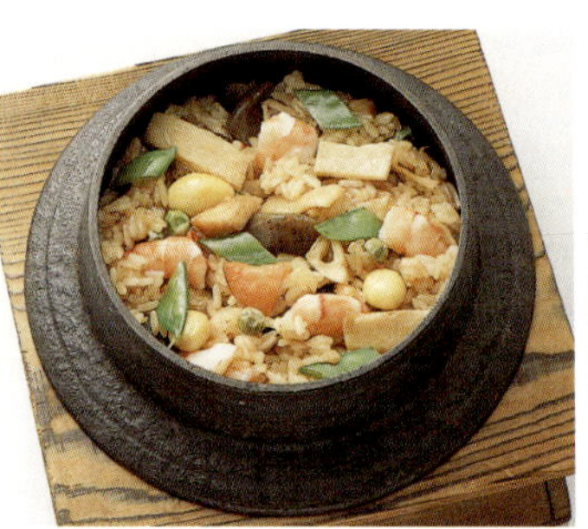

釜飯 527kcal

たんぱく質 22.3g	カリウム 563mg	6.6点
脂質 4.9g	コレステロール 90mg	♠0 ♥1.1
炭水化物 92.1g	食物繊維 2.2g	♣0.2
食塩相当量 2.8g	添加糖分 0g	♦5.3

米 110g (392kcal)

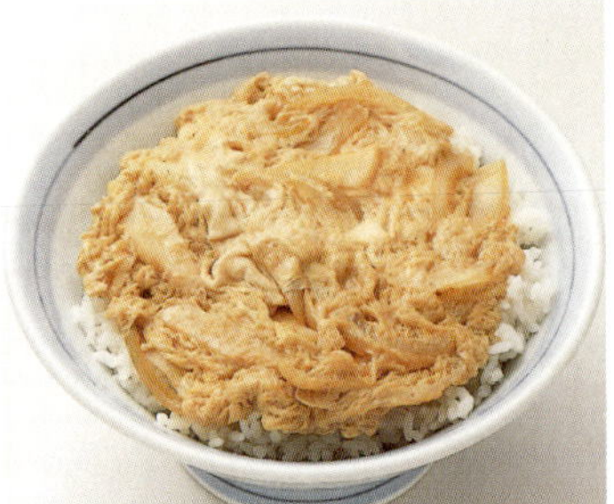

卵丼 630kcal

たんぱく質 17.4g	カリウム 348mg	7.9点
脂質 6.2g	コレステロール 213mg	♠0.9 ♥0.2
炭水化物 120.1g	食物繊維 1.5g	♣0.2
食塩相当量 4.1g	添加糖分 8.0g	♦6.6

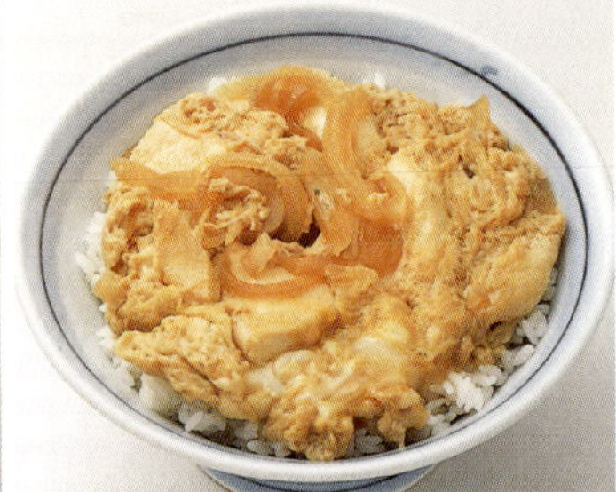

親子丼 703kcal

たんぱく質 28.3g	カリウム 536mg	8.8点
脂質 9.6g	コレステロール 254mg	♠0.9 ♥1.1
炭水化物 118.7g	食物繊維 1.5g	♣0.2
食塩相当量 3.8g	添加糖分 8.0g	♦6.6

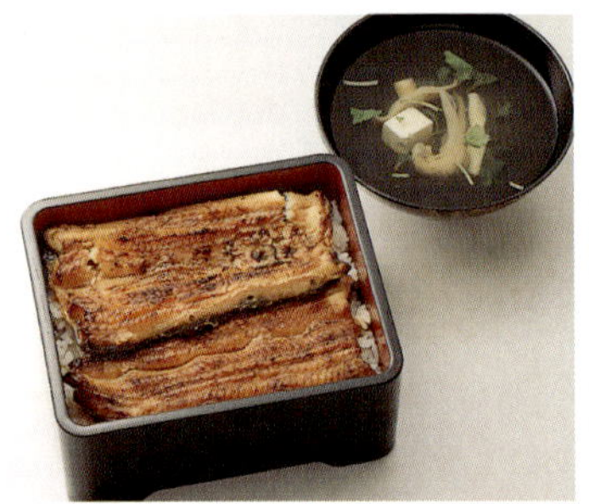

ウナ重 754kcal

たんぱく質 30.0g	カリウム 434mg	9.4点
脂質 20.5g	コレステロール 250mg	♠0 ♥3.5
炭水化物 106.3g	食物繊維 0.8g	♣+
食塩相当量 3.6g	添加糖分 4.3g	♦5.9

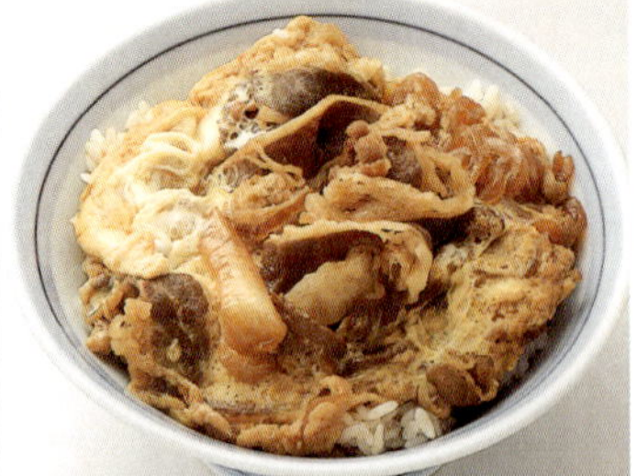

天丼 805kcal

たんぱく質 20.1g	カリウム 383mg	10.1点
脂質 18.4g	コレステロール 110mg	♠0.2 ♥0.5
炭水化物 129.3g	食物繊維 1.3g	♣0
食塩相当量 3.0g	添加糖分 6.3g	♦9.4

牛丼 824kcal

たんぱく質 26.6g	カリウム 502mg	10.3点
脂質 24.4g	コレステロール 261mg	♠0.9 ♥2.8
炭水化物 115.5g	食物繊維 1.4g	♣0.2
食塩相当量 3.8g	添加糖分 5.0g	♦6.4

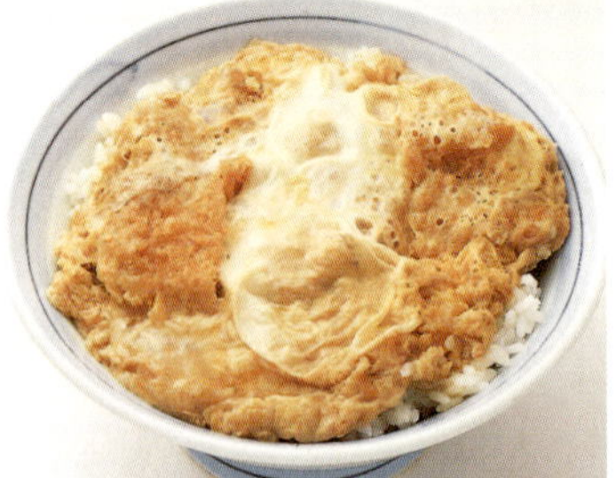

カツ丼 893kcal

たんぱく質 28.8g	カリウム 523mg	11.2点
脂質 26.2g	コレステロール 260mg	♠1.0 ♥2.0
炭水化物 126.5g	食物繊維 1.7g	♣0.1
食塩相当量 4.2g	添加糖分 8.0g	♦8.0

ライスプレート

ごはんのデータ

- ごはんピラフ用　250g
  420kcal　5.3点
  食塩相当量 0g
- ごはんリゾット用　150g
  252kcal　3.2点
  食塩相当量 0g

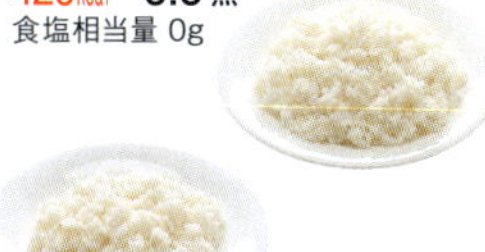

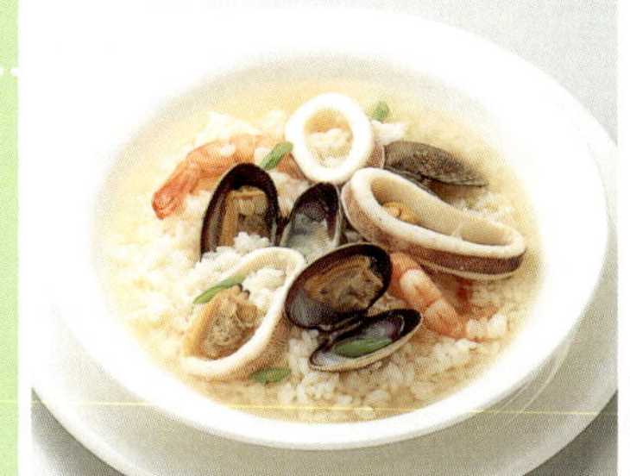

シーフードリゾット　457kcal

たんぱく質 18.5g	カリウム 330mg	5.7点
脂質 14.1g	コレステロール 157mg	♠0 ♥0.8
炭水化物 57.3g	食物繊維 0.5g	♣+
食塩相当量 3.2g	添加糖分 0g	♦4.9

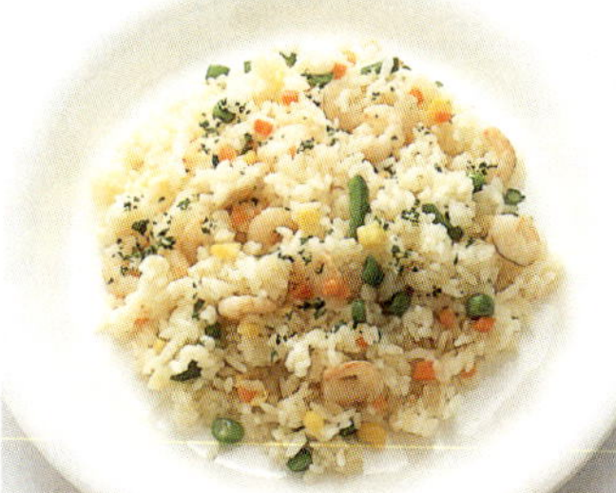

エビピラフ　573kcal

たんぱく質 10.7g	カリウム 175mg	7.2点
脂質 14.0g	コレステロール 64mg	♠0 ♥0.2
炭水化物 96.2g	食物繊維 1.4g	♣0.2
食塩相当量 2.5g	添加糖分 0g	♦6.8

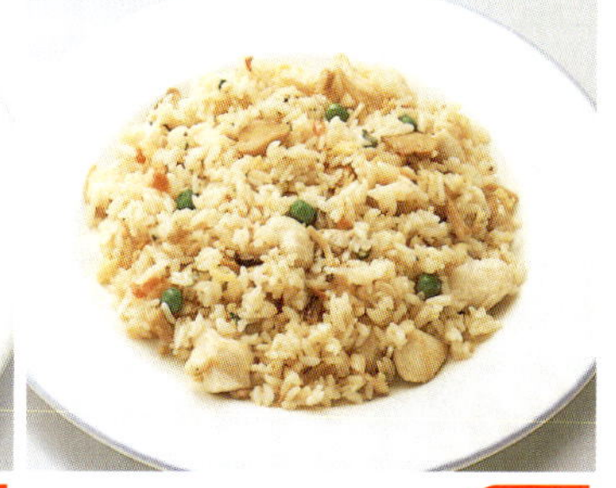

チキンピラフ　618kcal

たんぱく質 15.6g	カリウム 261mg	7.7点
脂質 16.3g	コレステロール 63mg	♠0 ♥0.7
炭水化物 96.7g	食物繊維 1.5g	♣0.2
食塩相当量 2.5g	添加糖分 0g	♦6.8

ドライカレー　629kcal

たんぱく質 12.2g	カリウム 260mg	7.9点
脂質 17.4g	コレステロール 20mg	♠0 ♥1.0
炭水化物 101.0g	食物繊維 2.2g	♣0.3
食塩相当量 2.5g	添加糖分 0g	♦6.6

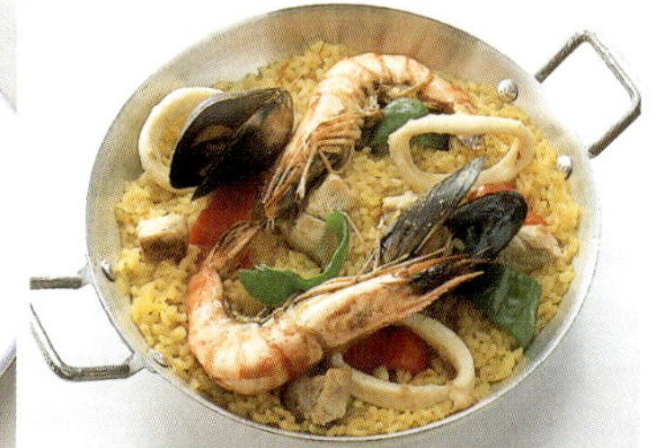

パエリヤ　670kcal

たんぱく質 18.7g	カリウム 303mg	8.4点
脂質 21.1g	コレステロール 91mg	♠0 ♥1.1
炭水化物 95.5g	食物繊維 1.2g	♣0.1
食塩相当量 2.6g	添加糖分 0g	♦7.2

写真は２人分

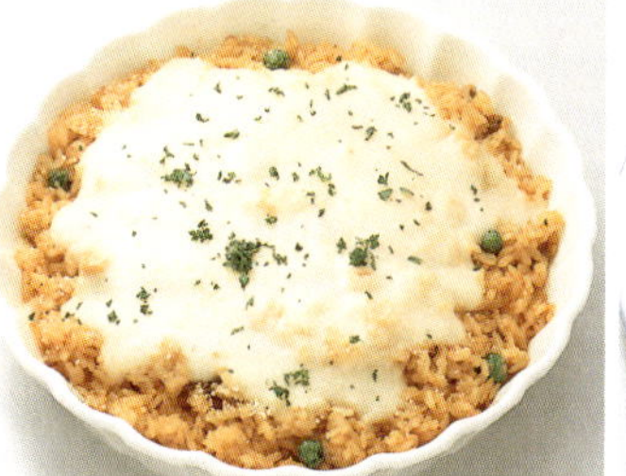

ドリア　795kcal

たんぱく質 21.1g	カリウム 588mg	9.9点
脂質 24.9g	コレステロール 88mg	♠0.8 ♥0.7
炭水化物 114.1g	食物繊維 3.1g	♣0.4
食塩相当量 3.4g	添加糖分 0g	♦8.0

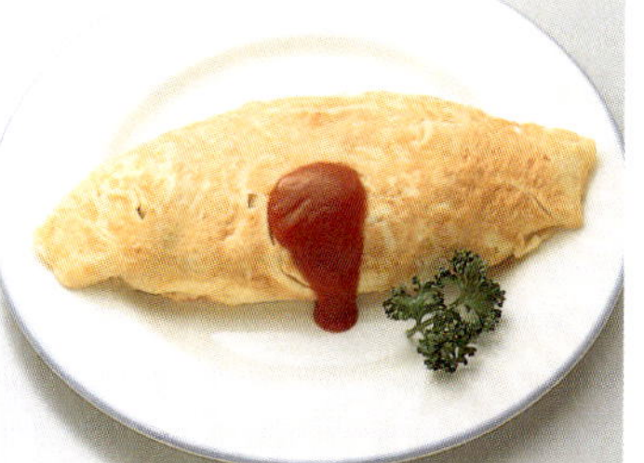

オムライス　834kcal

たんぱく質 24.4g	カリウム 575mg	10.4点
脂質 29.3g	コレステロール 469mg	♠1.9 ♥0.4
炭水化物 109.4g	食物繊維 2.7g	♣0.3
食塩相当量 3.8g	添加糖分 0g	♦7.9

和風定食

いずれもごはんは普通盛りで計算

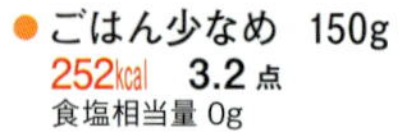

ごはんや汁物などのデータ

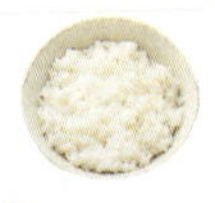

- ごはん普通盛り 200g
  336kcal 4.2点
  食塩相当量 0g
- ごはん少なめ 150g
  252kcal 3.2点
  食塩相当量 0g
- ごはん大盛り 300g
  504kcal 6.3点
  食塩相当量 0g

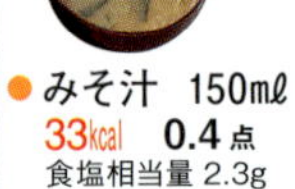

- みそ汁 150mℓ
  33kcal 0.4点
  食塩相当量 2.3g

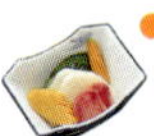

- 漬物 約60g
  16kcal 0.2点
  食塩相当量 1.9g

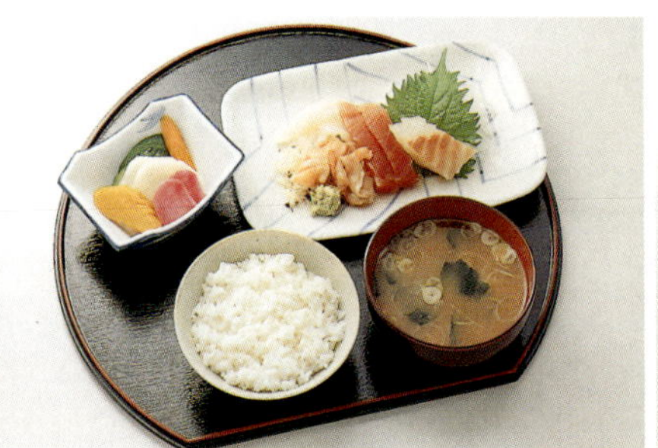

刺し身定食 517kcal

たんぱく質 29.6g	カリウム 923mg	6.5点
脂質 5.0g	コレステロール 120mg	♠0
炭水化物 84.5g	食物繊維 3.4g	♥1.6
食塩相当量 4.4g	添加糖分 0g	♣0.3
		♦4.6

※ つけじょうゆ含まず（しょうゆのデータは28ページ参照）

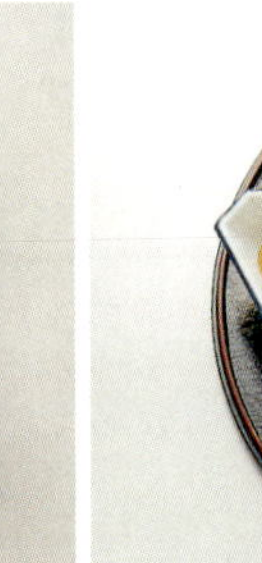

アジの塩焼き定食 519kcal

たんぱく質 28.3g	カリウム 917mg	6.5点
脂質 6.1g	コレステロール 68mg	♠0
炭水化物 83.7g	食物繊維 3.5g	♥1.6
食塩相当量 5.1g	添加糖分 0g	♣0.3
		♦4.6

※ かけじょうゆ含まず（しょうゆのデータは28ページ参照）

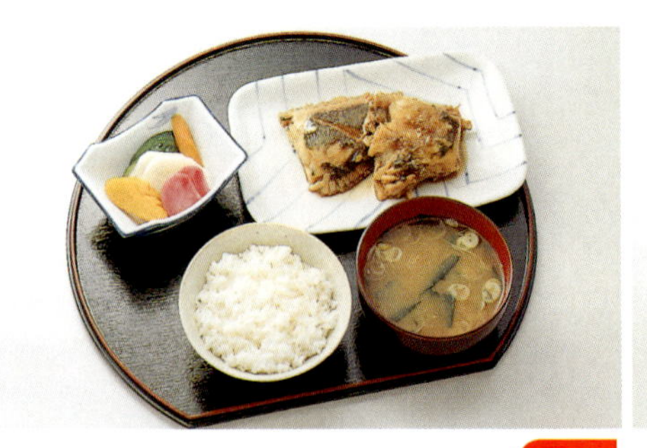

カレイの煮つけ定食 565kcal

たんぱく質 29.0g	カリウム 799mg	7.1点
脂質 7.7g	コレステロール 120mg	♠0
炭水化物 89.3g	食物繊維 3.0g	♥1.8
食塩相当量 5.4g	添加糖分 5.5g	♣0.2
		♦5.0

おでん定食 594kcal

たんぱく質 23.2g	カリウム 925mg	7.4点
脂質 10.8g	コレステロール 16mg	♠0
炭水化物 98.6g	食物繊維 4.9g	♥2.1
食塩相当量 7.1g	添加糖分 3.5g	♣0.4
		♦4.9

松花堂弁当 647kcal

たんぱく質 30.7g	カリウム 706mg	8.1点
脂質 14.3g	コレステロール 205mg	♠0.8
炭水化物 94.7g	食物繊維 4.8g	♥2.0
食塩相当量 4.1g	添加糖分 7.2g	♣0.4
		♦4.8

※ つけじょうゆ含まず（しょうゆのデータは28ページ参照）

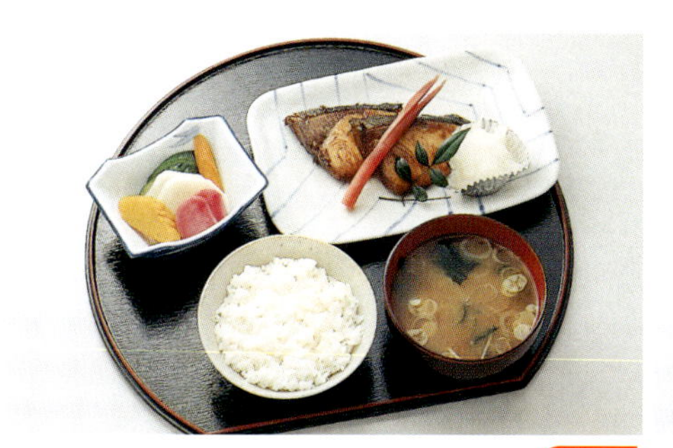

ブリの照り焼き定食

677 kcal

たんぱく質 30.7g	カリウム 959mg	8.5点
脂質 19.2g	コレステロール 72mg	♠0
炭水化物 88.6g	食物繊維 3.5g	♥3.2
食塩相当量 5.7g	添加糖分 3.0g	♣0.3
		♦4.9

※かけじょうゆ含まず（しょうゆのデータは28ページ参照）

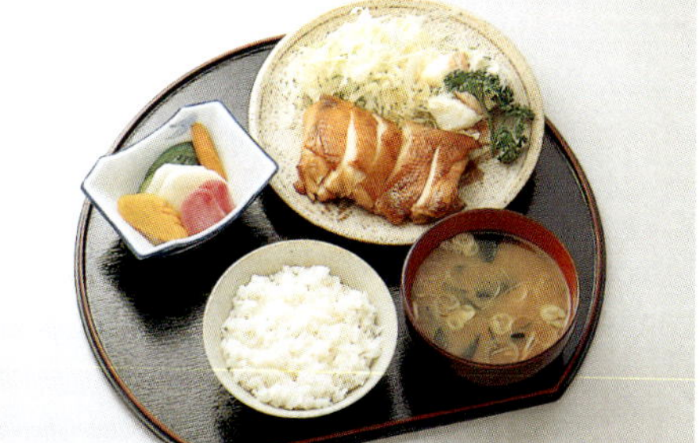

鶏肉の照り焼き定食

748 kcal

たんぱく質 37.3g	カリウム 1188mg	9.3点
脂質 20.8g	コレステロール 103mg	♠0
炭水化物 96.7g	食物繊維 4.3g	♥2.3
食塩相当量 6.1g	添加糖分 3.8g	♣0.7
		♦6.4

※かける調味料含まず

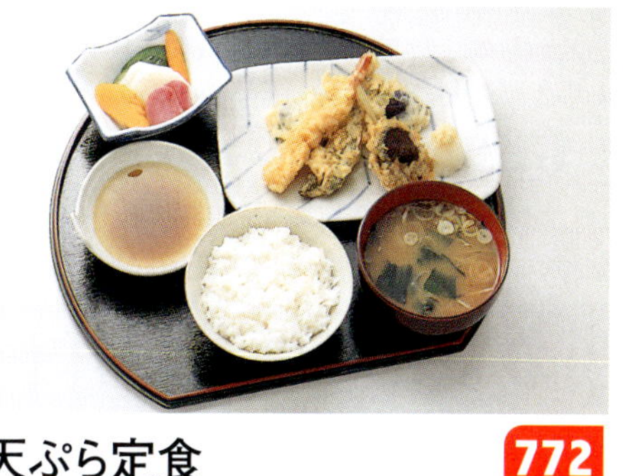

天ぷら定食

772 kcal

たんぱく質 21.2g	カリウム 922mg	9.6点
脂質 22.6g	コレステロール 69mg	♠0.1
炭水化物 114.5g	食物繊維 5.3g	♥0.4
食塩相当量 5.9g	添加糖分 4.0g	♣0.5
		♦8.6

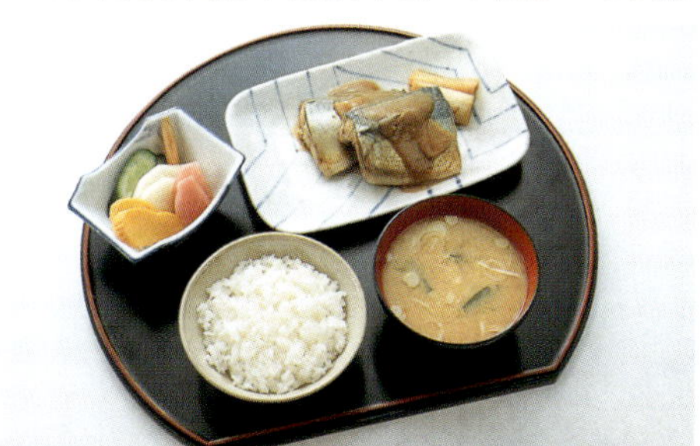

サバのみそ煮定食

781 kcal

たんぱく質 37.3g	カリウム 1025mg	9.8点
脂質 23.8g	コレステロール 80mg	♠0
炭水化物 95.6g	食物繊維 4.0g	♥4.0
食塩相当量 6.5g	添加糖分 8.0g	♣0.4
		♦5.4

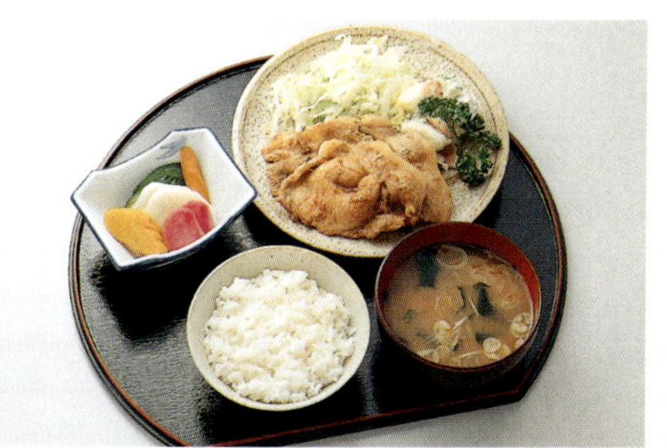

しょうが焼き定食

823 kcal

たんぱく質 29.9g	カリウム 1072mg	10.3点
脂質 32.6g	コレステロール 73mg	♠0
炭水化物 95.8g	食物繊維 4.4g	♥3.3
食塩相当量 5.7g	添加糖分 3.0g	♣0.7
		♦6.3

※かける調味料含まず

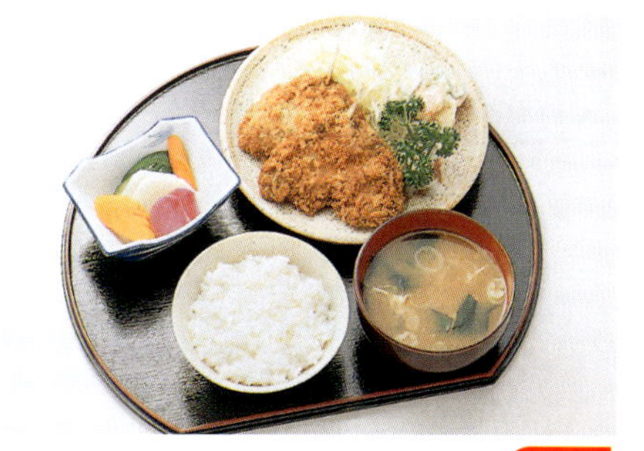

アジフライ定食

900 kcal

たんぱく質 33.6g	カリウム 1124mg	11.3点
脂質 33.8g	コレステロール 110mg	♠0.1
炭水化物 110.2g	食物繊維 5.2g	♥1.6
食塩相当量 5.4g	添加糖分 0g	♣0.7
		♦8.9

※かける調味料含まず

洋風定食

いずれもライスは普通盛りで計算

ライスやパンなどのデータ

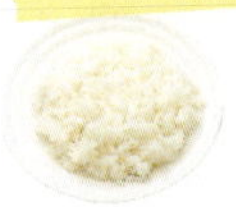

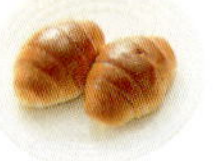

- ライス普通盛り 200g
  336kcal 4.2点
  食塩相当量 0g
- サラダ（ドレッシングつき）
  53kcal
  0.7点
  食塩相当量 0.3g
- パン 2個(60g)
  190kcal 2.4点
  食塩相当量 0.7g
- バター 10g
  75kcal 0.9点
  食塩相当量 0.2g
- スープ 150mℓ
  5kcal 0.1点
  食塩相当量 0.9g

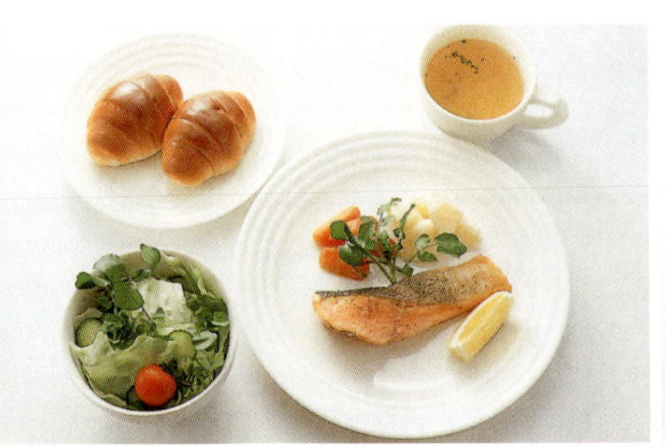

サケのムニエル定食 544kcal

たんぱく質 31.0g	カリウム 912mg	6.8点
脂質 23.3g	コレステロール 77mg	♠0 ♥1.7
炭水化物 51.3g	食物繊維 3.8g	♣0.8
食塩相当量 3.3g	添加糖分 0.5g	♦4.4

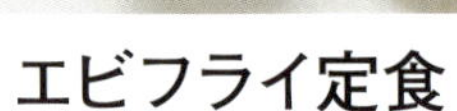

エビフライ定食 550kcal

たんぱく質 21.3g	カリウム 505mg	6.9点
脂質 32.1g	コレステロール 142mg	♠0.1 ♥0.6
炭水化物 43.4g	食物繊維 3.4g	♣0.3
食塩相当量 2.8g	添加糖分 0g	♦5.9

※フライにかける調味料含まず

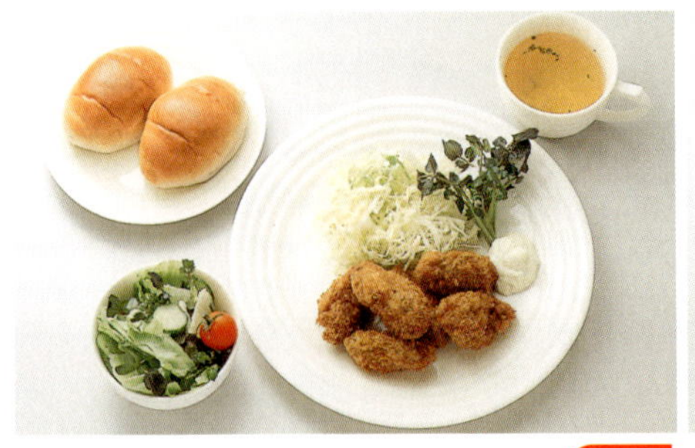

カキフライ定食 670kcal

たんぱく質 18.4g	カリウム 574mg	8.4点
脂質 42.2g	コレステロール 120mg	♠0.2 ♥0.8
炭水化物 53.2g	食物繊維 3.7g	♣0.3
食塩相当量 4.2g	添加糖分 0g	♦7.2

※フライにかける調味料含まず

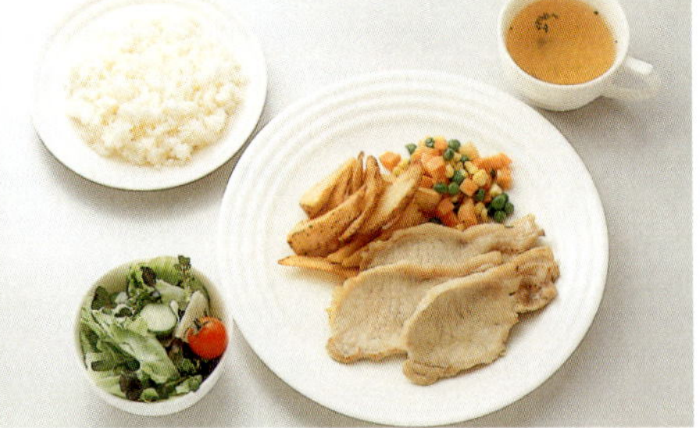

ポークソテー定食 797kcal

たんぱく質 26.5g	カリウム 804mg	10.0点
脂質 34.0g	コレステロール 63mg	♠0 ♥3.3
炭水化物 89.8g	食物繊維 3.1g	♣0.8
食塩相当量 2.9g	添加糖分 0g	♦5.8

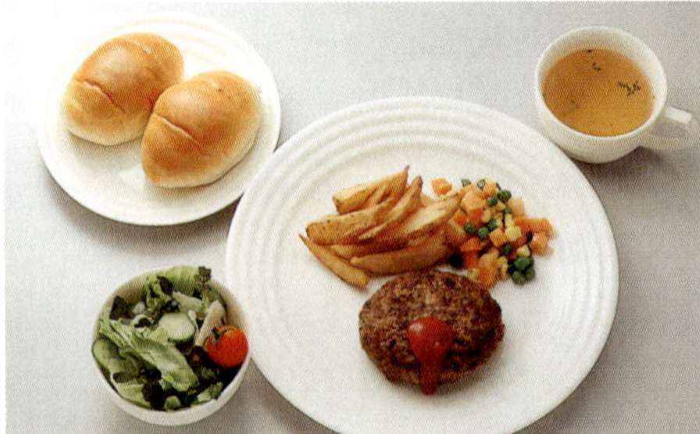

ハンバーグステーキ定食 895kcal

たんぱく質 36.9g	カリウム 1041mg	11.2点
脂質 56.0g	コレステロール 142mg	♠0.3 ♥5.1
炭水化物 56.0g	食物繊維 4.5g	♣0.9
食塩相当量 3.7g	添加糖分 0g	♦4.9

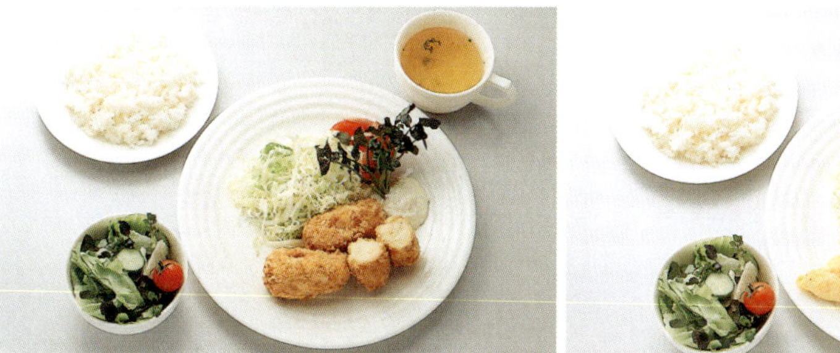

カニクリームコロッケ定食

899 kcal

たんぱく質 22.3g	カリウム 758mg	11.2点
脂質 40.7g	コレステロール 145mg	♠0.9
炭水化物 106.9g	食物繊維 4.4g	♥0.4
食塩相当量 2.4g	添加糖分 0g	♣0.5
		♦9.4

※フライにかける調味料含まず

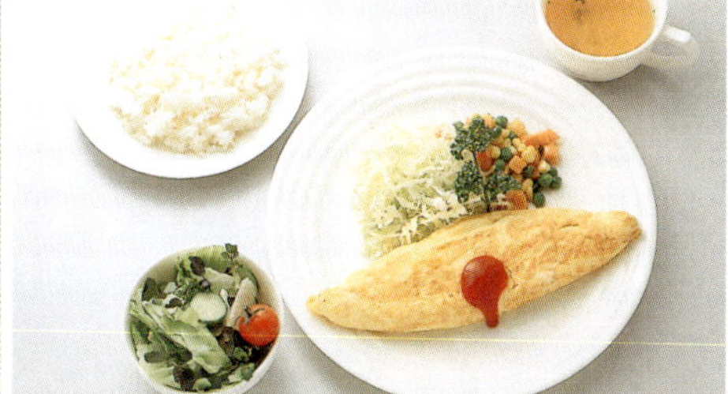

オムレツ定食

904 kcal

たんぱく質 26.8g	カリウム 711mg	11.3点
脂質 45.4g	コレステロール 667mg	♠3.0
炭水化物 90.5g	食物繊維 3.6g	♥0
食塩相当量 3.4g	添加糖分 0g	♣0.5
		♦7.7

メンチカツ定食

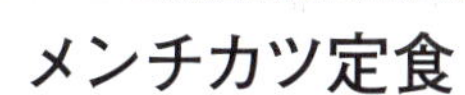

907 kcal

たんぱく質 33.3g	カリウム 752mg	11.3点
脂質 56.9g	コレステロール 181mg	♠0.7
炭水化物 61.6g	食物繊維 4.7g	♥3.2
食塩相当量 3.1g	添加糖分 0g	♣0.4
		♦7.1

※フライにかける調味料含まず

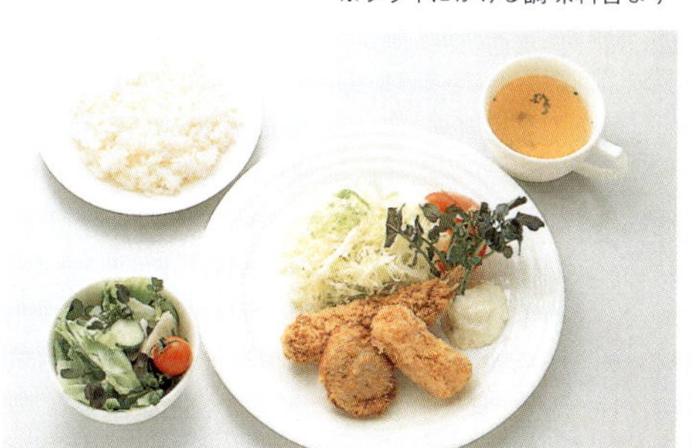

ミックスフライ定食
（エビ、ホタテ、クリームコロッケ）

952 kcal

たんぱく質 28.7g	カリウム 828mg	11.9点
脂質 45.2g	コレステロール 151mg	♠0.6
炭水化物 103.1g	食物繊維 4.0g	♥1.1
食塩相当量 2.6g	添加糖分 0g	♣0.4
		♦9.7

※フライにかける調味料含まず

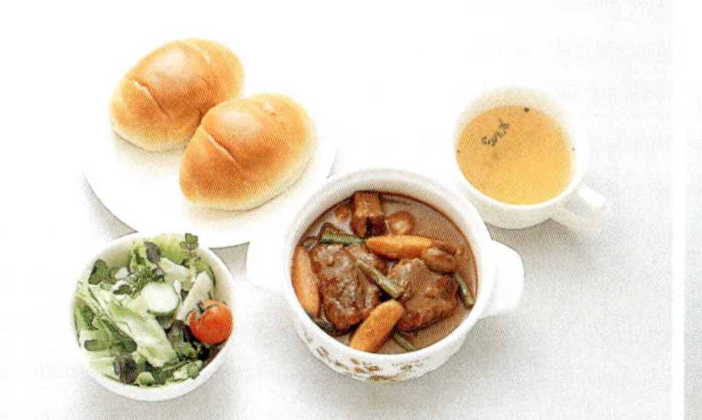

ビーフシチュー定食

997 kcal

たんぱく質 24.3g	カリウム 1217mg	12.5点
脂質 65.5g	コレステロール 80mg	♠0
炭水化物 66.3g	食物繊維 6.9g	♥5.3
食塩相当量 3.9g	添加糖分 0g	♣1.1
		♦6.0

ステーキ定食

1062 kcal

たんぱく質 38.0g	カリウム 989mg	13.3点
脂質 77.8g	コレステロール 127mg	♠0
炭水化物 45.3g	食物繊維 3.7g	♥7.5
食塩相当量 5.0g	添加糖分 0g	♣0.8
		♦4.9

中国風定食

ごはんやスープなどのデータ

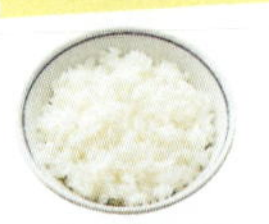

● ライス普通盛り 200g
336kcal 4.2点
食塩相当量 0g

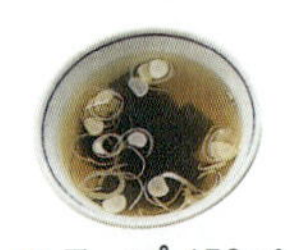

● スープ 150mℓ
7kcal 0.1点
食塩相当量 1.0g

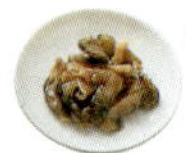

● ザーサイ 15g
3kcal ＋点
食塩相当量 1.0g

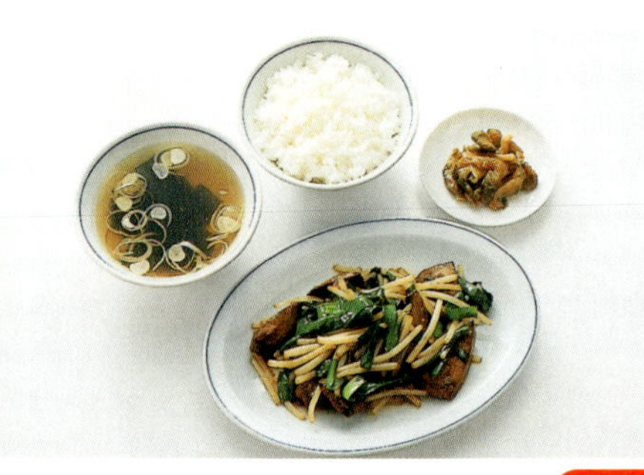

レバにらいため定食

594 kcal

たんぱく質 20.1g	カリウム 521mg	7.4点
脂質 19.3g	コレステロール 150mg	♠0
炭水化物 81.0g	食物繊維 3.0g	♥1.0
食塩相当量 4.5g	添加糖分 0g	♣0.2
		♦6.2

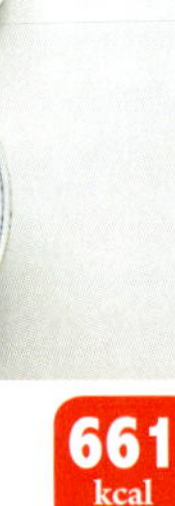

八宝菜定食

661 kcal

たんぱく質 21.8g	カリウム 577mg	8.3点
脂質 23.5g	コレステロール 227mg	♠0.5
炭水化物 86.7g	食物繊維 4.7g	♥0.6
食塩相当量 5.3g	添加糖分 0.8g	♣0.4
		♦6.8

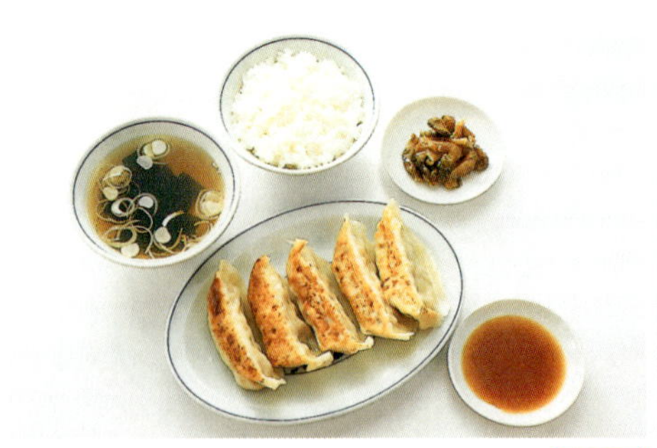

ギョーザ定食

663 kcal

たんぱく質 18.8g	カリウム 544mg	8.3点
脂質 19.9g	コレステロール 37mg	♠0
炭水化物 97.0g	食物繊維 3.3g	♥1.5
食塩相当量 5.2g	添加糖分 0g	♣0.2
		♦6.6

※酢じょうゆ含む

エビチリソース定食

677 kcal

たんぱく質 29.5g	カリウム 562mg	8.5点
脂質 20.0g	コレステロール 188mg	♠0
炭水化物 88.5g	食物繊維 2.2g	♥1.3
食塩相当量 5.0g	添加糖分 4.0g	♣0.1
		♦7.1

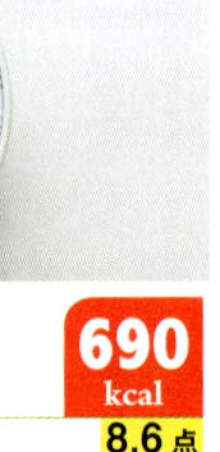

麻婆豆腐定食

690 kcal

たんぱく質 23.6g	カリウム 645mg	8.6点
脂質 23.9g	コレステロール 37mg	♠0
炭水化物 88.2g	食物繊維 2.5g	♥2.5
食塩相当量 6.3g	添加糖分 0.5g	♣0.1
		♦6.0

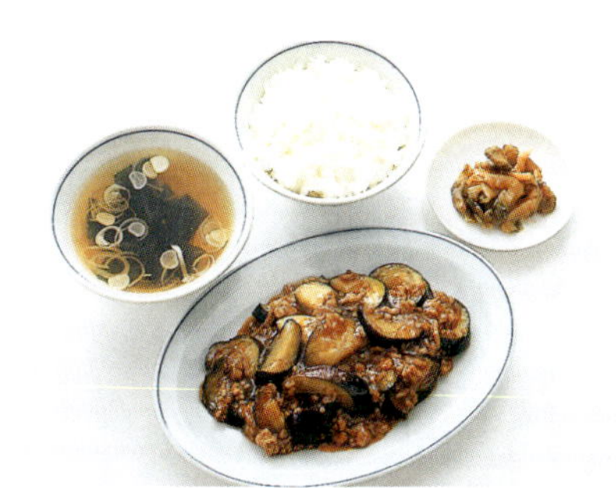

麻婆なす定食

724 kcal 9.0点

たんぱく質 13.4g	カリウム 544mg	♠0
脂質 34.3g	コレステロール 24mg	♥0.9
炭水化物 85.6g	食物繊維 4.3g	♣0.4
食塩相当量 4.6g	添加糖分 0.8g	♦7.8

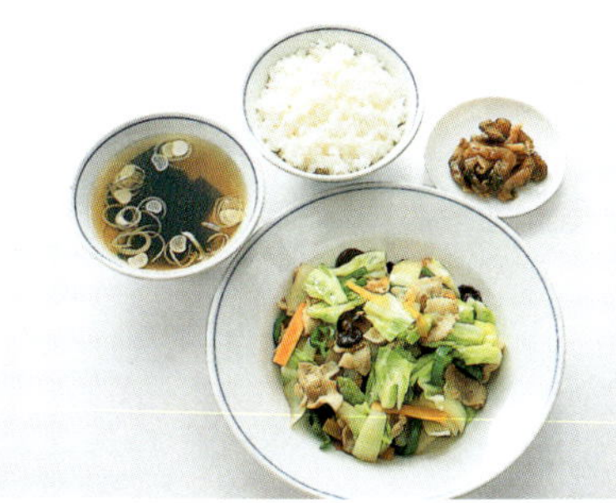

肉野菜いため定食

745 kcal 9.3点

たんぱく質 14.1g	カリウム 485mg	♠0
脂質 37.1g	コレステロール 36mg	♥2.5
炭水化物 84.1g	食物繊維 4.2g	♣0.5
食塩相当量 4.7g	添加糖分 0g	♦6.4

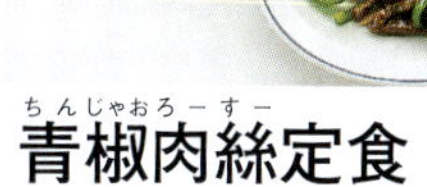

青椒肉絲（ちんじゃおろーすー）定食

756 kcal 9.4点

たんぱく質 24.7g	カリウム 764mg	♠0
脂質 33.5g	コレステロール 59mg	♥2.2
炭水化物 82.9g	食物繊維 4.1g	♣0.3
食塩相当量 4.7g	添加糖分 0.5g	♦6.9

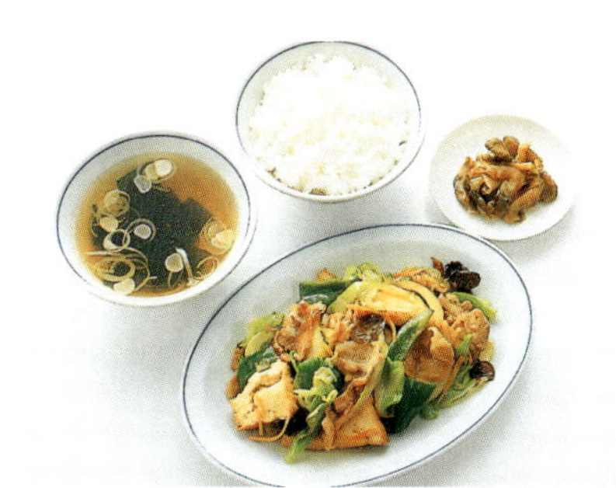

家常豆腐（ちあちゃん）定食

766 kcal 9.6点

たんぱく質 19.4g	カリウム 475mg	♠0
脂質 36.2g	コレステロール 21mg	♥2.8
炭水化物 84.5g	食物繊維 3.7g	♣0.2
食塩相当量 4.8g	添加糖分 2.0g	♦6.5

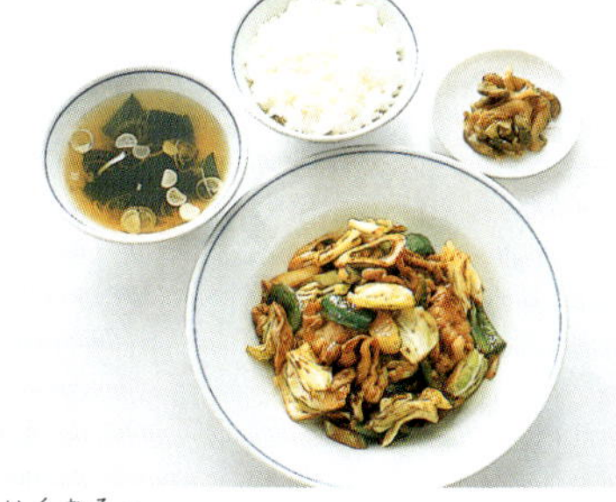

回鍋肉（ほいくおろー）定食

833 kcal 10.4点

たんぱく質 16.8g	カリウム 587mg	♠0
脂質 43.2g	コレステロール 43mg	♥3.0
炭水化物 87.3g	食物繊維 4.0g	♣0.5
食塩相当量 5.2g	添加糖分 1.5g	♦7.0

酢豚定食

948 kcal 11.8点

たんぱく質 26.7g	カリウム 911mg	♠0
脂質 41.9g	コレステロール 56mg	♥3.0
炭水化物 110.6g	食物繊維 5.8g	♣0.5
食塩相当量 6.1g	添加糖分 10.0g	♦8.4

中国料理

たれのデータ

- しょうゆ（水ギョーザなど）
  小さじ1
  4kcal　0.1点
  食塩相当量 0.9g
- 酢じょうゆ＋ラー油
  （焼きギョーザなど）
  約大さじ2/3　15kcal　0.2点
  食塩相当量 0.9g
- 酢じょうゆ（揚げギョーザなど）
  約大さじ2/3
  6kcal　0.1点
  食塩相当量 0.9g

シューマイなど

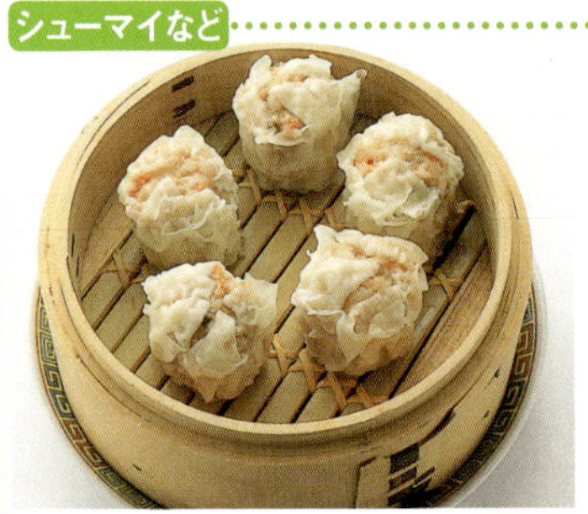

エビシューマイ　179 kcal

たんぱく質 16.1g	カリウム 298mg	2.2点	
脂質 3.6g	コレステロール 113mg	♠	0
炭水化物 20.2g	食物繊維 1.7g	♥	0.8
食塩相当量 1.7g	添加糖分 1.5g	♣	0.2
		♦	1.3

※たれ含まず

小籠包　280 kcal

たんぱく質 11.5g	カリウム 187mg	3.5点	
脂質 10.7g	コレステロール 30mg	♠	0
炭水化物 32.4g	食物繊維 1.3g	♥	1.1
食塩相当量 0.8g	添加糖分 6.1g	♣	+
		♦	2.4

※たれ含まず

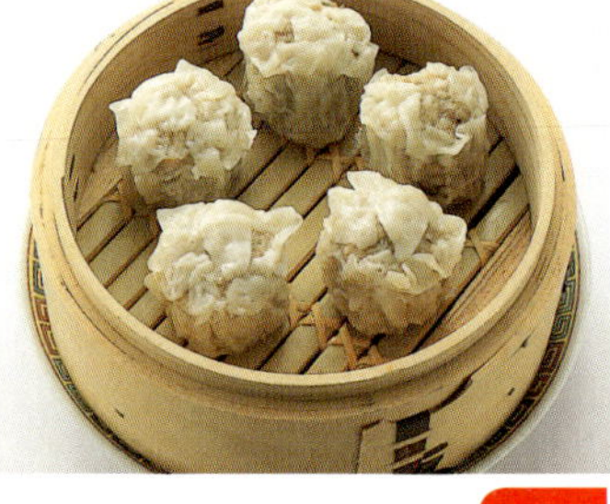

肉シューマイ　294 kcal

たんぱく質 15.6g	カリウム 347mg	3.7点	
脂質 16.2g	コレステロール 56mg	♠	0
炭水化物 19.9g	食物繊維 1.7g	♥	2.2
食塩相当量 1.6g	添加糖分 1.2g	♣	0.2
		♦	1.2

※たれ含まず

ギョーザ

エビ蒸しギョーザ　144 kcal

たんぱく質 13.6g	カリウム 204mg	1.8点	
脂質 4.1g	コレステロール 93mg	♠	+
炭水化物 11.7g	食物繊維 0.6g	♥	0.6
食塩相当量 1.9g	添加糖分 0g	♣	+
		♦	1.2

※たれ含まず

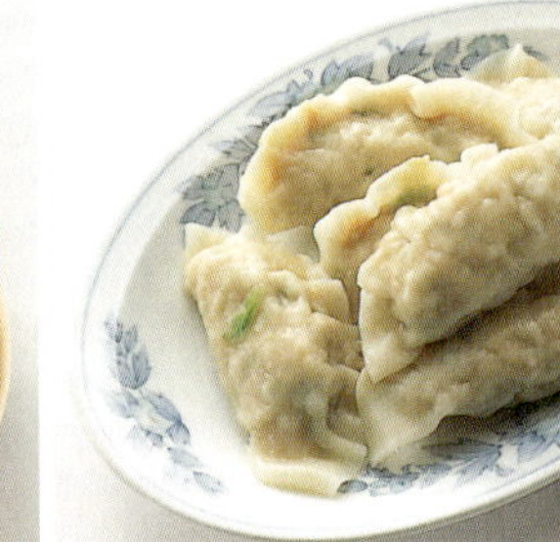

水ギョーザ　295 kcal

たんぱく質 15.3g	カリウム 397mg	3.7点	
脂質 14.0g	コレステロール 44mg	♠	0
炭水化物 25.0g	食物繊維 2.3g	♥	1.8
食塩相当量 1.3g	添加糖分 0g	♣	0.2
		♦	1.7

※たれ含まず

焼きギョーザ　413 kcal

たんぱく質 19.6g	カリウム 691mg	5.2点	
脂質 21.3g	コレステロール 56mg	♠	0
炭水化物 33.0g	食物繊維 3.4g	♥	2.2
食塩相当量 1.6g	添加糖分 0.5g	♣	0.3
		♦	2.7

※たれ含まず

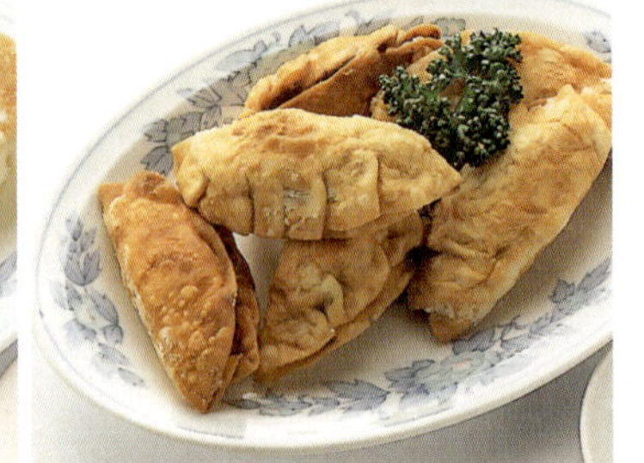

揚げギョーザ　486 kcal

たんぱく質 15.3g	カリウム 402mg	6.1点	
脂質 34.7g	コレステロール 45mg	♠	0
炭水化物 25.0g	食物繊維 2.3g	♥	1.8
食塩相当量 1.3g	添加糖分 0g	♣	0.2
		♦	4.1

※たれ含まず

一品料理

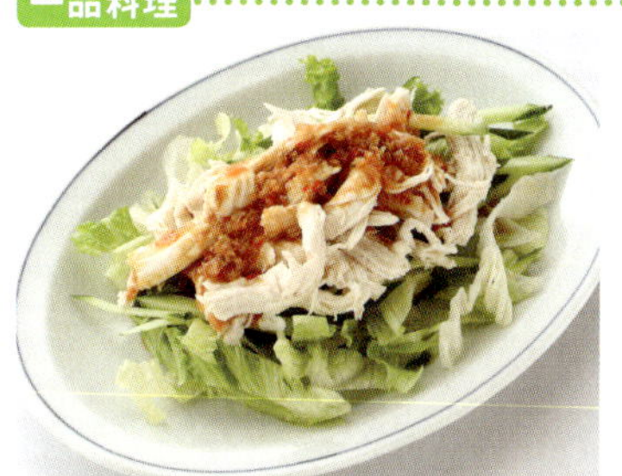

棒棒鶏（ばんばんじー）

198 kcal

たんぱく質 17.7g	カリウム 436mg	2.5点
脂質 10.5g	コレステロール 51mg	♠0
炭水化物 7.1g	食物繊維 1.7g	♥1.3
食塩相当量 1.6g	添加糖分 2.0g	♣0.1
		♦1.1

大根もち

234 kcal

たんぱく質 4.8g	カリウム 172mg	2.9点
脂質 5.5g	コレステロール 19mg	♠0
炭水化物 40.4g	食物繊維 1.0g	♥0.2
食塩相当量 0.3g	添加糖分 0g	♣0.1
		♦2.6

※たれ含まず

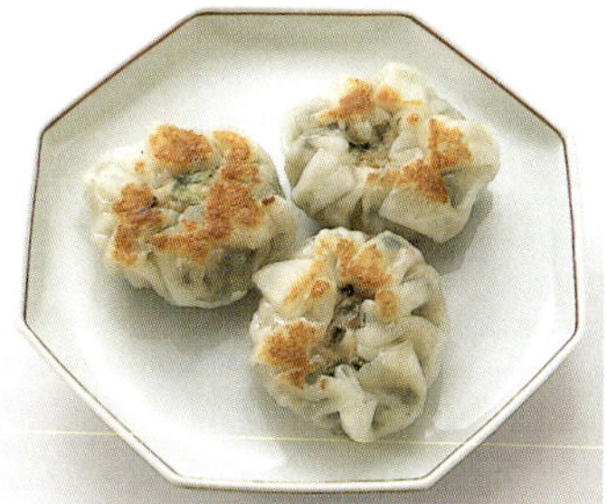

にらまんじゅう

267 kcal

たんぱく質 11.5g	カリウム 363mg	3.3点
脂質 18.0g	コレステロール 37mg	♠0
炭水化物 12.9g	食物繊維 1.5g	♥1.5
食塩相当量 0.9g	添加糖分 0g	♣0.1
		♦1.7

※たれ含まず

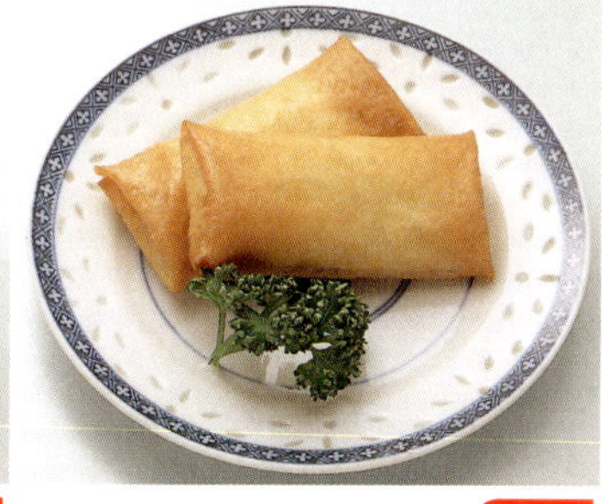

春巻き

371 kcal

たんぱく質 11.7g	カリウム 319mg	4.6点
脂質 25.1g	コレステロール 25mg	♠0
炭水化物 21.3g	食物繊維 2.1g	♥1.3
食塩相当量 1.1g	添加糖分 1.0g	♣0.2
		♦3.1

※たれ含まず

ごはんもの

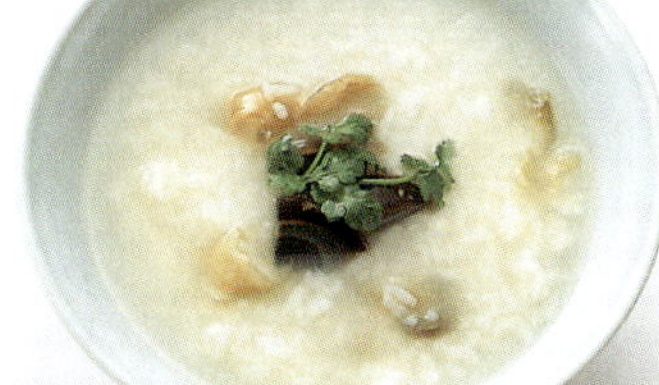

中華がゆ

185 kcal

たんぱく質 3.8g	カリウム 90mg	2.3点
脂質 2.1g	コレステロール 68mg	♠0.3
炭水化物 35.9g	食物繊維 0.8g	♥0
食塩相当量 1.3g	添加糖分 0g	♣+
		♦2.0

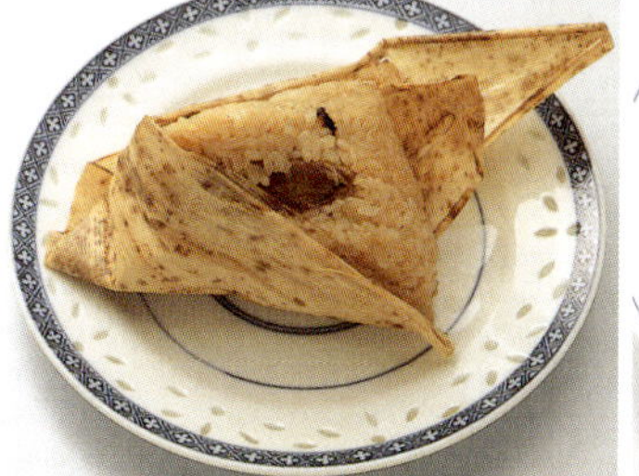

中華ちまき

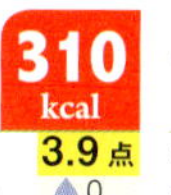

310 kcal

たんぱく質 10.4g	カリウム 172mg	3.9点
脂質 9.4g	コレステロール 29mg	♠0
炭水化物 43.6g	食物繊維 0.5g	♥0.7
食塩相当量 1.4g	添加糖分 0g	♣0
		♦3.1

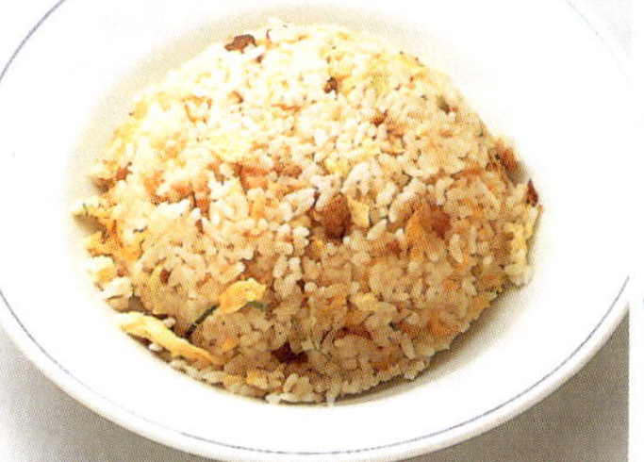

チャーハン

755 kcal

たんぱく質 14.2g	カリウム 201mg	9.4点
脂質 27.6g	コレステロール 115mg	♠0.5
炭水化物 106.0g	食物繊維 1.1g	♥0.4
食塩相当量 2.5g	添加糖分 0g	♣+
		♦8.5

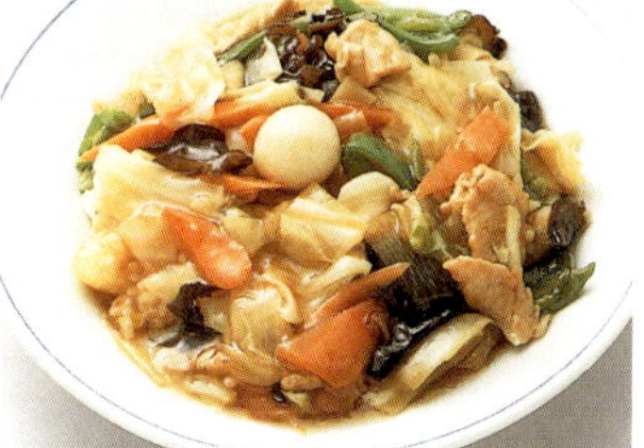

中華丼

843 kcal

たんぱく質 17.2g	カリウム 628mg	10.5点
脂質 29.2g	コレステロール 64mg	♠0.2
炭水化物 122.7g	食物繊維 4.2g	♥1.5
食塩相当量 2.8g	添加糖分 1.5g	♣0.4
		♦8.4

焼き肉・韓国料理

たれのデータ

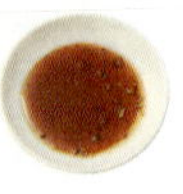

● 焼き肉のたれ
大さじ1
23kcal 0.3点
食塩相当量 1.7g

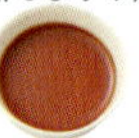

● コチュジャン
小さじ1
18kcal 0.2点
食塩相当量 0.5g

● チヂミのたれ（酢じょうゆ）
大さじ1
8kcal 0.1点
食塩相当量 1.3g

焼き肉

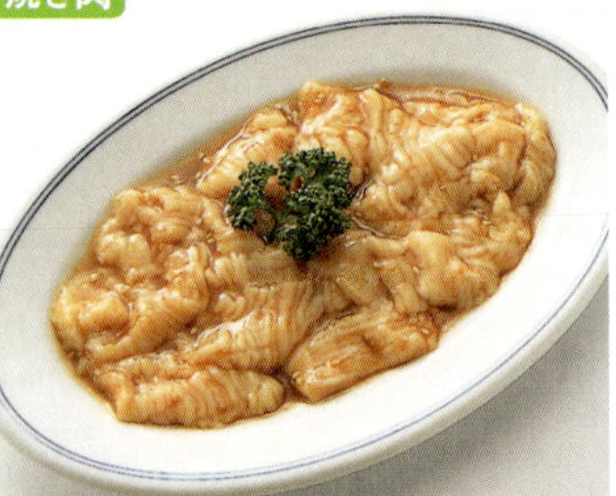

牛ミノ（味つけ）100g 229kcal

たんぱく質 25.2g	カリウム 165mg	2.9点
脂質 11.4g	コレステロール 240mg	♠0 ♥2.3
炭水化物 3.1g	食物繊維 0g	♣+
食塩相当量 1.4g	添加糖分 2.0g	♦0.6

※つけだれ含まず

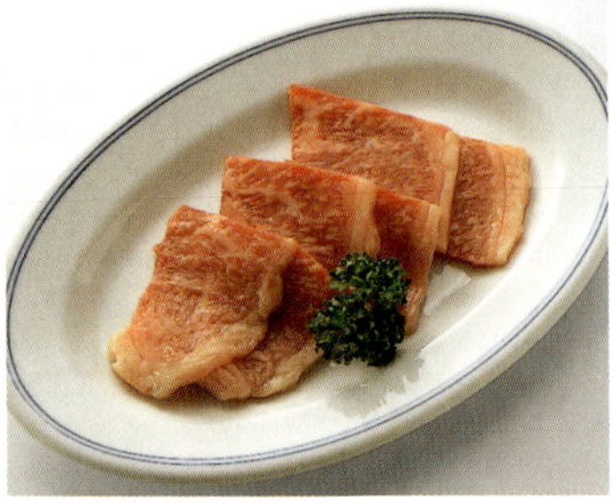

牛ロース肉（塩）100g 318kcal

たんぱく質 16.2g	カリウム 261mg	4.0点
脂質 26.4g	コレステロール 71mg	♠0 ♥4.0
炭水化物 0.2g	食物繊維 0g	♣+
食塩相当量 1.0g	添加糖分 0g	♦0

※つけだれ含まず

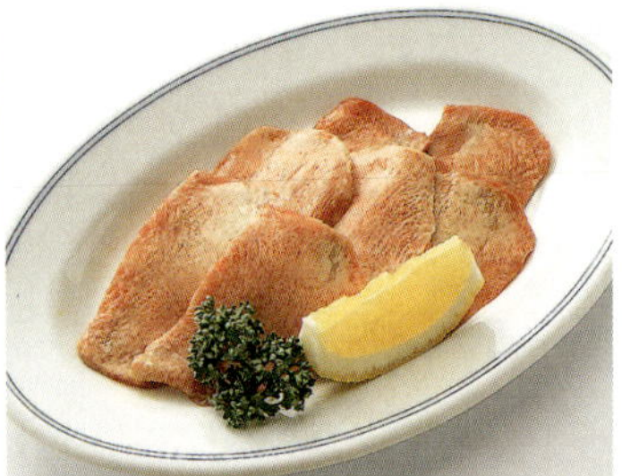

タン塩 100g 359kcal

たんぱく質 13.3g	カリウム 237mg	4.5点
脂質 31.8g	コレステロール 97mg	♠0 ♥4.5
炭水化物 0.8g	食物繊維 0.2g	♣+
食塩相当量 0.9g	添加糖分 0g	♦0

※つけだれ含まず

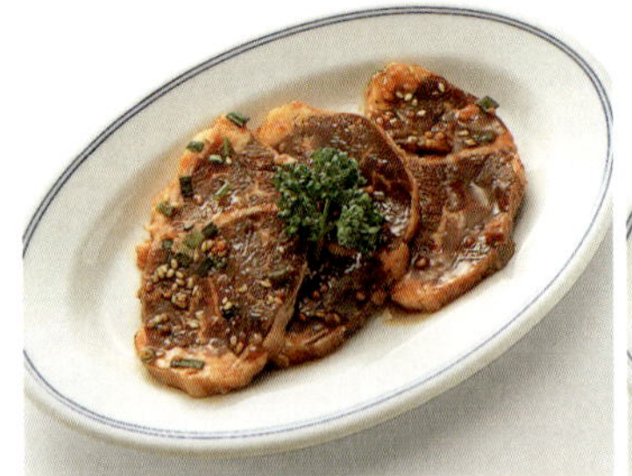

牛ハラミ（味つけ）100g 400kcal

たんぱく質 16.0g	カリウム 303mg	5.0点
脂質 33.4g	コレステロール 81mg	♠0 ♥4.3
炭水化物 3.8g	食物繊維 0.2g	♣+
食塩相当量 1.4g	添加糖分 2.0g	♦0.7

※つけだれ含まず

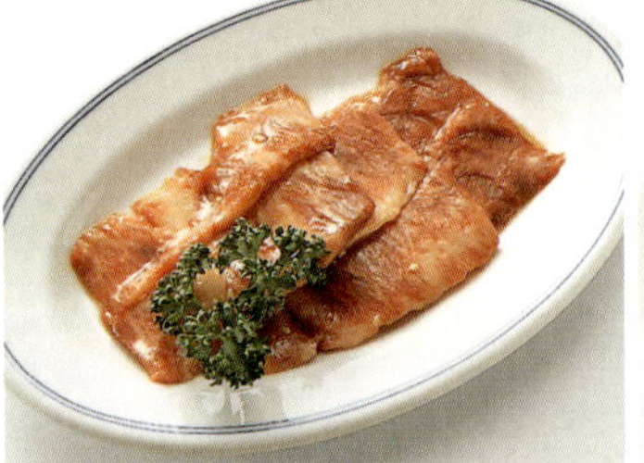

牛カルビ肉（味つけ）100g 473kcal

たんぱく質 13.5g	カリウム 225mg	5.9点
脂質 42.4g	コレステロール 79mg	♠0 ♥5.3
炭水化物 3.4g	食物繊維 0g	♣+
食塩相当量 1.4g	添加糖分 2.0g	♦0.6

※つけだれ含まず

韓国料理

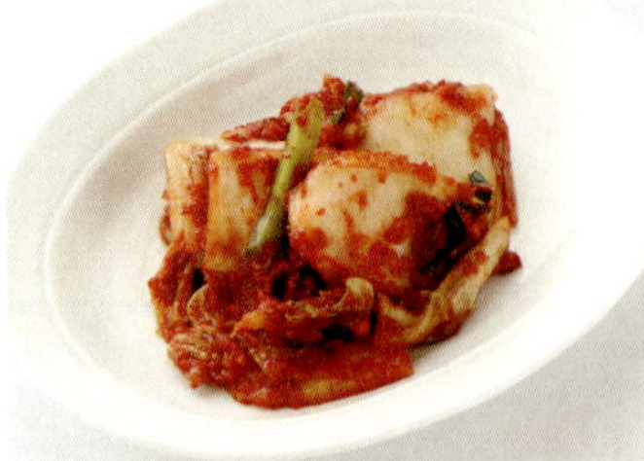

キムチ 18kcal

たんぱく質 1.1g	カリウム 136mg	0.2点
脂質 0.1g	コレステロール 0mg	♠0 ♥0
炭水化物 3.2g	食物繊維 1.1g	♣0.2
食塩相当量 0.9g	添加糖分 0g	♦0

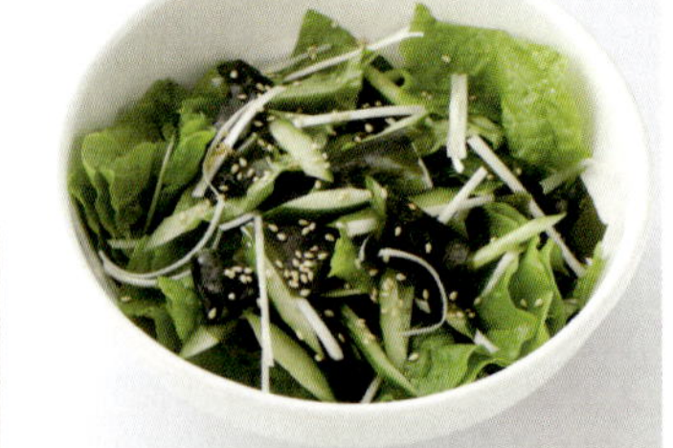

チョレギサラダ 47kcal

たんぱく質 1.2g	カリウム 187mg	0.6点
脂質 3.6g	コレステロール 0mg	♠0 ♥0
炭水化物 3.4g	食物繊維 1.6g	♣0.2
食塩相当量 0.7g	添加糖分 0g	♦0.4

※ドレッシング含む

韓国料理

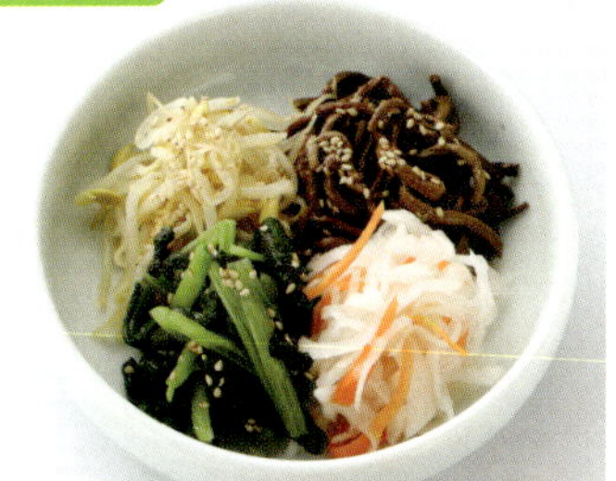

ナムル 106 kcal

たんぱく質 4.2g	カリウム 506㎎	1.3点
脂質 6.9g	コレステロール 0㎎	♠ 0
炭水化物 7.8g	食物繊維 4.8g	♥ 0
食塩相当量 1.7g	添加糖分 0g	♣ 0.6
		♦ 0.7

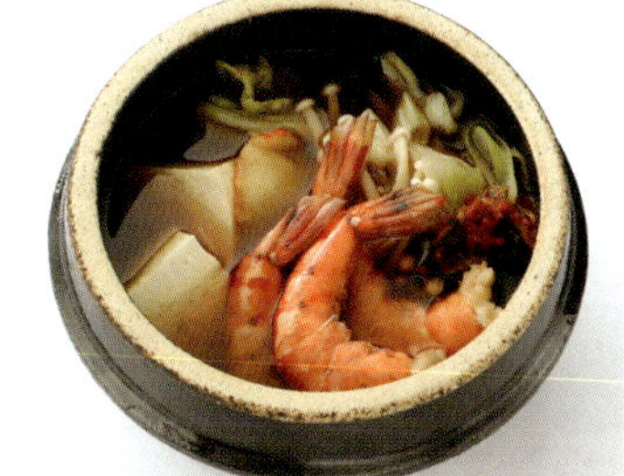

チゲ 177 kcal

たんぱく質 16.7g	カリウム 827㎎	2.2点
脂質 3.9g	コレステロール 61㎎	♠ 0
炭水化物 16.9g	食物繊維 5.1g	♥ 1.1
食塩相当量 2.4g	添加糖分 0g	♣ 0.7
		♦ 0.3

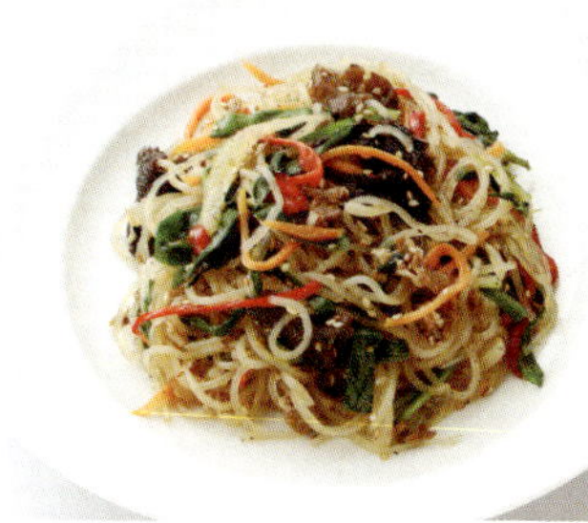

チャプチェ（韓国春雨のいため物） 189 kcal

たんぱく質 8.6g	カリウム 229㎎	2.4点
脂質 9.3g	コレステロール 26㎎	♠ 0
炭水化物 16.5g	食物繊維 1.4g	♥ 1.0
食塩相当量 1.7g	添加糖分 2.3g	♣ 0.1
		♦ 1.3

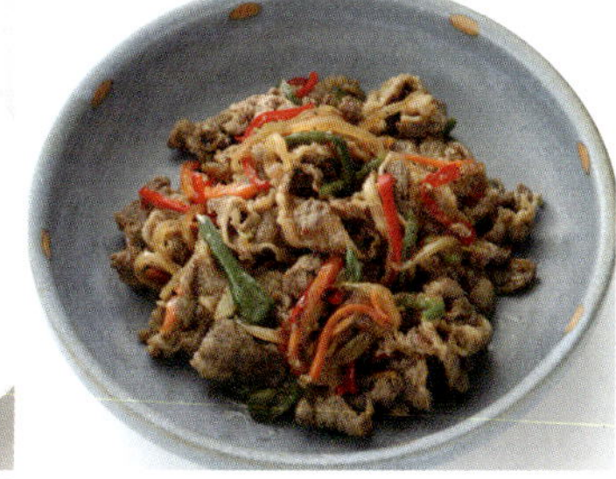

プルコギ 243 kcal

たんぱく質 17.2g	カリウム 649㎎	3.0点
脂質 13.6g	コレステロール 52㎎	♠ 0
炭水化物 10.9g	食物繊維 2.5g	♥ 2.0
食塩相当量 1.7g	添加糖分 1.1g	♣ 0.4
		♦ 0.6

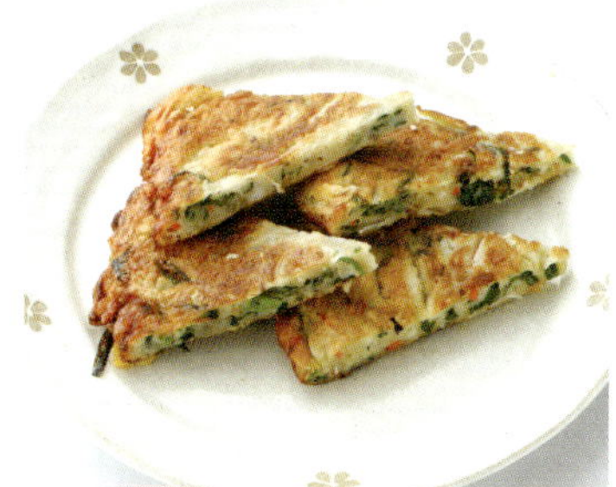

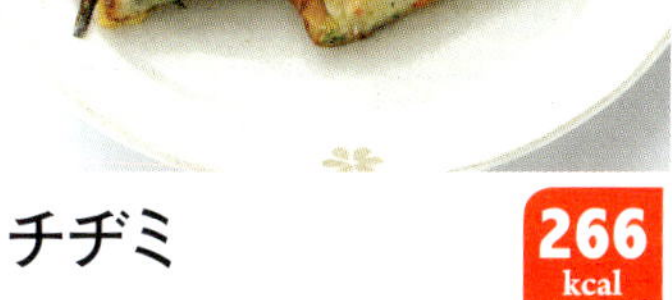

チヂミ 266 kcal

たんぱく質 16.9g	カリウム 333㎎	3.3点
脂質 9.4g	コレステロール 225㎎	♠ 0.5
炭水化物 26.0g	食物繊維 1.6g	♥ 0.6
食塩相当量 0.7g	添加糖分 0g	♣ 0.2
		♦ 2.1

※つけだれ含まず

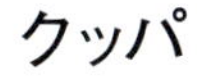

クッパ 382 kcal

たんぱく質 16.1g	カリウム 659㎎	4.8点
脂質 6.5g	コレステロール 210㎎	♠ 0.9
炭水化物 62.1g	食物繊維 3.2g	♥ 0
食塩相当量 2.8g	添加糖分 0g	♣ 0.3
		♦ 3.5

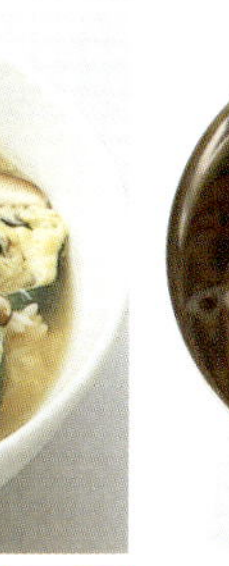

冷めん 410 kcal

たんぱく質 11.2g	カリウム 451㎎	5.1点
脂質 16.9g	コレステロール 114㎎	♠ 0.5
炭水化物 51.7g	食物繊維 3.6g	♥ 0.4
食塩相当量 3.5g	添加糖分 0g	♣ 0.4
		♦ 3.8

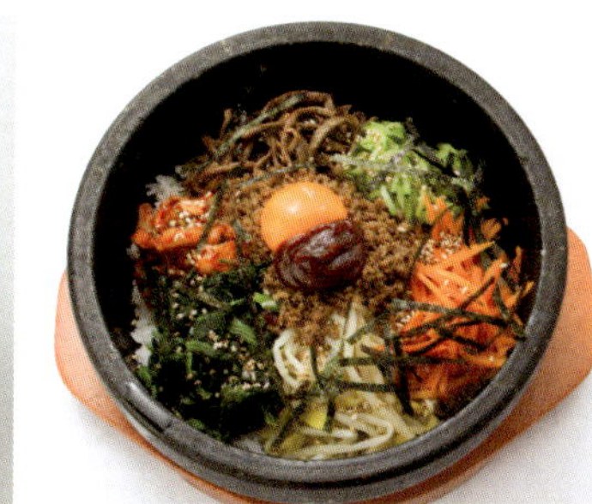

石焼きビビンパ 852 kcal

たんぱく質 21.1g	カリウム 831㎎	10.7点
脂質 33.7g	コレステロール 271㎎	♠ 0.9
炭水化物 111.0g	食物繊維 6.1g	♥ 1.5
食塩相当量 3.4g	添加糖分 1.5g	♣ 0.7
		♦ 7.6

居酒屋おつまみ

アルコール飲料のデータ

種類	容量	エネルギー	点数
マッコリ	150㎖	63kcal	0.8点
紹興酒	50㎖	64kcal	0.8点
ウイスキーロック	30㎖	69kcal	0.9点
泡盛（25度）	50㎖	72kcal	0.9点
焼酎ロック（25度）	50㎖	73kcal	0.9点
ワイン	100㎖	73kcal	0.9点
梅酒ソーダ	200㎖	78kcal	1.0点
梅酒ロック	50㎖	78kcal	1.0点
カシスソーダ	200㎖	100kcal	1.3点
ウーロンハイ	350㎖	103kcal	1.3点
焼酎ロック（35度）	50㎖	103kcal	1.3点
焼酎お湯割り梅干し入り	200㎖	106kcal	1.3点
生レモンサワー★	350㎖	108kcal	1.4点
ハイボール	350㎖	119kcal	1.5点
ビール（小ジョッキ）	300㎖	121kcal	1.5点
生グレープフルーツサワー★	350㎖	126kcal	1.6点
黒生ビール（小ジョッキ）	300㎖	139kcal	1.7点
ジントニック	200㎖	148kcal	1.9点
ホッピー＋焼酎（35度）	420㎖	164kcal	2.1点
カンパリオレンジ	200㎖	170kcal	2.1点
日本酒	180㎖	196kcal	2.5点

★甘みのない炭酸水で作った場合。甘みがある炭酸水の場合はプラス30～40kcal。焼酎は35度のものを使用。

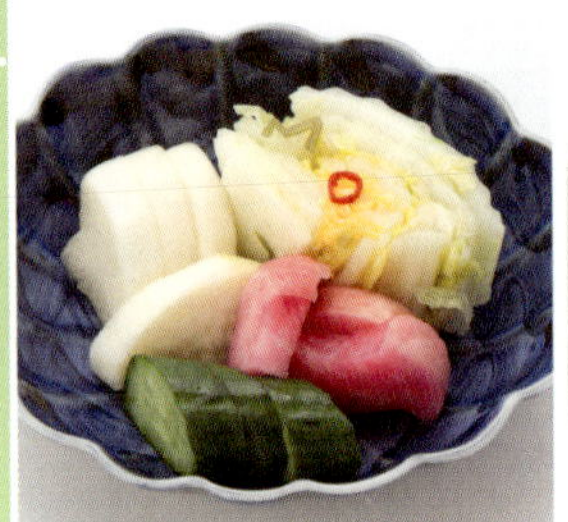

漬物盛り合わせ　24 kcal

たんぱく質 1.4g　カリウム 424㎎　0.3点
脂質 0.1g　コレステロール 0㎎　♠0
炭水化物 5.4g　食物繊維 1.8g　♥0
食塩相当量 3.4g　添加糖分 0g　♣0.3　♦0

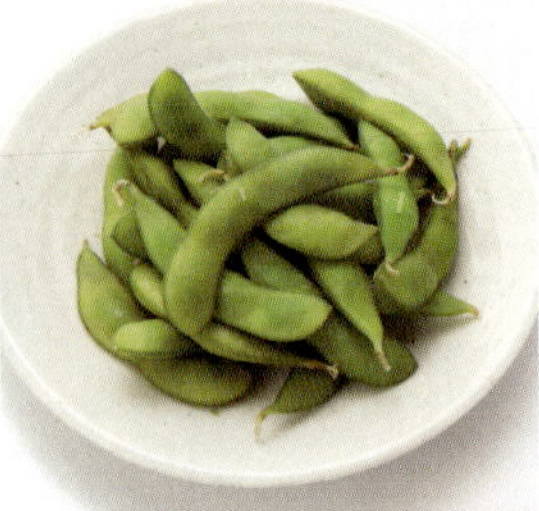

枝豆　47 kcal

たんぱく質 4.1g　カリウム 207㎎　0.6点
脂質 2.2g　コレステロール 0㎎　♠0
炭水化物 3.1g　食物繊維 1.8g　♥0
食塩相当量 0.5g　添加糖分 0g　♣0.6　♦0

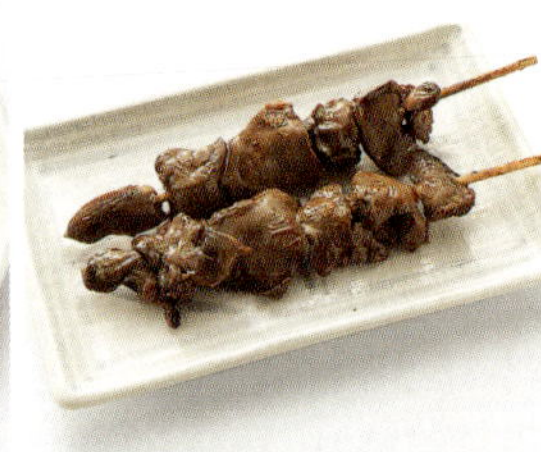

焼きとり（レバー・たれ）　93 kcal

たんぱく質 13.6g　カリウム 251㎎　1.2点
脂質 2.2g　コレステロール 259㎎　♠0
炭水化物 3.1g　食物繊維 0g　♥1.0
食塩相当量 0.9g　添加糖分 1.7g　♣0　♦0.2

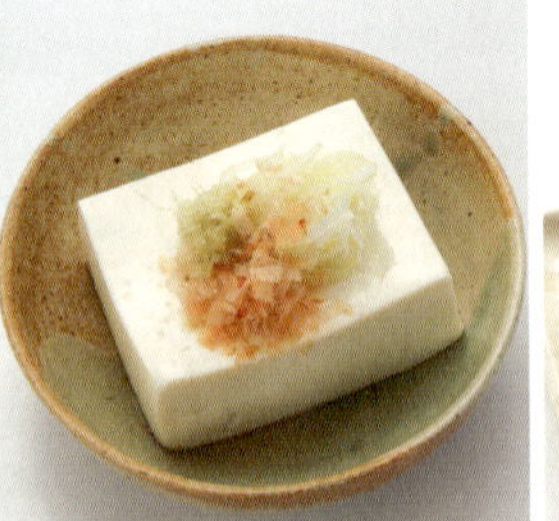

冷ややっこ　116 kcal

たんぱく質 10.3g　カリウム 324㎎　1.5点
脂質 6.0g　コレステロール 1㎎　♠0
炭水化物 4.6g　食物繊維 0.8g　♥1.4
食塩相当量 0.1g　添加糖分 0g　♣+　♦0

※かけじょうゆ含まず

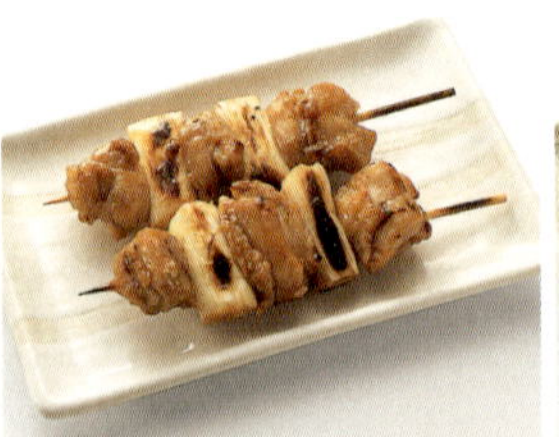

焼きとり（ねぎま・たれ）　116 kcal

たんぱく質 13.7g　カリウム 288㎎　1.4点
脂質 3.6g　コレステロール 44㎎　♠0
炭水化物 5.7g　食物繊維 0.8g　♥1.1
食塩相当量 0.9g　添加糖分 2.0g　♣0.1　♦0.2

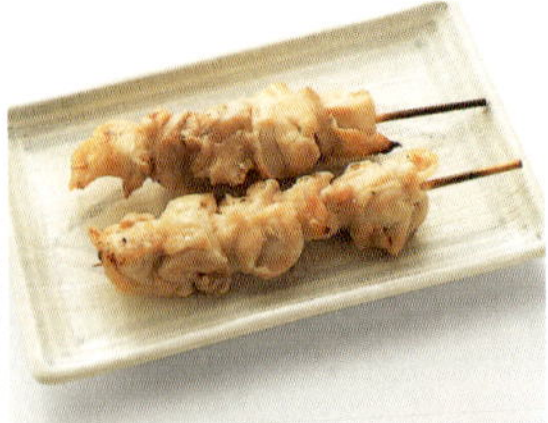

焼きとり（正肉・塩）　131 kcal

たんぱく質 19.2g　カリウム 307㎎　1.6点
脂質 5.3g　コレステロール 66㎎　♠0
炭水化物 0.1g　食物繊維 0g　♥1.6
食塩相当量 1.0g　添加糖分 0g　♣0　♦0

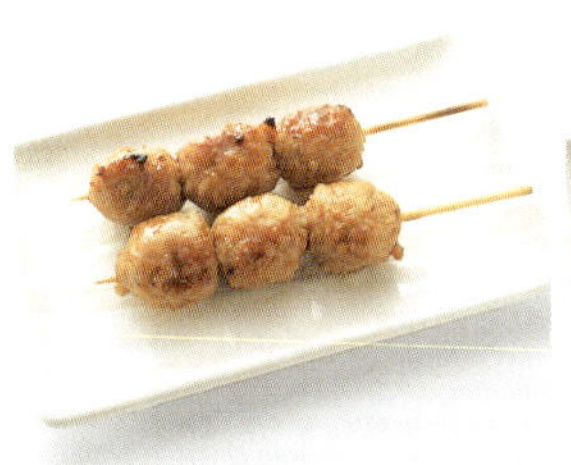

焼きとり（つくね・たれ） 139 kcal

たんぱく質 10.6g	カリウム 187mg	1.7点
脂質 7.0g	コレステロール 82mg	♠ 0.2
炭水化物 5.1g	食物繊維 0.3g	♥ 1.2
食塩相当量 1.1g	添加糖分 1.7g	♣ 0.1
		♦ 0.3

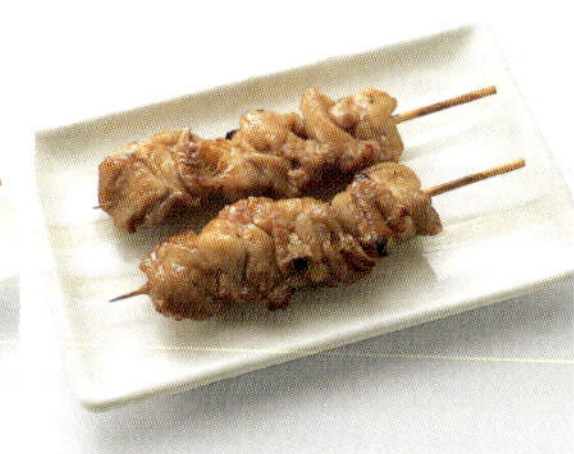

焼きとり（正肉・たれ） 149 kcal

たんぱく質 19.7g	カリウム 330mg	1.9点
脂質 5.3g	コレステロール 66mg	♠ 0
炭水化物 3.3g	食物繊維 0g	♥ 1.6
食塩相当量 1.0g	添加糖分 2.0g	♣ 0
		♦ 0.2

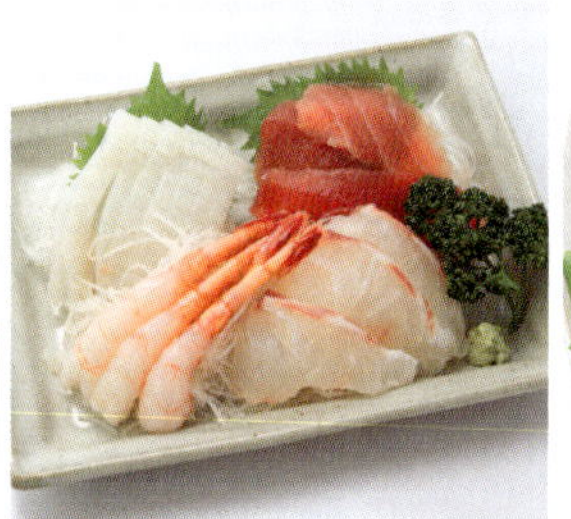

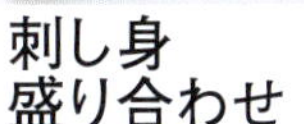

刺し身盛り合わせ 153 kcal

たんぱく質 25.2g	カリウム 578mg	1.9点
脂質 3.7g	コレステロール 145mg	♠ 0
炭水化物 3.2g	食物繊維 0.9g	♥ 1.7
食塩相当量 0.4g	添加糖分 0g	♣ 0.2
		♦ 0

※つけじょうゆ含まず

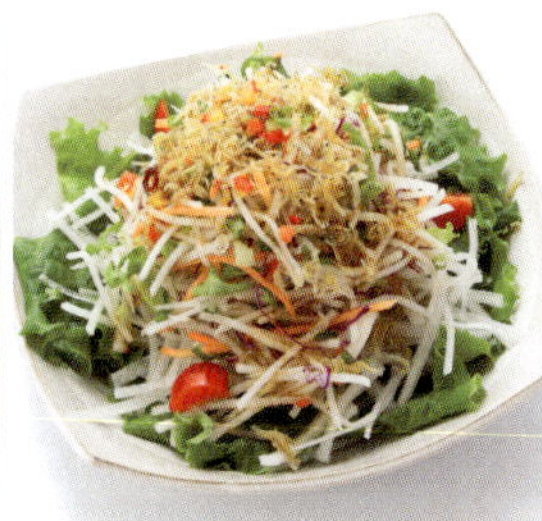

じゃこサラダ 166 kcal

たんぱく質 10.9g	カリウム 926mg	2.1点
脂質 8.0g	コレステロール 78mg	♠ 0
炭水化物 13.1g	食物繊維 4.4g	♥ 0.5
食塩相当量 2.6g	添加糖分 0g	♣ 0.7
		♦ 0.9

※ドレッシング含む

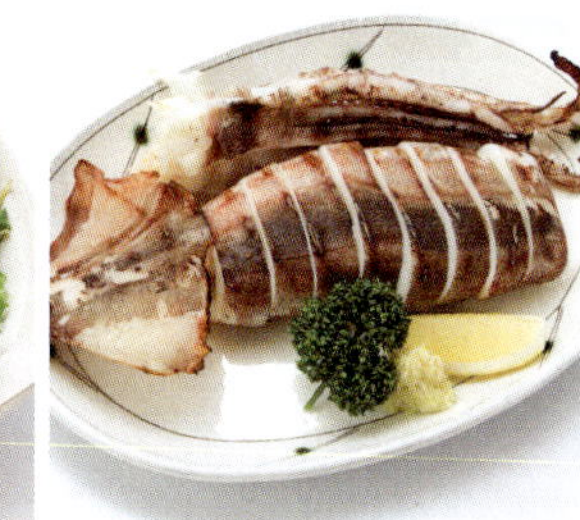

イカ焼き 219 kcal

たんぱく質 44.9g	カリウム 775mg	2.7点
脂質 2.0g	コレステロール 625mg	♠ 0
炭水化物 1.4g	食物繊維 0.1g	♥ 2.6
食塩相当量 2.8g	添加糖分 0g	♣ +
		♦ 0.1

※かけじょうゆ含まず

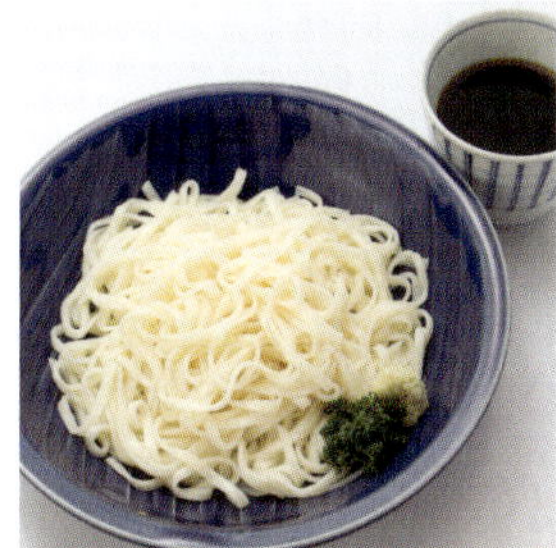

稲庭うどん 298 kcal

たんぱく質 7.9g	カリウム 163mg	3.7点
脂質 1.0g	コレステロール 0mg	♠ 0
炭水化物 59.4g	食物繊維 1.7g	♥ 0
食塩相当量 3.7g	添加糖分 4.0g	♣ +
		♦ 3.7

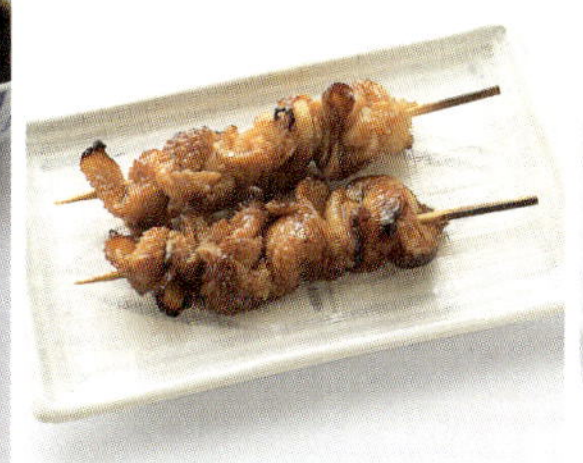

焼きとり（皮・たれ） 375 kcal

たんぱく質 5.0g	カリウム 43mg	4.7点
脂質 36.1g	コレステロール 84mg	♠ 0
炭水化物 2.7g	食物繊維 0g	♥ 4.5
食塩相当量 0.8g	添加糖分 1.7g	♣ 0
		♦ 0.2

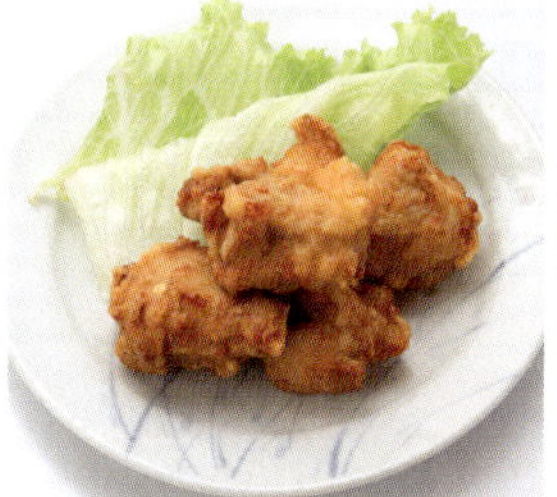

鶏肉のから揚げ 396 kcal

たんぱく質 24.1g	カリウム 474mg	5.0点
脂質 25.3g	コレステロール 125mg	♠ 0
炭水化物 12.7g	食物繊維 0.2g	♥ 3.6
食塩相当量 1.5g	添加糖分 0g	♣ +
		♦ 1.4

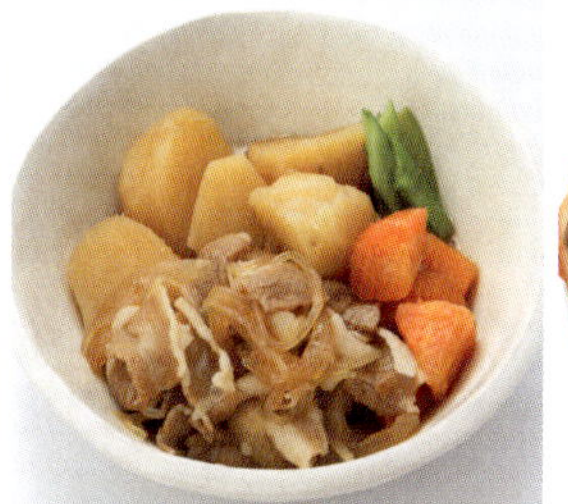

肉じゃが 426 kcal

たんぱく質 11.9g	カリウム 1070mg	5.3点
脂質 21.9g	コレステロール 35mg	♠ 0
炭水化物 42.7g	食物繊維 4.6g	♥ 2.5
食塩相当量 2.0g	添加糖分 6.0g	♣ 1.8
		♦ 1.0

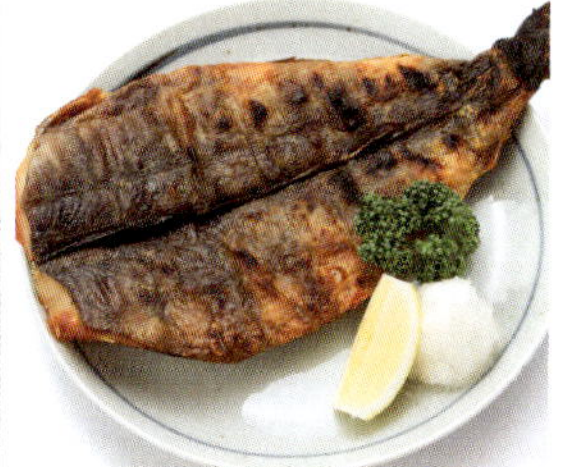

ホッケの干物 465 kcal

たんぱく質 53.7g	カリウム 1093mg	5.8点
脂質 24.5g	コレステロール 224mg	♠ 0
炭水化物 2.0g	食物繊維 0.4g	♥ 5.7
食塩相当量 4.6g	添加糖分 0g	♣ 0.1
		♦ 0

※かけじょうゆ含まず

エスニック料理

肉や魚などの量があまり多くなく、野菜と組み合わせた料理が多いので、比較的エネルギーの調節がしやすい。ただし辛いので、ごはんやめんの食べすぎや、ビールなどの飲みすぎに注意しましょう。

たれのデータ

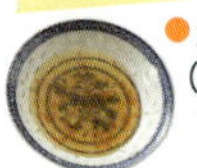

●生春巻きのたれ（スイートチリソース）
大さじ1　32kcal　0.4点
食塩相当量 0.5g

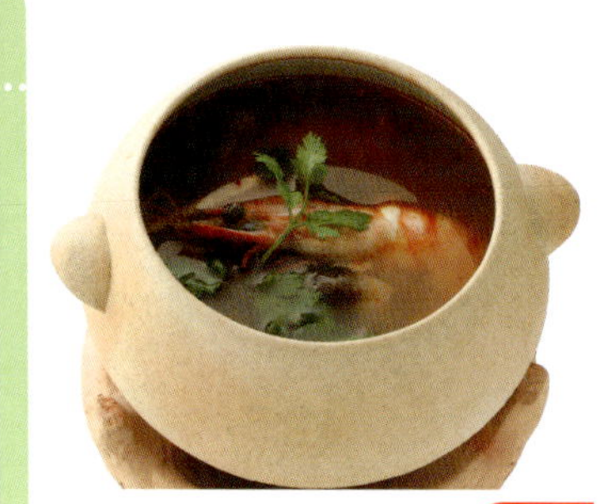

トム・ヤム・クン　65 kcal

たんぱく質 11.6g	カリウム 249mg	**0.8点**	
脂質 1.3g	コレステロール 75mg	♠0	♥0.5
炭水化物 3.4g	食物繊維 2.2g	♣0.2	♦0.1
食塩相当量 1.1g	添加糖分 0g		

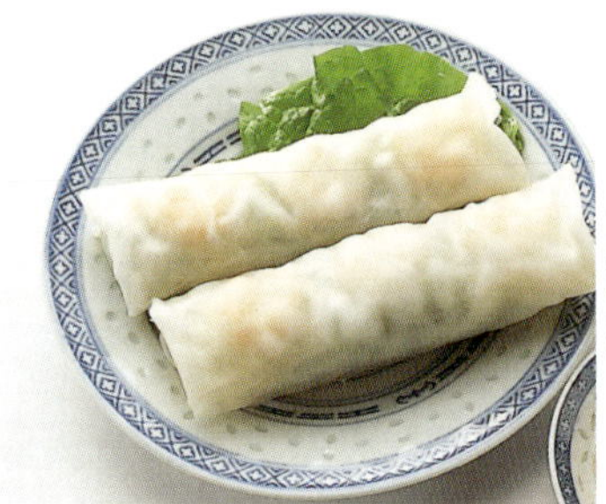

生春巻き　170 kcal

たんぱく質 4.9g	カリウム 178mg	**2.1点**	
脂質 1.2g	コレステロール 20mg	♠0	♥0.3
炭水化物 34.3g	食物繊維 0.6g	♣+	♦1.8
食塩相当量 0.7g	添加糖分 0g		

※つけだれ含まず

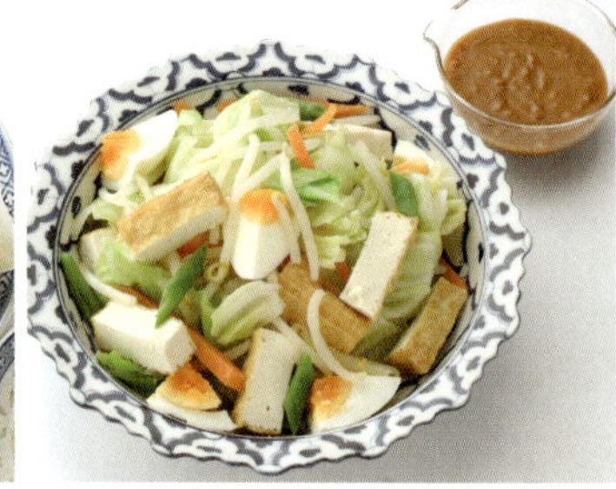

ガドガド（インドネシア風サラダ）　203 kcal

たんぱく質 12.1g	カリウム 362mg	**2.5点**	
脂質 12.0g	コレステロール 105mg	♠0.5	♥0.7
炭水化物 10.6g	食物繊維 3.0g	♣0.3	♦1.0
食塩相当量 1.5g	添加糖分 1.5g		

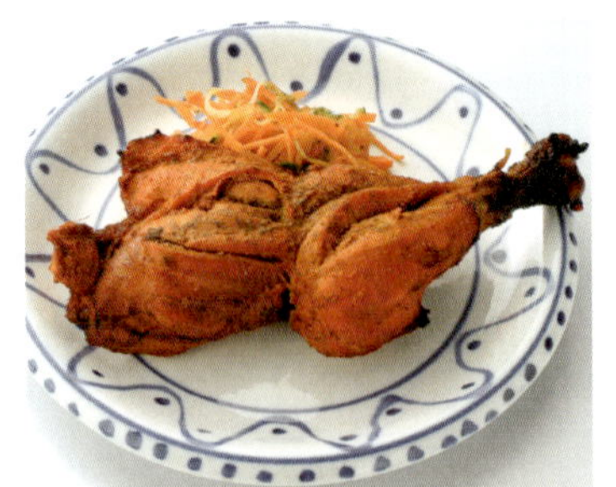

タンドリーチキン　279 kcal

たんぱく質 21.2g	カリウム 497mg	**3.5点**	
脂質 17.4g	コレステロール 108mg	♠0.1	♥3.0
炭水化物 6.8g	食物繊維 0.6g	♣0.1	♦0.2
食塩相当量 2.2g	添加糖分 2.6g		

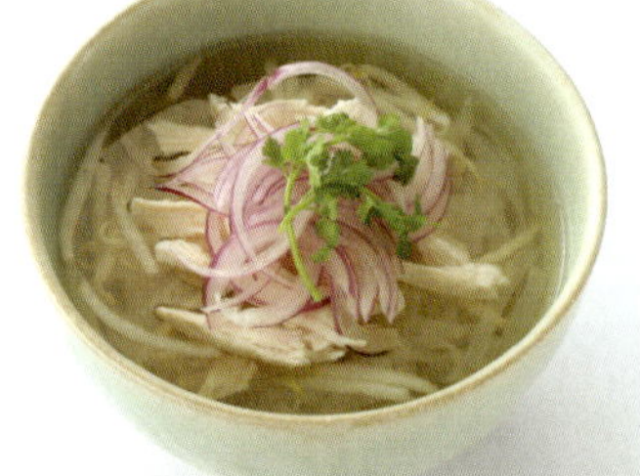

フォー　468 kcal

たんぱく質 18.8g	カリウム 328mg	**5.8点**	
脂質 4.1g	コレステロール 44mg	♠0	♥0.8
炭水化物 85.0g	食物繊維 2.0g	♣0.2	♦4.8
食塩相当量 3.4g	添加糖分 0g		

汁ビーフン　477 kcal

たんぱく質 15.3g	カリウム 430mg	**6.0点**	
脂質 13.5g	コレステロール 38mg	♠0	♥0.8
炭水化物 67.9g	食物繊維 2.7g	♣0.2	♦5.0
食塩相当量 4.2g	添加糖分 2.0g		

焼きビーフン　627 kcal

たんぱく質 14.2g	カリウム 367mg	**7.8点**	
脂質 31.4g	コレステロール 38mg	♠0	♥0.8
炭水化物 66.4g	食物繊維 2.7g	♣0.2	♦6.9
食塩相当量 3.0g	添加糖分 1.3g		

イートイン

鉄板で作る粉物が多く、焼き油を使うので、見た目よりもエネルギーが高い。ソース焼きそばは約500kcal、クレープは300～400kcalと、1食分に近いエネルギーのものもあります。

その他のデータ

- ソフトクリーム（バニラ） 178kcal 2.2点
- クレープ（チョコバナナ） 402kcal 5.0点
- クレープ（いちご生クリーム） 322kcal 4.0点

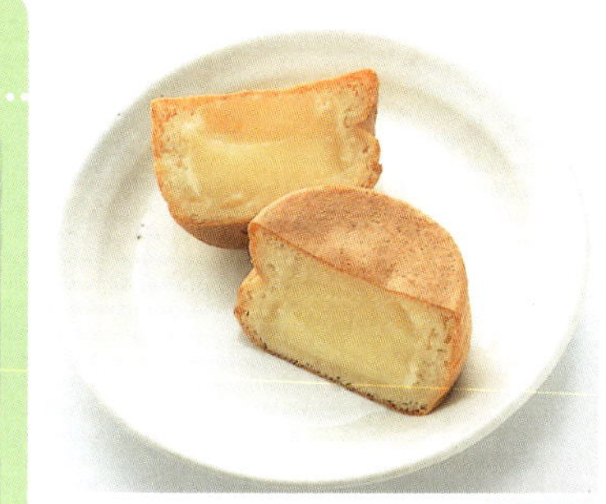

今川焼き（カスタード） 197kcal

たんぱく質 4.5g	カリウム 75mg	2.5点
脂質 5.2g	コレステロール 129mg	♠0.7 ♥0
炭水化物 32.2g	食物繊維 0.5g	♣0
食塩相当量 0.1g	添加糖分 16.8g	♦1.8

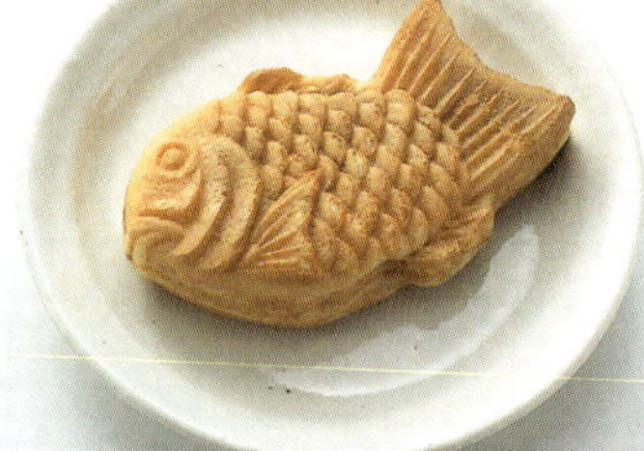

たい焼き（つぶあん） 211kcal

たんぱく質 5.2g	カリウム 237mg	2.6点
脂質 1.4g	コレステロール 35mg	♠0.2 ♥0.6
炭水化物 44.2g	食物繊維 2.9g	♣0
食塩相当量 0.1g	添加糖分 23.6g	♦1.9

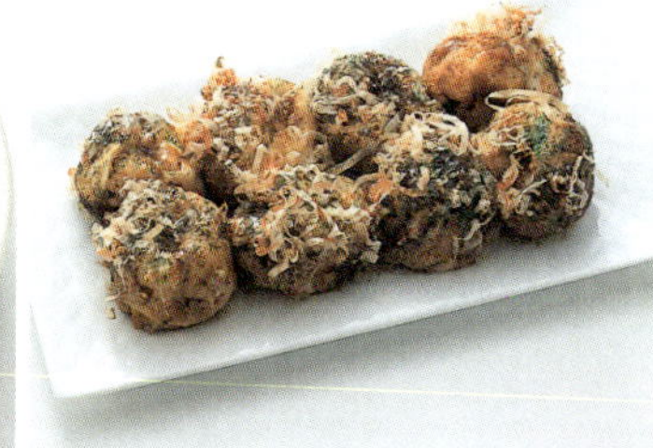

たこ焼き 441kcal

たんぱく質 20.2g	カリウム 397mg	5.5点
脂質 18.5g	コレステロール 297mg	♠1.1 ♥0.5
炭水化物 44.6g	食物繊維 2.1g	♣0.1
食塩相当量 2.5g	添加糖分 0g	♦3.9

※マヨネーズ6g（大さじ½）を含む

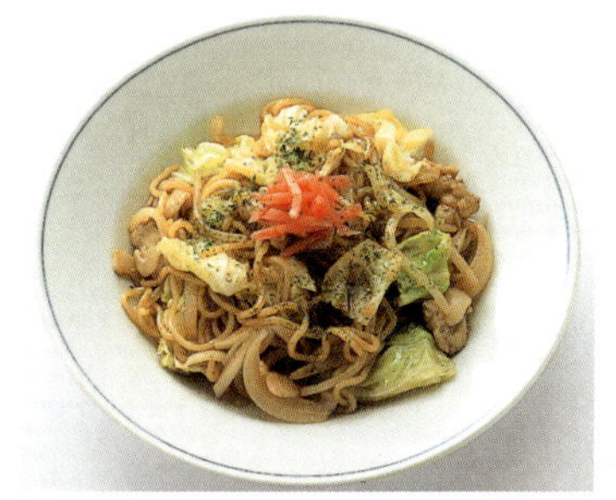

ソース焼きそば 505kcal

たんぱく質 13.0g	カリウム 363mg	6.3点
脂質 18.6g	コレステロール 13mg	♠0 ♥0.7
炭水化物 67.9g	食物繊維 4.3g	♣0.2
食塩相当量 2.6g	添加糖分 0g	♦5.4

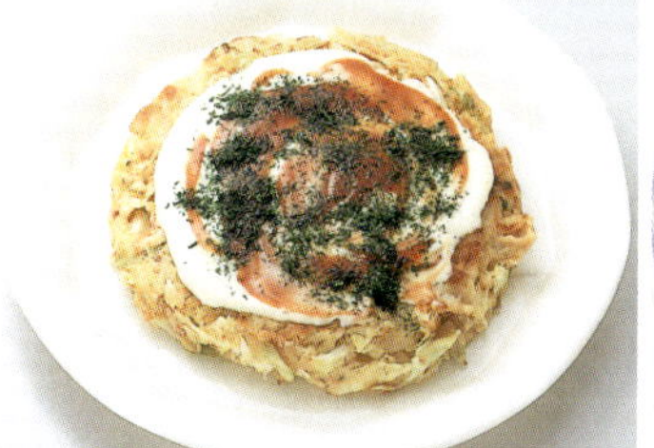

お好み焼き 553kcal

たんぱく質 17.0g	カリウム 466mg	6.9点
脂質 29.6g	コレステロール 243mg	♠0.9 ♥0.8
炭水化物 51.1g	食物繊維 3.2g	♣0.2
食塩相当量 2.9g	添加糖分 0g	♦4.9

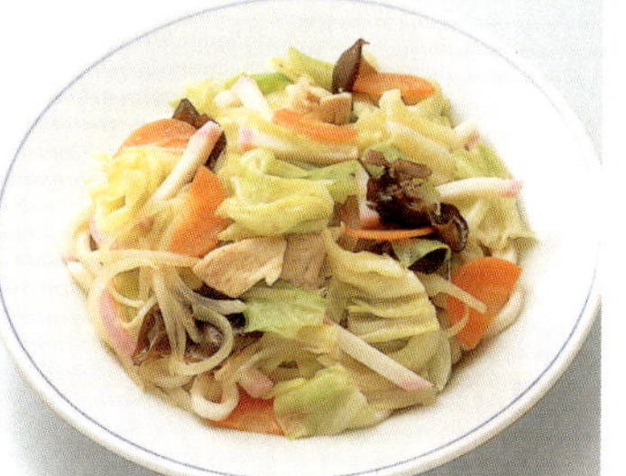

皿うどん 557kcal

たんぱく質 17.4g	カリウム 511mg	7.0点
脂質 23.6g	コレステロール 19mg	♠0 ♥1.3
炭水化物 66.8g	食物繊維 5.7g	♣0.5
食塩相当量 5.5g	添加糖分 0g	♦5.1

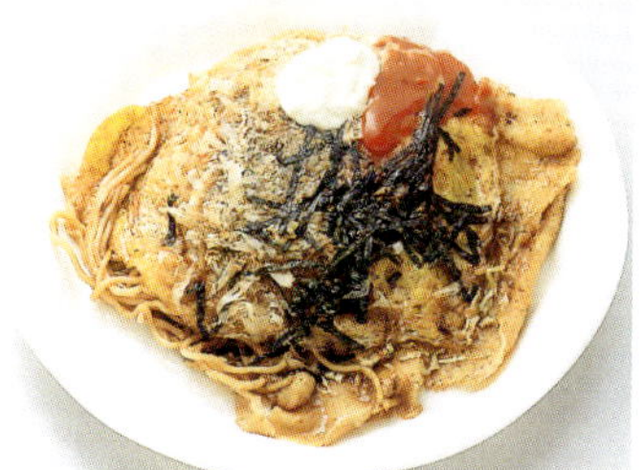

広島焼き 633kcal

たんぱく質 16.9g	カリウム 501mg	7.9点
脂質 30.1g	コレステロール 139mg	♠0.5 ♥0.8
炭水化物 69.7g	食物繊維 4.5g	♣0.2
食塩相当量 3.1g	添加糖分 0g	♦6.4

喫茶

飲み物にプラスするもの

●砂糖　小さじ1（3g）
12kcal　0.2点
食塩相当量 0g

●クリーム
小さじ1（5g）
12kcal　0.2点
食塩相当量　微量

●牛乳　1/2カップ分
70kcal　0.9点
食塩相当量 0.1g

デザート

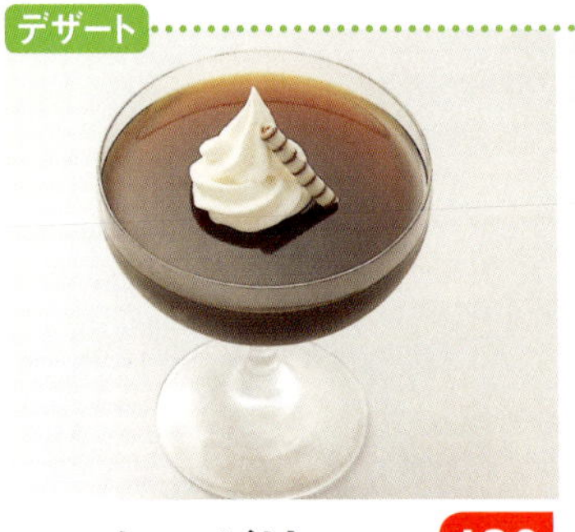

コーヒーゼリー　139 kcal

たんぱく質 2.4g	カリウム 77mg	1.7点	
脂質 7.4g	コレステロール 18mg	♠	0
炭水化物 15.5g	食物繊維 0.1g	♥	0
食塩相当量 0g	添加糖分 12.3g	♣	0
		♦	1.7

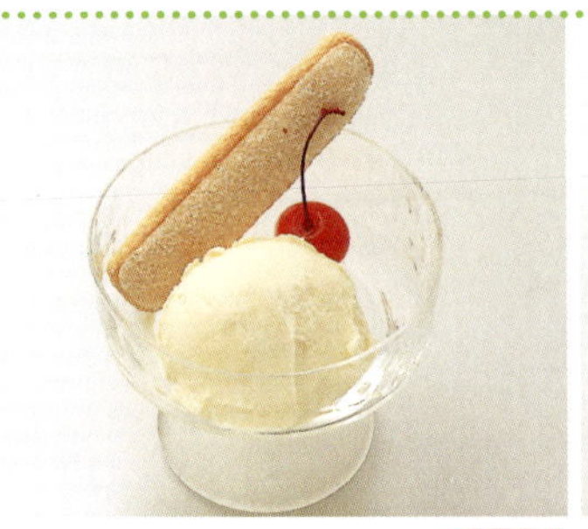

アイスクリーム　196 kcal

たんぱく質 3.2g	カリウム 137mg	2.5点	
脂質 10.3g	コレステロール 27mg	♠	0
炭水化物 22.6g	食物繊維 0.1g	♥	0
食塩相当量 0.2g	添加糖分 12.0g	♣	+
		♦	2.5

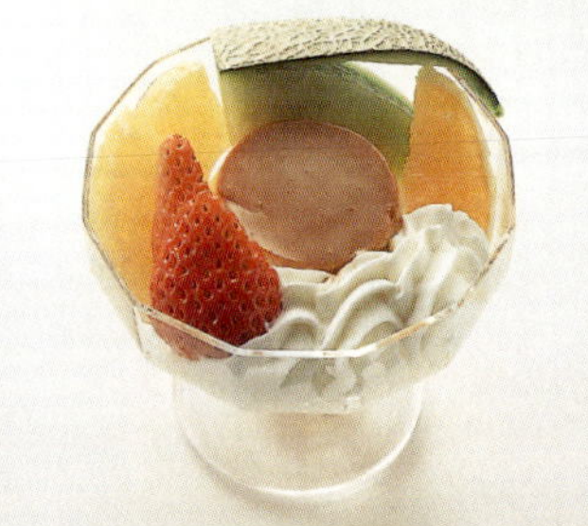

プリンアラモード　219 kcal

たんぱく質 5.8g	カリウム 276mg	2.7点	
脂質 11.3g	コレステロール 144mg	♠	0
炭水化物 23.8g	食物繊維 0.5g	♥	0
食塩相当量 0.2g	添加糖分 11.4g	♣	0.2
		♦	2.5

飲み物

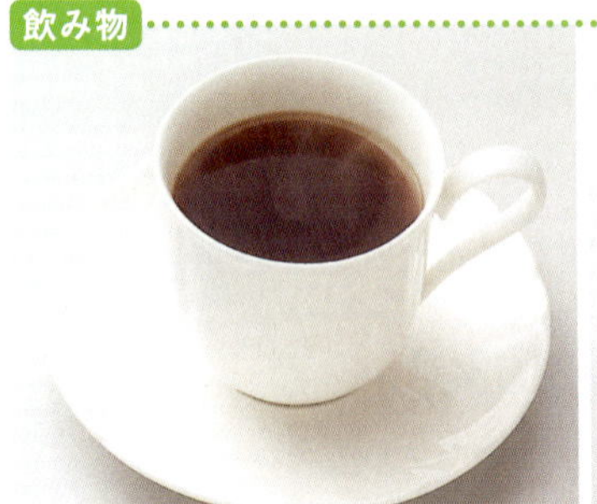

コーヒー　7 kcal

180 mlあたり

たんぱく質 0.4g	カリウム 117mg	0.1点	
脂質 0g	コレステロール 0mg	♠	0
炭水化物 1.3g	食物繊維 0g	♥	0
食塩相当量 0g	添加糖分 0g	♣	0
		♦	0.1

※砂糖含まず

ミルクティー　71 kcal

200 mlあたり（牛乳：紅茶＝1：1）

たんぱく質 3.6g	カリウム 166mg	0.9点	
脂質 4.0g	コレステロール 13mg	♠	0.9
炭水化物 5.1g	食物繊維 0g	♥	0
食塩相当量 0.1g	添加糖分 0g	♣	0
		♦	+

※砂糖含まず

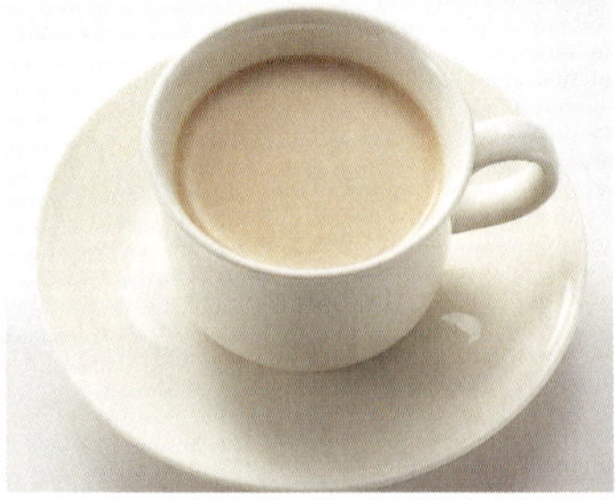

カフェオレ　74 kcal

200 mlあたり（牛乳：コーヒー＝1：1）

たんぱく質 3.7g	カリウム 223mg	0.9点	
脂質 4.0g	コレステロール 13mg	♠	0.9
炭水化物 5.7g	食物繊維 0g	♥	0
食塩相当量 0.1g	添加糖分 0g	♣	0
		♦	0.1

※砂糖含まず

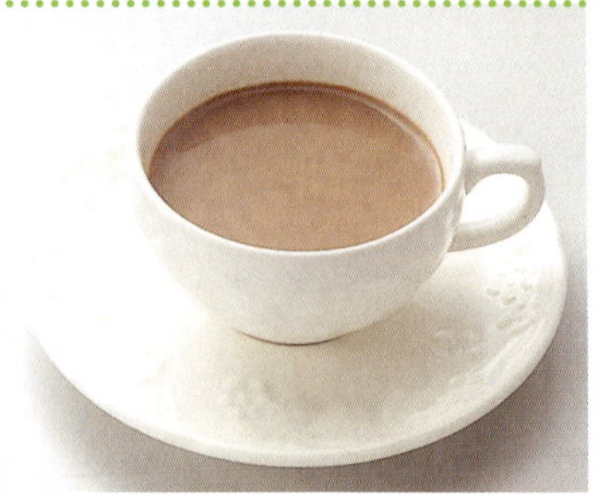

ミルクココア　203 kcal

たんぱく質 8.0g	カリウム 483mg	2.5点	
脂質 9.3g	コレステロール 25mg	♠	1.8
炭水化物 24.5g	食物繊維 1.4g	♥	0
食塩相当量 0.2g	添加糖分 12.0g	♣	0
		♦	0.8

※砂糖 12g（大さじ1⅓）含む

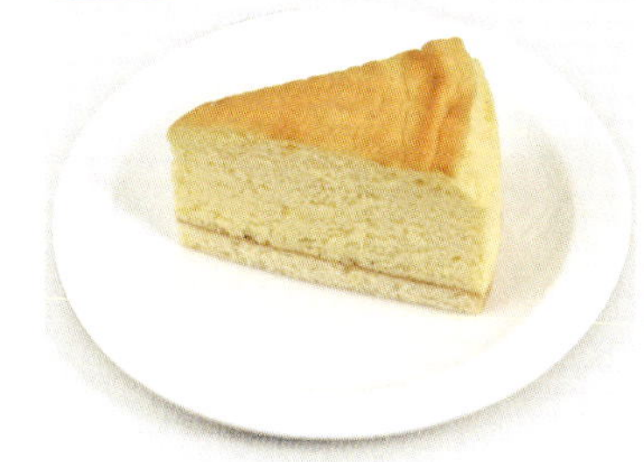

チーズケーキ 258 kcal

たんぱく質 3.6g	カリウム 46㎎	3.2点
脂質 20.0g	コレステロール 77㎎	♠1.5
炭水化物 15.1g	食物繊維 0.1g	♥0 ♣0
食塩相当量 0.2g	添加糖分 8.3g	♦1.7

1個 90g

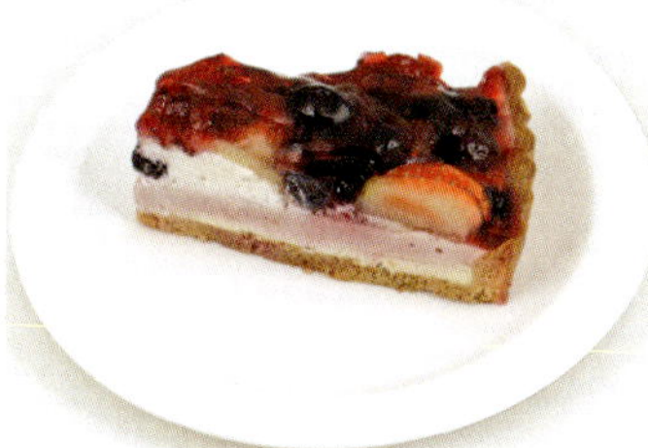

ベリーのタルト 263 kcal

たんぱく質 3.4g	カリウム 107㎎	3.3点
脂質 16.3g	コレステロール 50㎎	♠0.1
炭水化物 25.8g	食物繊維 1.8g	♥0 ♣0.1
食塩相当量 0.1g	添加糖分 12.5g	♦3.1

1個 120g

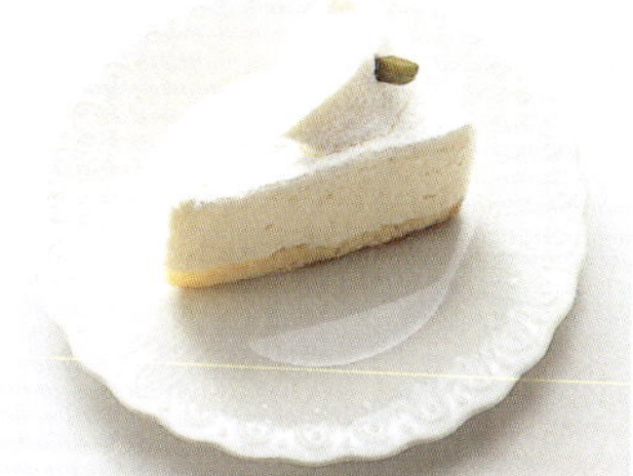

レアチーズケーキ 297 kcal

たんぱく質 5.0g	カリウム 81㎎	3.7点
脂質 24.4g	コレステロール 115㎎	♠1.2
炭水化物 13.6g	食物繊維 0g	♥0.1 ♣0
食塩相当量 0.2g	添加糖分 10.9g	♦2.4

1個 80g

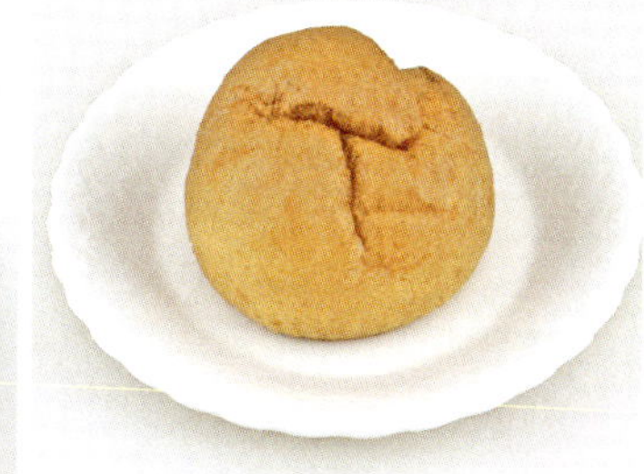

シュークリーム 303 kcal

たんぱく質 6.3g	カリウム 107㎎	3.8点
脂質 19.7g	コレステロール 238㎎	♠1.0
炭水化物 22.3g	食物繊維 0.3g	♥0 ♣0
食塩相当量 0.2g	添加糖分 10.0g	♦2.8

1個 100g

かぼちゃのタルト 343 kcal

たんぱく質 5.6g	カリウム 276㎎	4.3点
脂質 23.5g	コレステロール 163㎎	♠0.5
炭水化物 26.1g	食物繊維 2.0g	♥0 ♣0.5
食塩相当量 0.1g	添加糖分 7.9g	♦3.3

1個 100g

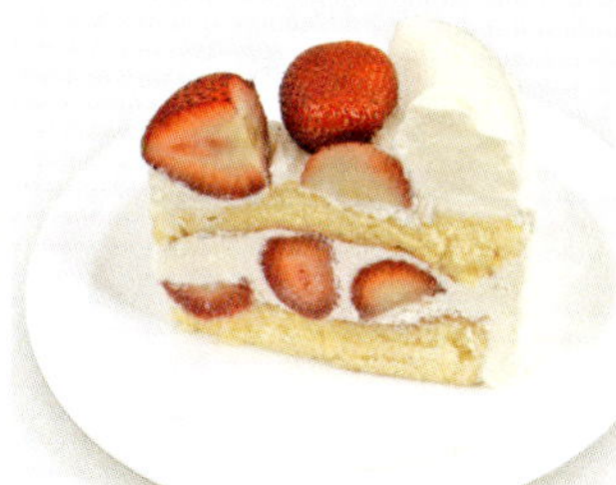

ショートケーキ 446 kcal

たんぱく質 5.1g	カリウム 223㎎	5.6点
脂質 33.7g	コレステロール 182㎎	♠0.4
炭水化物 28.6g	食物繊維 1.4g	♥0 ♣0.4
食塩相当量 0.2g	添加糖分 12.8g	♦4.8

1個 175g

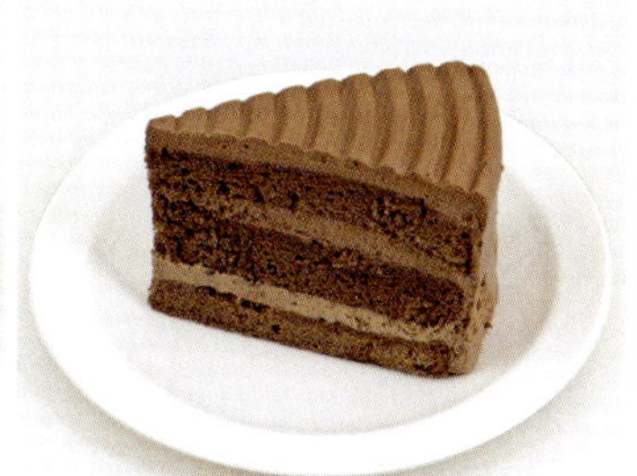

チョコレートケーキ 450 kcal

たんぱく質 5.8g	カリウム 200㎎	5.6点
脂質 30.6g	コレステロール 153㎎	♠0.4
炭水化物 35.1g	食物繊維 1.4g	♥0 ♣0
食塩相当量 0.1g	添加糖分 16.0g	♦5.2

1個 135g

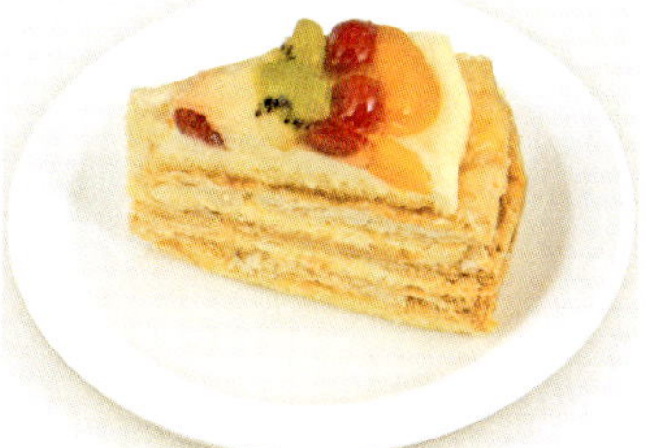

ミルフィーユ 510 kcal

たんぱく質 6.7g	カリウム 204㎎	6.4点
脂質 30.7g	コレステロール 242㎎	♠1.0
炭水化物 48.9g	食物繊維 1.3g	♥0 ♣0.1
食塩相当量 0.3g	添加糖分 17.7g	♦5.2

1個 160g

甘味

甘味の材料データ

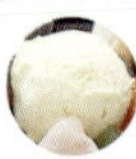
●アイスクリーム　30g
64kcal　0.8点
食塩相当量　0.1g

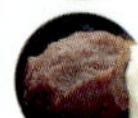
●あんみつのあん　30g
73kcal　0.9点
食塩相当量　微量

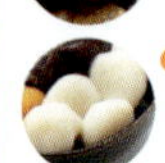
●白玉　1個（10g）
18kcal　0.2点
食塩相当量　0g

●黒みつ　大さじ1
52kcal　0.7点
食塩相当量　微量

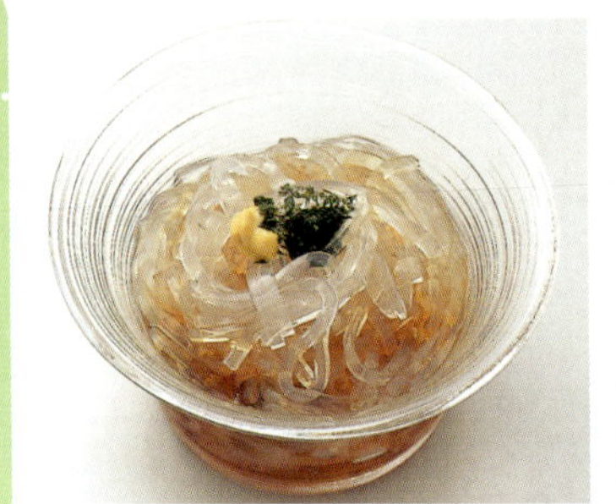

ところてん　17kcal

たんぱく質 0.7g	カリウム 29mg	0.2点
脂質 0.2g	コレステロール 0g	♠0 ♥0
炭水化物 3.3g	食物繊維 0.7g	♣+
食塩相当量 0.8g	添加糖分 1.5g	♦0.2

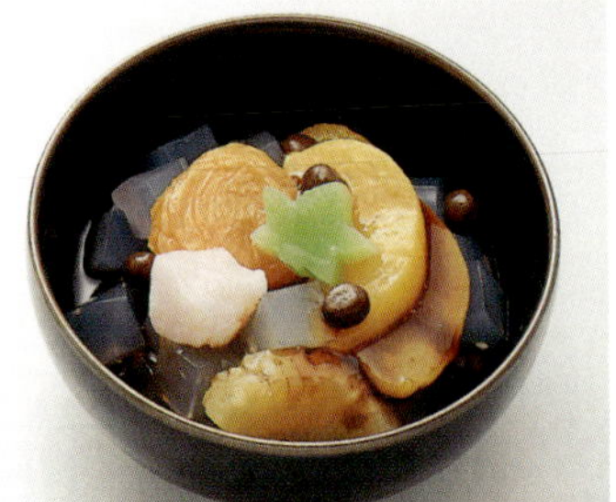

みつ豆　186kcal

たんぱく質 3.2g	カリウム 366mg	2.3点
脂質 0.3g	コレステロール 0mg	♠0 ♥0
炭水化物 44.4g	食物繊維 3.9g	♣0.3
食塩相当量 0.1g	添加糖分 23.7g	♦2.0

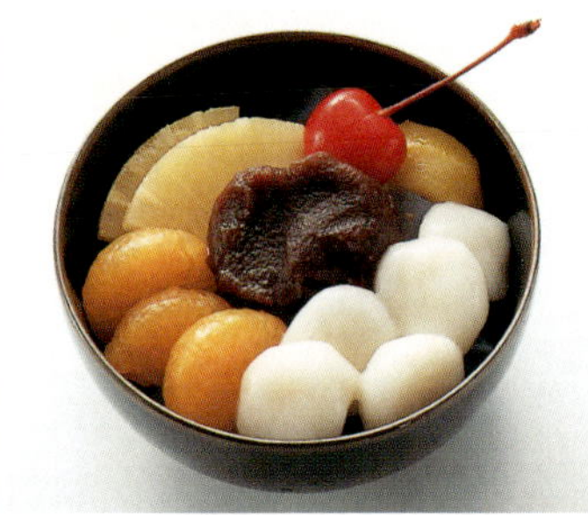

白玉あんみつ　272kcal

たんぱく質 3.8g	カリウム 279mg	3.4点
脂質 0.5g	コレステロール 0mg	♠0 ♥0
炭水化物 63.5g	食物繊維 3.6g	♣0
食塩相当量 0.1g	添加糖分 33.1g	♦3.4

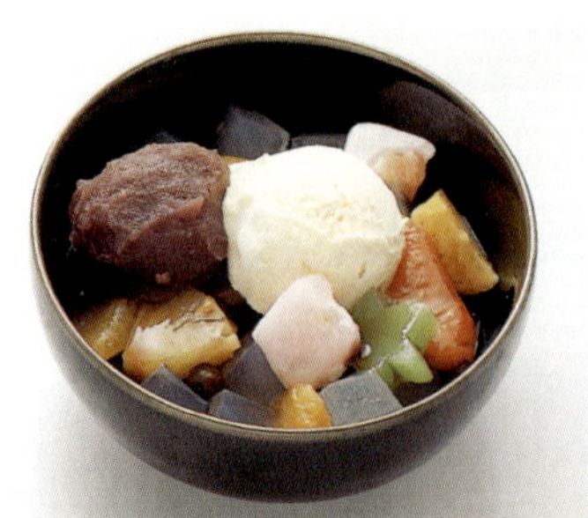

クリームあんみつ　322kcal

たんぱく質 5.9g	カリウム 462mg	4.0点
脂質 4.1g	コレステロール 10mg	♠0 ♥0
炭水化物 67.3g	食物繊維 5.6g	♣0.3
食塩相当量 0.2g	添加糖分 41.7g	♦3.7

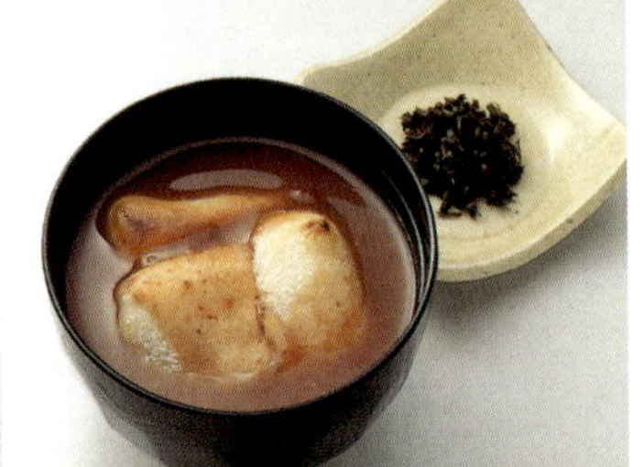

おしるこ　342kcal

たんぱく質 7.0g	カリウム 75mg	4.3点
脂質 0.6g	コレステロール 0mg	♠0 ♥0
炭水化物 76.7g	食物繊維 4.1g	♣0.1
食塩相当量 0.4g	添加糖分 33.7g	♦4.2

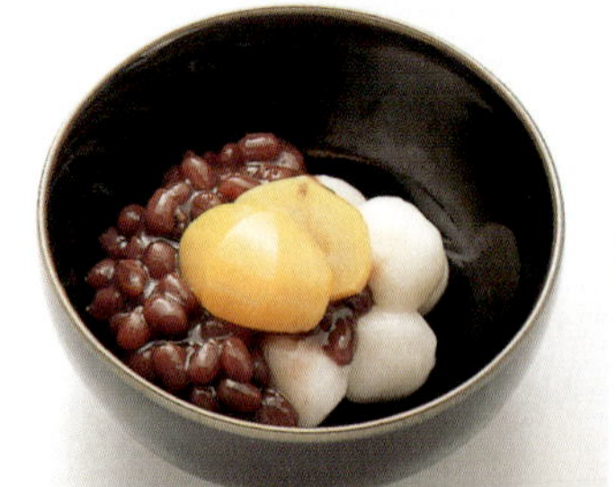

小倉白玉　358kcal

たんぱく質 6.3g	カリウム 342mg	4.5点
脂質 0.8g	コレステロール 0mg	♠0 ♥0.9
炭水化物 81.5g	食物繊維 4.5g	♣0
食塩相当量 0.2g	添加糖分 41.7g	♦3.6

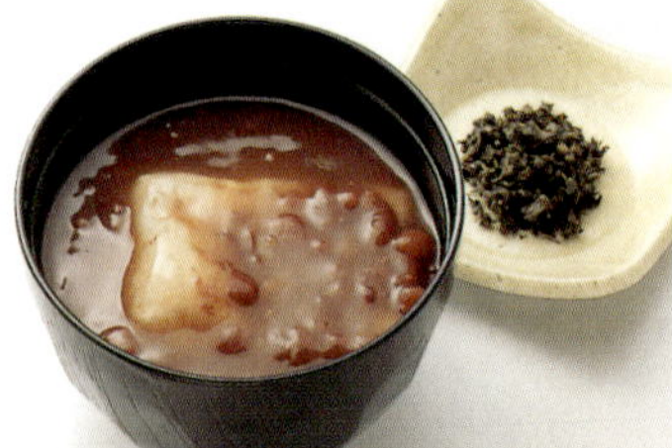

ぜんざい　363kcal

たんぱく質 7.1g	カリウム 376mg	4.5点
脂質 0.8g	コレステロール 0mg	♠0 ♥0.9
炭水化物 81.5g	食物繊維 5.1g	♣0.1
食塩相当量 0.4g	添加糖分 37.7g	♦3.6

ファストフード・テイクアウト編

ファストフードの人気メニューをはじめ、コンビニやスーパーに並ぶ総菜、弁当、おでん、サンドイッチや菓子パン、肉まんなどの軽食のほか、デリバリー（配達）のピザや弁当などのデータ集です。どの商品も改変サイクルが早いので、エネルギーなどの数値は目安として考え、メニュー選びの参考にしてください。

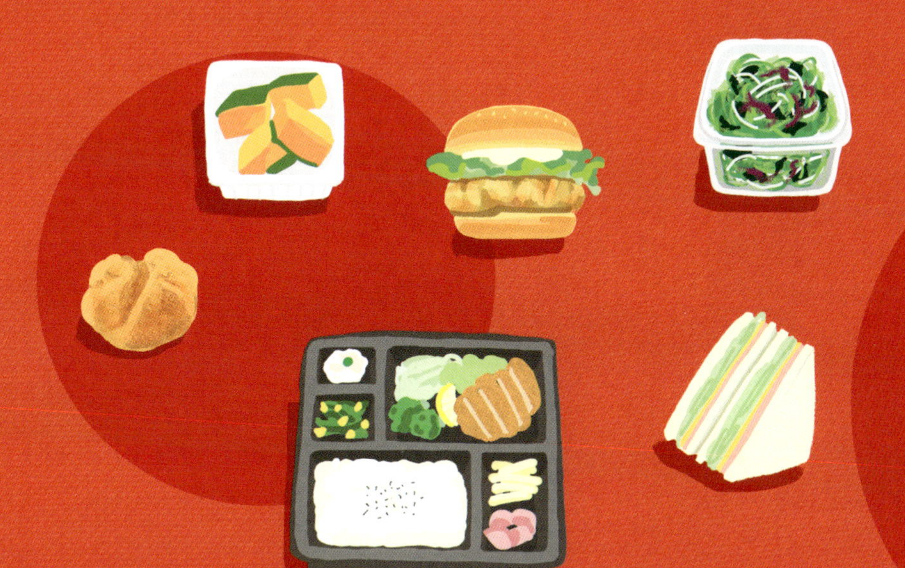

- ファストフード（50 ～ 52 ㌻）の商品はメーカーから提供されたデータで、2018 年 8 月末時点で最終確認されたものを紹介しています。メーカーの商品企画の改変によって、その後内容が変更になったり、終売になっている場合があります。メーカーから提供のなかった栄養成分の数値は、「－」としました。
- カフェやデリバリーピザ、宅配弁当、デリカテッセン、コンビニ・スーパー（53～74 ㌻）の商品は、市販されている商品を集め、計量して独自に栄養計算しました。
- 四群別点数欄の「+」は、微量または数値を明確に算出できないが含まれていると考えられることを表わします。

ファストフード（ハンバーガーなど）

ハンバーガーは、サイズが大きくなるほど高エネルギー。はさむ具は揚げ物だけでなく、ベーコンやソーセージなども高エネルギーです。セットメニューは、チーズ入りハンバーガーのときは、飲み物を甘味のないウーロン茶やコーヒーでエネルギー調整、チーズなしのバーガーならミルクを選んでカルシウムやビタミンを補いましょう。

おすすめの組み合わせ例

● チーズバーガー ＋ サイドサラダ ＋ ホットティーまたはコーヒー
445kcal
カルシウム 145mg / ビタミン C 20mg

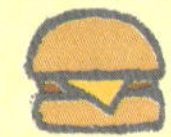
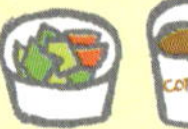
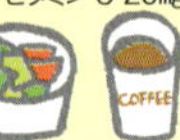

※チーズバーガーをダブルチーズバーガーにすると　562kcal
カルシウム 237mg / ビタミン C 24mg

● ハンバーガー ＋ サイドサラダ ＋ 牛乳　530kcal
カルシウム 145mg / ビタミン C 20mg

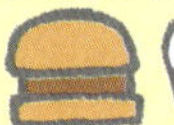
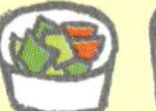
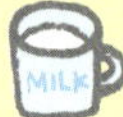

マクドナルド

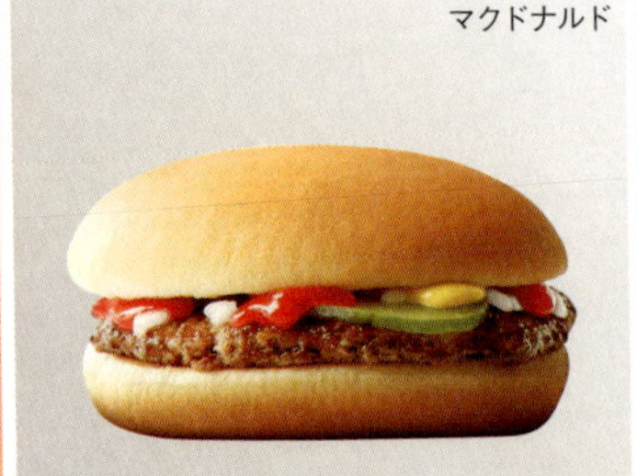

ハンバーガー　260kcal

1 個 108g あたり

たんぱく質 13.3g	カリウム 223mg	3.3 点
脂質 9.6g	コレステロール 28mg	♠0 ♥0.6
炭水化物 30.2g	食物繊維 1.6g	♣＋
食塩相当量 1.9g	添加糖分 －	♦2.7

モスバーガー

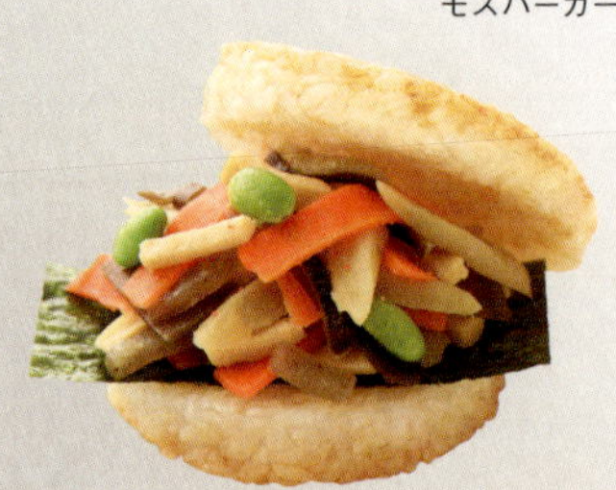

モスライスバーガー 彩り野菜のきんぴら（国産野菜使用）　290kcal

1 個 164.2g あたり

たんぱく質 5.4g	カリウム 129mg	3.6 点
脂質 4.3g	コレステロール 0mg	♠0 ♥0.1
炭水化物 57.8g	食物繊維 2.8g	♣0.2
食塩相当量 1.6g	添加糖分 －	♦3.2

モスバーガー

テリヤキチキンバーガー　305kcal

1 個 147.5g あたり

たんぱく質 19.8g	カリウム 293mg	3.8 点
脂質 10.9g	コレステロール 74mg	♠0 ♥1.5
炭水化物 31.7g	食物繊維 1.7g	♣＋
食塩相当量 2.3g	添加糖分 －	♦2.3

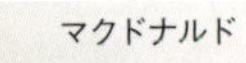
マクドナルド

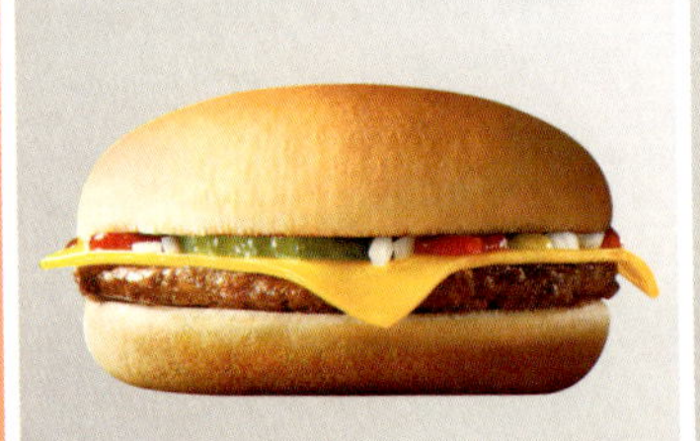

チーズバーガー　310kcal

1 個 122g あたり

たんぱく質 16.2g	カリウム 246mg	3.9 点
脂質 13.5g	コレステロール 40mg	♠0.6 ♥0.6
炭水化物 30.8g	食物繊維 1.7g	♣＋
食塩相当量 2.4g	添加糖分 －	♦2.7

モスバーガー

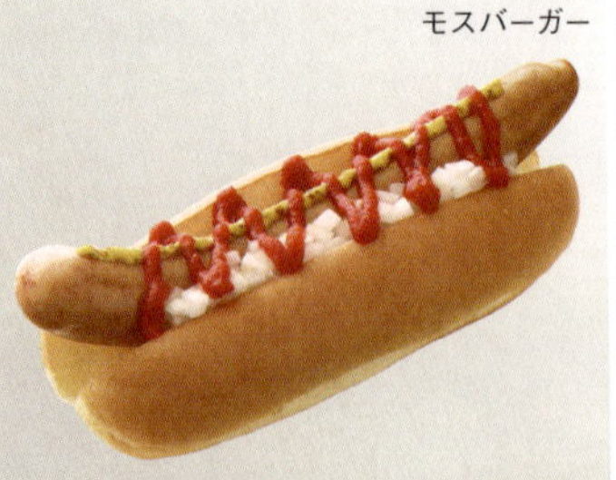

ホットドッグ　355kcal

1 個 126g あたり

たんぱく質 11.5g	カリウム 234mg	4.4 点
脂質 23.4g	コレステロール 41mg	♠0 ♥2.8
炭水化物 24.8g	食物繊維 1.2g	♣0.1
食塩相当量 2.2g	添加糖分 －	♦1.5

モスバーガー

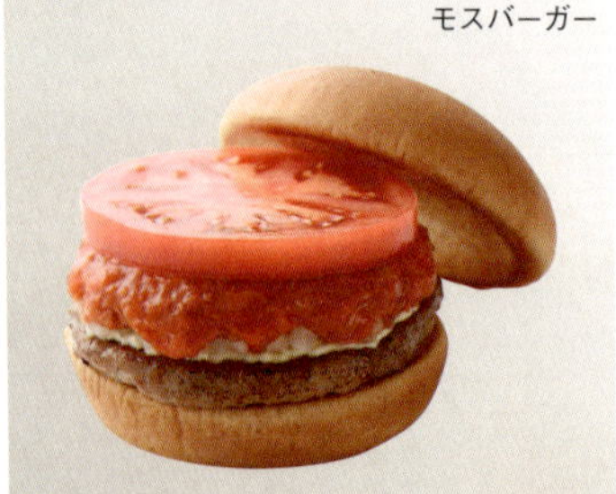

モスバーガー　361kcal

1 個 207.3g あたり

たんぱく質 15.2g	カリウム 339mg	4.5 点
脂質 15.9g	コレステロール 31mg	♠＋ ♥1.5
炭水化物 39.5g	食物繊維 2.9g	♣0.2
食塩相当量 2.2g	添加糖分 －	♦2.8

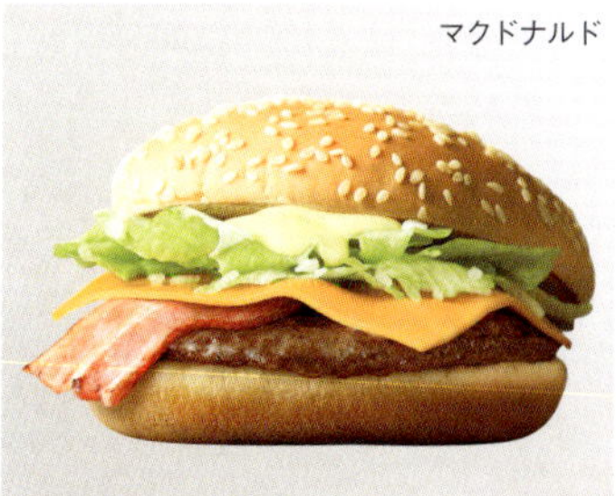

マクドナルド

ベーコンレタスバーガー 376 kcal

1個 139g あたり

たんぱく質 18.0g	カリウム 237mg	4.7点	
脂質 20.9g	コレステロール 50mg	♠ 0.6	♥ 0.9
炭水化物 29.2g	食物繊維 1.9g	♣ 0.1	
食塩相当量 2.5g	添加糖分 −	◆ 3.1	

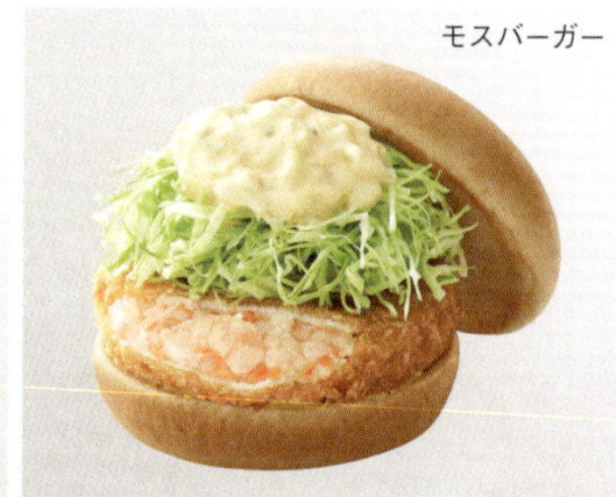

モスバーガー

海老カツバーガー 386 kcal

1個 156.5g あたり

たんぱく質 11.4g	カリウム 123mg	4.8点	
脂質 18.4g	コレステロール 84mg	♠ +	♥ 0.9
炭水化物 44.0g	食物繊維 2.4g	♣ 0.1	
食塩相当量 2.0g	添加糖分 −	◆ 3.8	

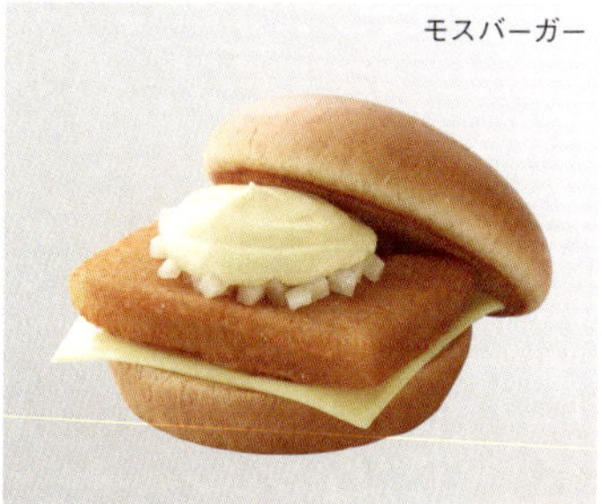

モスバーガー

フィッシュバーガー 392 kcal

1個 144.0g あたり

たんぱく質 16.5g	カリウム 243mg	4.9点	
脂質 19.6g	コレステロール 39mg	♠ 0.6	♥ 0.6
炭水化物 37.6g	食物繊維 2.0g	♣ +	
食塩相当量 2.1g	添加糖分 −	◆ 3.6	

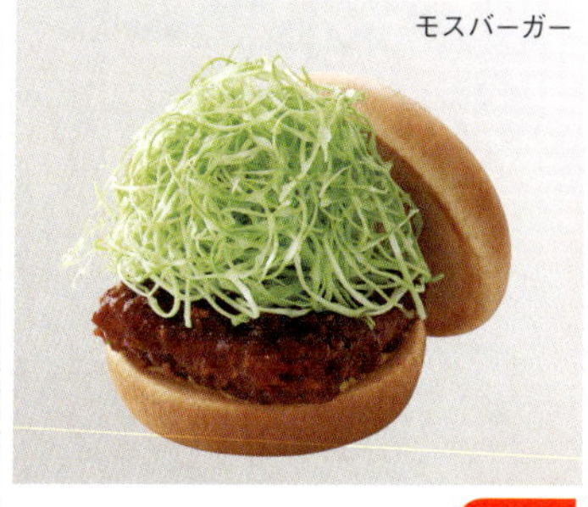

モスバーガー

ロースカツバーガー 408 kcal

1個 172.5g あたり

たんぱく質 17.6g	カリウム 308mg	5.1点	
脂質 16.6g	コレステロール 25mg	♠ +	♥ 1.7
炭水化物 47.4g	食物繊維 2.9g	♣ 0.1	
食塩相当量 2.2g	添加糖分 −	◆ 3.2	

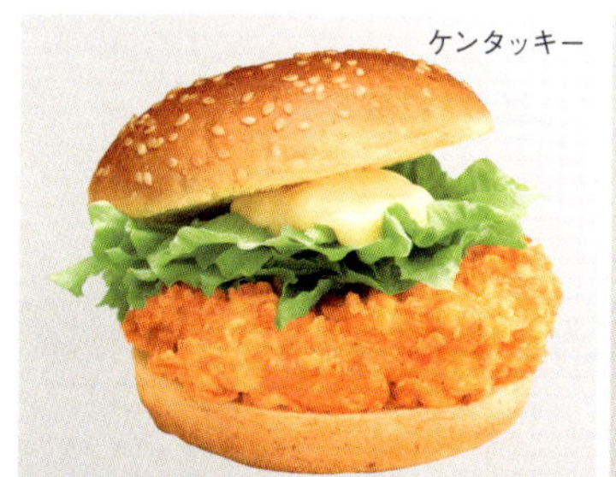

ケンタッキー

チキンフィレサンド 411 kcal

1個 165g あたり

たんぱく質 19.5g	カリウム 305mg	5.1点	
脂質 21.7g	コレステロール −	♠ +	♥ 1.6
炭水化物 33.4g	食物繊維 1.6g	♣ +	
食塩相当量 2.7g	添加糖分 −	◆ 3.5	

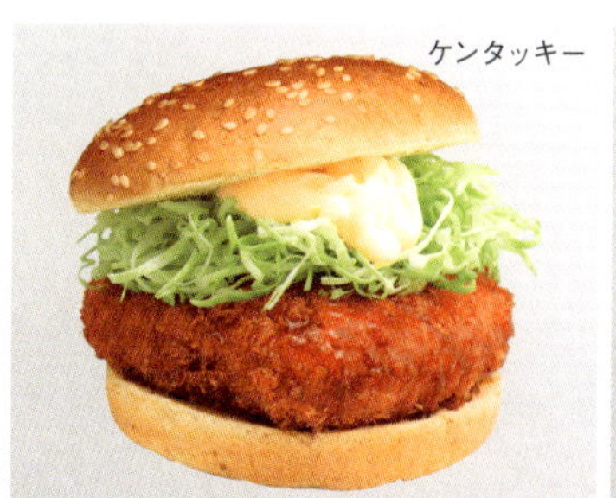

ケンタッキー

和風チキンカツサンド 474 kcal

1個 179g あたり

たんぱく質 18.7g	カリウム 317mg	5.9点	
脂質 25.9g	コレステロール −	♠ +	♥ 1.6
炭水化物 40.1g	食物繊維 1.8g	♣ 0.1	
食塩相当量 2.2g	添加糖分 −	◆ 4.3	

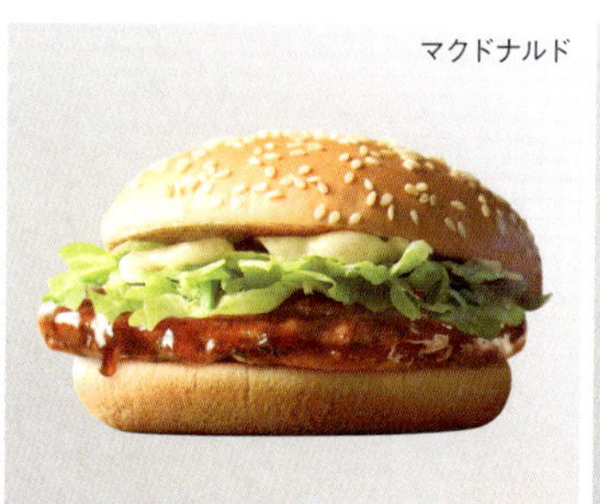

マクドナルド

てりやきマックバーガー 496 kcal

1個 156g あたり

たんぱく質 14.6g	カリウム 264mg	6.2点	
脂質 32.3g	コレステロール 50mg	♠ 0	♥ 0.8
炭水化物 36.9g	食物繊維 1.8g	♣ 0.1	
食塩相当量 1.9g	添加糖分 −	◆ 5.3	

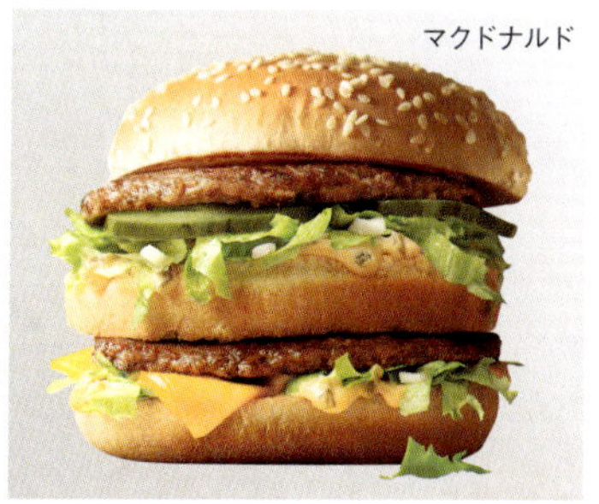

マクドナルド

ビッグマック 530 kcal

1個 225g あたり

たんぱく質 27.1g	カリウム 404mg	6.6点	
脂質 28.2g	コレステロール 75mg	♠ 0.6	♥ 1.2
炭水化物 41.9g	食物繊維 2.9g	♣ 0.1	
食塩相当量 3.4g	添加糖分 −	◆ 4.7	

ファストフード（サイドメニュー）

サイドメニューの代表といえばフライドポテト。あとを引きついつい食べてしまいますが、Sサイズで200～250kcal、Lサイズだと500～600kcalあるので、組み合わせるメニューでエネルギーを調節。アップルパイなど糖分の多いメニューを食べるときは、飲み物は無糖のものにしましょう。

ケンタッキー

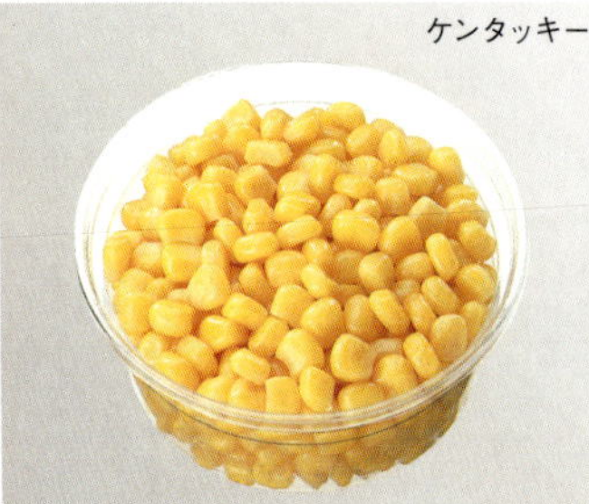

コーンサラダ 82kcal

1パック100gあたり

たんぱく質 2.3g	カリウム 130mg	1.0点
脂質 0.5g	コレステロール ―	♠0 ♥0
炭水化物 17.8g	食物繊維 3.3g	♣1.0
食塩相当量 0.5g	添加糖分 ―	♦0

ケンタッキー

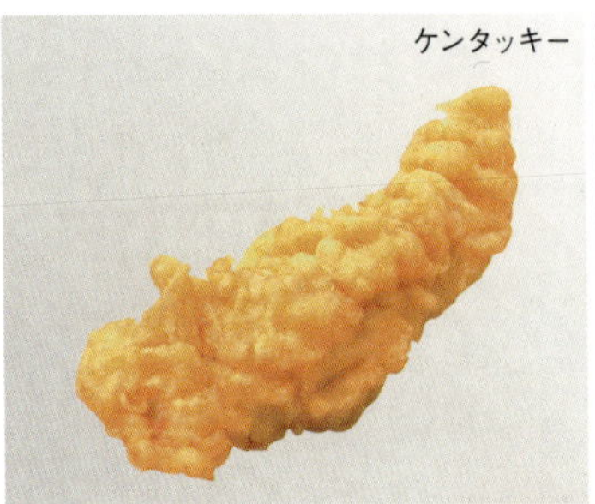

カーネルクリスピー 130kcal

1個52gあたり

たんぱく質 9.5g	カリウム 135mg	1.6点
脂質 7.2g	コレステロール ―	♠+ ♥0.7
炭水化物 6.9g	食物繊維 0.3g	♣0
食塩相当量 1.0g	添加糖分 ―	♦0.9

ケンタッキー

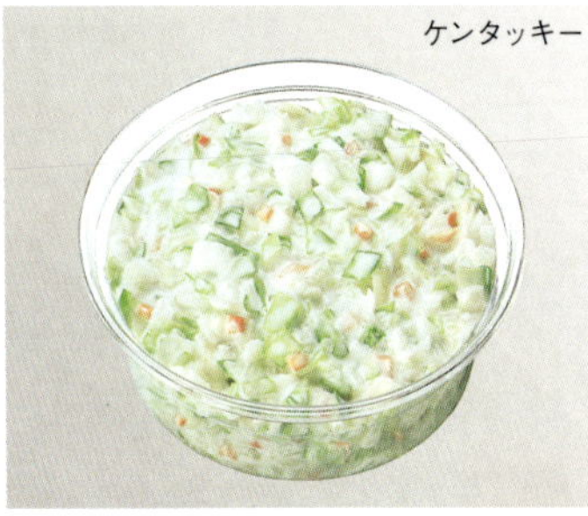

コールスロー 150kcal

1パック130gあたり

たんぱく質 1.6g	カリウム 206mg	1.9点
脂質 11.5g	コレステロール ―	♠0 ♥0
炭水化物 10.4g	食物繊維 1.8g	♣0.4
食塩相当量 0.9g	添加糖分 ―	♦1.5

マクドナルド

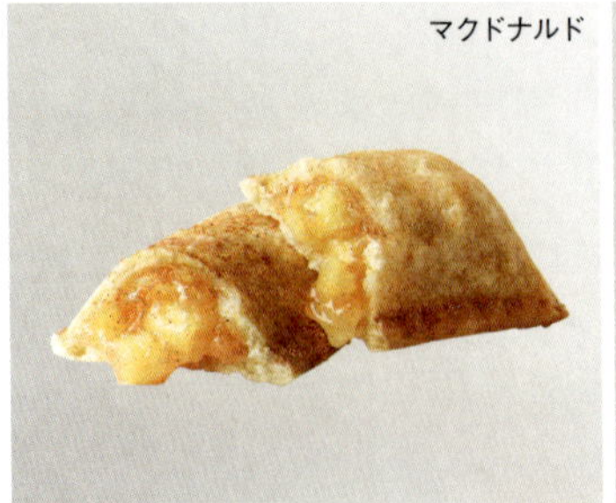

ホットアップルパイ 211kcal

1個81gあたり

たんぱく質 1.7g	カリウム 42mg	2.6点
脂質 10.9g	コレステロール 3mg	♠0 ♥0
炭水化物 26.3g	食物繊維 0.8g	♣0
食塩相当量 0.6g	添加糖分 ―	♦2.6

ケンタッキー

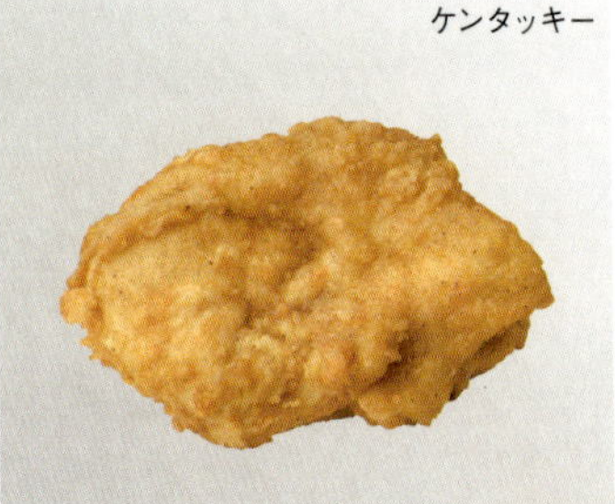

オリジナルチキン 237kcal

1個87gあたり

たんぱく質 18.3g	カリウム 234mg	3.0点
脂質 14.7g	コレステロール ―	♠+ ♥2.1
炭水化物 7.9g	食物繊維 0.3g	♣0
食塩相当量 1.7g	添加糖分 ―	♦0.9

マクドナルド

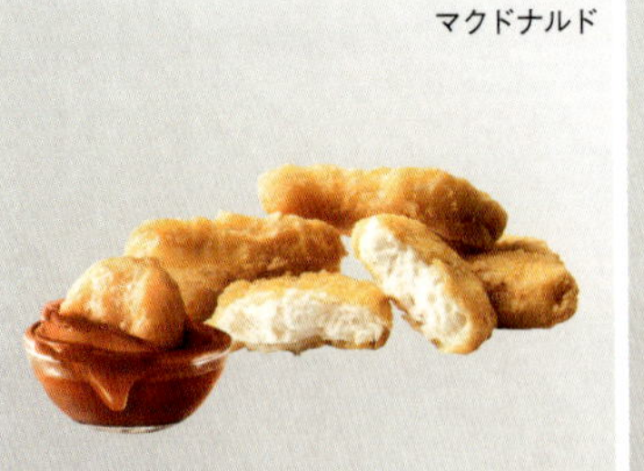

チキンマックナゲット5ピース バーベキューソース 296kcal

1パック120gあたり

たんぱく質 15.7g	カリウム 303mg	3.7点
脂質 16.2g	コレステロール 53mg	♠0 ♥1.5
炭水化物 21.6g	食物繊維 0.9g	♣0.2
食塩相当量 1.7g	添加糖分 ―	♦2.0

マクドナルド

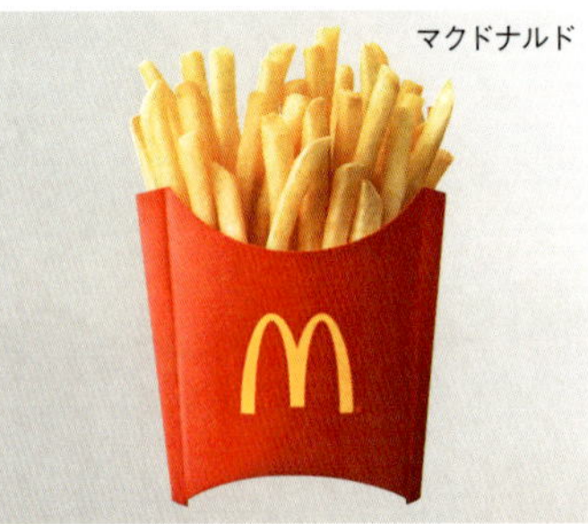

マックフライポテト（M） 424kcal

1個135gあたり

たんぱく質 5.3g	カリウム 950mg	5.3点
脂質 22.0g	コレステロール 7mg	♠0 ♥0
炭水化物 51.4g	食物繊維 5.0g	♣0
食塩相当量 1.1g	添加糖分 ―	♦5.3

カフェ

カフェのサンド類は、コンビニのものよりも手作り感があり、フィリングも多く入っているので、その分エネルギーは高めです。サラダがあるお店なら、サラダとプレーンなパンとの組み合わせもおすすめ。スイーツ類はサイズが大きく、1個300kcal前後と高エネルギーです。

カフェのドリンクメニュー

● カフェ ラテ
150mℓ
105kcal　1.3点
食塩相当量 0.2g

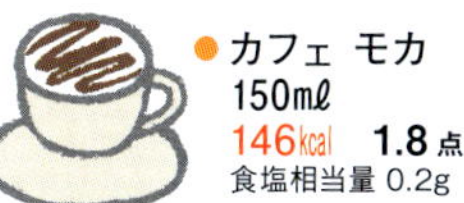

● カフェ モカ
150mℓ
146kcal　1.8点
食塩相当量 0.2g

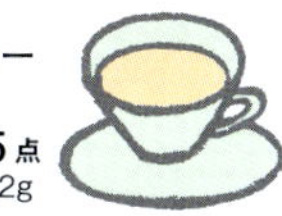

● ロイヤルミルクティー
150mℓ
117kcal　1.5点
食塩相当量 0.2g

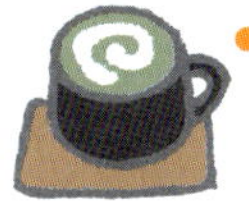

● 抹茶ラテ
150mℓ
107kcal　1.3点
食塩相当量 0.2g

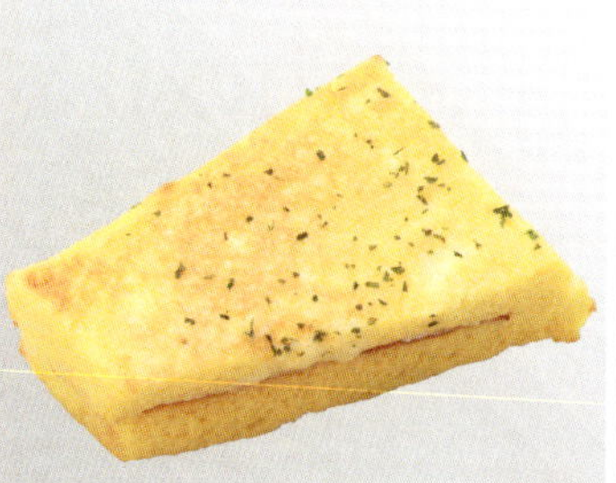

クロックムッシュ　174kcal

1個65gあたり

たんぱく質 7.8g	カリウム 66mg	2.2点	
脂質 5.2g	コレステロール 11mg	♠	0.4
炭水化物 23.7g	食物繊維 1.2g	♥	0.1
食塩相当量 1.0g	添加糖分 0g	♣	+
		♦	1.7

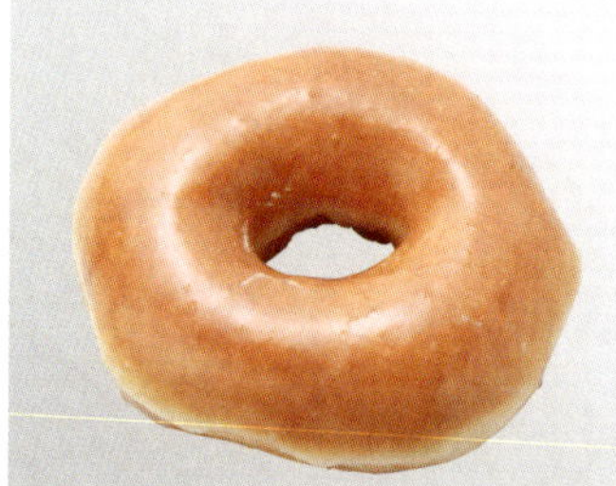

ドーナツ　225kcal

1個50gあたり

たんぱく質 3.0g	カリウム 47mg	2.8点	
脂質 11.6g	コレステロール 22mg	♠	0
炭水化物 25.8g	食物繊維 0.7g	♥	0
食塩相当量 0.3g	添加糖分 6.5g	♣	0
		♦	2.8

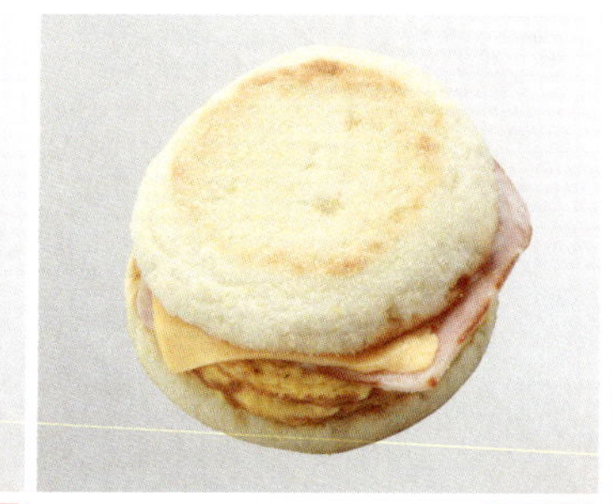

マフィンサンド　304kcal

1個130gあたり

たんぱく質 16.1g	カリウム 227mg	3.8点	
脂質 13.8g	コレステロール 212mg	♠	1.6
炭水化物 27.3g	食物繊維 0.9g	♥	0.3
食塩相当量 2.0g	添加糖分 0g	♣	0.1
		♦	1.8

パン55g

クロワッサンサンド　363kcal

1個115gあたり

たんぱく質 8.4g	カリウム 211mg	4.5点	
脂質 21.8g	コレステロール 10mg	♠	0
炭水化物 33.5g	食物繊維 1.5g	♥	0.2
食塩相当量 1.3g	添加糖分 0g	♣	0.2
		♦	4.1

パン65g

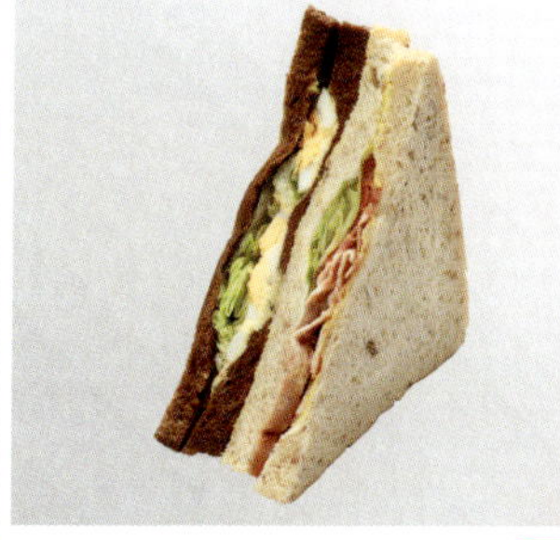

サンドイッチ　376kcal

1パック170gあたり

たんぱく質 13.0g	カリウム 291mg	4.7点	
脂質 16.3g	コレステロール 121mg	♠	0.5
炭水化物 43.8g	食物繊維 4.8g	♥	1.0
食塩相当量 1.6g	添加糖分 0g	♣	0.1
		♦	3.1

パン80g

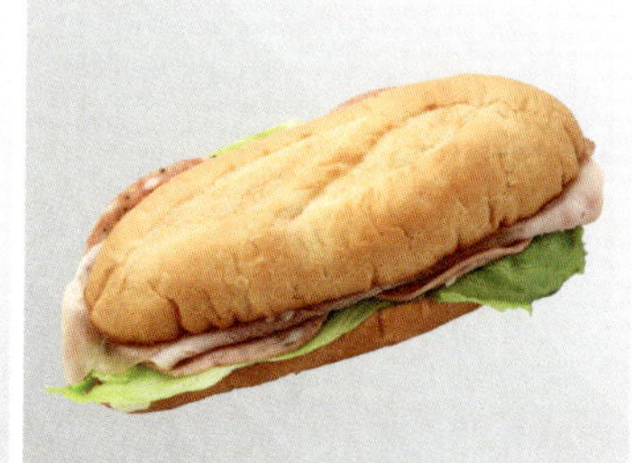

ハム野菜サンド　454kcal

1個150gあたり

たんぱく質 19.2g	カリウム 306mg	5.7点	
脂質 20.7g	コレステロール 48mg	♠	0
炭水化物 48.1g	食物繊維 2.3g	♥	1.7
食塩相当量 3.2g	添加糖分 0g	♣	+
		♦	4.0

パン80g

デリバリーピザ

ピザはチーズからカルシウム、ビタミン B2 などは期待できますが、高エネルギーなので要注意。トッピングはベーコンやサラミより、シーフードや野菜のほうが低エネルギーです。ピザ生地はパン生地のような厚いフカフカしたタイプより、薄いクリスピータイプが低エネルギーでおすすめです。サイドメニューのサラダは、ドレッシングを控えめに。

ピザ生地とチーズのデータ

● ピザ生地
（パン生地タイプ、Mサイズ 1 枚分）
200g
557kcal
7.0 点
食塩相当量 1.8g

● チーズ
（トッピング用、M サイズ 1 枚分）
120g
474kcal 5.9 点
食塩相当量 2.4g

ピザ

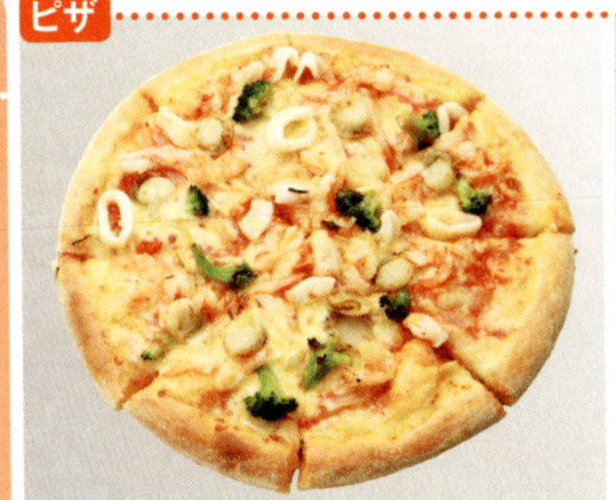

シーフード
Mサイズ ⅛ 切れあたり

141 kcal

たんぱく質 8.2g	カリウム 88mg	1.8 点
脂質 5.0g	コレステロール 13mg	♠ 0.7
炭水化物 15.0g	食物繊維 0.8g	♥ 0.1
食塩相当量 0.6g	添加糖分 0.3g	♣ +
		♦ 1.0

Mサイズ1枚505g

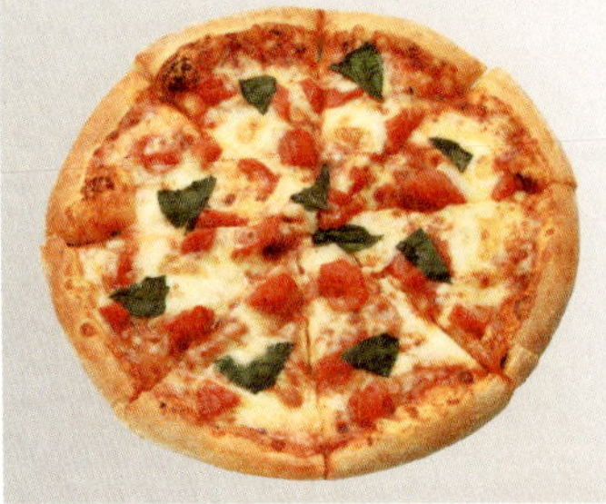

マルゲリータ
Mサイズ ⅛ 切れあたり

144 kcal

たんぱく質 7.3g	カリウム 74mg	1.8 点
脂質 5.6g	コレステロール 3mg	♠ 0.8
炭水化物 15.4g	食物繊維 0.8g	♥ 0
食塩相当量 0.5g	添加糖分 0.3g	♣ +
		♦ 1.0

Mサイズ1枚465g

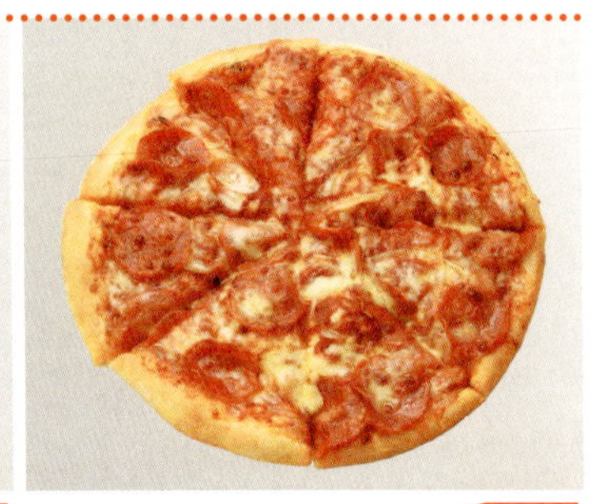

サラミ
Mサイズ ⅛ 切れあたり

148 kcal

たんぱく質 7.0g	カリウム 73mg	1.9 点
脂質 6.3g	コレステロール 6mg	♠ 0.6
炭水化物 15.0g	食物繊維 0.7g	♥ 0.3
食塩相当量 0.7g	添加糖分 0.3g	♣ +
		♦ 1.0

Mサイズ1枚495g

照り焼きチキン
Mサイズ ⅛ 切れあたり

218 kcal

たんぱく質 9.2g	カリウム 132mg	2.7 点
脂質 11.8g	コレステロール 20mg	♠ 0.7
炭水化物 17.9g	食物繊維 1.3g	♥ 0.3
食塩相当量 1.0g	添加糖分 1.3g	♣ 0.1
		♦ 1.7

Mサイズ1枚680g

サイドメニュー

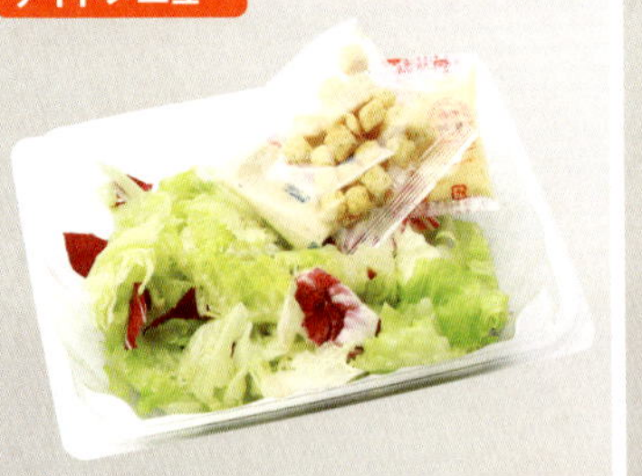

シーザーサラダ
1 パック 135g あたり

187 kcal

たんぱく質 3.9g	カリウム 224mg	2.3 点
脂質 15.7g	コレステロール 27mg	♠ 0.3
炭水化物 7.8g	食物繊維 1.4g	♥ 0
食塩相当量 1.0g	添加糖分 0g	♣ 0.2
		♦ 1.9

※ドレッシング、クルトン含む

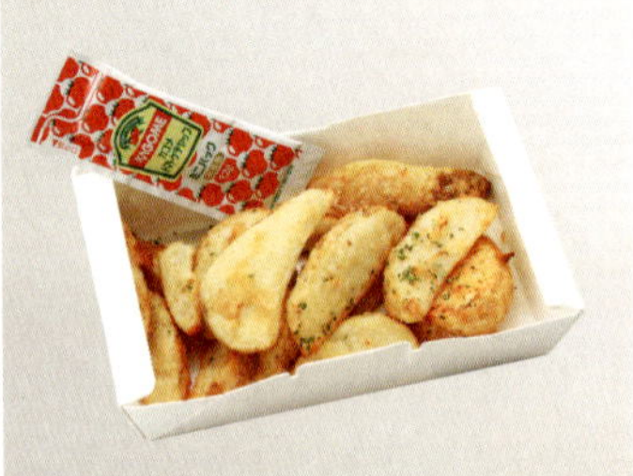

ポテトフライ（皮つき）
1 パック 150g あたり

233 kcal

たんぱく質 2.6g	カリウム 672mg	2.9 点
脂質 11.6g	コレステロール 0mg	♠ 0
炭水化物 29.7g	食物繊維 2.2g	♥ 0
食塩相当量 1.2g	添加糖分 0g	♣ 1.4
		♦ 1.5

※ケチャップ含む

宅配弁当

宅配弁当はコンビニやスーパーの弁当よりも見た目にボリュームがありますが、野菜のおかずの種類が多めで栄養のバランスが比較的ととのっています。主菜が焼き魚や煮魚のものは揚げ物のものに比べてエネルギー控えめですが、副菜にマカロニサラダやスパゲティなどのおかずが入っていると、弁当全体では高エネルギーになります。

宅配弁当のごはんのデータ

- ごはん普通盛り　200g
  336kcal　4.2点
  食塩相当量 0g

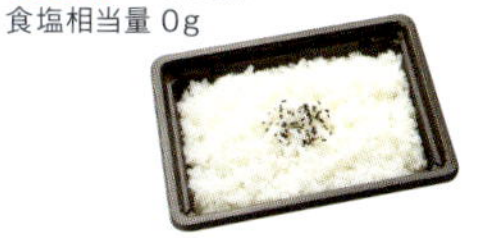

- ごはん大盛り　300g
  504kcal　6.3点
  食塩相当量 0g

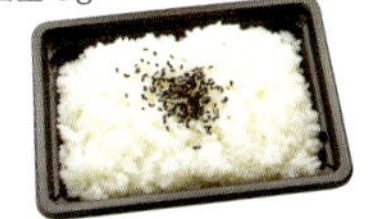

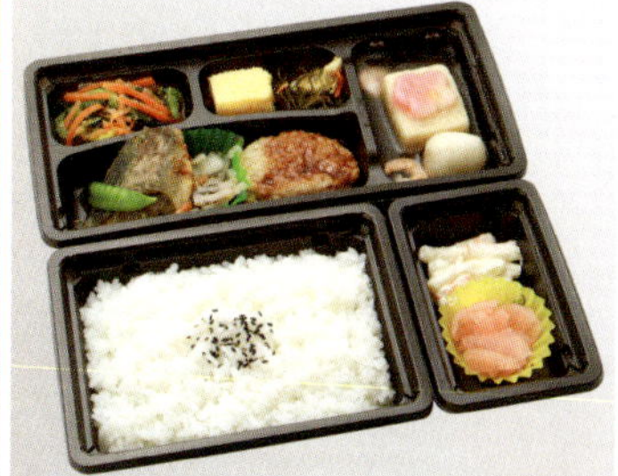

幕の内弁当　661kcal

たんぱく質 31.5g	カリウム 798mg	8.3点
脂質 14.7g	コレステロール 147mg	♠0.3 ♥2.0
炭水化物 95.3g	食物繊維 3.0g	♣0.3
食塩相当量 2.7g	添加糖分 4.7g	◆5.7

ごはん200g

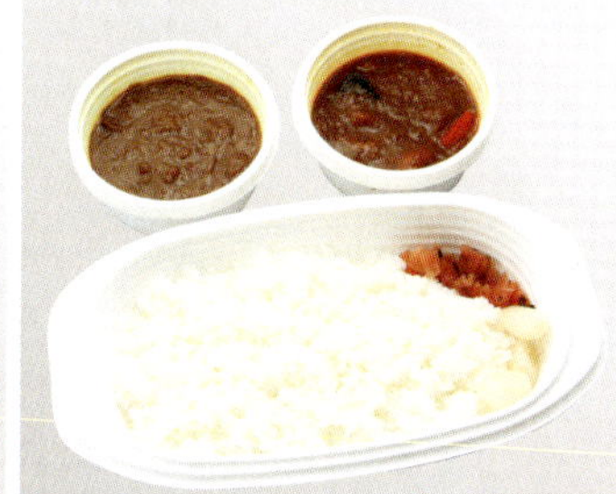

カレーライス弁当　715kcal

たんぱく質 15.7g	カリウム 557mg	8.9点
脂質 19.6g	コレステロール 22mg	♠0 ♥0.6
炭水化物 113.8g	食物繊維 3.3g	♣0.5
食塩相当量 3.1g	添加糖分 0g	◆7.8

ごはん255g

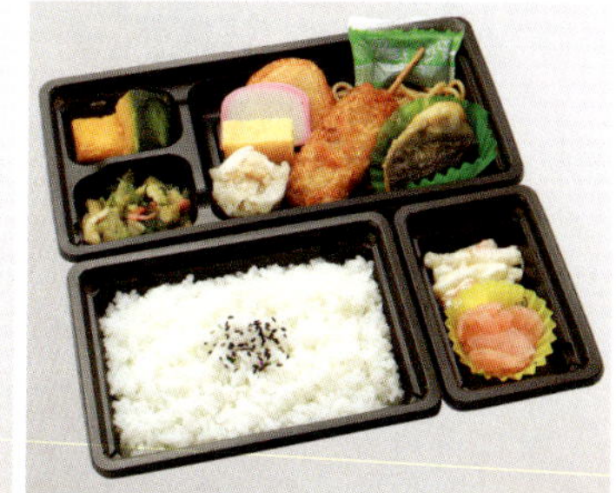

和風弁当　842kcal

たんぱく質 28.4g	カリウム 671mg	10.5点
脂質 27.6g	コレステロール 138mg	♠0.4 ♥2.1
炭水化物 113.8g	食物繊維 3.2g	♣0.5
食塩相当量 3.6g	添加糖分 3.0g	◆7.7

ごはん200g

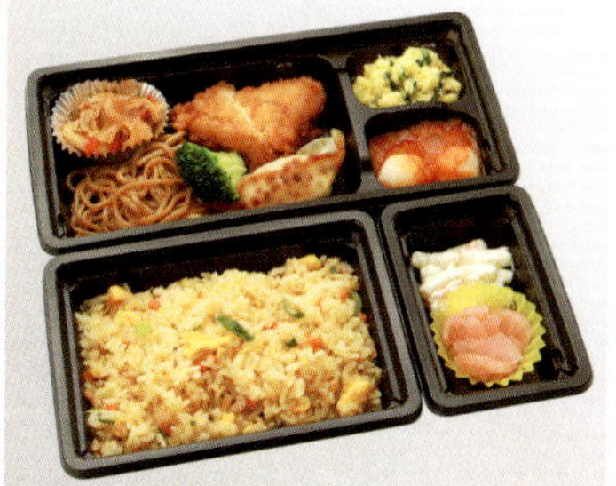

中国風弁当　871kcal

たんぱく質 28.4g	カリウム 715mg	10.9点
脂質 37.2g	コレステロール 227mg	♠0.7 ♥2.0
炭水化物 98.3g	食物繊維 2.9g	♣0.2
食塩相当量 4.0g	添加糖分 0.5g	◆8.0

チャーハン190g

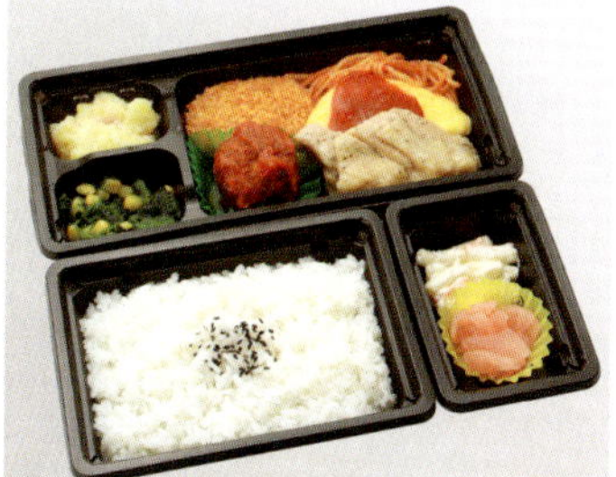

洋風弁当　906kcal

たんぱく質 31.3g	カリウム 809mg	11.3点
脂質 34.9g	コレステロール 216mg	♠0.6 ♥1.9
炭水化物 110.3g	食物繊維 2.6g	♣0.4
食塩相当量 3.1g	添加糖分 0g	◆8.4

ごはん200g

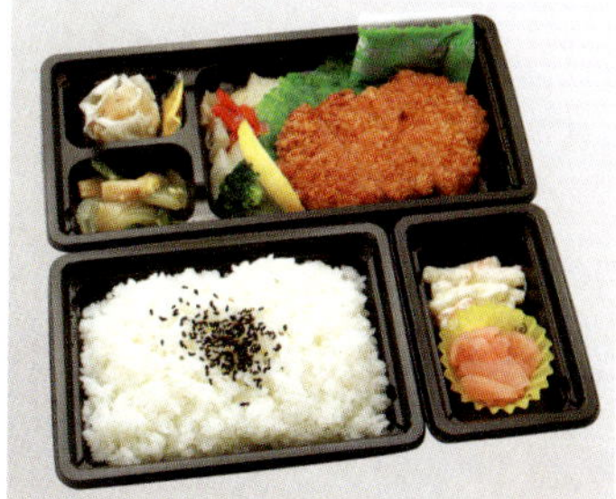

豚カツ弁当　1162kcal

たんぱく質 34.7g	カリウム 708mg	14.5点
脂質 50.2g	コレステロール 136mg	♠0.3 ♥3.4
炭水化物 133.6g	食物繊維 3.1g	♣0.3
食塩相当量 2.7g	添加糖分 0.3g	◆10.5

ごはん大盛り300g

デリカテッセン（主菜）

デパートなどで販売している総菜は計り売りのものが多く、必要な量が買えるので便利です。主菜なら1人分は150g前後。探せばなんでもある充実ぶりです。副菜は油をあまり使わずに作れる緑黄色野菜中心のおかずにして、ビタミン、ミネラル類などを補いましょう。

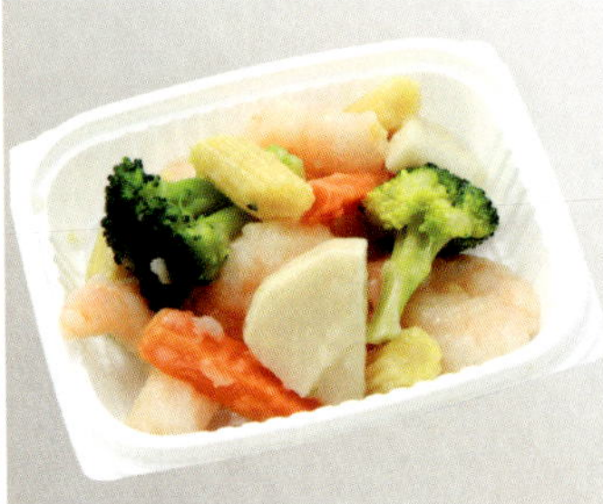

八宝菜 146 kcal

1パック150gあたり

たんぱく質 10.1g	カリウム 430mg	1.8点
脂質 6.5g	コレステロール 72mg	♠0 ♥0.4
炭水化物 11.8g	食物繊維 3.0g	♣0.5
食塩相当量 1.5g	添加糖分 0g	♦0.9

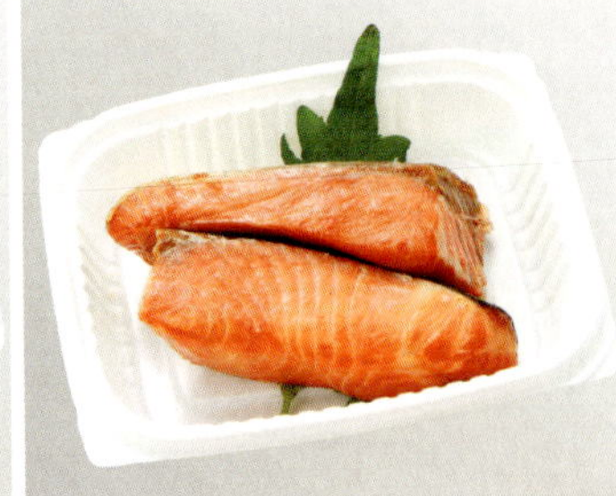

西京焼き（サケ） 171 kcal

1パック100gあたり

たんぱく質 27.1g	カリウム 436mg	2.1点
脂質 5.0g	コレステロール 71mg	♠0 ♥2.0
炭水化物 2.2g	食物繊維 0.2g	♣+
食塩相当量 1.4g	添加糖分 2.0g	♦0.1

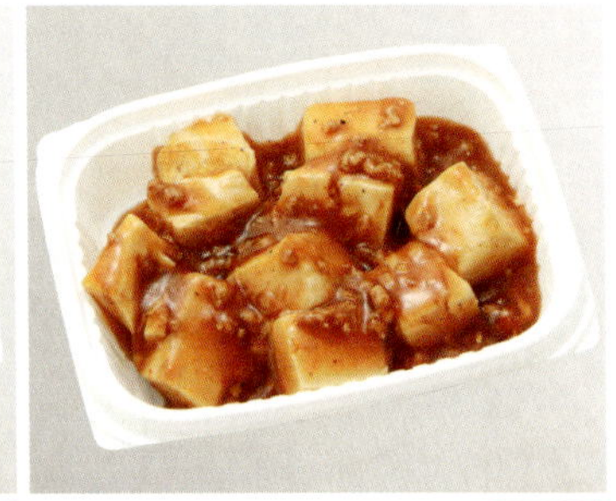

麻婆豆腐 223 kcal

1パック150gあたり

たんぱく質 11.6g	カリウム 402mg	2.8点
脂質 14.6g	コレステロール 15mg	♠0 ♥1.4
炭水化物 8.9g	食物繊維 1.4g	♣0.2
食塩相当量 1.9g	添加糖分 0.6g	♦1.2

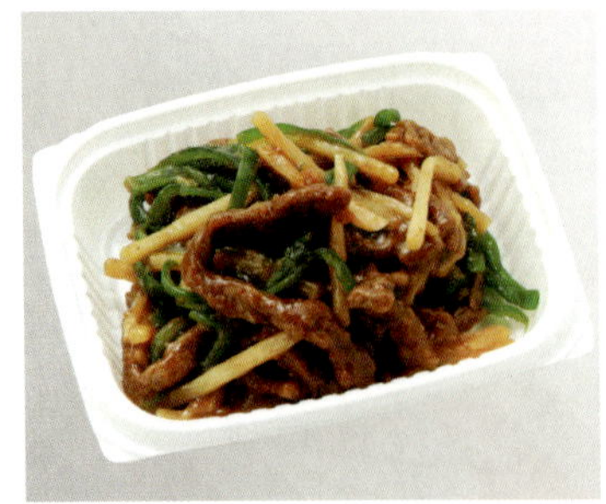

青椒肉絲（ちんじゃおろーすー） 232 kcal

1パック150gあたり

たんぱく質 13.6g	カリウム 433mg	2.9点
脂質 15.3g	コレステロール 42mg	♠0 ♥1.6
炭水化物 8.3g	食物繊維 1.8g	♣0.2
食塩相当量 1.7g	添加糖分 1.0g	♦1.1

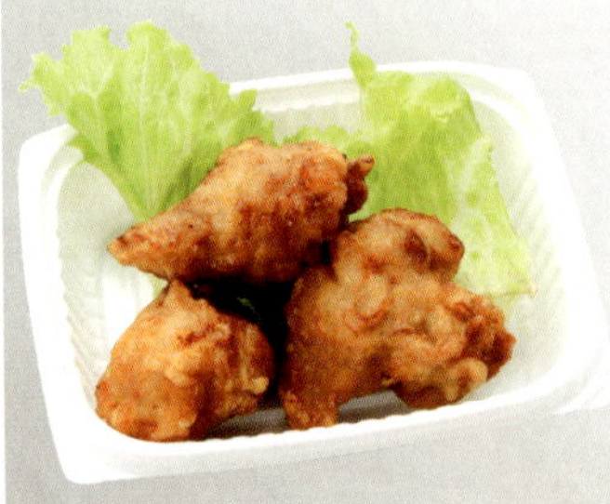

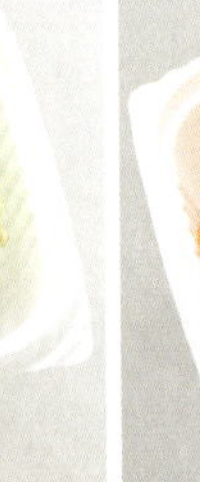

鶏肉のから揚げ 259 kcal

1パック100gあたり

たんぱく質 17.4g	カリウム 345mg	3.2点
脂質 16.6g	コレステロール 89mg	♠+ ♥2.6
炭水化物 6.4g	食物繊維 0.1g	♣+
食塩相当量 1.5g	添加糖分 0g	♦0.7

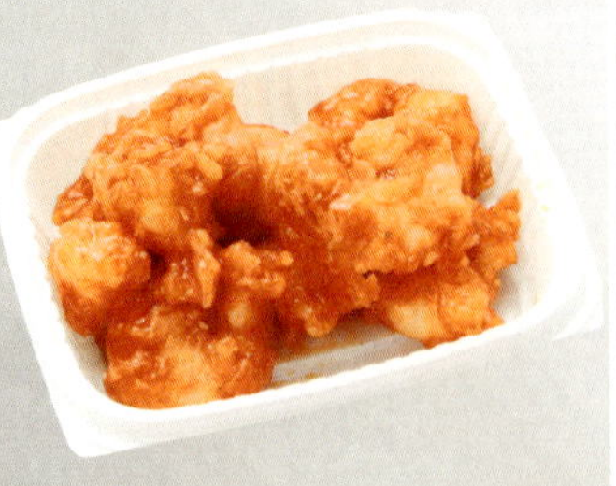

エビチリ 276 kcal

1パック150gあたり

たんぱく質 19.2g	カリウム 341mg	3.4点
脂質 16.5g	コレステロール 151mg	♠0 ♥1.0
炭水化物 9.8g	食物繊維 0.6g	♣0.1
食塩相当量 1.9g	添加糖分 0g	♦2.4

メンチカツ 285 kcal

1個60gあたり

たんぱく質 12.4g	カリウム 271mg	3.6点
脂質 19.1g	コレステロール 74mg	♠0.2 ♥1.5
炭水化物 14.3g	食物繊維 1.3g	♣0.2
食塩相当量 0.8g	添加糖分 0g	♦1.6

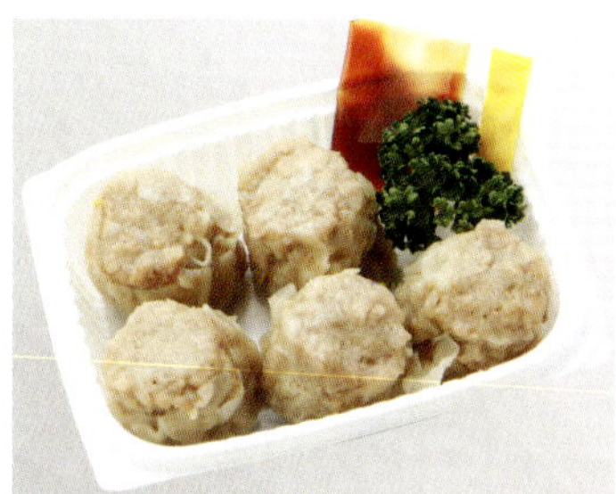

シューマイ

300 kcal

5 個 150g あたり

たんぱく質 18.5g	カリウム 463mg	3.8 点
脂質 15.1g	コレステロール 62mg	♠0 ♥2.5 ♣0.2 ♦1.1
炭水化物 20.5g	食物繊維 1.8g	
食塩相当量 2.7g	添加糖分 0.8g	

※たれ含む

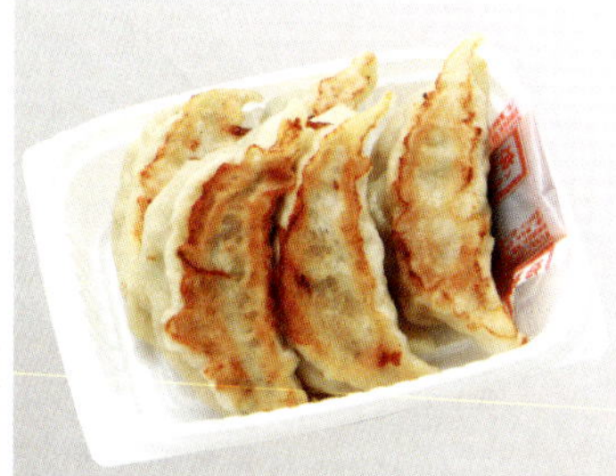

ギョーザ

323 kcal

5 個 150g あたり

たんぱく質 11.6g	カリウム 399mg	4.0 点
脂質 16.4g	コレステロール 27mg	♠0 ♥1.0 ♣0.2 ♦2.8
炭水化物 28.8g	食物繊維 2.5g	
食塩相当量 2.6g	添加糖分 0g	

※たれ含む

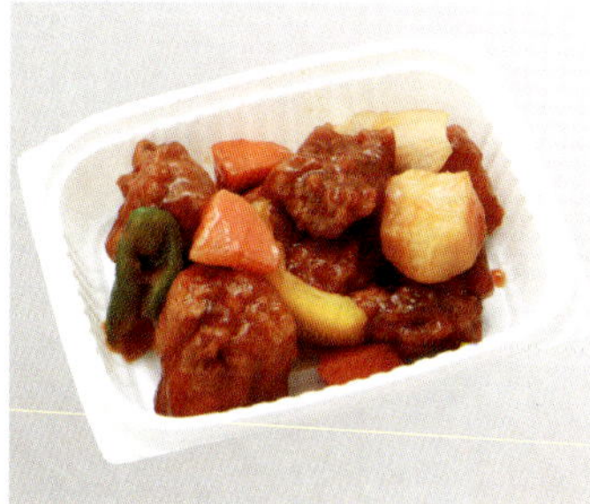

酢豚

330 kcal

1 パック 150g あたり

たんぱく質 15.2g	カリウム 511mg	4.1 点
脂質 19.4g	コレステロール 52mg	♠0 ♥2.4 ♣0.2 ♦1.5
炭水化物 20.9g	食物繊維 1.5g	
食塩相当量 1.8g	添加糖分 9.0g	

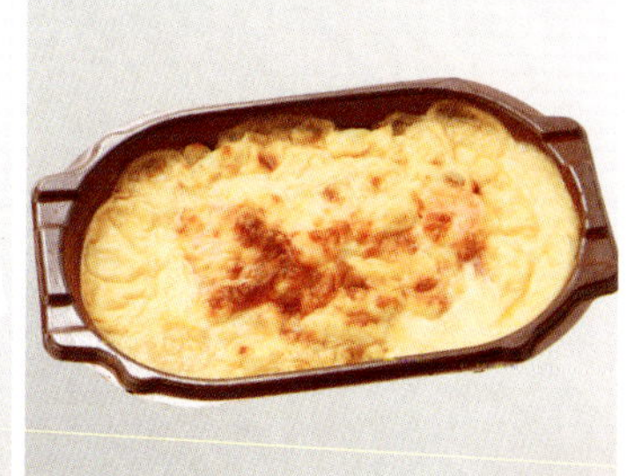

グラタン

334 kcal

1 パック 180g あたり

たんぱく質 14.2g	カリウム 284mg	4.2 点
脂質 16.2g	コレステロール 55mg	♠1.5 ♥0.2 ♣0.2 ♦2.4
炭水化物 31.3g	食物繊維 1.5g	
食塩相当量 2.2g	添加糖分 0g	

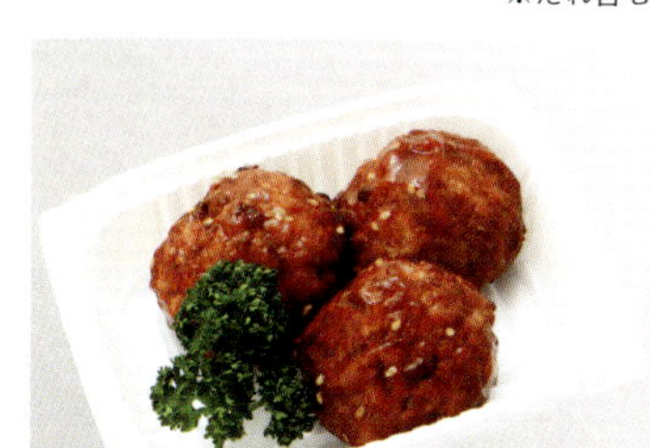

肉団子

365 kcal

3 個 150g あたり

たんぱく質 20.0g	カリウム 504mg	4.6 点
脂質 24.5g	コレステロール 64mg	♠0 ♥3.4 ♣0.5 ♦0.6
炭水化物 12.9g	食物繊維 1.3g	
食塩相当量 1.6g	添加糖分 2.0g	

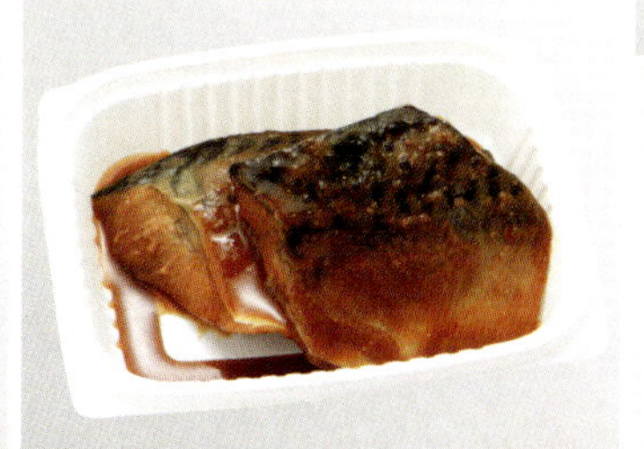

サバみそ煮

376 kcal

2 切れ 120g あたり

たんぱく質 26.7g	カリウム 468mg	4.7 点
脂質 21.0g	コレステロール 73mg	♠0 ♥3.7 ♣0 ♦1.0
炭水化物 14.1g	食物繊維 0.7g	
食塩相当量 2.2g	添加糖分 9.6g	

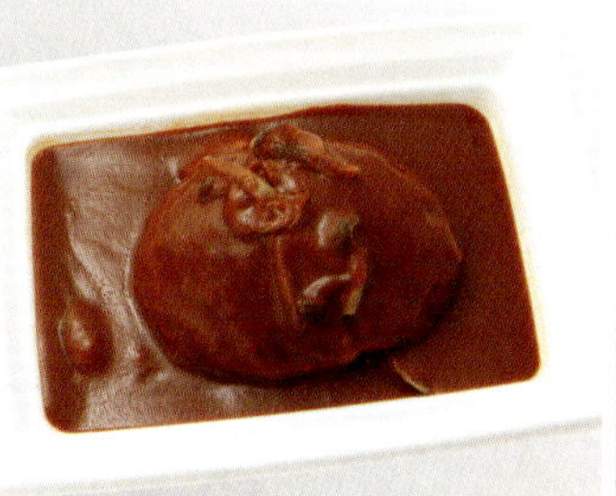

ハンバーグ

550 kcal

1 パック 230g あたり

たんぱく質 31.9g	カリウム 722mg	6.9 点
脂質 38.0g	コレステロール 173mg	♠0.4 ♥5.1 ♣0.3 ♦1.1
炭水化物 16.4g	食物繊維 1.9g	
食塩相当量 3.1g	添加糖分 0g	

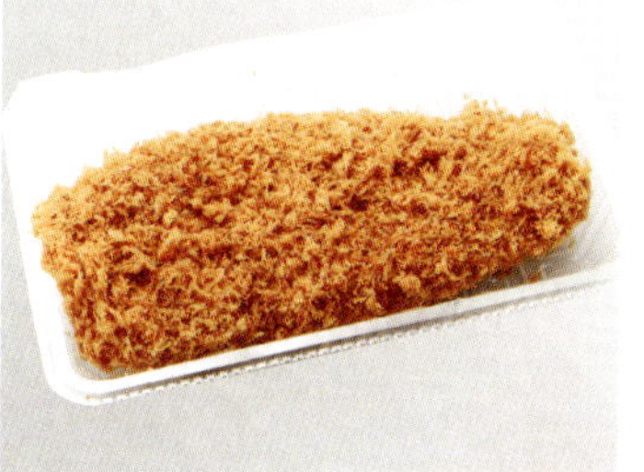

豚カツ

667 kcal

1 枚 160g あたり

たんぱく質 35.3g	カリウム 546mg	8.3 点
脂質 49.3g	コレステロール 165mg	♠0.3 ♥5.3 ♣0 ♦2.8
炭水化物 14.1g	食物繊維 0.7g	
食塩相当量 1.4g	添加糖分 0g	

デリカテッセン（副菜）

副菜になるおかずの１人分の目安は100g前後。和風のおかずは、塩分や糖分は多くなりがちですが、乾物や根菜を使っていて食物繊維やミネラル類が期待できます。サラダはドレッシング別添えのものを選べば、かけるドレッシングの量でエネルギーを調節できます。

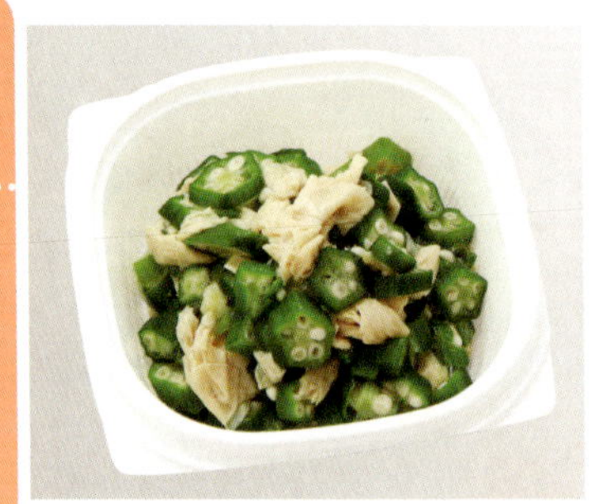

オクラのねばねばサラダ 52 kcal

1パック 100g あたり

		0.6点
たんぱく質 4.0g	カリウム 227mg	♠0
脂質 1.7g	コレステロール 0mg	♥0.3
炭水化物 5.5g	食物繊維 3.2g	♣0.2
食塩相当量 0.9g	添加糖分 0.7g	♦0.1

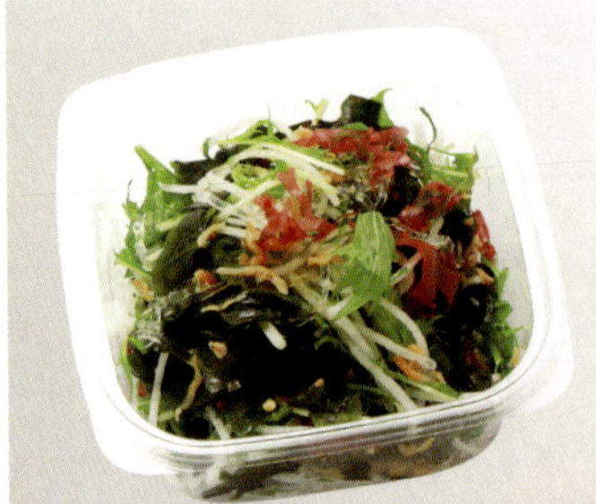

じゃこ水菜サラダ 67 kcal

1パック 200g あたり

		0.8点
たんぱく質 4.4g	カリウム 642mg	♠0
脂質 2.4g	コレステロール 20mg	♥0.1
炭水化物 8.5g	食物繊維 4.2g	♣0.5
食塩相当量 0.6g	添加糖分 0g	♦0.2

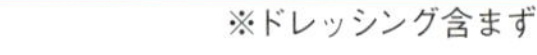
※ドレッシング含まず

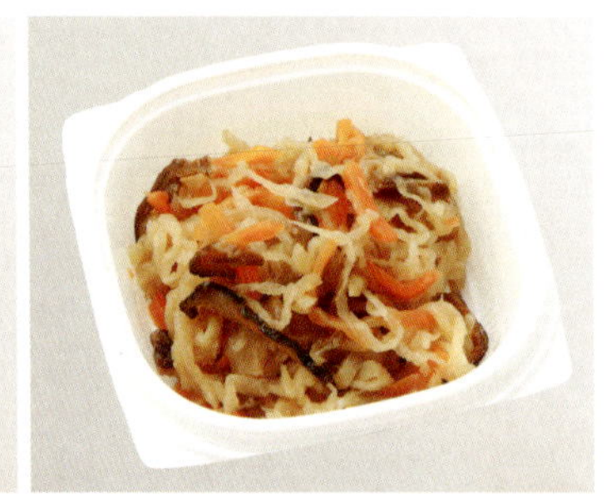

切り干し大根煮 74 kcal

1パック 100g あたり

		0.9点
たんぱく質 2.2g	カリウム 530mg	♠0
脂質 0.2g	コレステロール 0mg	♥0
炭水化物 15.2g	食物繊維 3.6g	♣0.6
食塩相当量 1.3g	添加糖分 3.0g	♦0.4

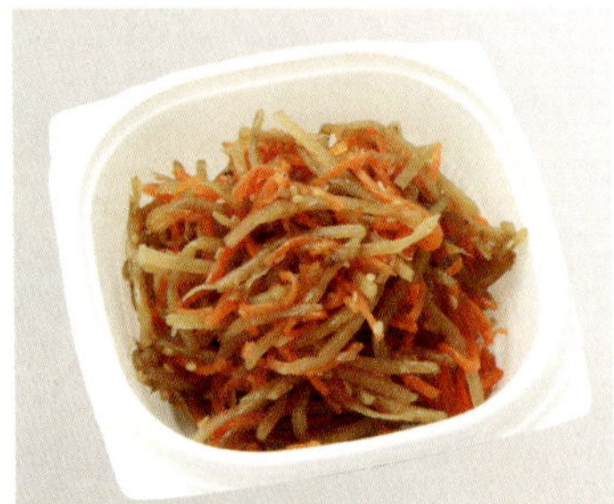

きんぴらごぼう 99 kcal

1パック 100g あたり

		1.2点
たんぱく質 1.9g	カリウム 254mg	♠0
脂質 4.6g	コレステロール 0mg	♥0
炭水化物 11.4g	食物繊維 3.0g	♣0.4
食塩相当量 1.4g	添加糖分 3.0g	♦0.8

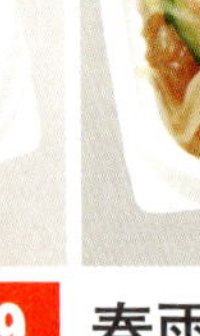
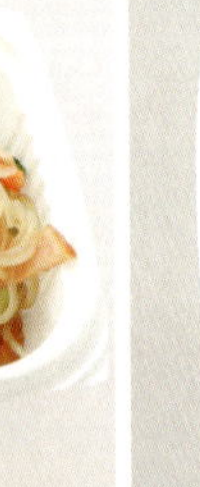

春雨サラダ 105 kcal

1パック 100g あたり

		1.3点
たんぱく質 2.4g	カリウム 116mg	♠0
脂質 5.5g	コレステロール 4mg	♥0.2
炭水化物 11.3g	食物繊維 0.9g	♣0.1
食塩相当量 1.2g	添加糖分 0.5g	♦1.0

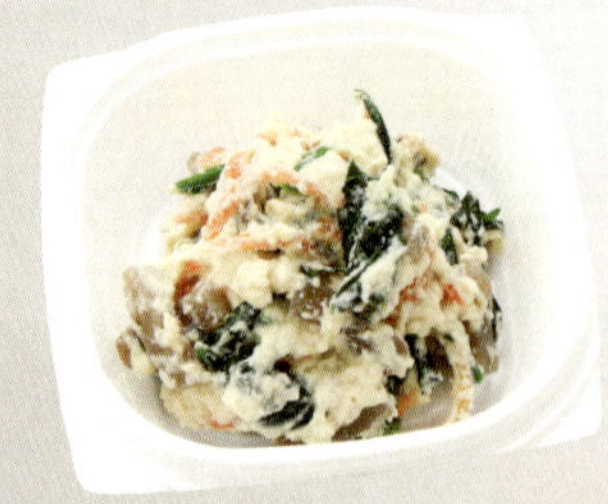

白あえ 108 kcal

1パック 100g あたり

		1.4点
たんぱく質 6.7g	カリウム 316mg	♠0
脂質 4.5g	コレステロール 0mg	♥0.7
炭水化物 9.8g	食物繊維 1.8g	♣0.1
食塩相当量 1.3g	添加糖分 5.0g	♦0.5

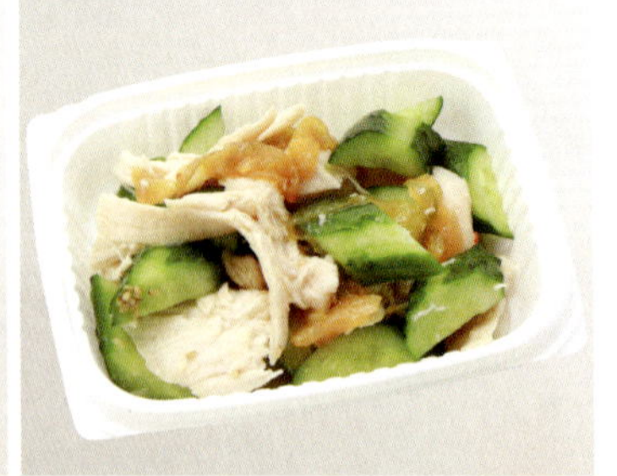

蒸し鶏のサラダ 114 kcal

1パック 100g あたり

		1.4点
たんぱく質 13.5g	カリウム 298mg	♠0
脂質 5.6g	コレステロール 42mg	♥0.8
炭水化物 2.0g	食物繊維 0.7g	♣0.1
食塩相当量 0.9g	添加糖分 0g	♦0.6

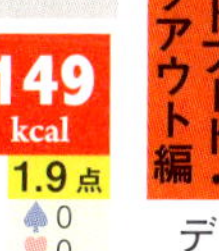

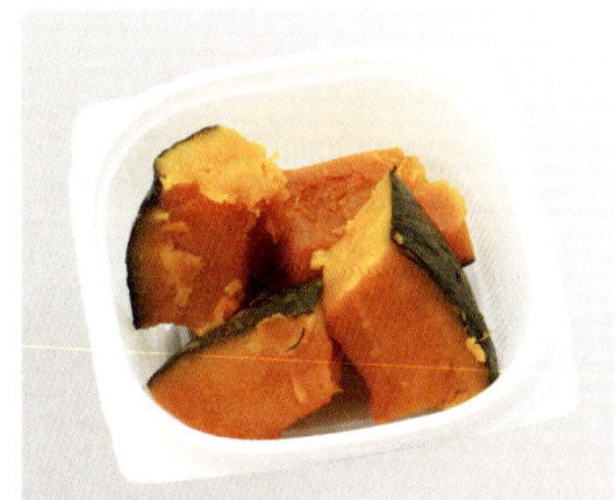

かぼちゃ煮 122 kcal

1パック100gあたり

たんぱく質 2.3g	カリウム 507mg	1.5点
脂質 0.3g	コレステロール 0mg	♠0 ♥0
炭水化物 27.5g	食物繊維 3.5g	♣1.1
食塩相当量 0.5g	添加糖分 6.0g	♦0.4

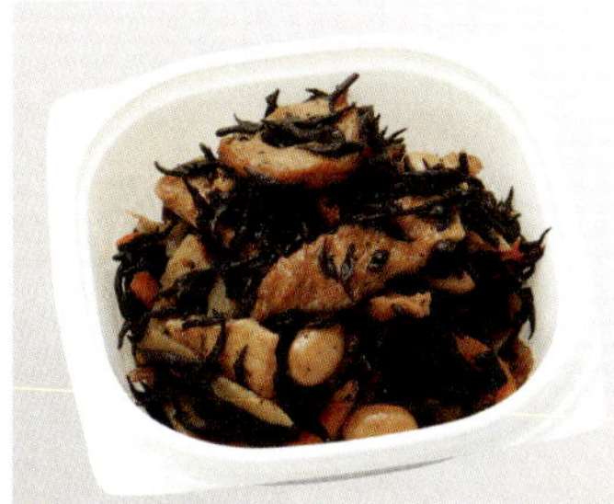

ひじき煮 122 kcal

1パック100gあたり

たんぱく質 6.9g	カリウム 825mg	1.5点
脂質 5.3g	コレステロール 2mg	♠0 ♥0.9
炭水化物 15.0g	食物繊維 6.8g	♣0.4
食塩相当量 2.0g	添加糖分 2.3g	♦0.2

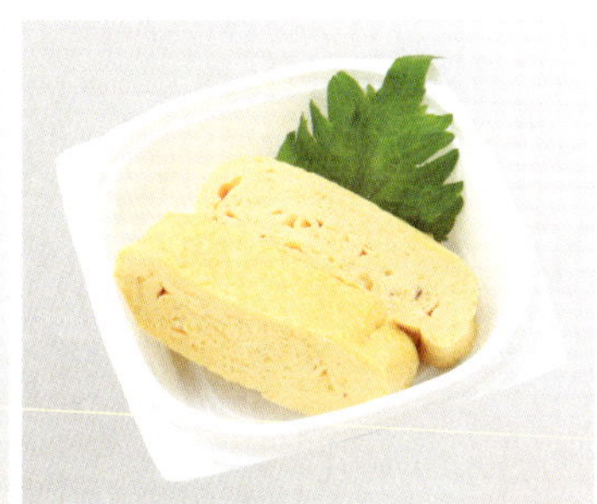

だし巻き卵 145 kcal

1パック100gあたり

たんぱく質 9.7g	カリウム 126mg	1.8点
脂質 8.7g	コレステロール 323mg	♠1.5 ♥0
炭水化物 5.3g	食物繊維 0.1g	♣+
食塩相当量 1.1g	添加糖分 4.6g	♦0.4

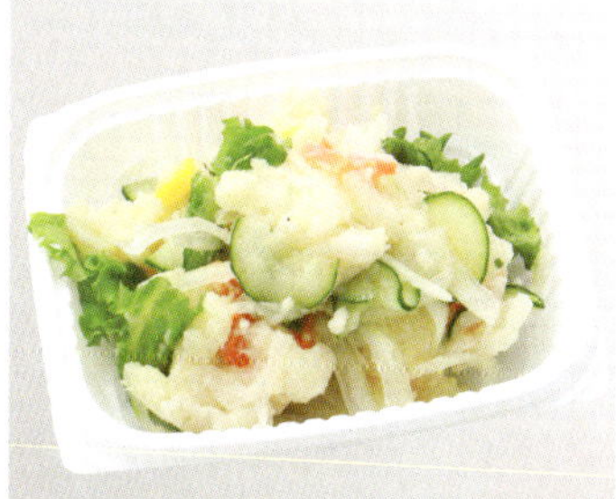

ポテトサラダ 149 kcal

1パック100gあたり

たんぱく質 1.4g	カリウム 313mg	1.9点
脂質 10.4g	コレステロール 9mg	♠0 ♥0
炭水化物 12.4g	食物繊維 1.2g	♣0.7
食塩相当量 0.9g	添加糖分 0g	♦1.2

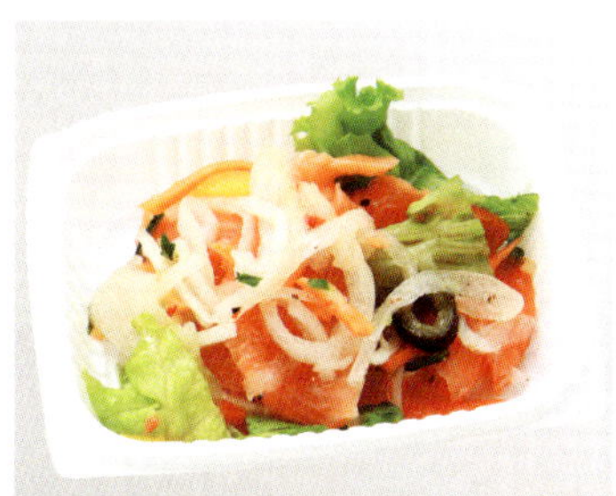

スモークサーモンマリネ 156 kcal

1パック100gあたり

たんぱく質 13.3g	カリウム 206mg	2.0点
脂質 9.3g	コレステロール 25mg	♠0 ♥1.0
炭水化物 3.7g	食物繊維 0.8g	♣0.2
食塩相当量 2.0g	添加糖分 0g	♦0.7

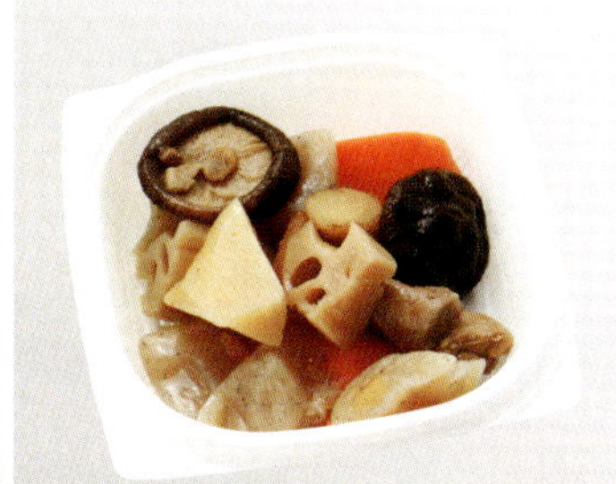

筑前煮 163 kcal

1パック100gあたり

たんぱく質 9.2g	カリウム 657mg	2.0点
脂質 3.8g	コレステロール 18mg	♠0 ♥0.4
炭水化物 25.7g	食物繊維 6.3g	♣0.9
食塩相当量 1.2g	添加糖分 6.0g	♦0.8

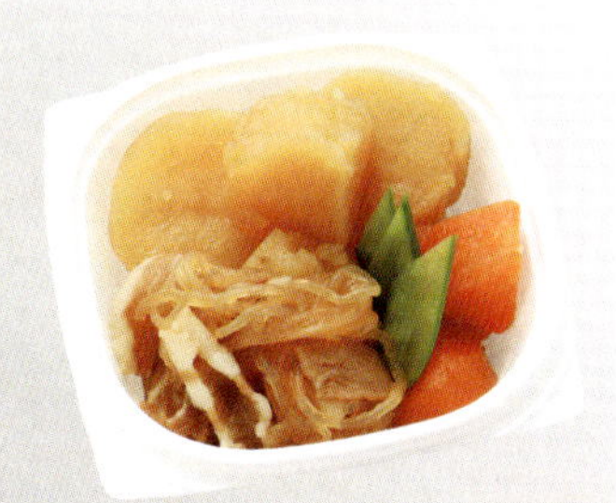

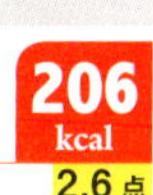

肉じゃが 206 kcal

1パック100gあたり

たんぱく質 5.7g	カリウム 566mg	2.6点
脂質 8.2g	コレステロール 14mg	♠0 ♥1.0
炭水化物 25.9g	食物繊維 2.4g	♣1.0
食塩相当量 1.4g	添加糖分 6.0g	♦0.6

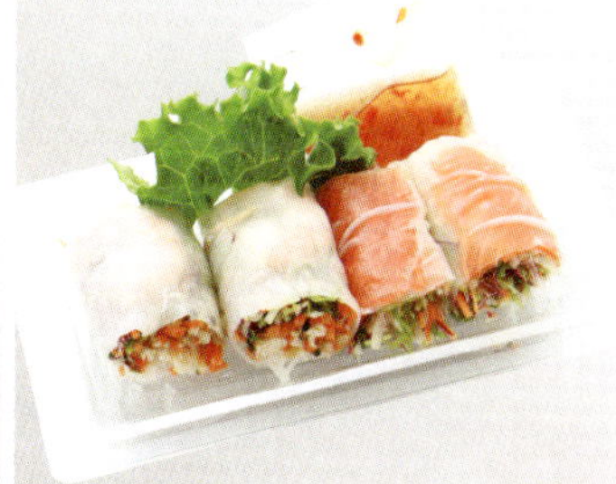

生春巻き 209 kcal

1パック165gあたり

たんぱく質 13.7g	カリウム 267mg	2.6点
脂質 2.0g	コレステロール 60mg	♠0 ♥0.9
炭水化物 33.9g	食物繊維 0.9g	♣0.1
食塩相当量 2.0g	添加糖分 8.8g	♦1.6

※添付のスイートチリソース含む

コンビニ・スーパー（弁当・丼）

弁当と丼物のごはんの量は茶わん2杯分（200～250g）のものが多い。コンビニのごはんは塩分を含んでいることがあるので、パッケージの栄養表示を参考にしてエネルギーや塩分が控えめなもの、野菜を多く使っているもの、あればミニサイズを選びたい。最近は、購入後電子レンジ加熱して仕上げ調理するタイプもあり、でき立てのあつあつが食べられます。

丼のごはんのデータ

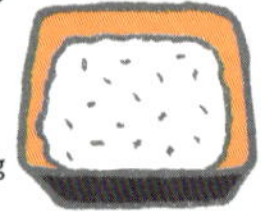

● 普通サイズの丼物　250g
413kcal
5.2点
食塩相当量 0.2g

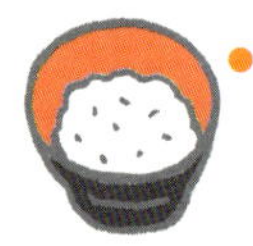

● ミニサイズの丼物　150g
248kcal　3.1点
食塩相当量 0.1g

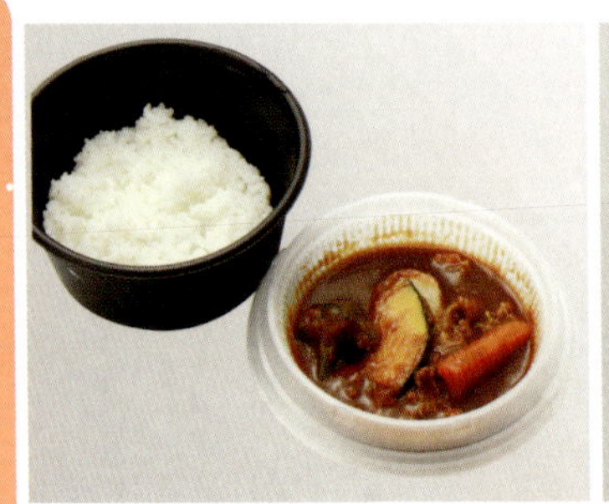

カレーライス

1食分 350g あたり　**491 kcal**　**6.1点**

たんぱく質 12.3g	カリウム 401mg	♠ 0
脂質 11.1g	コレステロール 23mg	♥ 0.7
炭水化物 82.3g	食物繊維 2.8g	♣ 0.4
食塩相当量 3.0g	添加糖分 0g	♦ 5.1

ごはん 180g

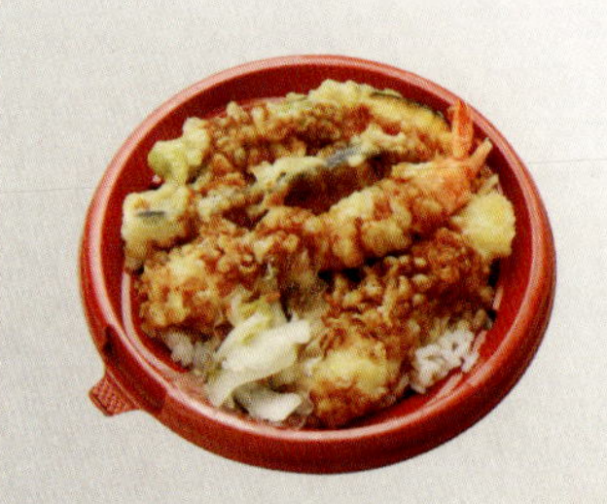

天丼（ミニサイズ）

1食分 260g あたり　**512 kcal**　**6.4点**

たんぱく質 12.1g	カリウム 273mg	♠ 0.1
脂質 13.2g	コレステロール 72mg	♥ 0.3
炭水化物 80.7g	食物繊維 1.7g	♣ 0.2
食塩相当量 1.7g	添加糖分 5.5g	♦ 5.9

ごはん 150g

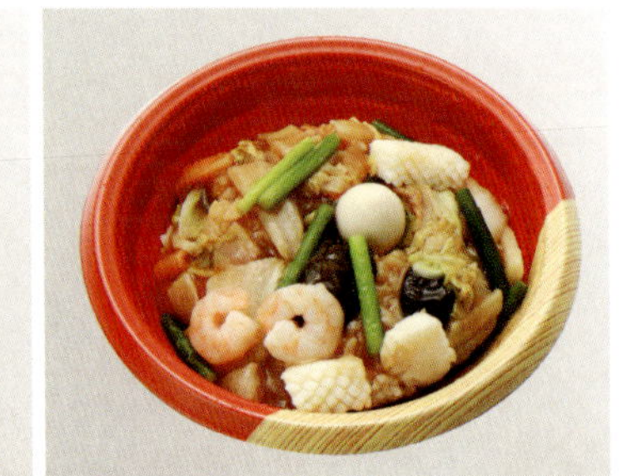

中華丼

1食分 400g あたり　**545 kcal**　**6.8点**

たんぱく質 14.9g	カリウム 740mg	♠ 0.2
脂質 14.4g	コレステロール 101mg	♥ 0.3
炭水化物 86.9g	食物繊維 5.5g	♣ 0.7
食塩相当量 3.4g	添加糖分 0g	♦ 5.7

ごはん 200g

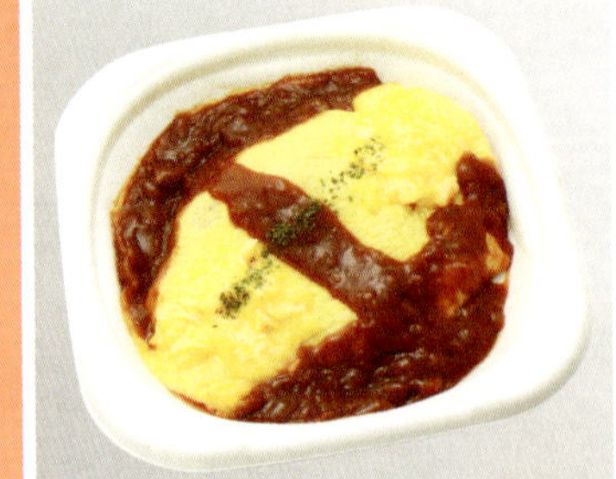

オムライス

1食分 340g あたり　**557 kcal**　**7.0点**

たんぱく質 17.2g	カリウム 383mg	♠ 1.3
脂質 16.9g	コレステロール 302mg	♥ 0.2
炭水化物 79.1g	食物繊維 1.1g	♣ 0.1
食塩相当量 3.1g	添加糖分 0g	♦ 5.4

チキンライス 200g

牛丼

1食分 330g あたり　**605 kcal**　**7.6点**

たんぱく質 16.8g	カリウム 330mg	♠ 0
脂質 17.7g	コレステロール 47mg	♥ 2.5
炭水化物 86.3g	食物繊維 1.4g	♣ 0.1
食塩相当量 3.5g	添加糖分 6.0g	♦ 4.9

ごはん 200g

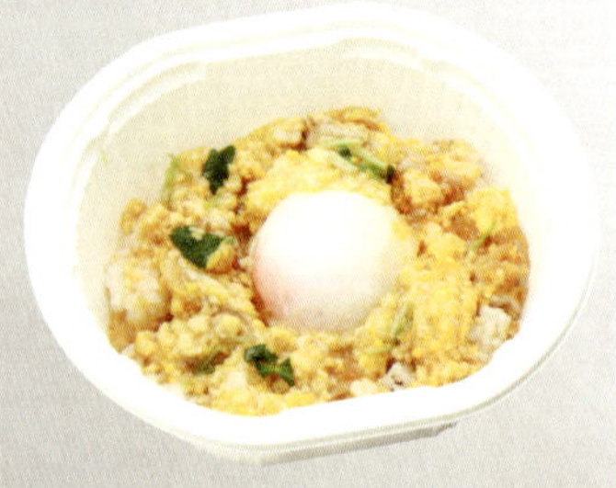

親子丼

1食分 400g あたり　**612 kcal**　**7.7点**

たんぱく質 26.4g	カリウム 457mg	♠ 1.4
脂質 11.2g	コレステロール 363mg	♥ 0.9
炭水化物 94.6g	食物繊維 1.2g	♣ 0.1
食塩相当量 3.1g	添加糖分 5.0g	♦ 5.2

ごはん 230g

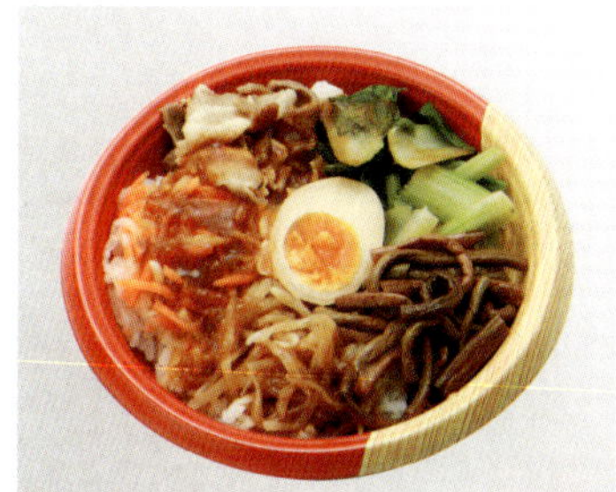

ビビンパ 642 kcal

1食分 350g あたり

たんぱく質 14.6g	カリウム 411mg	8.0点
脂質 17.2g	コレステロール 119mg	♠0.5 ♥1.0
炭水化物 101.4g	食物繊維 2.8g	♣0.2
食塩相当量 3.3g	添加糖分 2.8g	♦6.3

ごはん 250g

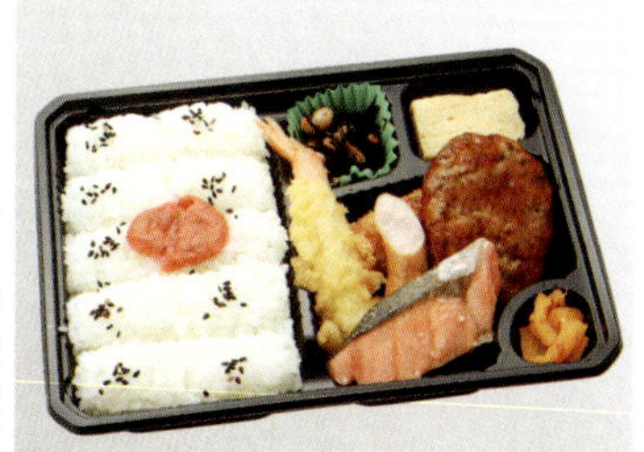

幕の内弁当 739 kcal

1食分 400g あたり

たんぱく質 24.2g	カリウム 501mg	9.2点
脂質 19.6g	コレステロール 95mg	♠0.3 ♥1.2
炭水化物 111.9g	食物繊維 2.2g	♣+
食塩相当量 3.9g	添加糖分 2.5g	♦7.7

ごはん 250g

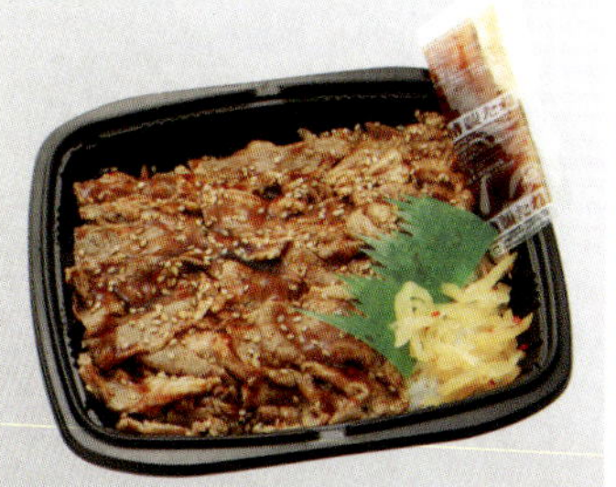

牛カルビ弁当 742 kcal

1食分 380g あたり

たんぱく質 16.8g	カリウム 286mg	9.3点
脂質 20.5g	コレステロール 39mg	♠0 ♥2.7
炭水化物 114.5g	食物繊維 1.2g	♣+
食塩相当量 2.8g	添加糖分 1.3g	♦6.6

ごはん 300g

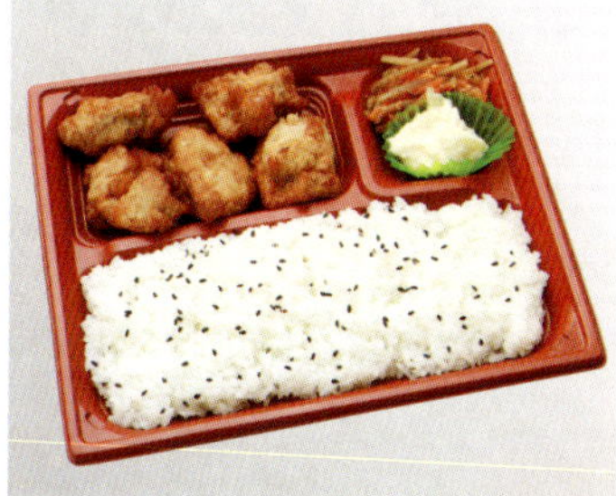

鶏肉のから揚げ弁当 802 kcal

1食分 380g あたり

たんぱく質 26.1g	カリウム 551mg	10.0点
脂質 29.6g	コレステロール 134mg	♠0.2 ♥2.6
炭水化物 100.3g	食物繊維 2.3g	♣0.3
食塩相当量 3.4g	添加糖分 1.5g	♦7.0

ごはん 225g

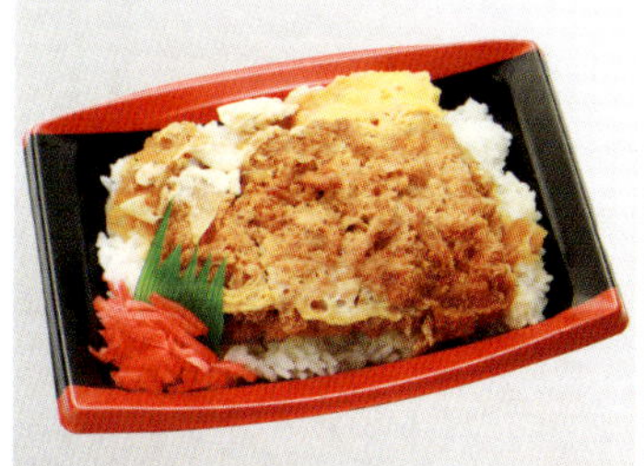

カツ丼 896 kcal

1食分 390g あたり

たんぱく質 31.3g	カリウム 546mg	11.2点
脂質 38.9g	コレステロール 293mg	♠1.1 ♥2.6
炭水化物 96.0g	食物繊維 1.6g	♣0.1
食塩相当量 3.3g	添加糖分 6.0g	♦7.4

ごはん 200g

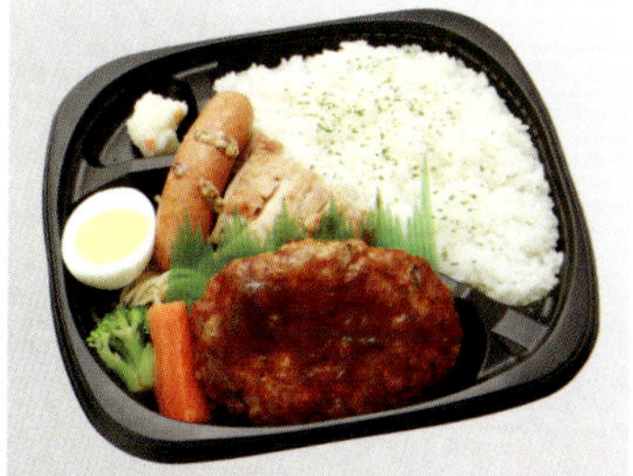

ハンバーグ弁当 913 kcal

1食分 480g あたり

たんぱく質 35.9g	カリウム 638mg	11.4点
脂質 34.9g	コレステロール 168mg	♠0.5 ♥2.5
炭水化物 107.9g	食物繊維 1.9g	♣0.1
食塩相当量 4.4g	添加糖分 0g	♦8.3

ごはん 220g

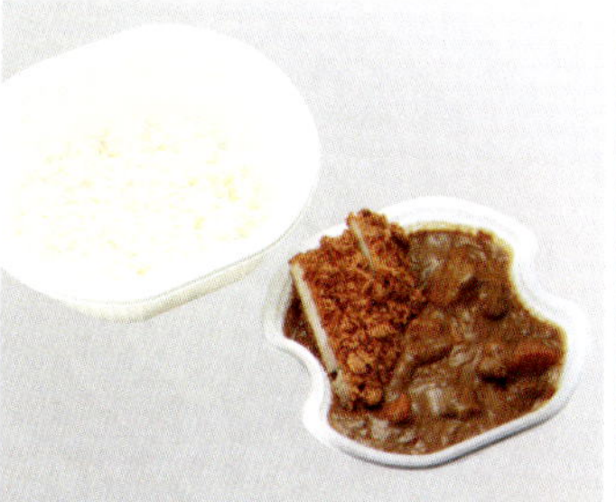

カツカレー 1050 kcal

1食分 480g あたり

たんぱく質 28.8g	カリウム 553mg	13.1点
脂質 50.3g	コレステロール 90mg	♠0.1 ♥3.2
炭水化物 112.2g	食物繊維 2.8g	♣0.1
食塩相当量 3.3g	添加糖分 0g	♦9.7

ごはん 240g

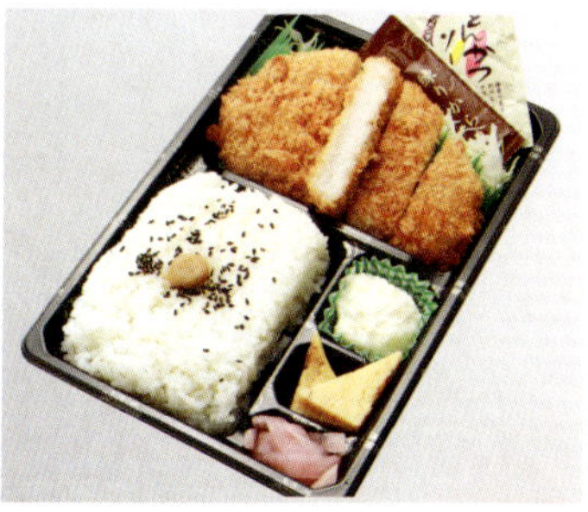

豚カツ弁当 1421 kcal

1食分 560g あたり

たんぱく質 45.0g	カリウム 884mg	17.8点
脂質 68.9g	コレステロール 205mg	♠0.5 ♥4.9
炭水化物 143.9g	食物繊維 3.4g	♣0.3
食塩相当量 4.5g	添加糖分 0.8g	♦12.0

ごはん 290g

コンビニ・スーパー（めん・パスタ）

コンビニエンスストアやスーパーで販売しているパスタは、ミートソースのようなオーソドックスなものだけでなく、スープパスタや生パスタなど種類が豊富です。めんの量はさまざまで、スープパスタのように少量のものもあれば、大盛りで350gも入っているものも。和風、中国風のめんは野菜がたっぷり入っているものもありますが、塩分が高いので要注意です。

めんのデータ

- ゆでスパゲティ 300g
  496kcal 6.2点
  食塩相当量 3.5g

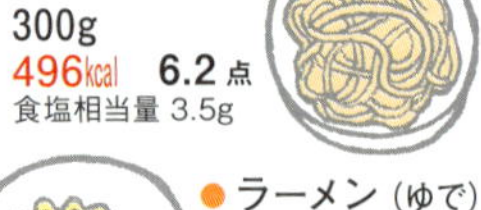

- ラーメン（ゆで） 160g
  238kcal 3.0点
  食塩相当量 0.3g

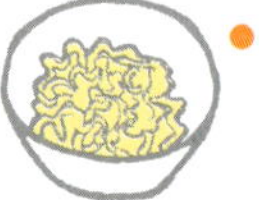

- ゆでそば 200g
  269kcal 3.4点
  食塩相当量 0g

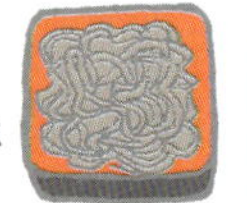

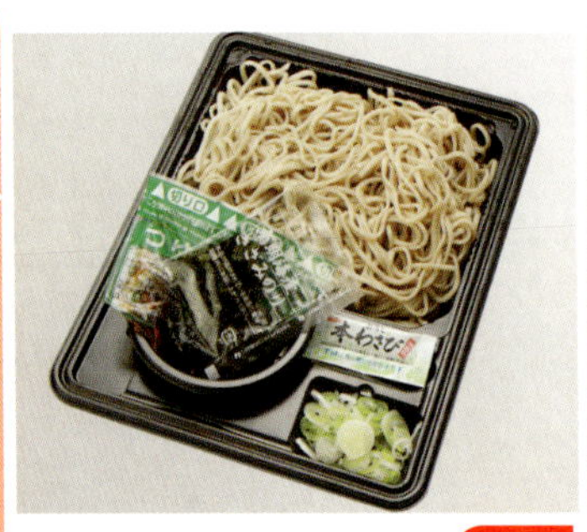

ざるそば 330kcal

1食分270gあたり

たんぱく質 11.2g	カリウム 184mg	4.1点
脂質 2.0g	コレステロール 0mg	♠0
炭水化物 65.4g	食物繊維 4.4g	♥0
食塩相当量 2.5g	添加糖分 3.3g	♣+
		◆4.1

ゆでめん 200g

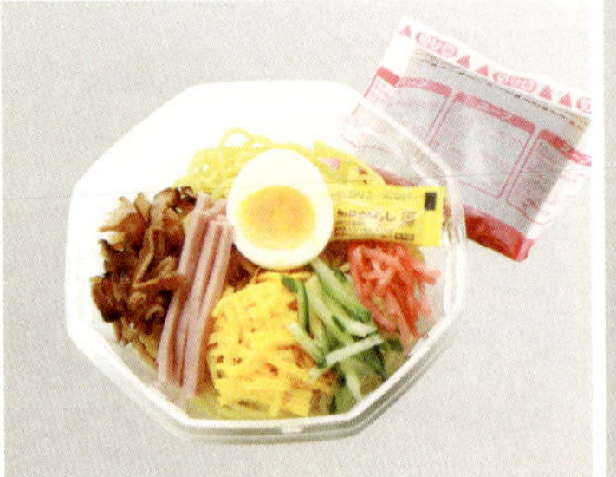

冷やし中華（ミニサイズ） 348kcal

1食分290gあたり

たんぱく質 15.4g	カリウム 314mg	4.4点
脂質 6.1g	コレステロール 154mg	♠0.7
炭水化物 54.4g	食物繊維 2.7g	♥0.1
食塩相当量 4.2g	添加糖分 4.5g	♣0.1
		◆3.5

ゆでめん 160g

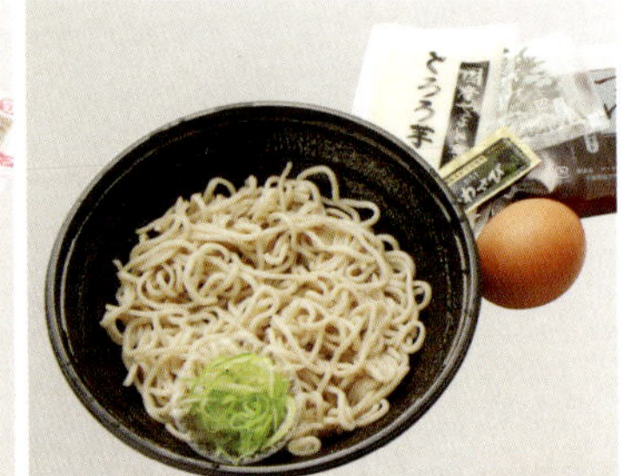

とろろそば 364kcal

1食分400gあたり

たんぱく質 18.6g	カリウム 379mg	4.6点
脂質 7.1g	コレステロール 231mg	♠1.0
炭水化物 54.1g	食物繊維 3.4g	♥0
食塩相当量 3.4g	添加糖分 3.3g	♣0.3
		◆3.2

ゆでめん 190g

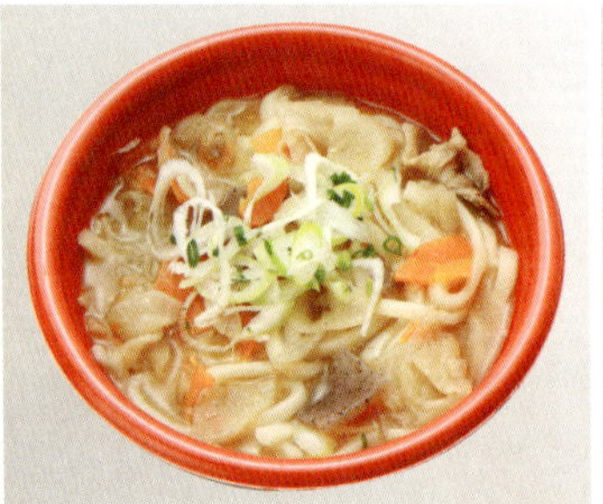

豚汁うどん 372kcal

1食分490gあたり

たんぱく質 16.7g	カリウム 376mg	4.7点
脂質 6.7g	コレステロール 13mg	♠0
炭水化物 58.7g	食物繊維 4.0g	♥0.5
食塩相当量 5.6g	添加糖分 0g	♣0.2
		◆3.9

ゆでめん 235g

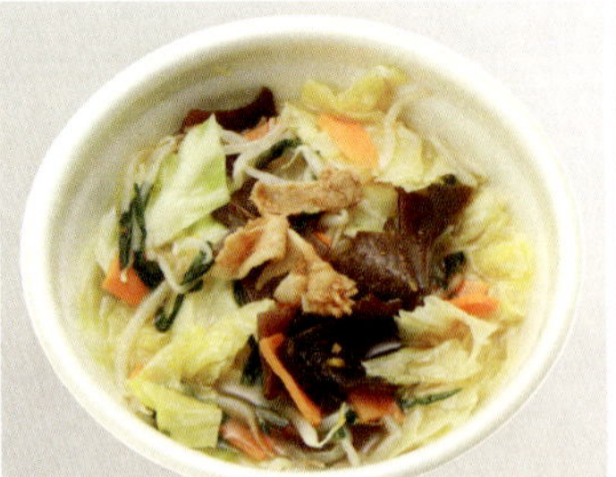

タンメン 392kcal

1食分590gあたり

たんぱく質 19.8g	カリウム 561mg	4.9点
脂質 10.2g	コレステロール 14mg	♠0.1
炭水化物 53.2g	食物繊維 5.4g	♥0.5
食塩相当量 6.5g	添加糖分 0g	♣0.3
		◆4.0

ゆでめん 160g

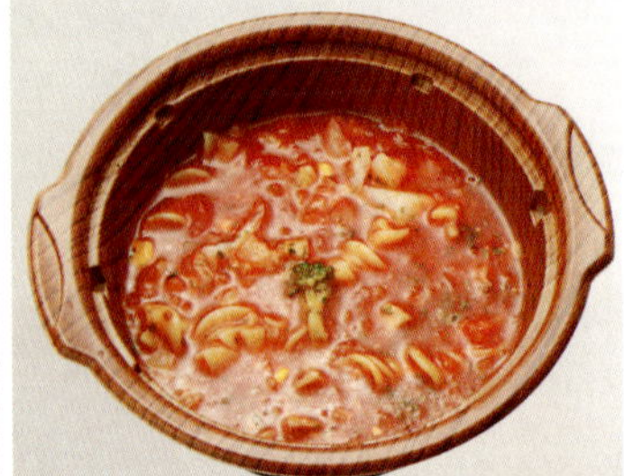

スープスパゲティ ミネストローネ 413kcal

1食分340gあたり

たんぱく質 11.9g	カリウム 459mg	5.2点
脂質 19.0g	コレステロール 6mg	♠0.1
炭水化物 47.4g	食物繊維 4.6g	♥0.5
食塩相当量 3.7g	添加糖分 0g	♣0.7
		◆3.9

ゆでめん 110g

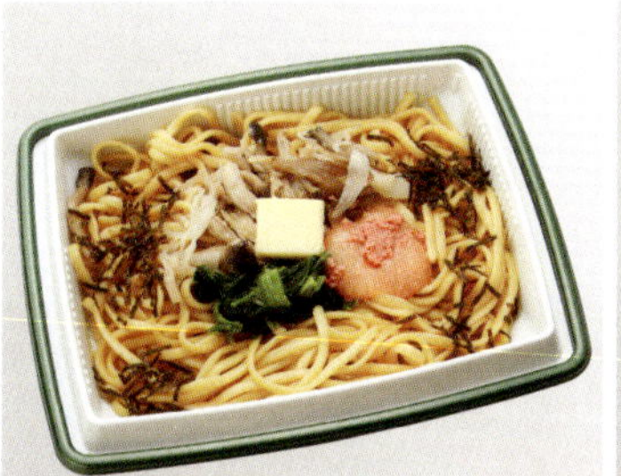

タラコとしょうゆバタースパゲティ 464 kcal

1食分 300g あたり

たんぱく質 18.5g	カリウム 255mg	5.8点	
脂質 9.4g	コレステロール 64mg	♠ 0	♥ 0.3
炭水化物 73.2g	食物繊維 4.9g	♣ 0.1	♦ 5.3
食塩相当量 6.8g	添加糖分 0g		

ゆでめん 220g

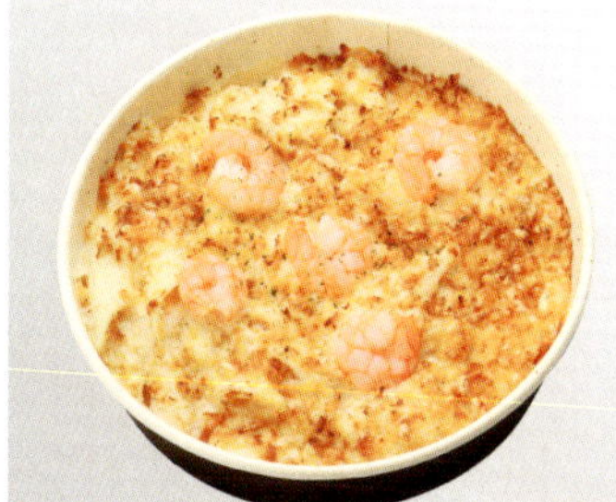

エビグラタン 516 kcal

1食分 320g あたり

たんぱく質 23.9g	カリウム 298mg	6.5点	
脂質 21.6g	コレステロール 100mg	♠ 1.8	♥ 0.4
炭水化物 52.9g	食物繊維 2.5g	♣ +	♦ 4.2
食塩相当量 3.9g	添加糖分 0g		

ゆでめん 120g

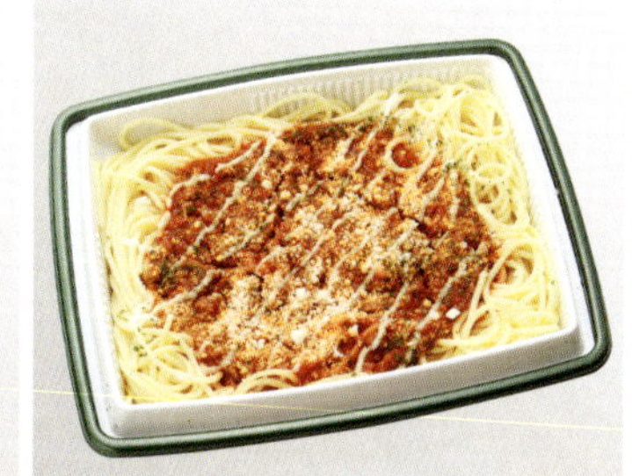

ミートソーススパゲティ 579 kcal

1食分 380g あたり

たんぱく質 19.9g	カリウム 329mg	7.2点	
脂質 19.7g	コレステロール 30mg	♠ 0.4	♥ 0.8
炭水化物 75.7g	食物繊維 4.8g	♣ 0.3	♦ 5.7
食塩相当量 5.2g	添加糖分 0g		

ゆでめん 210g

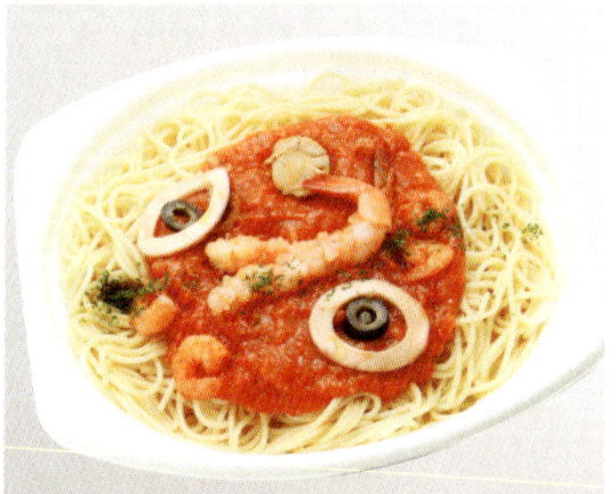

魚介とトマトのスパゲティ 581 kcal

1食分 400g あたり

たんぱく質 26.2g	カリウム 423mg	7.3点	
脂質 12.9g	コレステロール 77mg	♠ 0.2	♥ 0.6
炭水化物 85.3g	食物繊維 5.7g	♣ 0.3	♦ 6.2
食塩相当量 6.4g	添加糖分 0g		

ゆでめん 250g

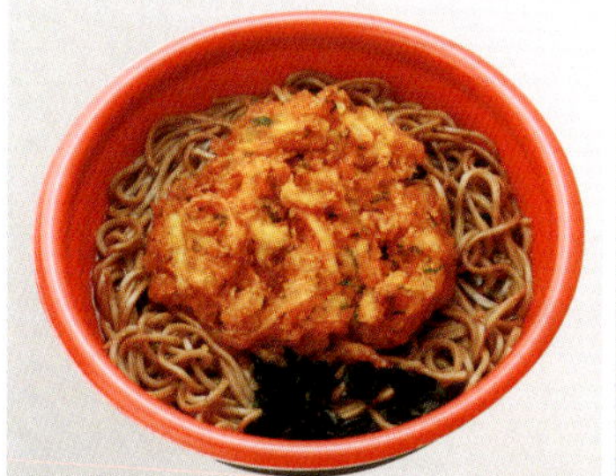

かき揚げそば 630 kcal

1食分 500g あたり

たんぱく質 22.7g	カリウム 412mg	7.9点	
脂質 19.9g	コレステロール 64mg	♠ 0.3	♥ 0.3
炭水化物 85.6g	食物繊維 5.7g	♣ 0.2	♦ 7.1
食塩相当量 8.9g	添加糖分 7.3g		

ゆでめん 225g

カルボナーラスパゲティ 633 kcal

1食分 400g あたり

たんぱく質 25.6g	カリウム 206mg	7.9点	
脂質 14.5g	コレステロール 96mg	♠ 0.7	♥ 0.5
炭水化物 94.1g	食物繊維 5.1g	♣ +	♦ 6.7
食塩相当量 5.4g	添加糖分 0g		

ゆでめん 285g

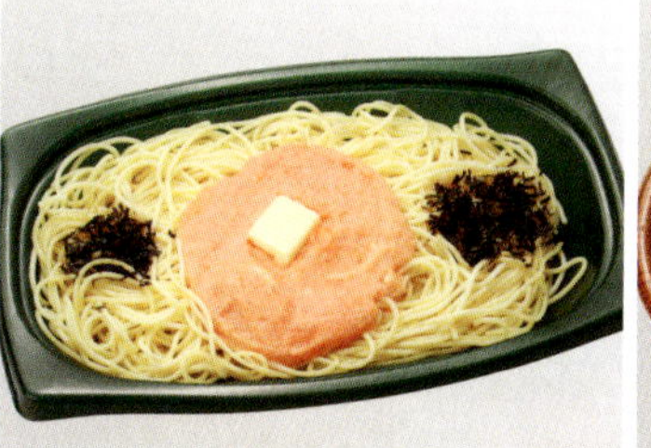

明太子スパゲティ（大盛り） 691 kcal

1食分 400g あたり

たんぱく質 24.9g	カリウム 116mg	8.6点	
脂質 14.4g	コレステロール 104mg	♠ 0	♥ 0.5
炭水化物 109.1g	食物繊維 5.8g	♣ +	♦ 8.2
食塩相当量 8.2g	添加糖分 0g		

ゆでめん 340g

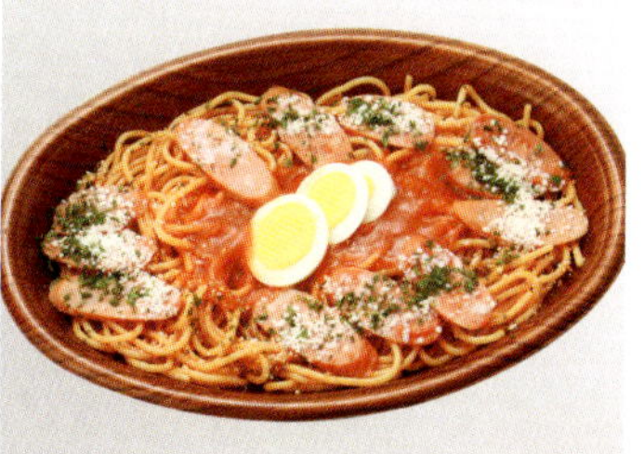

ナポリタンスパゲティ（大盛り） 914 kcal

1食分 450g あたり

たんぱく質 29.8g	カリウム 365mg	11.4点	
脂質 31.1g	コレステロール 113mg	♠ 0.6	♥ 1.8
炭水化物 121.2g	食物繊維 6.8g	♣ 0.1	♦ 9.0
食塩相当量 10.5g	添加糖分 0g		

ゆでめん 345g

コンビニ・スーパー（おにぎり・すし）

おにぎりはオーソドックスな大きさならば、ごはんは100gぐらいです。具はマヨネーズを使っているものやカルビ、天ぷらなどはエネルギーが高くなりますが、それ以外の具はさほどエネルギーに差はありません。ただし、塩分は高いので、おかずはうす味のものに。

おにぎりとすしのごはんのデータ

- おにぎりのごはん
  100g
  168kcal 2.1点
  食塩相当量 0.6g
- 助六セットの酢めし
  155g
  264kcal 3.3点
  食塩相当量 1.2g

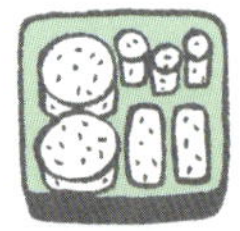

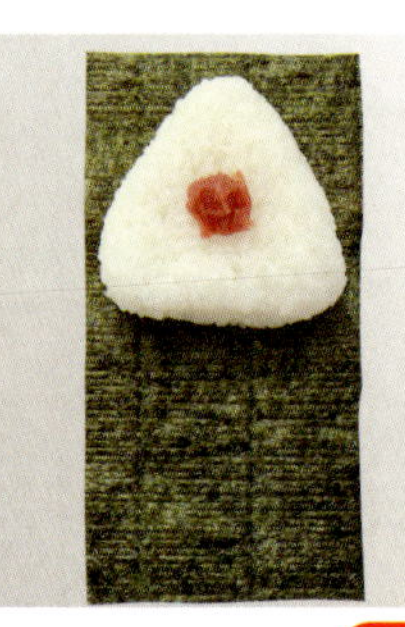

梅おにぎり 164kcal

1個 100g あたり

たんぱく質 3.2g	カリウム 81mg	2.1点	
脂質 0.4g	コレステロール 0mg	♠ 0	
炭水化物 36.3g	食物繊維 1.1g	♥ 0	
食塩相当量 1.1g	添加糖分 0g	♣ 0.1	♦ 2.0

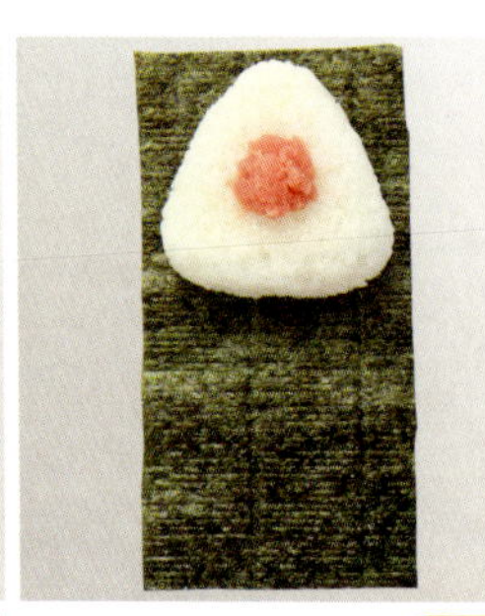

明太子おにぎり 170kcal

1個 100g あたり

たんぱく質 4.3g	カリウム 85mg	2.1点	
脂質 0.5g	コレステロール 14mg	♠ 0	
炭水化物 36.3g	食物繊維 1.0g	♥ 0.1	
食塩相当量 1.2g	添加糖分 0g	♣ +	♦ 2.0

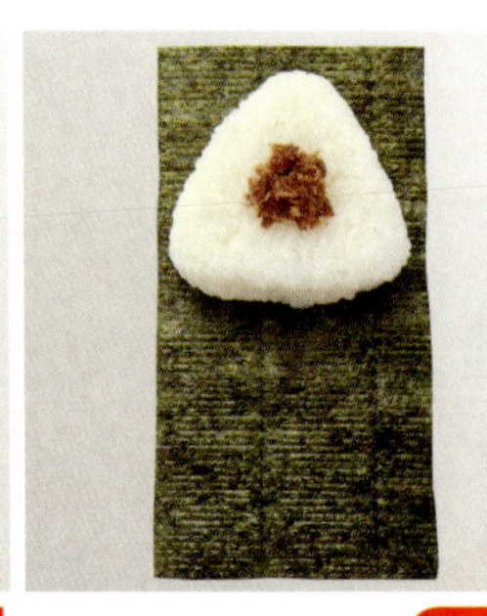

おかかおにぎり 175kcal

1個 100g あたり

たんぱく質 4.5g	カリウム 97mg	2.2点	
脂質 0.4g	コレステロール 3mg	♠ 0	
炭水化物 37.2g	食物繊維 1.0g	♥ 0.1	
食塩相当量 1.2g	添加糖分 0.7g	♣ +	♦ 2.1

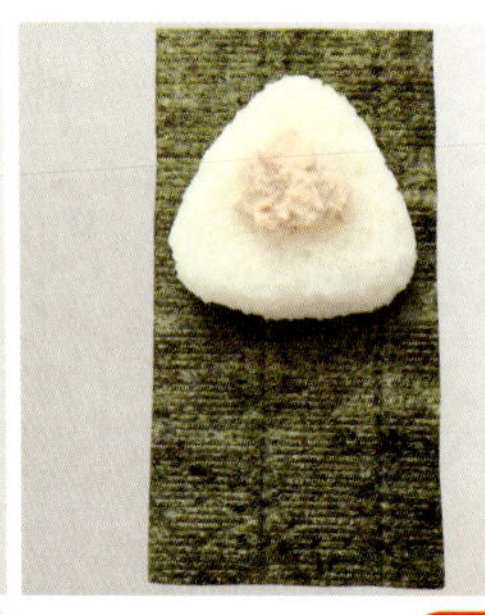

ツナマヨおにぎり 198kcal

1個 105g あたり

たんぱく質 4.2g	カリウム 87mg	2.5点	
脂質 3.7g	コレステロール 7mg	♠ 0	
炭水化物 36.2g	食物繊維 1.0g	♥ 0.2	
食塩相当量 1.0g	添加糖分 0g	♣ +	♦ 2.3

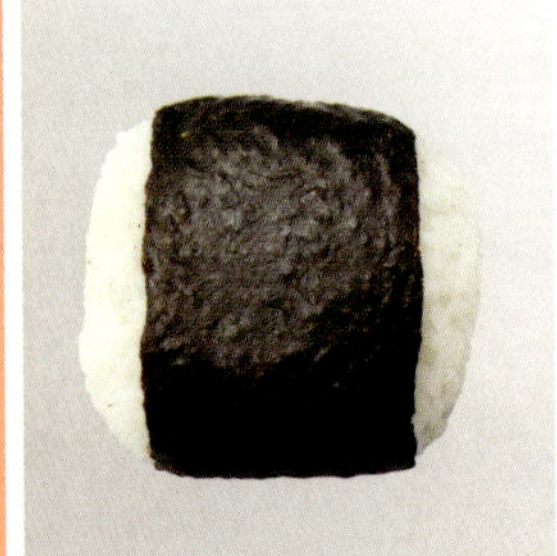

サケおにぎり 212kcal

1個 120g あたり

たんぱく質 7.8g	カリウム 142mg	2.7点	
脂質 2.6g	コレステロール 13mg	♠ 0	
炭水化物 38.0g	食物繊維 1.0g	♥ 0.5	
食塩相当量 1.4g	添加糖分 0g	♣ +	♦ 2.2

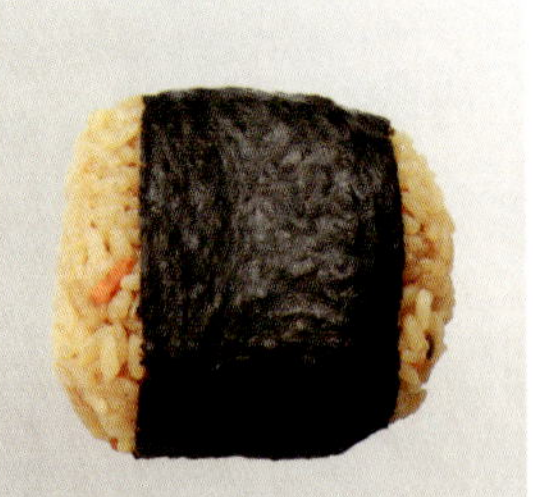

鶏五目おにぎり 213kcal

1個 120g あたり

たんぱく質 5.2g	カリウム 152mg	2.7点	
脂質 0.7g	コレステロール 4mg	♠ 0	
炭水化物 44.9g	食物繊維 1.5g	♥ 0.1	
食塩相当量 1.5g	添加糖分 1.3g	♣ 0.1	♦ 2.5

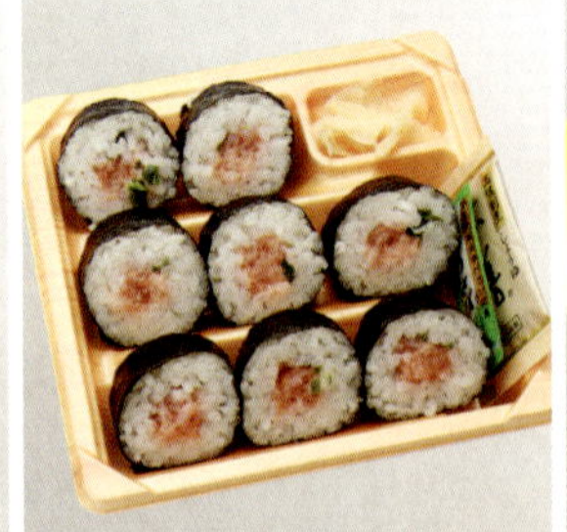

ねぎとろ巻き 343kcal

1パック 200g あたり

たんぱく質 10.3g	カリウム 197mg	4.3点	
脂質 4.0g	コレステロール 12mg	♠ 0	
炭水化物 63.8g	食物繊維 1.3g	♥ 0.7	
食塩相当量 3.3g	添加糖分 4.0g	♣ 0.1	♦ 3.5

※しょうゆ、がり、わさび含む

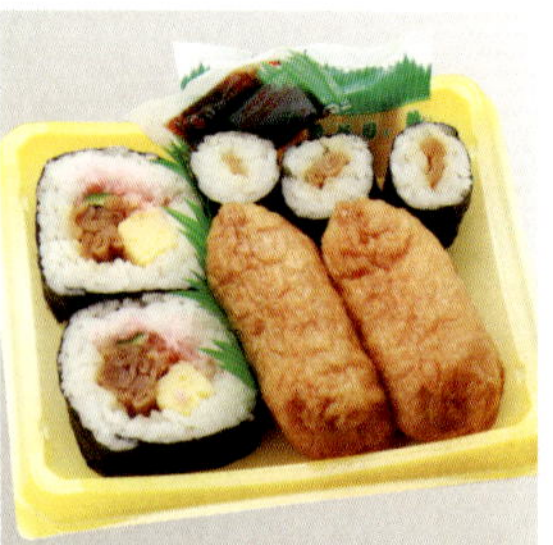

助六セット 422kcal

1パック 260g あたり

たんぱく質 12.0g	カリウム 222mg	5.3点	
脂質 8.4g	コレステロール 37mg	♠ 0.2	
炭水化物 73.0g	食物繊維 2.3g	♥ 1.1	
食塩相当量 4.6g	添加糖分 9.1g	♣ 0.1	♦ 3.9

※しょうゆ、がり含む

コンビニ・スーパー（野菜のおかず）

コンビニの総菜は、プラスチック容器のものだけでなく、真空パックの袋入りのものが多くなり、種類もさまざまです。サラダはドレッシング別売りのことも多いので、ノンオイルドレッシングを選んでエネルギーを控えめにしたり、自分でドレッシングを作って好みの味つけで楽しむことも可能です。

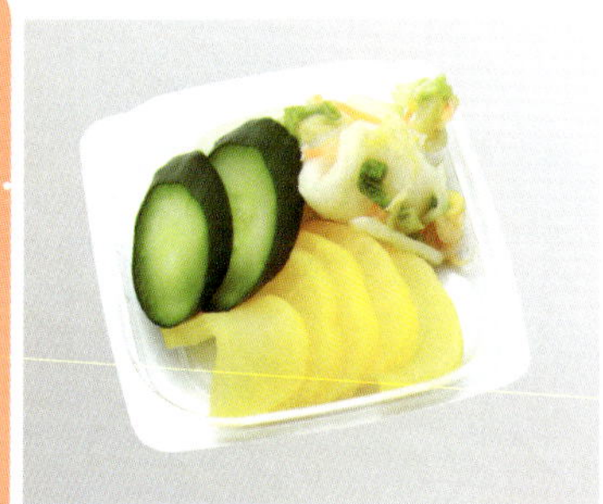

漬物３種盛り　33 kcal

1パック 75g あたり

		0.4点
たんぱく質 1.1g	カリウム 238mg	♠ 0
脂質 0.1g	コレステロール 0mg	♥ 0
炭水化物 7.8g	食物繊維 1.7g	♣ 0.2
食塩相当量 1.6g	添加糖分 0g	♦ 0.2

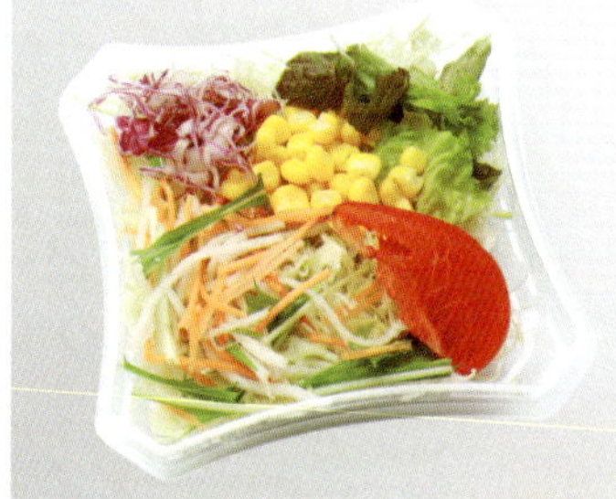

フレッシュ野菜サラダ　37 kcal

1パック 105g あたり

		0.5点
たんぱく質 1.6g	カリウム 258mg	♠ 0
脂質 0.3g	コレステロール 0mg	♥ 0
炭水化物 8.2g	食物繊維 2.3g	♣ 0.5
食塩相当量 0.1g	添加糖分 0g	♦ 0

※ドレッシング含まず

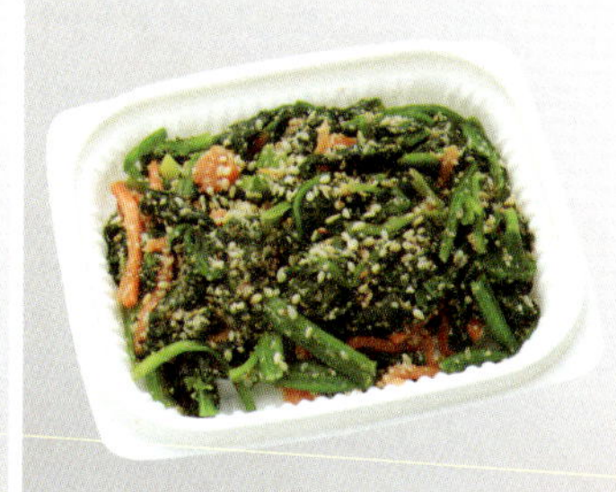

ほうれん草のごまあえ　83 kcal

1パック 85g あたり

		1.0点
たんぱく質 3.9g	カリウム 635mg	♠ 0
脂質 4.7g	コレステロール 0mg	♥ 0
炭水化物 8.4g	食物繊維 3.5g	♣ 0.2
食塩相当量 1.0g	添加糖分 3.0g	♦ 0.8

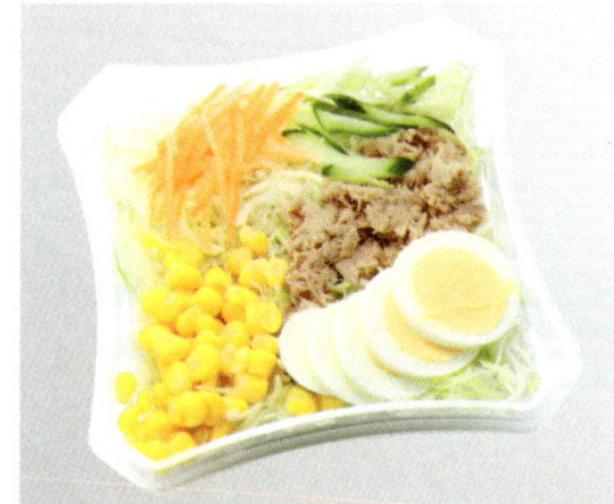

ツナコーンサラダ　100 kcal

1パック 150g あたり

		1.3点
たんぱく質 7.7g	カリウム 271mg	♠ 0.5
脂質 4.7g	コレステロール 112mg	♥ 0.4
炭水化物 7.3g	食物繊維 2.0g	♣ 0.4
食塩相当量 0.4g	添加糖分 0.2g	♦ 0

※ドレッシング含まず

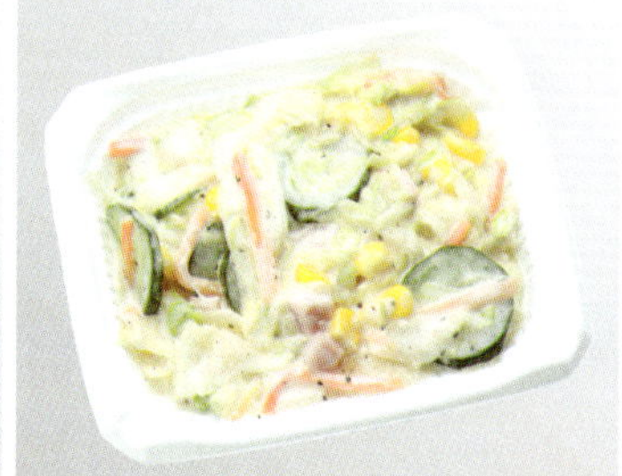

コールスローサラダ　187 kcal

1パック 125g あたり

		2.3点
たんぱく質 2.8g	カリウム 134mg	♠ 0
脂質 16.7g	コレステロール 31mg	♥ 0.1
炭水化物 6.5g	食物繊維 1.1g	♣ 0.2
食塩相当量 1.9g	添加糖分 1.7g	♦ 2.0

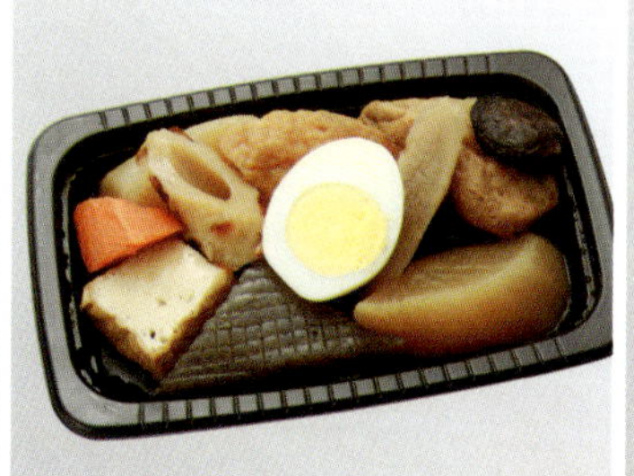

煮物盛り合わせ　192 kcal

1パック 225g あたり

		2.4点
たんぱく質 11.0g	カリウム 338mg	♠ 0.4
脂質 7.6g	コレステロール 93mg	♥ 1.1
炭水化物 19.5g	食物繊維 2.8g	♣ 0.3
食塩相当量 2.9g	添加糖分 8.6g	♦ 0.6

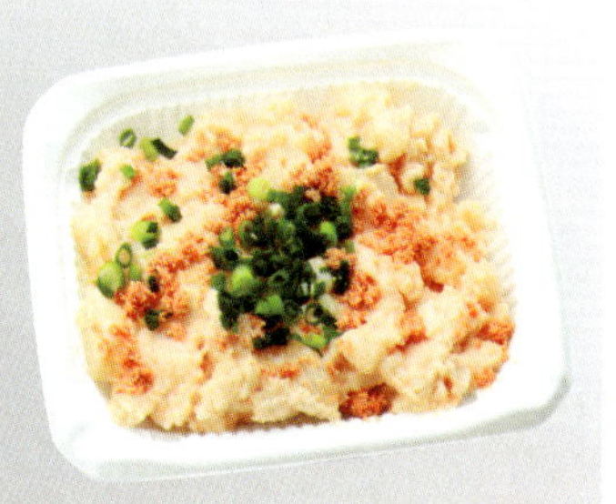

明太子ポテトサラダ　202 kcal

1パック 120g あたり

		2.5点
たんぱく質 3.8g	カリウム 381mg	♠ 0.1
脂質 13.2g	コレステロール 39mg	♥ 0.1
炭水化物 16.8g	食物繊維 1.2g	♣ 0.8
食塩相当量 1.3g	添加糖分 1.0g	♦ 1.5

コンビニ・スーパー（おかず・ホットデリカ）

作りたてのフライや焼き物などを販売しているホットデリカは、種類が多く、食事だけでなくスナック感覚でも利用されています。人気の肉類の揚げ物は大きさのわりにエネルギーが高く、1個250～300㎉のものが多くあります。おかずは焼き魚や揚げ出し豆腐など、酒の肴にも人気ですが、塩分が高めです。

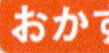

おかず

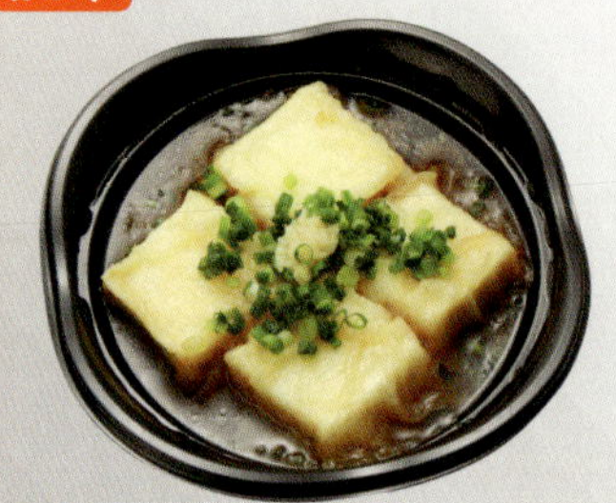

揚げ出し豆腐 227 kcal

1パック240gあたり

たんぱく質 11.8g	カリウム 328mg	2.8点
脂質 12.8g	コレステロール 0mg	♠0 ♥1.4
炭水化物 14.7g	食物繊維 0.6g	♣+
食塩相当量 1.4g	添加糖分 3.5g	♦1.4

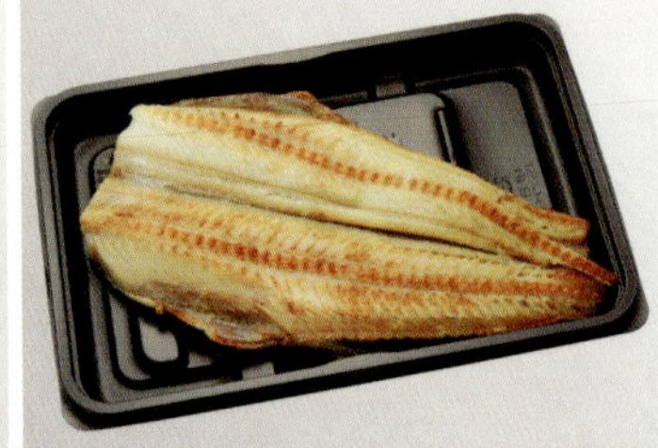

ホッケの干物 300 kcal

1枚150gあたり

たんぱく質 34.7g	カリウム 615mg	3.8点
脂質 16.4g	コレステロール 150mg	♠0 ♥3.8
炭水化物 0.3g	食物繊維 0g	♣0
食塩相当量 2.9g	添加糖分 0g	♦0

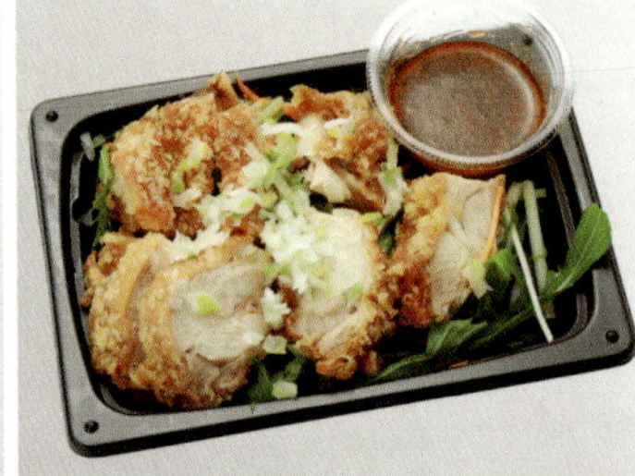

揚げ鶏のねぎソースかけ 368 kcal

1パック175gあたり

たんぱく質 21.2g	カリウム 509mg	4.6点
脂質 24.5g	コレステロール 107mg	♠0 ♥3.1
炭水化物 11.0g	食物繊維 0.9g	♣0.1
食塩相当量 2.6g	添加糖分 2.0g	♦1.4

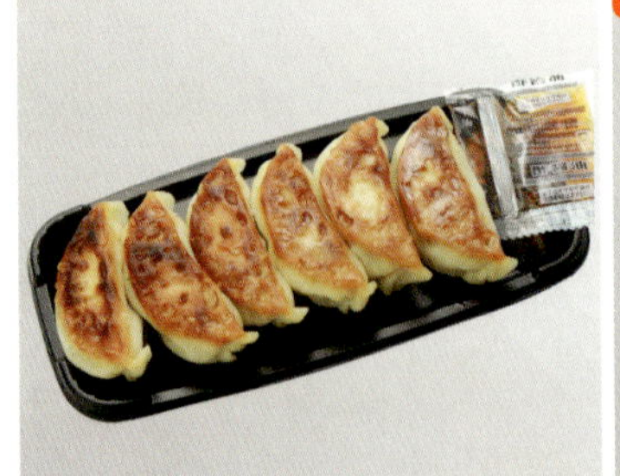

焼きギョーザ 413 kcal

6個170gあたり

たんぱく質 19.6g	カリウム 691mg	5.2点
脂質 21.3g	コレステロール 56mg	♠0 ♥2.2
炭水化物 33.0g	食物繊維 3.4g	♣0.3
食塩相当量 1.6g	添加糖分 1.5g	♦2.7

※たれ含む

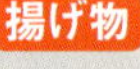

揚げ物

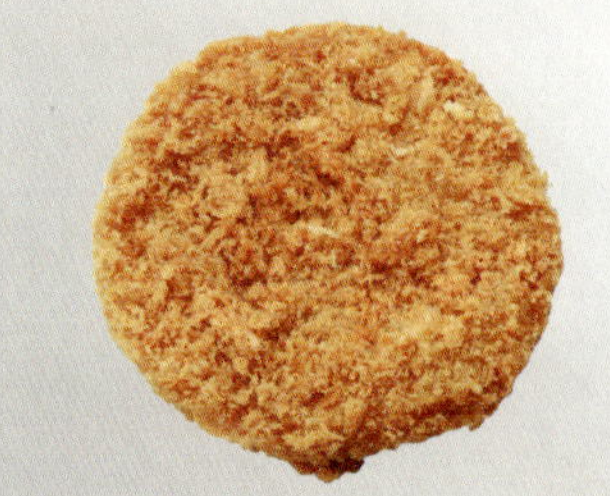

ハムカツ 194 kcal

1個60gあたり

たんぱく質 9.5g	カリウム 95mg	2.4点
脂質 13.3g	コレステロール 43mg	♠0.1 ♥0.7
炭水化物 8.3g	食物繊維 0.3g	♣0
食塩相当量 1.3g	添加糖分 0g	♦1.6

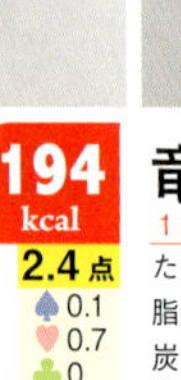

竜田揚げ棒 220 kcal

1本75gあたり

たんぱく質 12.8g	カリウム 240mg	2.8点
脂質 13.9g	コレステロール 67mg	♠0 ♥1.9
炭水化物 8.5g	食物繊維 0mg	♣0
食塩相当量 0.7g	添加糖分 1.3g	♦0.8

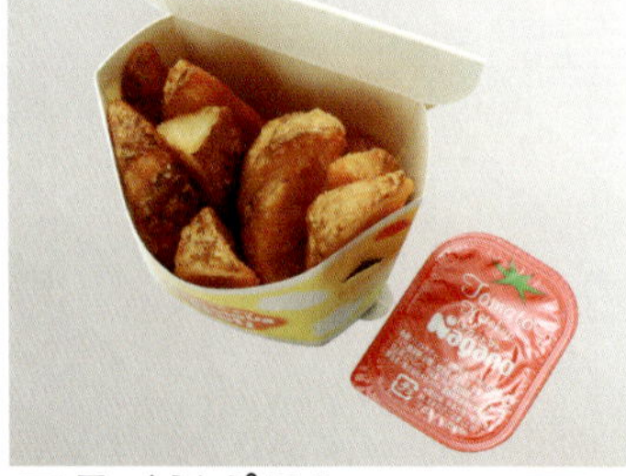

フライドポテト（ケチャップつき） 246 kcal

1パック130gあたり

たんぱく質 2.7g	カリウム 664mg	3.1点
脂質 12.8g	コレステロール 0mg	♠0 ♥0
炭水化物 29.9g	食物繊維 2.2g	♣1.4
食塩相当量 1.5g	添加糖分 0g	♦1.6

※ケチャップ含む

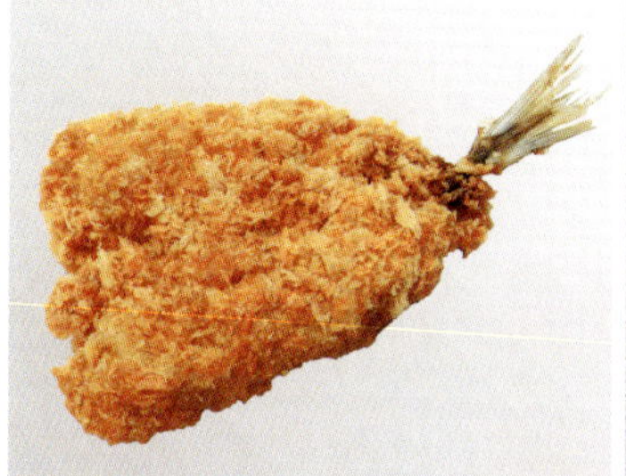

アジフライ
1枚 90g あたり

280 kcal **3.5点**

たんぱく質 16.5g	カリウム 282mg	♠ 0.1
脂質 18.6g	コレステロール 77mg	♥ 1.1
炭水化物 9.5g	食物繊維 0.5g	♣ 0
食塩相当量 0.8g	添加糖分 0g	♦ 2.3

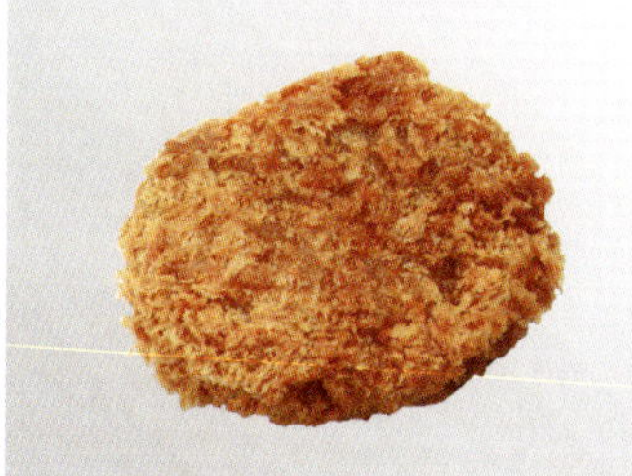

メンチカツ
1個 85g あたり

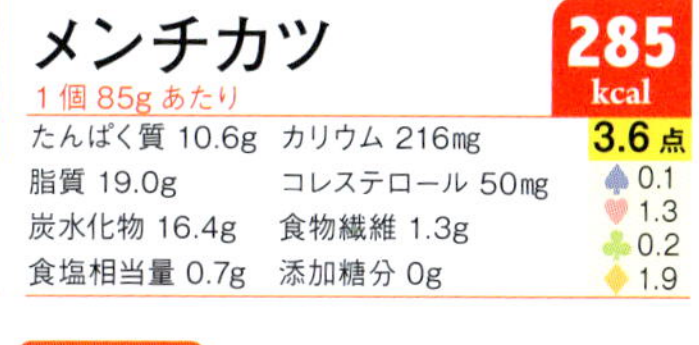

285 kcal **3.6点**

たんぱく質 10.6g	カリウム 216mg	♠ 0.1
脂質 19.0g	コレステロール 50mg	♥ 1.3
炭水化物 16.4g	食物繊維 1.3g	♣ 0.2
食塩相当量 0.7g	添加糖分 0g	♦ 1.9

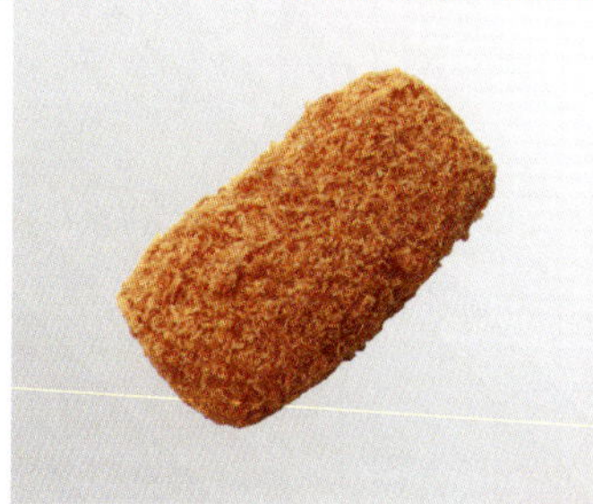

クリームコロッケ
1個 70g あたり

292 kcal **3.7点**

たんぱく質 5.1g	カリウム 135mg	♠ 0.6
脂質 21.4g	コレステロール 50mg	♥ +
炭水化物 18.3g	食物繊維 0.7g	♣ +
食塩相当量 0.7g	添加糖分 0g	♦ 3.0

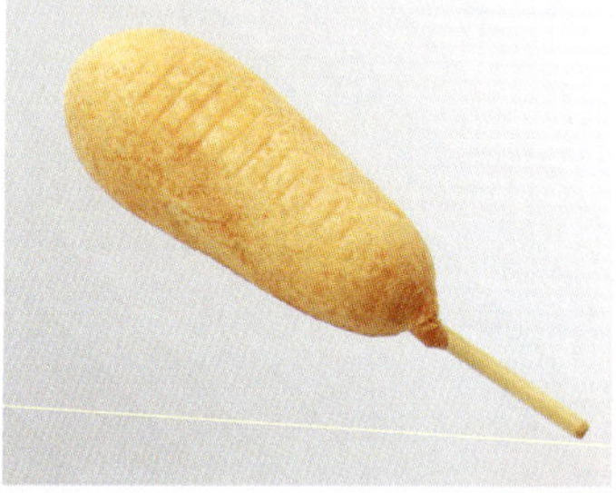

アメリカンドッグ
1本 100g あたり

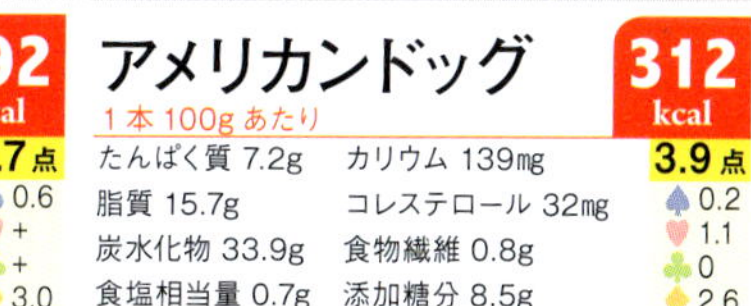

312 kcal **3.9点**

たんぱく質 7.2g	カリウム 139mg	♠ 0.2
脂質 15.7g	コレステロール 32mg	♥ 1.1
炭水化物 33.9g	食物繊維 0.8g	♣ 0
食塩相当量 0.7g	添加糖分 8.5g	♦ 2.6

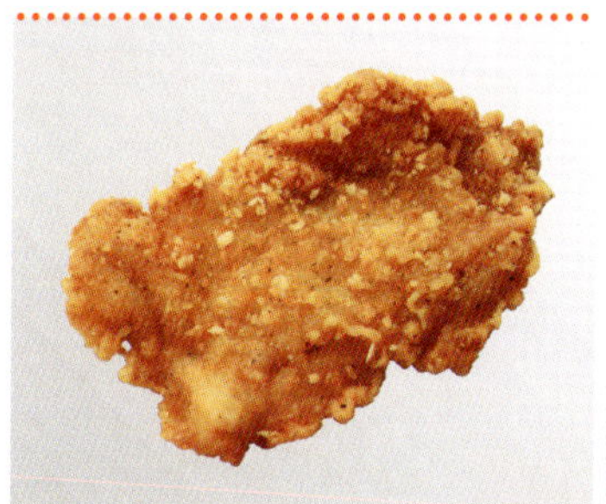

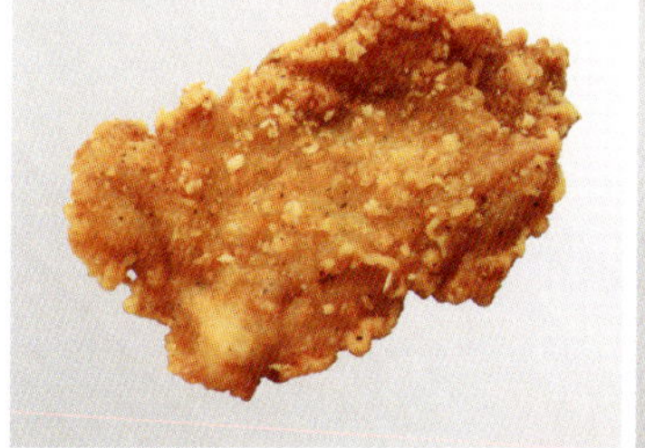

フライドチキン
1個 100g あたり

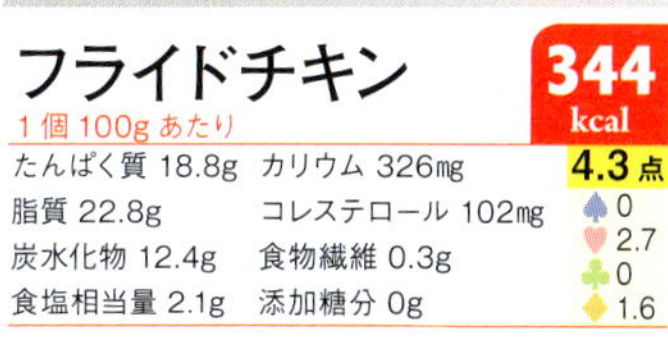

344 kcal **4.3点**

たんぱく質 18.8g	カリウム 326mg	♠ 0
脂質 22.8g	コレステロール 102mg	♥ 2.7
炭水化物 12.4g	食物繊維 0.3g	♣ 0
食塩相当量 2.1g	添加糖分 0g	♦ 1.6

中華まん

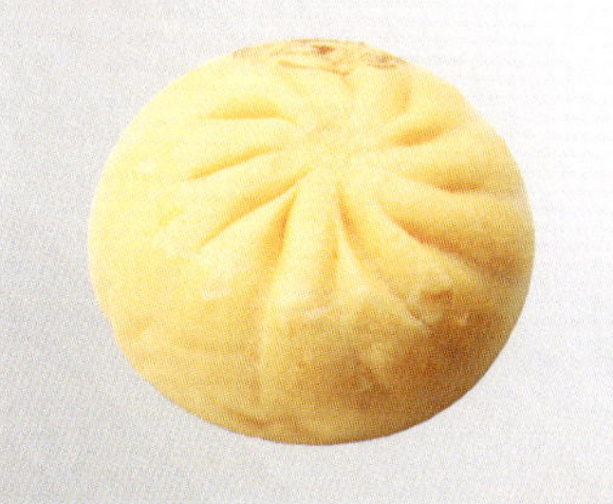

ピザまん
1個 100g あたり

225 kcal **2.8点**

たんぱく質 7.5g	カリウム 95mg	♠ 0.4
脂質 5.6g	コレステロール 15mg	♥ 0.4
炭水化物 34.7g	食物繊維 0.8g	♣ 0
食塩相当量 1.5g	添加糖分 2.3g	♦ 2.0

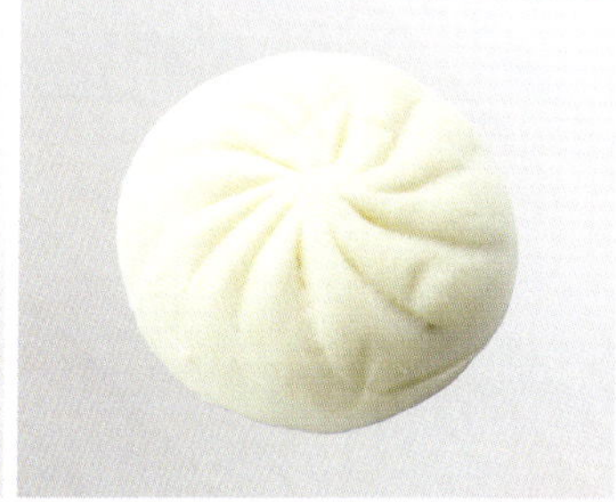

肉まん
1個 100g あたり

260 kcal **3.3点**

たんぱく質 10.0g	カリウム 310mg	♠ 0
脂質 5.1g	コレステロール 0mg	♥ 0
炭水化物 43.5g	食物繊維 3.2g	♣ 0
食塩相当量 1.2g	添加糖分 4.0g	♦ 3.3

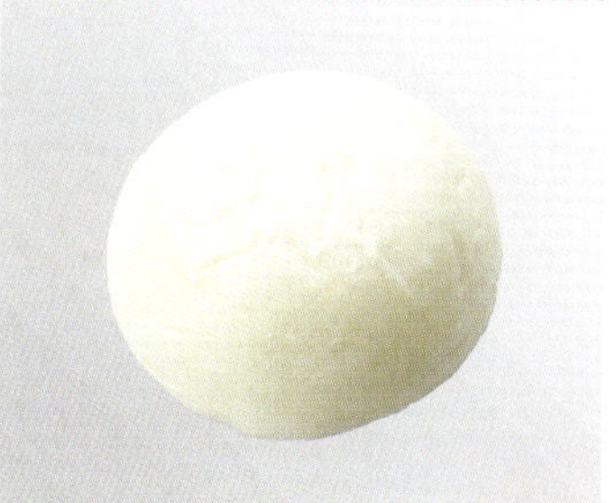

あんまん
1個 100g あたり

280 kcal **3.5点**

たんぱく質 6.1g	カリウム 64mg	♠ 0
脂質 5.7g	コレステロール 3mg	♥ 0
炭水化物 51.1g	食物繊維 2.6g	♣ 0
食塩相当量 微量	添加糖分 16.0g	♦ 3.5

コンビニ・スーパー（おでん）

定番の練り製品だけでなく、最近は汁に加えて食べるめん類もあります。おでんを何種か選ぶときは、練り製品だけでなく、野菜、卵、大豆製品（厚揚げなど）と組み合わせ、低エネルギーのこんにゃくやこんぶなどをプラス。めんを汁に加えて食べるときは、汁をいっしょに飲んでしまうと塩分のとりすぎになるので要注意です。

汁とからしのデータ

● おでんの汁　大カップ 400mℓ
87kcal　1.1点
食塩相当量 2.8g

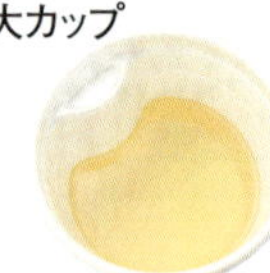

● おでんの汁　小カップ 200mℓ
44kcal　0.6点
食塩相当量 1.9g

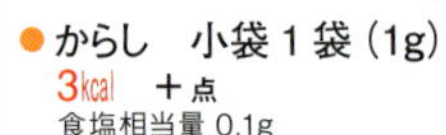

● からし　小袋1袋（1g）
3kcal　＋点
食塩相当量 0.1g

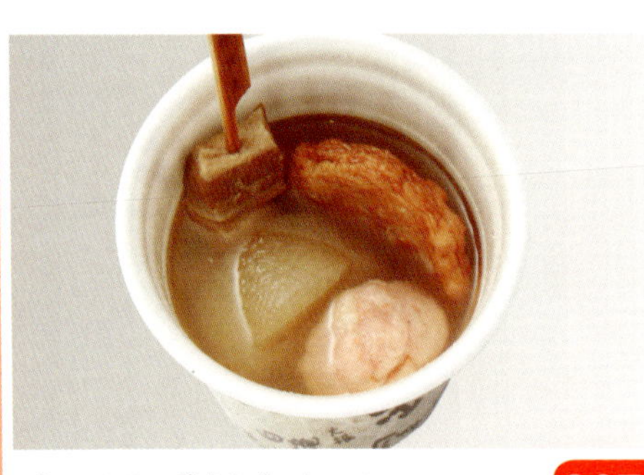

おでん盛り合わせ（小カップ）　307kcal
4種（410g）あたり

たんぱく質 19.9g	カリウム 522mg	3.8点
脂質 12.9g	コレステロール 77mg	♠0 ♥2.7
炭水化物 22.9g	食物繊維 3.0g	♣0.2
食塩相当量 4.3g	添加糖分 8.6g	♦0.9

※汁 200 mℓ含む

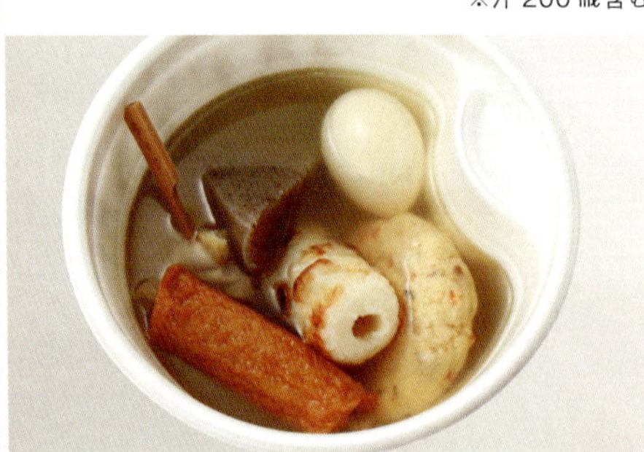

おでん盛り合わせ（大カップ）　521kcal
6種（790g）あたり

たんぱく質 36.6g	カリウム 315mg	6.5点
脂質 21.2g	コレステロール 247mg	♠0.9 ♥3.9
炭水化物 38.1g	食物繊維 3.1g	♣0.1
食塩相当量 7.7g	添加糖分 15.5g	♦1.6

※汁 400 mℓ含む

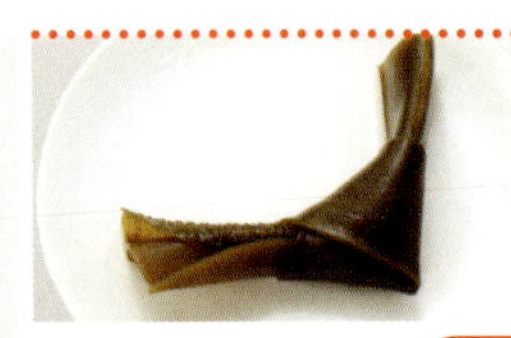

こんぶ　20g　9kcal

たんぱく質 0.3g	カリウム 186mg	0.1点
脂質 0g	コレステロール 0mg	♠0 ♥0
炭水化物 2.7g	食物繊維 0.8g	♣0.1
食塩相当量 0.4g	添加糖分 0.6g	♦0.1

こんにゃく　70g　14kcal

たんぱく質 0.2g	カリウム 29mg	0.2点
脂質 0g	コレステロール 0mg	♠0 ♥0
炭水化物 3.5g	食物繊維 1.5g	♣0.1
食塩相当量 0.5g	添加糖分 1.3g	♦0.1

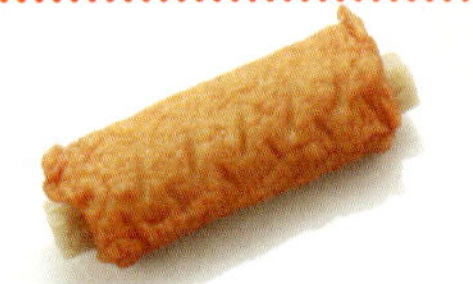

ごぼう巻き　70g　60kcal

たんぱく質 4.6g	カリウム 55mg	0.8点
脂質 1.3g	コレステロール 7mg	♠0 ♥0.6
炭水化物 7.2g	食物繊維 0.6g	♣0.1
食塩相当量 0.8g	添加糖分 0.6g	♦0.1

ロールキャベツ　75g　60kcal

たんぱく質 4.1g	カリウム 159mg	0.8点
脂質 3.3g	コレステロール 36mg	♠0.1 ♥0.4
炭水化物 3.6g	食物繊維 1.1g	♣0.2
食塩相当量 0.5g	添加糖分 0.1g	♦0

ラーメン　80g＋汁150mℓ　127kcal

たんぱく質 3.5g	カリウム 57mg	1.6点
脂質 0.4g	コレステロール 0mg	♠0 ♥0
炭水化物 24.1g	食物繊維 0.8g	♣0
食塩相当量 3.5g	添加糖分 4.0g	♦1.6

※添付調味料（3kcal、食塩相当量1.9g）含まず

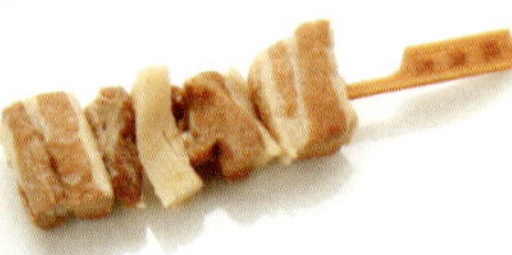

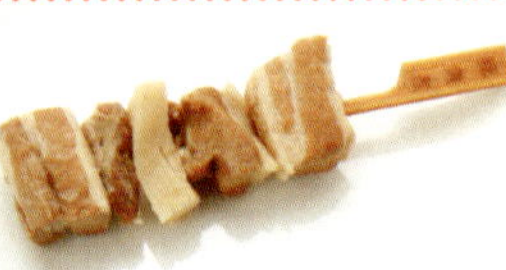

豚角煮　30g　131kcal

たんぱく質 4.7g	カリウム 79mg	1.6点
脂質 11.3g	コレステロール 22mg	♠0 ♥1.6
炭水化物 0.9g	食物繊維 0g	♣0
食塩相当量 0.3g	添加糖分 0.6g	♦0.1

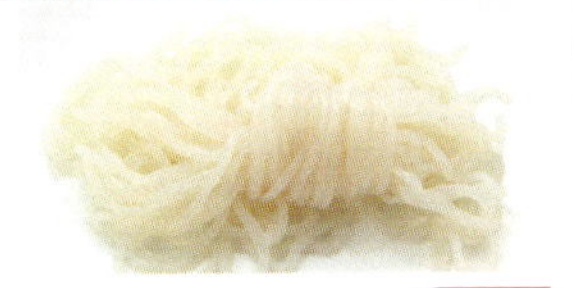

しらたき 65g　21kcal

たんぱく質 0.4g	カリウム 17mg	0.3点
脂質 0g	コレステロール 0mg	♠0 ♥0
炭水化物 5.1g	食物繊維 2.0g	♣0.1
食塩相当量 0.7g	添加糖分 2.1g	♦0.2

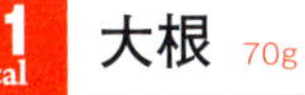

大根 70g　26kcal

たんぱく質 0.5g	カリウム 179mg	0.3点
脂質 0.1g	コレステロール 0mg	♠0 ♥0
炭水化物 5.2g	食物繊維 1.0g	♣0.2
食塩相当量 0.6g	添加糖分 1.5g	♦0.2

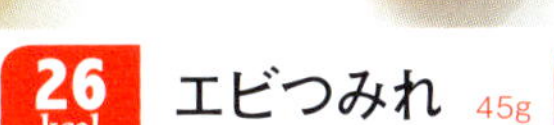

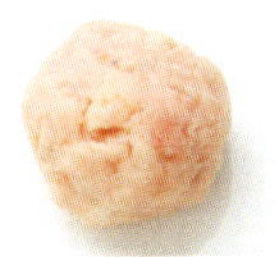

エビつみれ 45g　39kcal

たんぱく質 6.6g	カリウム 61mg	0.5点
脂質 0.1g	コレステロール 22mg	♠0 ♥0.4
炭水化物 2.6g	食物繊維 0g	♣0
食塩相当量 0.7g	添加糖分 0.6g	♦0.1

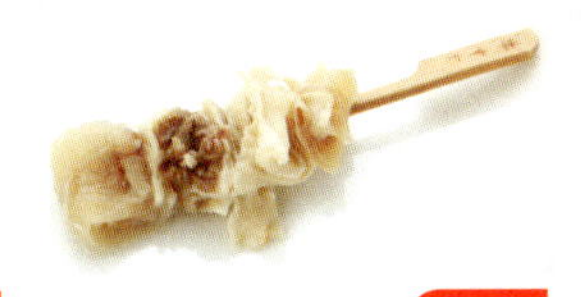

牛すじ 20g　45kcal

たんぱく質 7.4g	カリウム 7mg	0.6点
脂質 1.3g	コレステロール 17mg	♠0 ♥0.5
炭水化物 0.8g	食物繊維 0g	♣0
食塩相当量 0.3g	添加糖分 0.6g	♦0.1

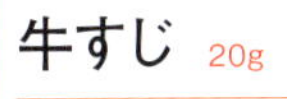

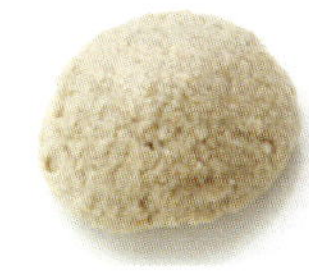

イワシつみれ 50g　58kcal

たんぱく質 5.9g	カリウム 89mg	0.7点
脂質 2.1g	コレステロール 20mg	♠0 ♥0.7
炭水化物 3.6g	食物繊維 0g	♣0
食塩相当量 0.8g	添加糖分 0.3g	♦0

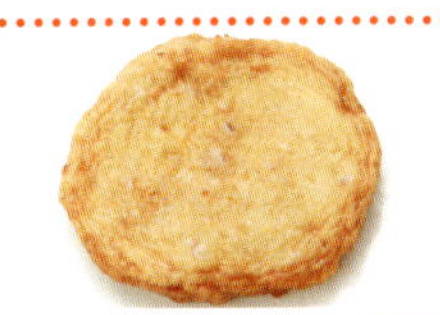

イカげそ天 65g　63kcal

たんぱく質 6.6g	カリウム 54mg	0.8点
脂質 1.4g	コレステロール 38mg	♠0 ♥0.7
炭水化物 5.7g	食物繊維 0g	♣0
食塩相当量 0.9g	添加糖分 0.6g	♦0.1

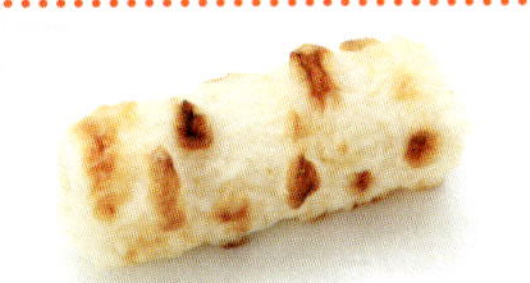

ちくわ 80g　67kcal

たんぱく質 6.2g	カリウム 51mg	0.8点
脂質 1.0g	コレステロール 13mg	♠0 ♥0.8
炭水化物 7.9g	食物繊維 0g	♣0
食塩相当量 1.3g	添加糖分 0.8g	♦0.1

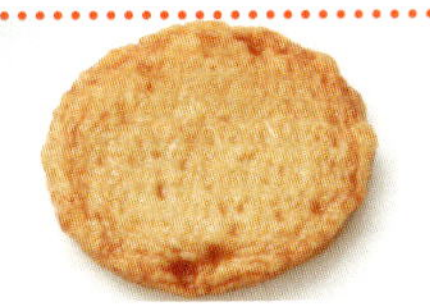

さつま揚げ 75g　76kcal

たんぱく質 6.5g	カリウム 34mg	1.0点
脂質 1.9g	コレステロール 10mg	♠0 ♥0.9
炭水化物 8.1g	食物繊維 0g	♣0
食塩相当量 1.5g	添加糖分 0.6g	♦0.1

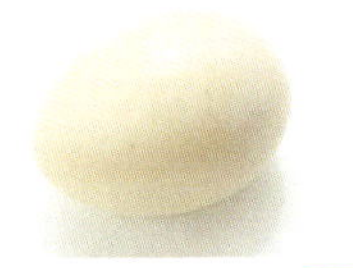

卵 50g　80kcal

たんぱく質 6.2g	カリウム 68mg	1.0点
脂質 5.2g	コレステロール 210mg	♠0.9 ♥0
炭水化物 1.0g	食物繊維 0g	♣0
食塩相当量 0.4g	添加糖分 0.6g	♦0.1

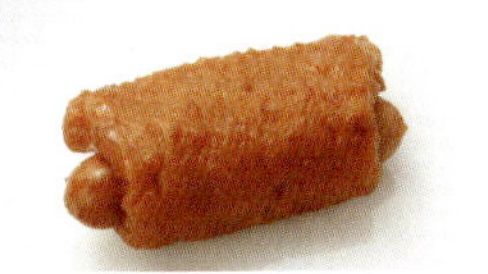

ウインナ巻き 65g　104kcal

たんぱく質 5.8g	カリウム 53mg	1.3点
脂質 6.6g	コレステロール 16mg	♠0 ♥1.2
炭水化物 4.9g	食物繊維 0g	♣0
食塩相当量 1.0g	添加糖分 0.6g	♦0.1

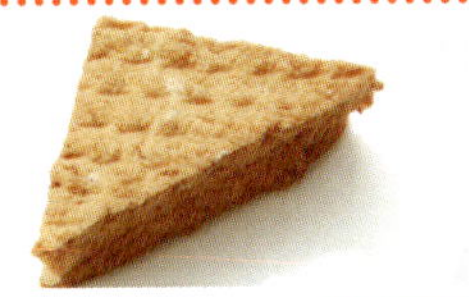

厚揚げ 95g　132kcal

たんぱく質 8.7g	カリウム 102mg	1.7点
脂質 9.0g	コレステロール 0mg	♠0 ♥1.5
炭水化物 2.8g	食物繊維 0.6g	♣0
食塩相当量 0.5g	添加糖分 1.5g	♦0.1

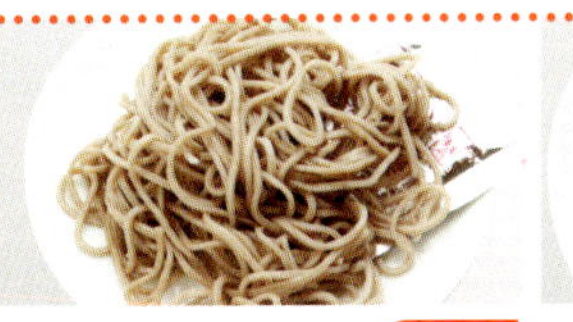

そば 80g＋汁150mℓ　139kcal

たんぱく質 4.9g	カリウム 29mg	1.7点
脂質 0.7g	コレステロール 0mg	♠0 ♥0
炭水化物 26.3g	食物繊維 1.4g	♣0
食塩相当量 1.5g	添加糖分 4.0g	♦1.7

※添付調味料（16kcal、食塩相当量2.1g）含まず

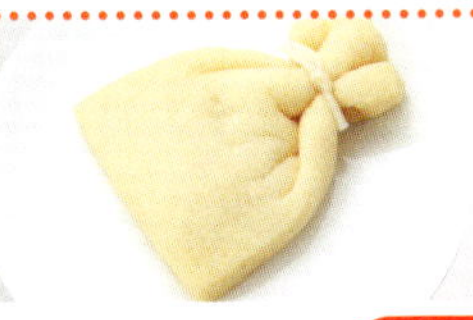

餅入り巾着 95g　142kcal

たんぱく質 4.0g	カリウム 46mg	1.8点
脂質 3.7g	コレステロール 0mg	♠0 ♥0.5
炭水化物 21.5g	食物繊維 0.6g	♣0
食塩相当量 0.7g	添加糖分 2.1g	♦1.2

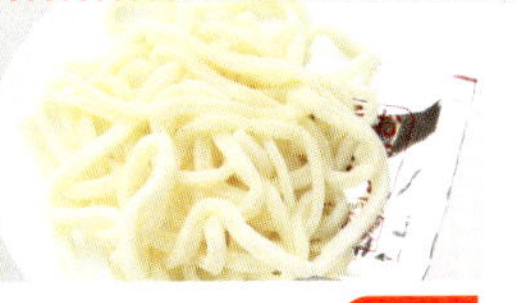

うどん 100g＋汁150mℓ　154kcal

たんぱく質 3.5g	カリウム 27mg	1.9点
脂質 0.5g	コレステロール 0mg	♠0 ♥0
炭水化物 30.8g	食物繊維 0.9g	♣0
食塩相当量 1.8g	添加糖分 4.0g	♦1.9

※添付調味料（16kcal、食塩相当量2.1g）含まず

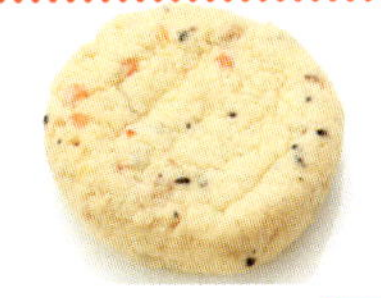

がんもどき 100g　167kcal

たんぱく質 10.8g	カリウム 60mg	2.1点
脂質 12.5g	コレステロール 0mg	♠0 ♥2.0
炭水化物 2.3g	食物繊維 1.0g	♣0
食塩相当量 0.6g	添加糖分 0.9g	♦0.1

コンビニ・スーパー（総菜パン・サンドイッチ）

サンドイッチはパンにマヨネーズやバターが塗ってあるので、見た目よりも高エネルギーです。レタスが入って野菜たっぷりに見えるサンドイッチもありますが、実際はそれほど多くありません。ピザパンやコーンマヨネーズなどの総菜パンはとにかくビッグサイズ、バターや油も多く使われていて、エネルギーに要注意です。

サンドイッチ用の食パンのデータ

- 耳なし 2 組分 35g 92kcal 1.2点 食塩相当量 0.5g
- 耳なし 3 組分 55g 145kcal 1.8点 食塩相当量 0.7g

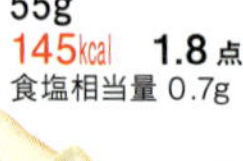

- 耳つき 2 組分 72g 190kcal 2.4点 食塩相当量 0.9g

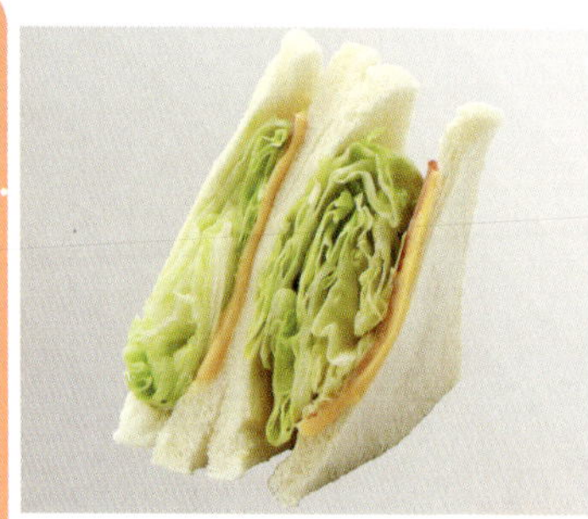

ハムチーズサンドイッチ 190 kcal

1 パック 110g あたり

たんぱく質 7.4g	カリウム 158mg	2.4点	♠0.4 ♥0.3
脂質 9.6g	コレステロール 16mg		♣0.1 ♦1.6
炭水化物 18.5g	食物繊維 1.3g		
食塩相当量 1.3g	添加糖分 0g		

パン 35g

ポテトサンドイッチ 246 kcal

1 パック 135g あたり

たんぱく質 5.3g	カリウム 280mg	3.1点	♠0 ♥0.1
脂質 13.1g	コレステロール 11mg		♣0.5 ♦2.4
炭水化物 26.9g	食物繊維 1.6g		
食塩相当量 1.5g	添加糖分 0g		

パン 35g

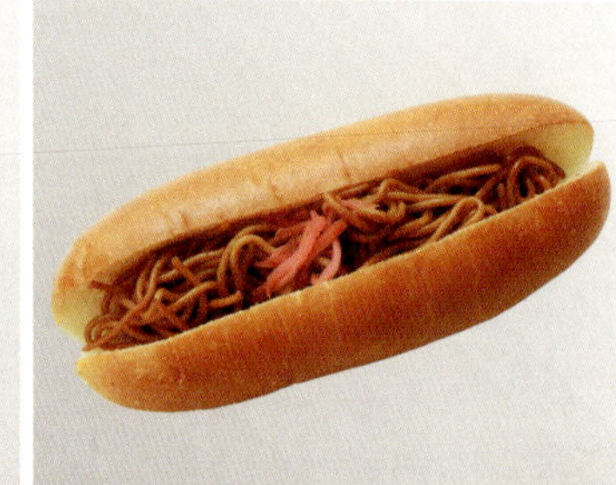

焼きそばパン 255 kcal

1 個 100g あたり

たんぱく質 7.1g	カリウム 113mg	3.2点	♠0 ♥0
脂質 3.4g	コレステロール 0mg		♣+ ♦3.2
炭水化物 47.7g	食物繊維 2.1g		
食塩相当量 2.0g	添加糖分 0g		

パン 50g

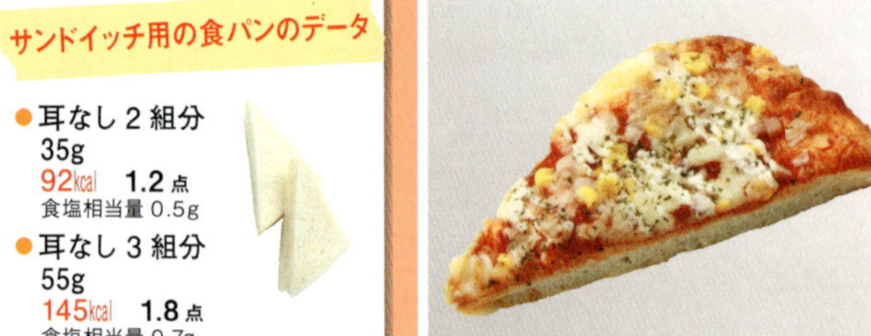

ピザパン 271 kcal

1 個 95g あたり

たんぱく質 7.6g	カリウム 136mg	3.4点	♠0.2 ♥0.5
脂質 12.7g	コレステロール 17mg		♣0.1 ♦2.7
炭水化物 31.5g	食物繊維 1.5g		
食塩相当量 1.6g	添加糖分 0g		

パン 60g

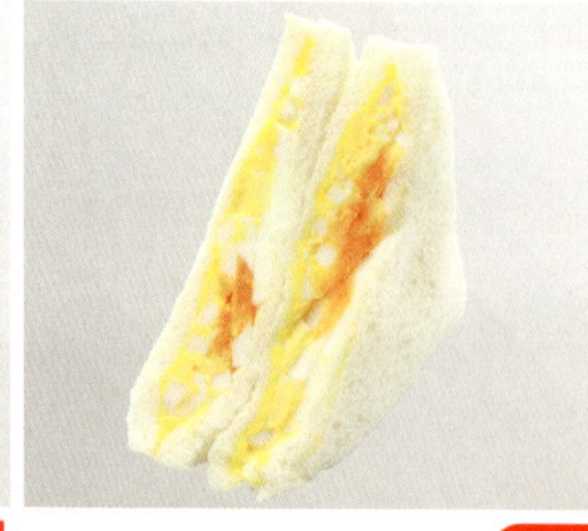

卵サンドイッチ 281 kcal

1 パック 110g あたり

たんぱく質 10.5g	カリウム 108mg	3.5点	♠1.0 ♥0
脂質 18.2g	コレステロール 234mg		♣0 ♦2.5
炭水化物 17.6g	食物繊維 0.8g		
食塩相当量 1.3g	添加糖分 0g		

パン 35g

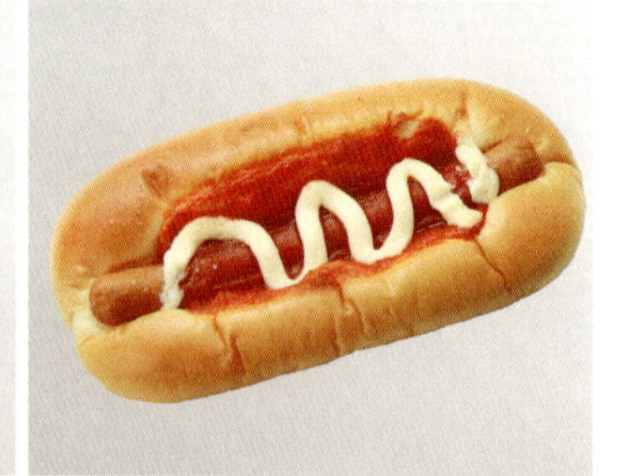

ホットドッグ 290 kcal

1 個 90g あたり

たんぱく質 8.9g	カリウム 139mg	3.6点	♠0 ♥1.2
脂質 15.0g	コレステロール 26mg		♣0 ♦2.4
炭水化物 29.8g	食物繊維 1.2g		
食塩相当量 1.9g	添加糖分 0g		

パン 55g

チキンサンドイッチ 291kcal
1パック125gあたり

たんぱく質 16.3g	カリウム 237mg	3.6点
脂質 12.0g	コレステロール 152mg	♠0.6 ♥0.4
炭水化物 27.9g	食物繊維 1.3g	♣+
食塩相当量 1.8g	添加糖分 1.3g	♦2.6

パン 55g

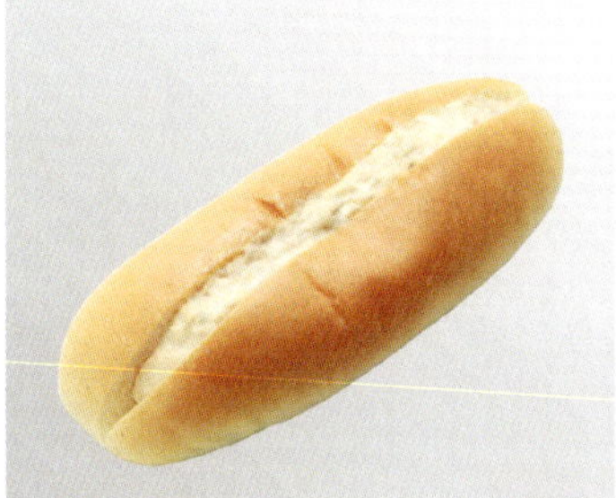

ツナサンド 303kcal
1個90gあたり

たんぱく質 11.6g	カリウム 144mg	3.8点
脂質 18.4g	コレステロール 38mg	♠0 ♥0.9
炭水化物 22.7g	食物繊維 0.9g	♣0
食塩相当量 1.3g	添加糖分 0g	♦2.8

パン 50g

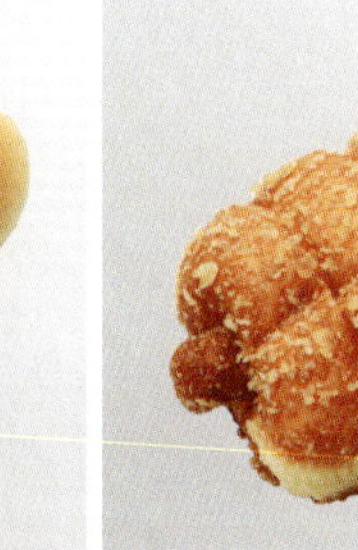

揚げソーセージパン 318kcal
1個85gあたり

たんぱく質 7.8g	カリウム 126mg	4.0点
脂質 20.6g	コレステロール 16mg	♠0 ♥1.1
炭水化物 24.9g	食物繊維 1.1g	♣0
食塩相当量 1.3g	添加糖分 0g	♦2.9

パン 55g

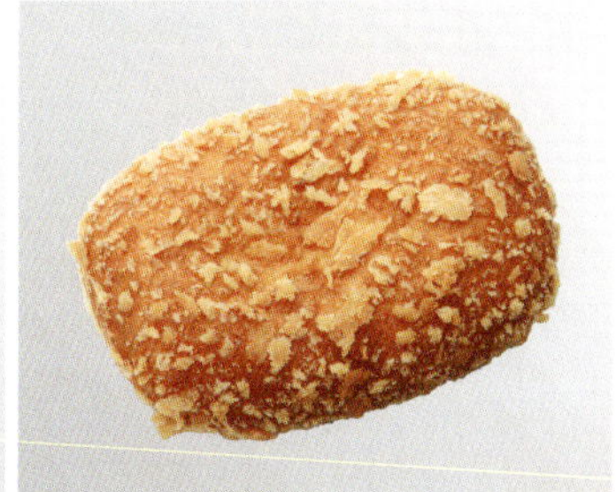

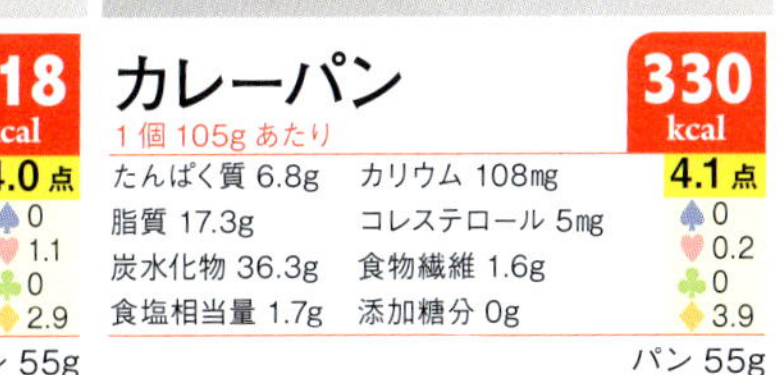

カレーパン 330kcal
1個105gあたり

たんぱく質 6.8g	カリウム 108mg	4.1点
脂質 17.3g	コレステロール 5mg	♠0 ♥0.2
炭水化物 36.3g	食物繊維 1.6g	♣0
食塩相当量 1.7g	添加糖分 0g	♦3.9

パン 55g

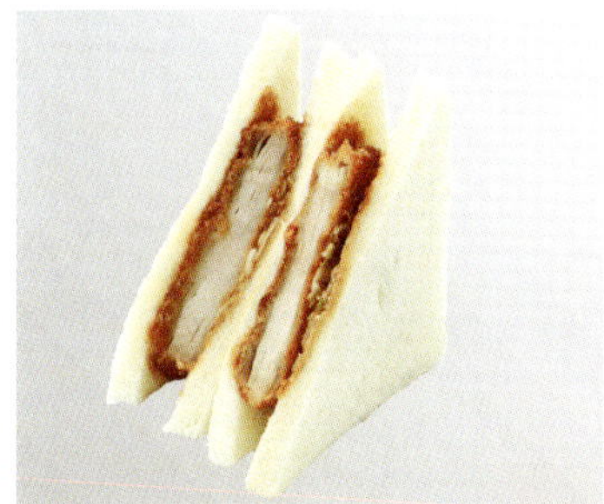

カツサンドイッチ 348kcal
1パック135gあたり

たんぱく質 15.6g	カリウム 322mg	4.4点
脂質 14.6g	コレステロール 44mg	♠0 ♥1.1
炭水化物 36.7g	食物繊維 1.8g	♣0
食塩相当量 2.6g	添加糖分 0g	♦3.1

パン 40g

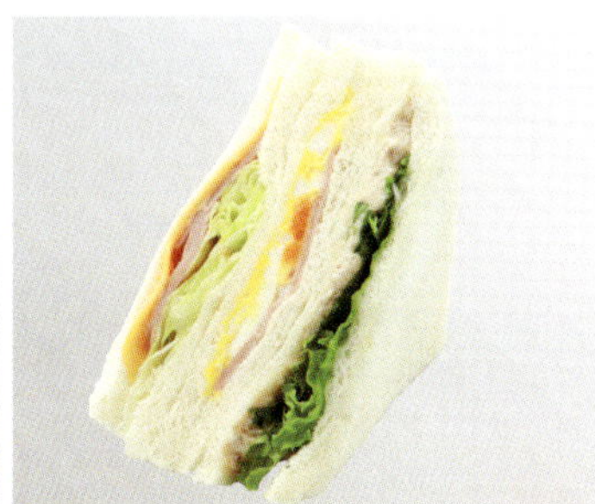

ミックスサンドイッチ 353kcal
1パック135gあたり

たんぱく質 13.9g	カリウム 176mg	4.4点
脂質 20.9g	コレステロール 131mg	♠0.8 ♥0.4
炭水化物 26.5g	食物繊維 1.4g	♣+
食塩相当量 1.8g	添加糖分 0g	♦3.2

パン 55g

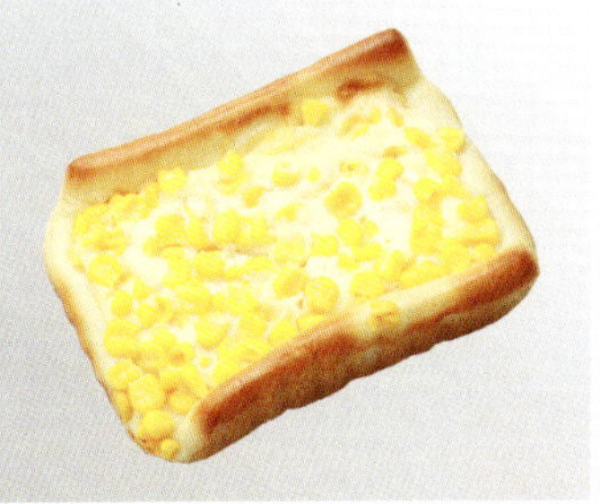

コーンマヨネーズパン 384kcal
1個100gあたり

たんぱく質 6.5g	カリウム 156mg	4.8点
脂質 25.4g	コレステロール 16mg	♠0 ♥0
炭水化物 32.7g	食物繊維 2.0g	♣0.5
食塩相当量 1.2g	添加糖分 0g	♦4.3

パン 55g

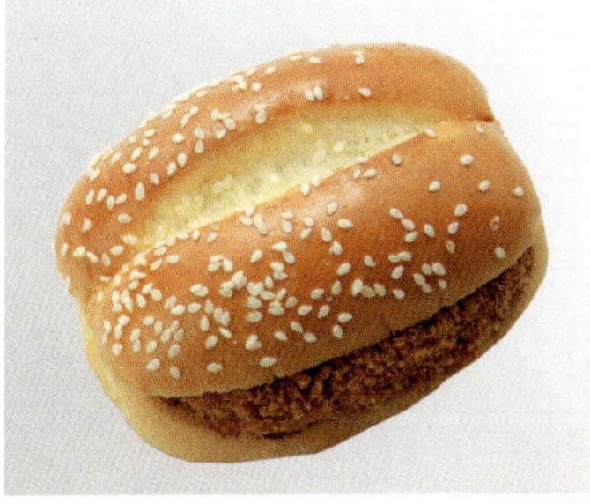

メンチカツサンド 398kcal
1パック120gあたり

たんぱく質 10.6g	カリウム 209mg	5.0点
脂質 22.6g	コレステロール 0mg	♠0 ♥0
炭水化物 37.3g	食物繊維 1.0g	♣0
食塩相当量 2.4g	添加糖分 0g	♦5.0

パン 40g

コンビニ・スーパー（菓子パン）

菓子パンは、お菓子感覚でも楽しめて、食事代わりに食べていることも見られますが、高エネルギーで、ビタミンやミネラルも不足しがちです。菓子パン１個で日本そばなら１人分、おにぎりなら２個分、食パン6枚切り1枚半〜2枚分のエネルギーがあります。あんやクリームは糖分、デニッシュ生地は脂肪が多いので要注意。

その他の菓子パンのデータ

- ジャムパン　１個 110g　321kcal
- こしあんパン　１個 120g　365kcal
- アップルパイ　１個 100g　399kcal
- チョコチップメロンパン　１個 140g　483kcal
- こしあんドーナツ　１個 115g　360kcal
- ミルククリーム入りフランス　１個 100g　405kcal

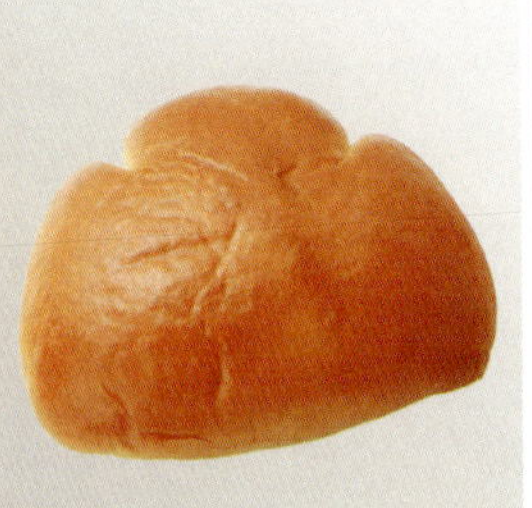

クリームパン　320 kcal
１個 105g あたり

たんぱく質 10.8g	カリウム 126mg	4.0 点		
脂質 11.4g	コレステロール 137mg	♠ 0		
炭水化物 43.5g	食物繊維 1.3g	♥ 0		
食塩相当量 0.9g	添加糖分 20.0g	♣ 0 / ♦ 4.0		

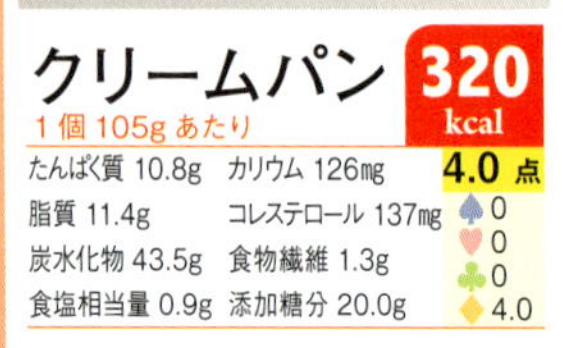

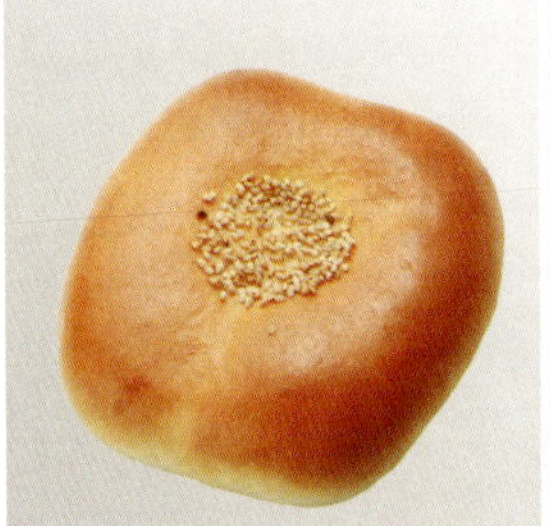

つぶあんパン　334 kcal
１個 115g あたり

たんぱく質 9.3g	カリウム 102mg	4.2 点
脂質 6.1g	コレステロール 0mg	♠ 0
炭水化物 60.7g	食物繊維 3.6g	♥ 0 / ♣ 0
食塩相当量 0.8g	添加糖分 34.2g	♦ 4.2

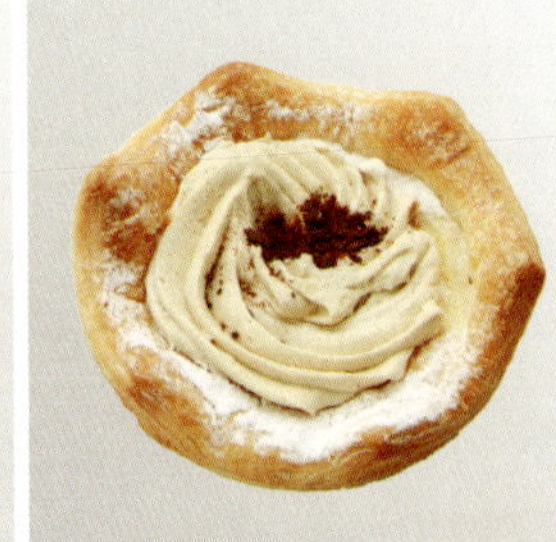

コーヒーデニッシュ　354 kcal
１個 85g あたり

たんぱく質 5.9g	カリウム 71mg	4.4 点
脂質 22.9g	コレステロール 29mg	♠ 0
炭水化物 31.2g	食物繊維 1.1g	♥ 0 / ♣ 0
食塩相当量 0.7g	添加糖分 6.1g	♦ 4.4

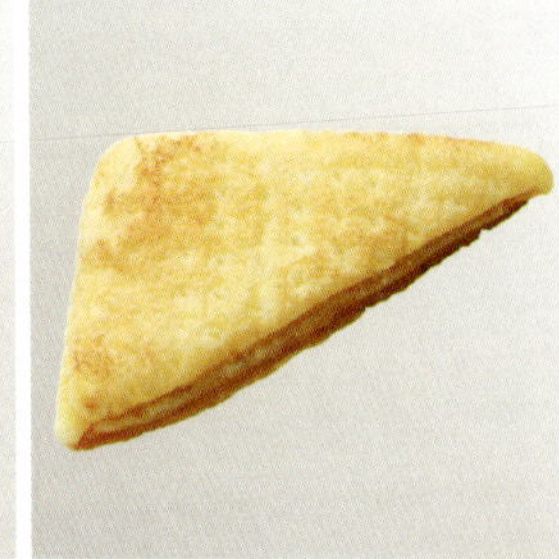

フレンチトースト　360 kcal
１個 90g あたり

たんぱく質 8.6g	カリウム 126mg	4.5 点
脂質 15.2g	コレステロール 23mg	♠ 0.2
炭水化物 46.7g	食物繊維 1.8g	♥ 0 / ♣ 0
食塩相当量 1.2g	添加糖分 8.6g	♦ 4.3

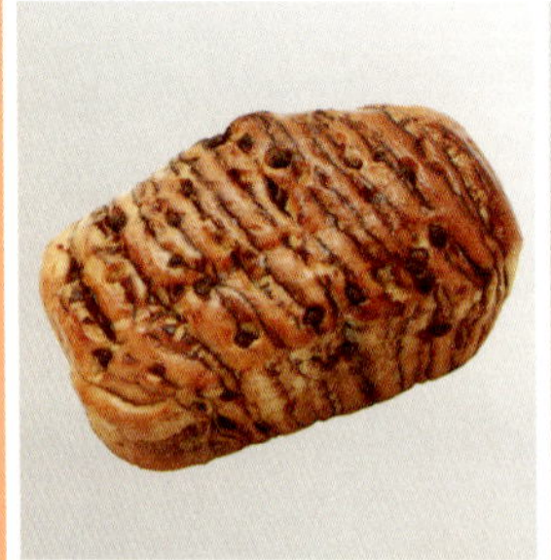

チョコブレッド　361 kcal
１個 95g あたり

たんぱく質 8.9g	カリウム 141mg	4.5 点
脂質 11.6g	コレステロール 2mg	♠ 0
炭水化物 55.5g	食物繊維 2.1g	♥ 0 / ♣ 0
食塩相当量 1.0g	添加糖分 15.4g	♦ 4.5

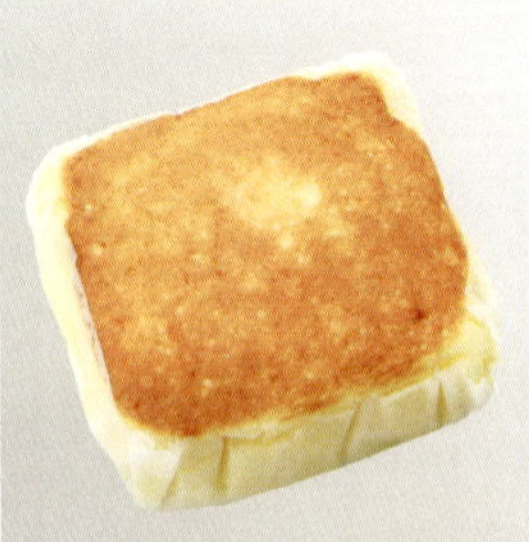

チーズ蒸しパン　370 kcal
１個 125g あたり

たんぱく質 7.7g	カリウム 151mg	4.6 点
脂質 12.4g	コレステロール 75mg	♠ 0
炭水化物 55.2g	食物繊維 1.0g	♥ 0 / ♣ 0
食塩相当量 0.9g	添加糖分 24.3g	♦ 4.6

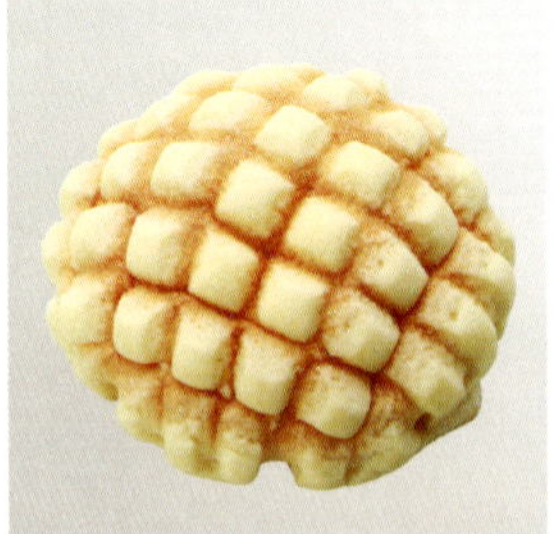

メロンパン　401 kcal
１個 100g あたり

たんぱく質 9.5g	カリウム 130mg	5.0 点
脂質 9.2g	コレステロール 77mg	♠ 0
炭水化物 67.4g	食物繊維 2.0g	♥ 0 / ♣ 0
食塩相当量 0.4g	添加糖分 16.5g	♦ 5.0

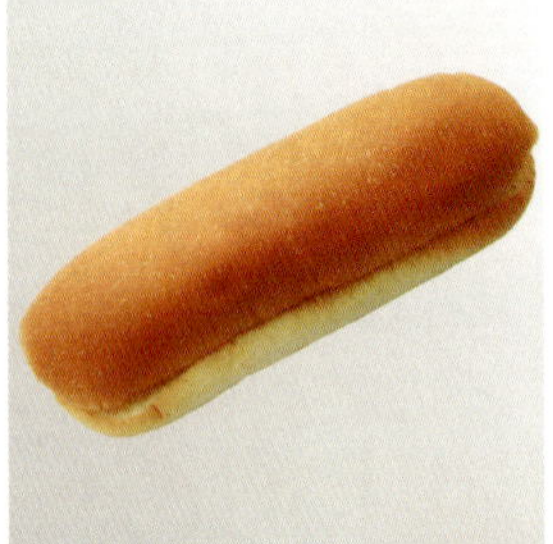

つぶあん＆マーガリンパン　616 kcal
１個 160g あたり

たんぱく質 10.8g	カリウム 167mg	7.7 点
脂質 30.3g	コレステロール 2mg	♠ 0
炭水化物 73.8g	食物繊維 4.3g	♥ 0 / ♣ 0
食塩相当量 1.8g	添加糖分 21.1g	♦ 7.7

コンビニ・スーパー（常温菓子）

コンビニやスーパーのお菓子は菓子店のものよりも大きめ。和菓子は１個が大きくてボリュームがあり、高エネルギーです。クッキーも同様に大きくて高エネルギーなので２～３回に分け、区切りをつけて食べすぎないように注意が必要です。

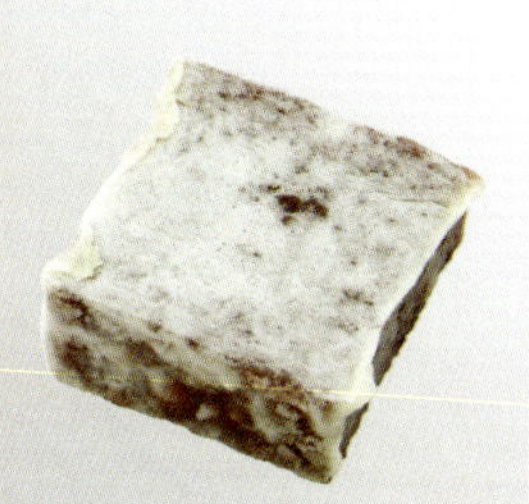

きんつば　145 kcal
1 個 55g あたり

たんぱく質 2.3g	カリウム 159mg	1.8 点	
脂質 0.3g	コレステロール 0mg	♠ 0	
炭水化物 34.0g	食物繊維 1.9g	♥ 0	
食塩相当量 0.1g	添加糖分 25.0g	♣ 0	♦ 1.8

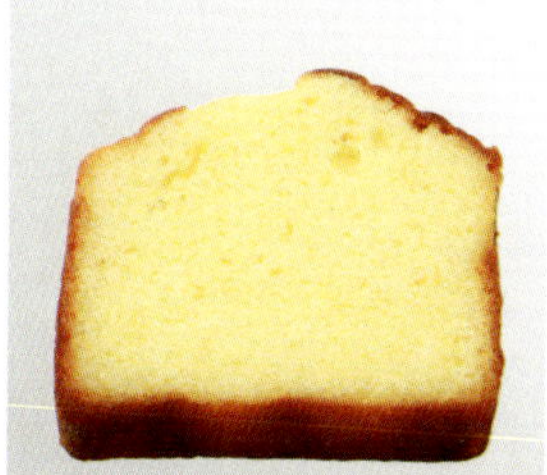

パウンドケーキ　182 kcal
1 個 40g あたり

たんぱく質 2.6g	カリウム 58mg	2.3 点	
脂質 10.8g	コレステロール 64mg	♠ 0	
炭水化物 18.2g	食物繊維 0.5g	♥ 0	
食塩相当量 0.1g	添加糖分 10.0g	♣ 0	♦ 2.3

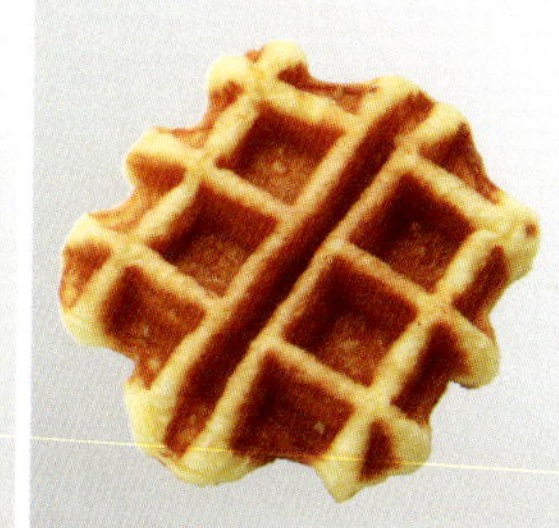

ワッフル　210 kcal
1 個 45g あたり

たんぱく質 3.1g	カリウム 42mg	2.6 点	
脂質 11.9g	コレステロール 99mg	♠ 0	
炭水化物 21.0g	食物繊維 0.6g	♥ 0	
食塩相当量 0.2g	添加糖分 5.6g	♣ 0	♦ 2.6

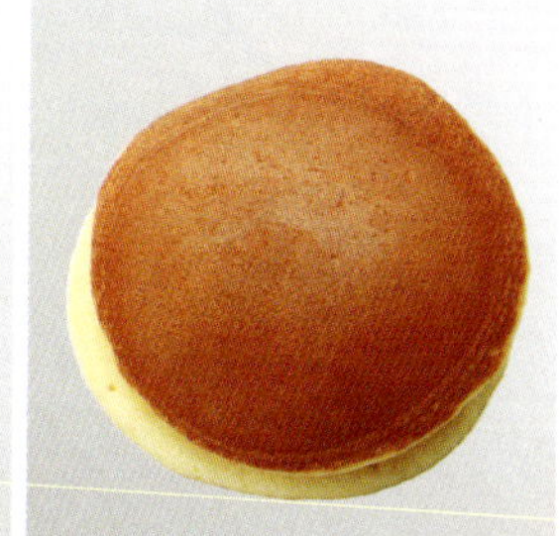

どら焼き　218 kcal
1 個 80g あたり

たんぱく質 3.9g	カリウム 157mg	2.7 点	
脂質 1.2g	コレステロール 29mg	♠ 0	
炭水化物 47.2g	食物繊維 2.7g	♥ 0	
食塩相当量 0.2g	添加糖分 30.5g	♣ 0	♦ 2.7

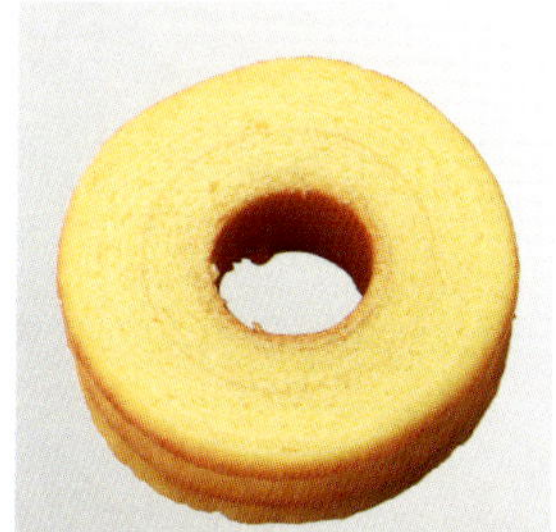

バウムクーヘン　251 kcal
1 個 60g あたり

たんぱく質 4.0g	カリウム 92mg	3.1 点	
脂質 15.2g	コレステロール 85mg	♠ 0	
炭水化物 24.4g	食物繊維 0.9g	♥ 0	
食塩相当量 0.2g	添加糖分 13.6g	♣ 0	♦ 3.1

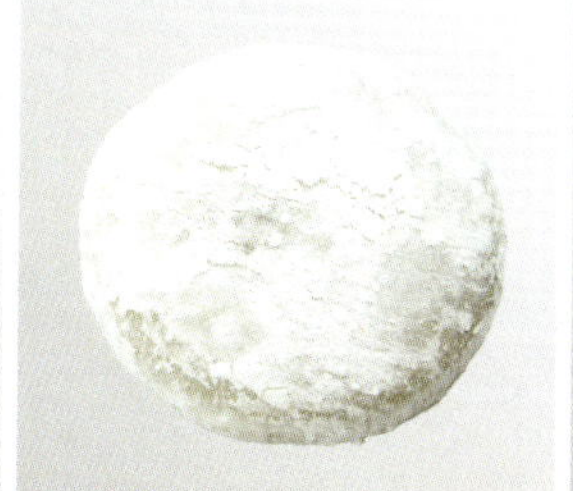

大福　256 kcal
1 個 95g あたり

たんぱく質 2.8g	カリウム 19mg	3.2 点	
脂質 0.2g	コレステロール 0mg	♠ 0	
炭水化物 61.5g	食物繊維 1.5g	♥ 0	
食塩相当量 微量	添加糖分 46.3g	♣ 0	♦ 3.2

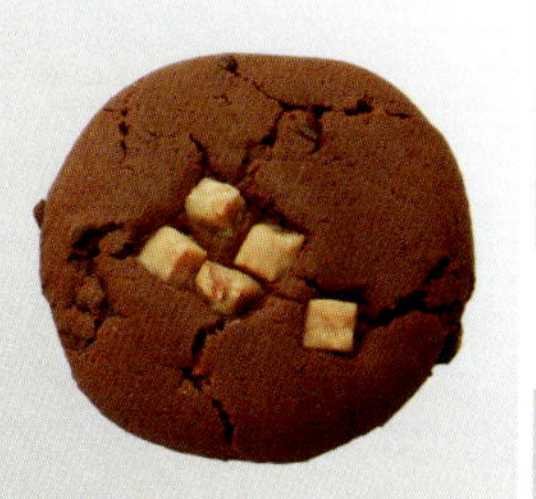

クッキー　278 kcal
1 枚 60g あたり

たんぱく質 4.0g	カリウム 113mg	3.5 点	
脂質 13.2g	コレステロール 16mg	♠ 0	
炭水化物 34.4g	食物繊維 1.4g	♥ 0	
食塩相当量 0.4g	添加糖分 6.8g	♣ 0	♦ 3.5

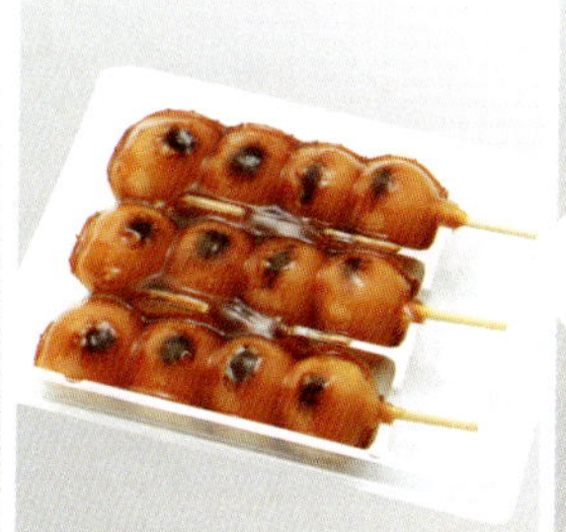

みたらし団子　355 kcal
1 パック 180g あたり

たんぱく質 5.6g	カリウム 106mg	4.4 点	
脂質 0.7g	コレステロール 0mg	♠ 0	
炭水化物 81.4g	食物繊維 0.5g	♥ 0	
食塩相当量 1.1g	添加糖分 14.4g	♣ 0	♦ 4.4

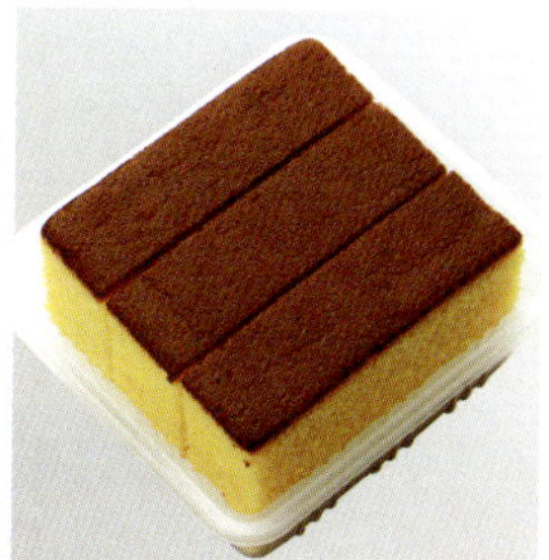

カステラ　424 kcal
1 パック 135g あたり

たんぱく質 8.2g	カリウム 105mg	5.3 点	
脂質 6.1g	コレステロール 213mg	♠ 0	
炭水化物 84.1g	食物繊維 0.8g	♥ 0	
食塩相当量 0.2g	添加糖分 46.6g	♣ 0	♦ 5.3

コンビニ・スーパー（チルドデザート）

デザートは、一時期はビッグサイズのものがはやりましたが最近は量が減り、おなじみのお菓子が並んでいます。和菓子はエネルギーやコレステロールは低めですが糖分は多めで要注意。わらびもちはきな粉を控えればカリウムをセーブできます。洋菓子は脂肪が多く、見た目の量のわりに高エネルギー。そのうえ、卵を使っているものはコレステロールにも注意が必要です。

その他のチルドデザートのデータ

- モンブラン　1個 80g　264kcal
- イチゴのショートケーキ　1個 75g　271kcal
- チョコバナナクレープ　1個 140g　275kcal
- エクレア　1個 70g　258kcal
- チョコレートケーキ　1個 113g　247kcal

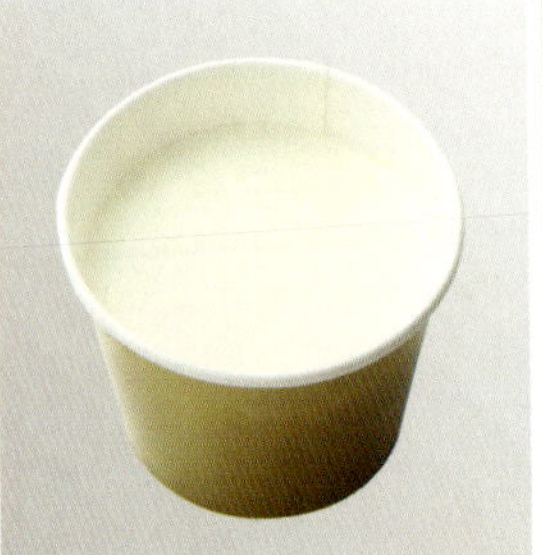

杏仁豆腐　191kcal

1個145gあたり

たんぱく質 4.7g	カリウム 203mg	2.4点
脂質 7.1g	コレステロール 18mg	♠0 ♥0
炭水化物 27.5g	食物繊維 0g	♣0
食塩相当量 0.2g	添加糖分 21.0g	♦2.4

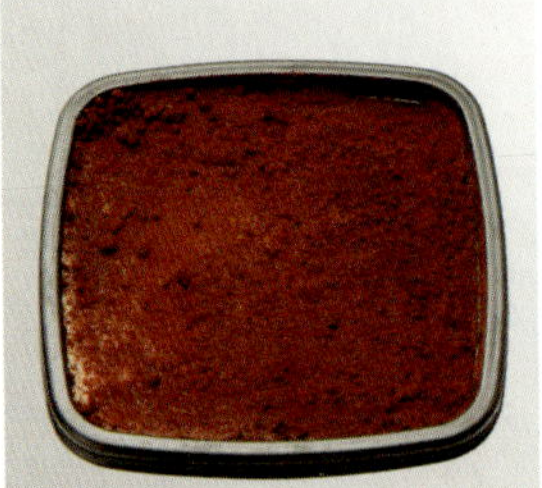

ティラミス　199kcal

1個80gあたり

たんぱく質 4.3g	カリウム 63mg	2.5点
脂質 12.4g	コレステロール 109mg	♠0 ♥0
炭水化物 17.3g	食物繊維 0.2g	♣0
食塩相当量 0.2g	添加糖分 13.5g	♦2.5

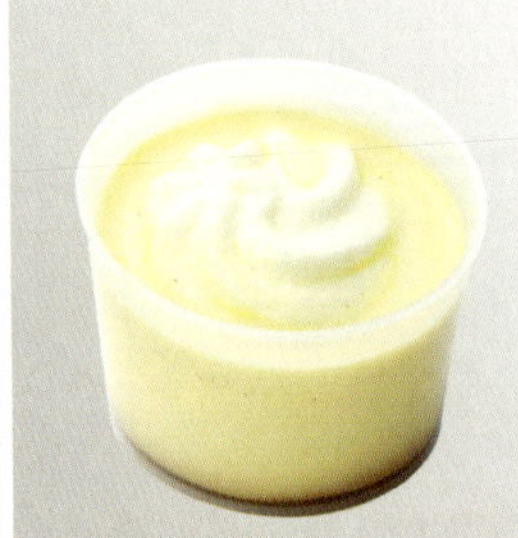

プリン　208kcal

1個125gあたり

たんぱく質 5.1g	カリウム 116mg	2.6点
脂質 13.4g	コレステロール 189mg	♠0 ♥0
炭水化物 16.2g	食物繊維 0g	♣0
食塩相当量 0.1g	添加糖分 13.3g	♦2.6

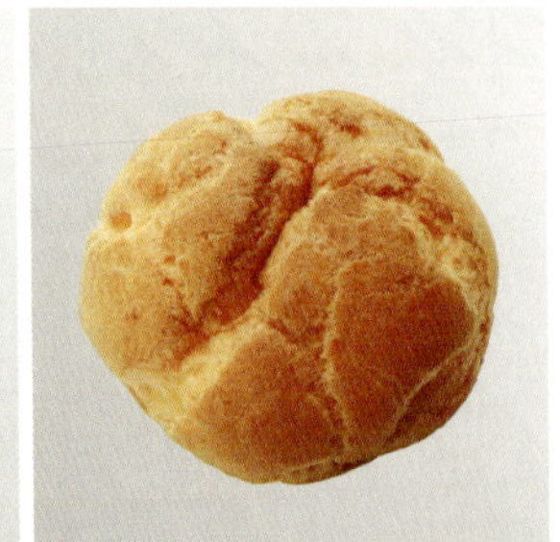

シュークリーム　235kcal

1個95gあたり

たんぱく質 4.0g	カリウム 76mg	2.9点
脂質 16.0g	コレステロール 141mg	♠0 ♥0
炭水化物 17.5g	食物繊維 0.2g	♣0
食塩相当量 0.1g	添加糖分 9.5g	♦2.9

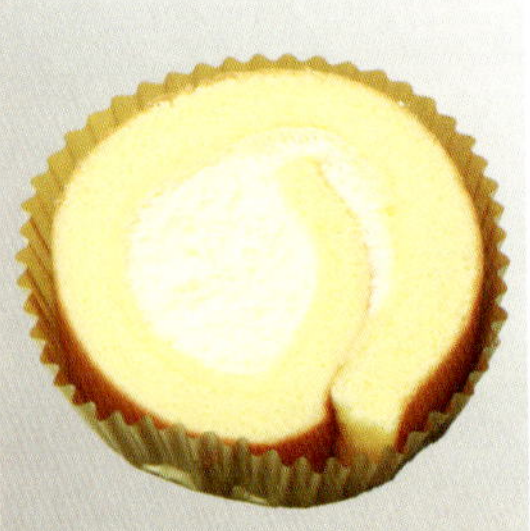

ロールケーキ　252kcal

1個80gあたり

たんぱく質 4.9g	カリウム 78mg	3.2点
脂質 16.3g	コレステロール 139mg	♠0 ♥0
炭水化物 20.4g	食物繊維 0.3g	♣0
食塩相当量 0.2g	添加糖分 11.6g	♦3.2

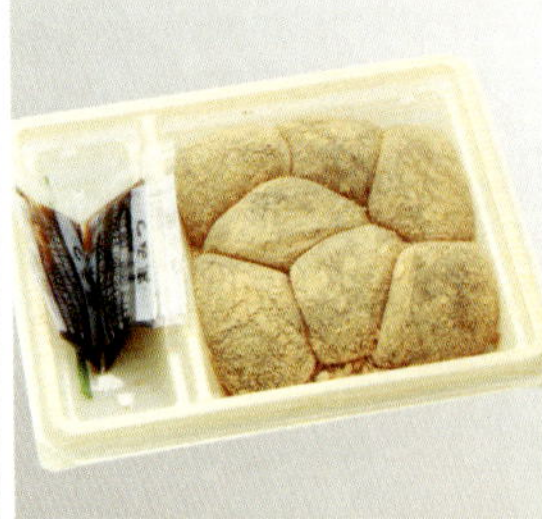

わらびもち　279kcal

1パック130g

たんぱく質 2.9g	カリウム 408mg	3.5点
脂質 1.8g	コレステロール 0mg	♠0 ♥0
炭水化物 65.1g	食物繊維 1.2g	♣0
食塩相当量 微量	添加糖分 48.9g	♦3.5

※黒みつ15g含む

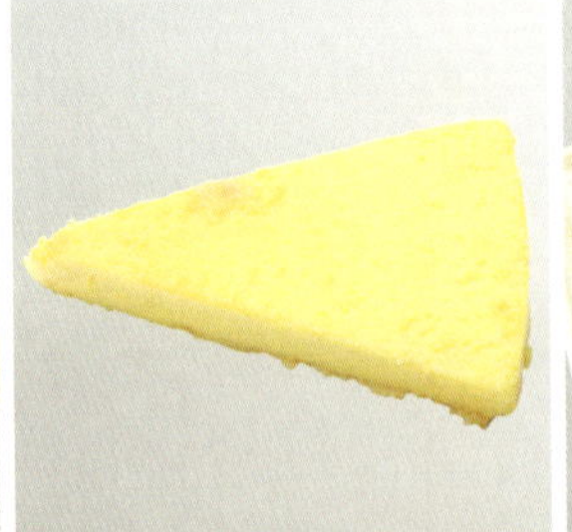

チーズケーキ　306kcal

1個65gあたり

たんぱく質 5.4g	カリウム 86mg	3.8点
脂質 24.6g	コレステロール 101mg	♠0 ♥0
炭水化物 15.3g	食物繊維 0.6g	♣0
食塩相当量 0.4g	添加糖分 10.0g	♦3.8

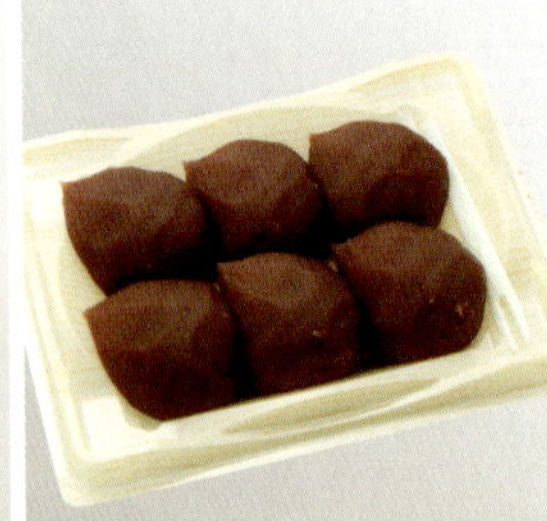

あんころもち　426kcal

1パック175gあたり

たんぱく質 7.7g	カリウム 58mg	5.3点
脂質 0.7g	コレステロール 0mg	♠0 ♥0
炭水化物 95.9g	食物繊維 4.4g	♣0
食塩相当量 微量	添加糖分 36.0g	♦5.3

市販食品編

冷凍食品、レトルト食品、カップめん、ドリンク類、ヨーグルトやプリンなどの市販食品。手軽さや味にこだわったり、健康面を意識したりと、種類も利点もさまざまです。
商品によっては、糖類やショ糖、アルコール%、プリン体、カルシウムなど、わかる範囲で数値を掲載しました。どの商品も改変サイクルが早いので目安と考え、商品選びの参考にしてください。

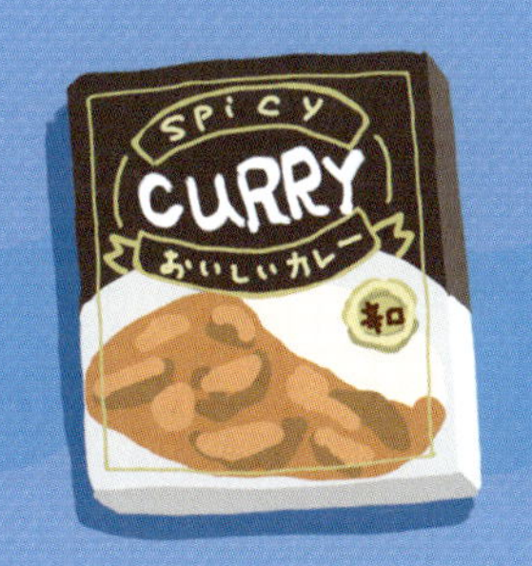

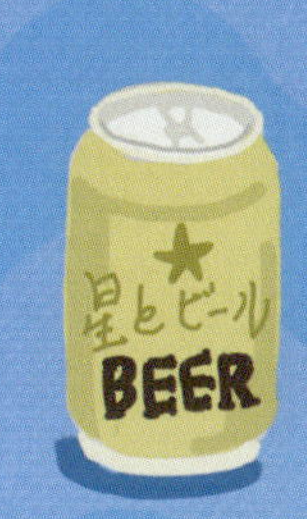

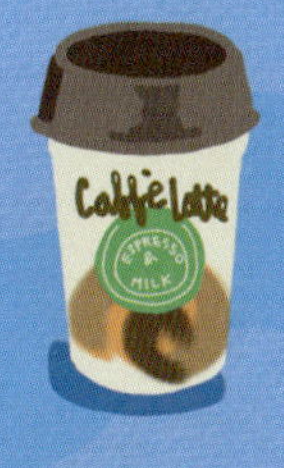

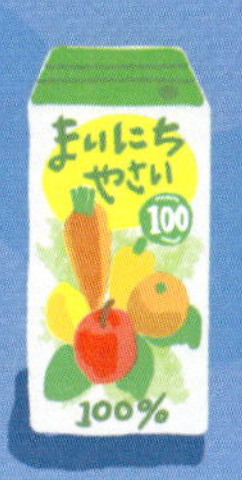

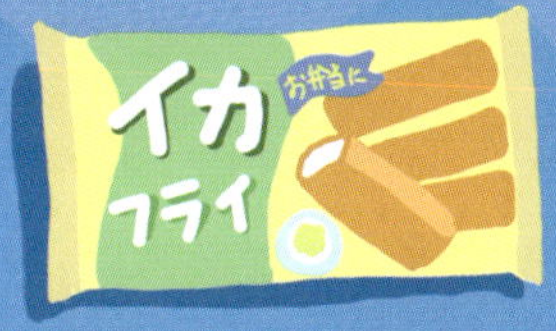

- 掲載した商品は、2018年8月末時点で最終確認されたものを紹介しています。メーカーの商品企画の改変によって、その後内容が変更になったり、終売になっている場合があります。
- 基本的に、メーカーから提供されたデータを掲載しています。数値の桁数も提供されたものを採用しています。○～○gなど、幅のある数値もメーカー提供によるものです。
- メーカーから提供のなかった栄養成分の数値は、「－」としました。
- 四群別点数欄の「＋」は、微量または数値を明確に算出できないが含まれていると考えられることを表わします。

味の素冷凍食品

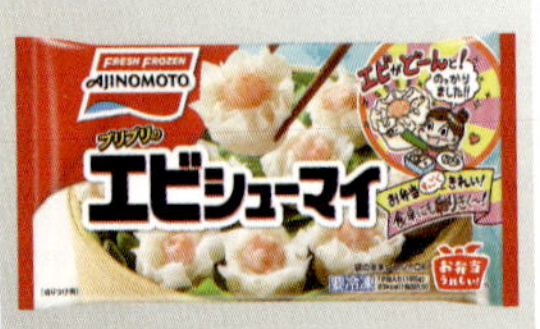

プリプリのエビシューマイ　23 kcal

1個13gあたり（1袋156g）

たんぱく質 0.8g	カリウム 8mg	0.3点
脂質 1.1g	コレステロール －	♠ +
炭水化物 2.4g	食物繊維 －	♥ 0.1
食塩相当量 0.2g	添加糖分 －	♣ +
		♦ 0.2

マルハニチロ

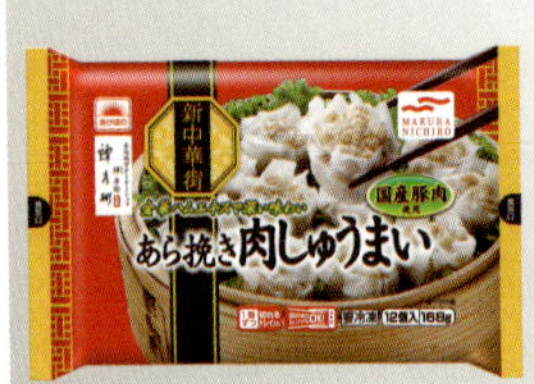

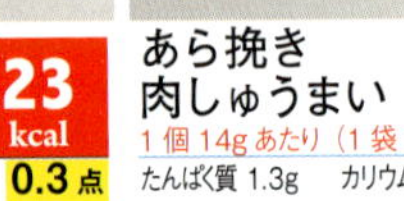

あら挽き肉しゅうまい　32 kcal

1個14gあたり（1袋168g）

たんぱく質 1.3g	カリウム 27mg	0.4点
脂質 2.1g	コレステロール －	♠ +
炭水化物 1.9g	食物繊維 －	♥ 0.2
食塩相当量 0.2g	添加糖分 －	♣ +
		♦ 0.2

テーブルマーク

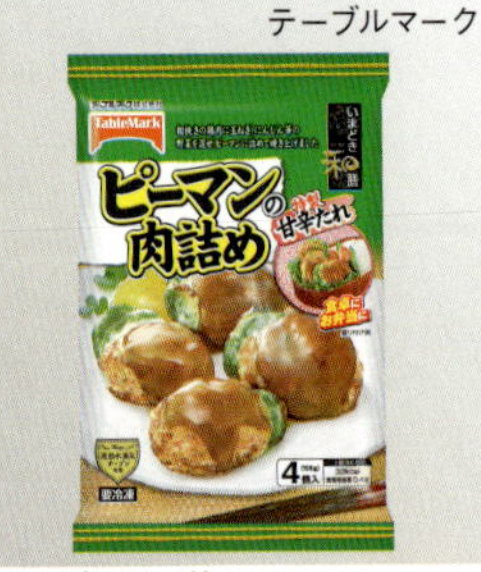

いまどき和膳 ピーマンの肉詰め　33 kcal

1個27gあたり（1袋108g）

たんぱく質 2.1g	カリウム －	0.4点
脂質 1.4g	コレステロール －	♠ +
炭水化物 3.1g	食物繊維 －	♥ 0.1
食塩相当量 0.4g	添加糖分 －	♣ +
		♦ 0.3

ニチレイフーズ

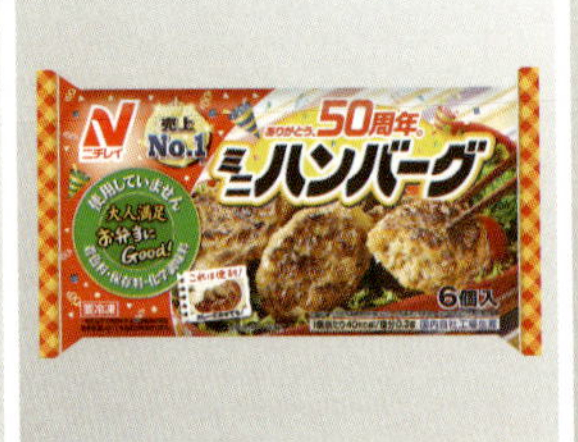

お弁当にGood!Ⓡ ミニハンバーグ　40 kcal

1個21gあたり（1袋126g）

たんぱく質 2.4g	カリウム －	0.5点
脂質 2.3g	コレステロール －	♠ +
炭水化物 2.5g	食物繊維 －	♥ 0.4
食塩相当量 0.3g	添加糖分 －	♣ +
		♦ 0.1

テーブルマーク

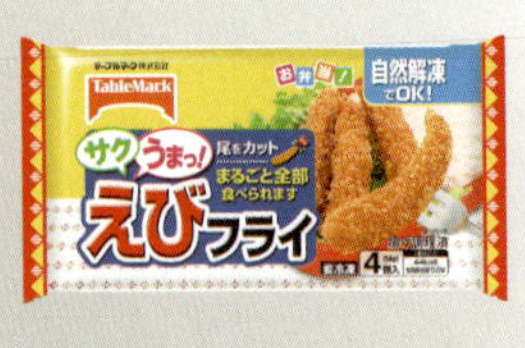

サクうまっ！えびフライ　44 kcal

1個13gあたり（1袋52g）

たんぱく質 1.4g	カリウム －	0.6点
脂質 3.2g	コレステロール －	♠ +
炭水化物 2.5g	食物繊維 －	♥ 0.1
食塩相当量 0.2g	添加糖分 －	♣ 0
		♦ 0.5

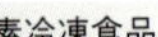
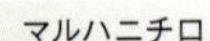

味の素冷凍食品

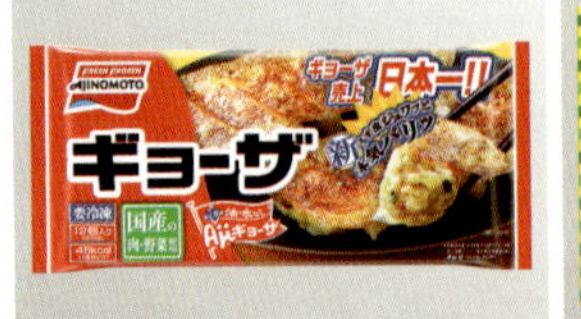

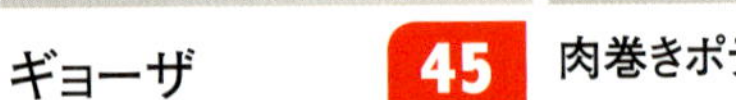

ギョーザ　45 kcal

1個23gあたり（1袋276g）

たんぱく質 1.5g	カリウム 44mg	0.6点
脂質 2.7g	コレステロール －	♠ +
炭水化物 3.7g	食物繊維 －	♥ 0.2
食塩相当量 0.3g	添加糖分 －	♣ +
		♦ 0.4

マルハニチロ

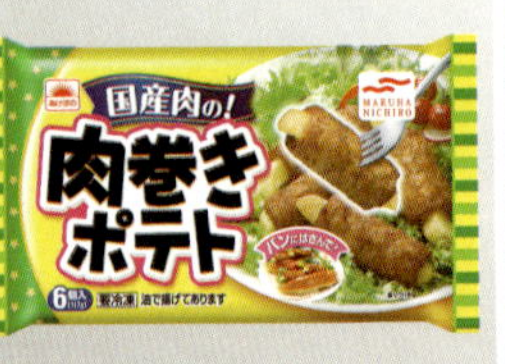

肉巻きポテト　45 kcal

1個19.5gあたり（1袋117g）

たんぱく質 1.6g	カリウム 48mg	0.6点
脂質 2.9g	コレステロール －	♠ +
炭水化物 3.0g	食物繊維 －	♥ 0.3
食塩相当量 0.3g	添加糖分 －	♣ 0.1
		♦ 0.2

マルハニチロ

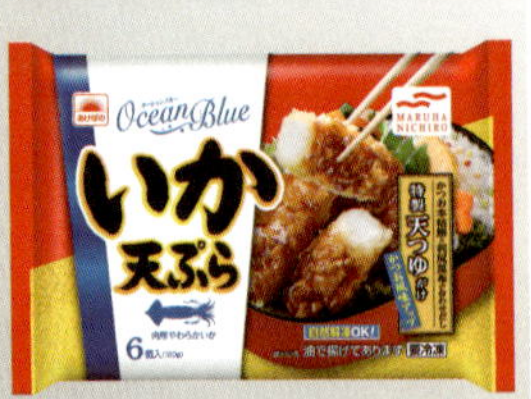

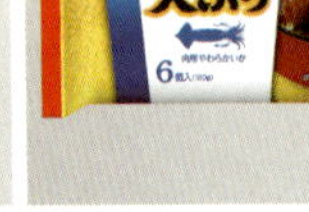

いか天ぷら　53 kcal

1個20gあたり（1袋120g）

たんぱく質 1.9g	カリウム 29mg	0.7点
脂質 2.8g	コレステロール －	♠ +
炭水化物 5.0g	食物繊維 －	♥ 0.1
食塩相当量 0.3g	添加糖分 －	♣ 0
		♦ 0.6

日本水産（ニッスイ）

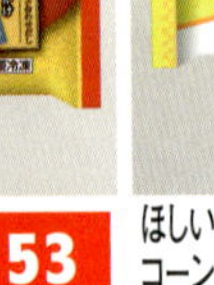

ほしいぶんだけ 口どけなめらか コーンクリームコロッケ　60 kcal

1個23gあたり（1袋184g）

たんぱく質 1.2g	カリウム －	0.8点
脂質 3.4g	コレステロール －	♠ +
炭水化物 6.3g	食物繊維 －	♥ 0
食塩相当量 0.2g	添加糖分 －	♣ 0.1
		♦ 0.7

マルハニチロ

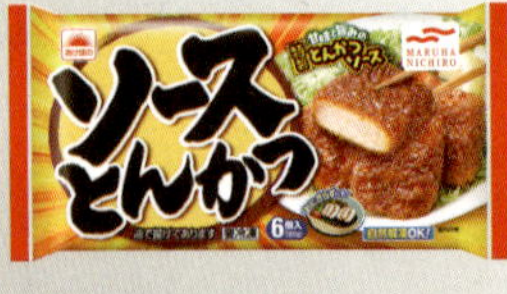

ソースとんかつ　68 kcal

1個25gあたり（1袋150g）

たんぱく質 1.9g	カリウム 37mg	0.9点
脂質 3.6g	コレステロール －	♠ +
炭水化物 6.9g	食物繊維 －	♥ 0.3
食塩相当量 0.4g	添加糖分 －	♣ 0
		♦ 0.6

テーブルマーク

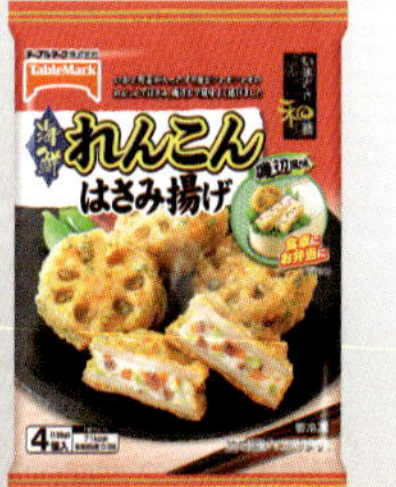

いまどき和膳 れんこんはさみ揚げ

71 kcal

1個32gあたり（1袋128g）

		0.9点
たんぱく質 1.2g	カリウム －	♠ +
脂質 3.8g	コレステロール －	♥ 0.1
炭水化物 7.9g	食物繊維 －	♣ 0.1
食塩相当量 0.3g	添加糖分 －	♦ 0.7

日本水産（ニッスイ）

ほしいぶんだけ 具だくさんの五目春巻

74 kcal

1個25gあたり（1袋150g）

		0.9点
たんぱく質 1.0g	カリウム －	♠ +
脂質 4.7g	コレステロール －	♥ +
炭水化物 7.0g	食物繊維 －	♣ 0.1
食塩相当量 0.4g	添加糖分 －	♦ 0.8

ニチレイフーズ

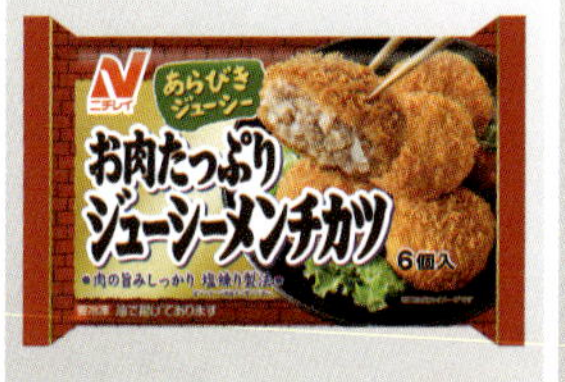

お肉たっぷり ジューシーメンチカツ

75 kcal

1個21gあたり（1袋126g）

		0.9点
たんぱく質 1.8g	カリウム －	♠ 0
脂質 5.7g	コレステロール －	♥ 0.3
炭水化物 4.1g	食物繊維 －	♣ +
食塩相当量 0.3g	添加糖分 －	♦ 0.6

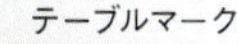

テーブルマーク

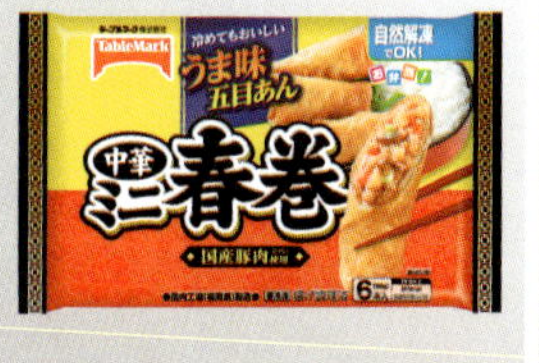

中華ミニ春巻

80 kcal

1本25gあたり（1袋150g）

		1.0点
たんぱく質 1.4g	カリウム －	♠ +
脂質 5.1g	コレステロール －	♥ +
炭水化物 7.0g	食物繊維 －	♣ +
食塩相当量 0.3g	添加糖分 －	♦ 1.0

マルハニチロ

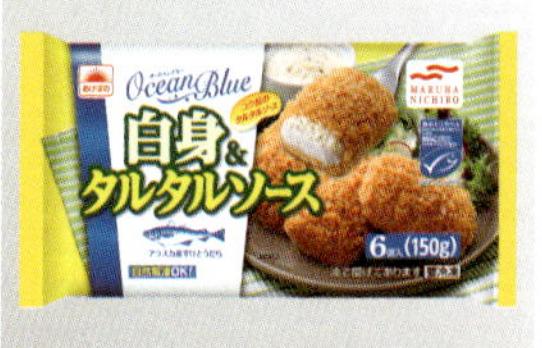

白身& タルタルソース

89 kcal

1個25gあたり（1袋150g）

		1.1点
たんぱく質 2.3g	カリウム 40mg	♠ +
脂質 7.0g	コレステロール －	♥ 0.1
炭水化物 4.3g	食物繊維 －	♣ +
食塩相当量 0.3g	添加糖分 －	♦ 1.0

ニチレイフーズ

お弁当にGood!® 衣がサクサク牛肉コロッケ

100 kcal

1個30gあたり（1袋180g）

		1.3点
たんぱく質 1.7g	カリウム －	♠ 0
脂質 7.0g	コレステロール －	♥ 0.1
炭水化物 7.5g	食物繊維 －	♣ 0.1
食塩相当量 0.2g	添加糖分 －	♦ 1.1

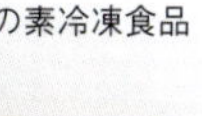

味の素冷凍食品

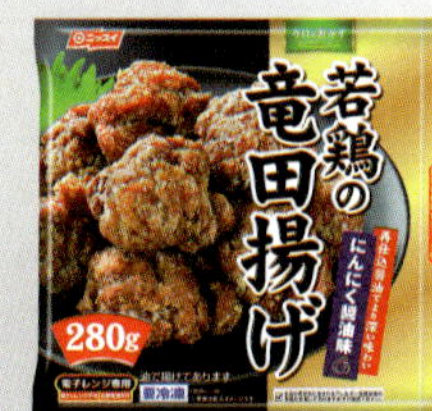

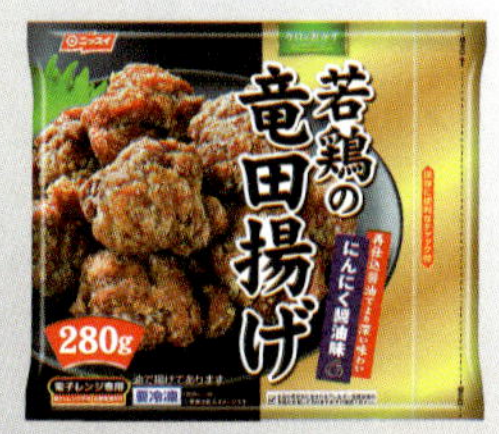

「味からっ」やわらか若鶏から揚げ〈じゅわん鶏もも〉

209 kcal

100gあたり（1袋275g）

		2.6点
たんぱく質 15.0g	カリウム 260mg	♠ +
脂質 12.0g	コレステロール －	♥ 1.1
炭水化物 10.3g	食物繊維 －	♣ 0
食塩相当量 1.3g	添加糖分 －	♦ 1.5

日本水産（ニッスイ）

今日のおかず 若鶏の竜田揚げ

268 kcal

100gあたり（1袋280g）

		3.4点
たんぱく質 15.0g	カリウム －	♠ +
脂質 16.8g	コレステロール －	♥ 1.4
炭水化物 14.2g	食物繊維 －	♣ 0
食塩相当量 1.5g	添加糖分 －	♦ 2.0

column

冷凍食品の揚げ物を調理するとき

冷凍食品の揚げ物は、最近は家庭では油揚げせずに電子レンジ加熱が一般的。電子レンジ加熱ならば、加熱中に油が落ちることはあっても、エネルギーが加熱前よりも高くなることはありません。

油揚げ調理が必要な冷凍食品のときは、170～180℃の揚げ油で揚げ、揚げたそばからキッチンペーパーを敷いたバットにとり、余分な油を除くと多少はエネルギーを抑えられます。揚げるものによって吸油率に違いがあるものの、揚げる前の重量に対して10%前後の吸油と考えて、エネルギーにプラスしましょう。

- 油揚げが必要な冷凍コロッケ50gを調理した場合（吸油率10%）
  コロッケ50g×吸油率10%＝吸油量5g
  油（植物油）は100gあたり921kcalなので、
  吸油量5g×921kcal÷100g＝46.05kcal
  ➡コロッケ50gを油揚げすると、吸油量5g分＝46kcalプラスになります。

おかず（ごはんにかけるもの）

江崎グリコ

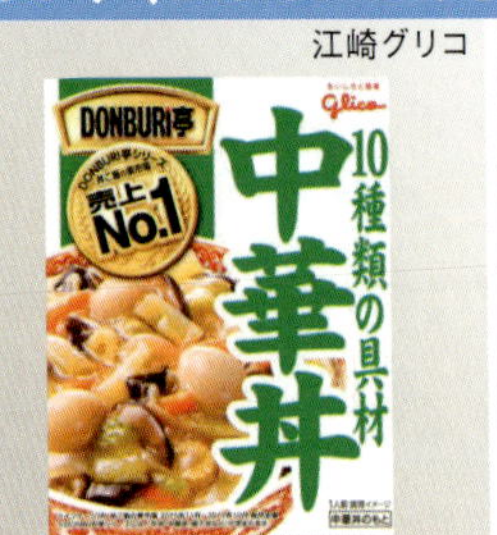

DONBURI亭 < 中華丼 > 151 kcal
1 袋 210g あたり

たんぱく質 6.5g	カリウム －	1.9 点
脂質 6.1g	コレステロール －	♠ 0.5
炭水化物 17.4g	食物繊維 －	♥ 0
食塩相当量 3.1g	添加糖分 －	♣ 0.1
		♦ 1.3

江崎グリコ

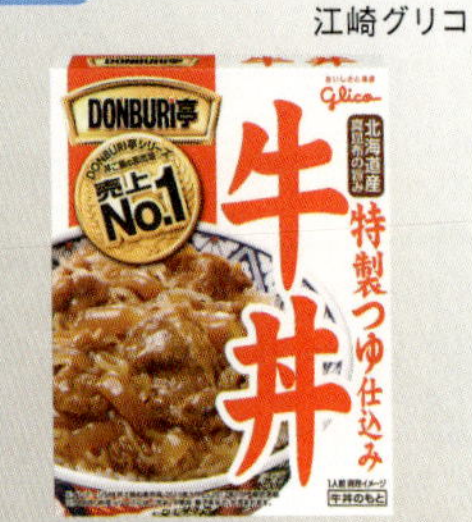

DONBURI亭 < 牛丼 > 183 kcal
1 袋 160g あたり

たんぱく質 7.8g	カリウム －	2.3 点
脂質 10.8g	コレステロール －	♠ 0
炭水化物 13.7g	食物繊維 －	♥ 1.6
食塩相当量 2.5g	添加糖分 －	♣ 0.2
		♦ 0.5

ハウス食品

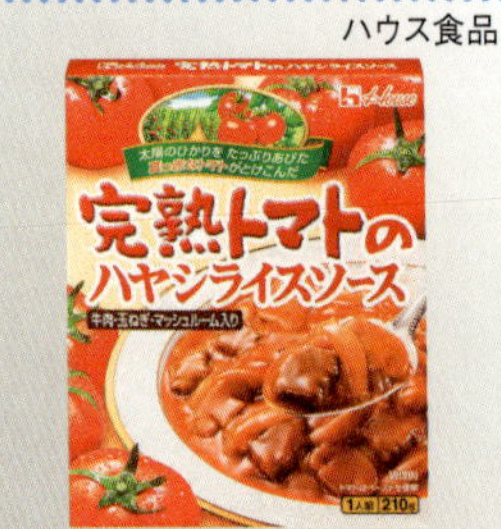

完熟トマトの ハヤシライスソース 214 kcal
1 食分210gあたり

たんぱく質 6.3g	カリウム －	2.7 点
脂質 11.9g	コレステロール －	♠ 0
炭水化物 20.5g	食物繊維 －	♥ 0.2
食塩相当量 3.1g	添加糖分 －	♣ 0.2
		♦ 2.3

エスビー食品

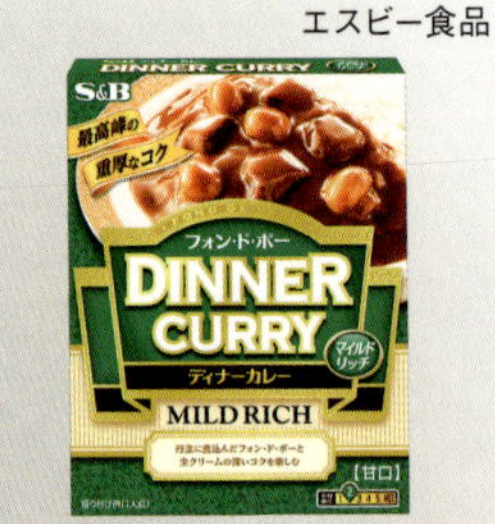

ディナーカレー レトルト マイルドリッチ甘口 266 kcal
1 袋 200g あたり

たんぱく質 6.0g	カリウム －	3.3 点
脂質 16.8g	コレステロール －	♠ +
炭水化物 22.6g	食物繊維 －	♥ 0.7
食塩相当量 2.5g	添加糖分 －	♣ 0.3
		♦ 2.3

エスビー食品

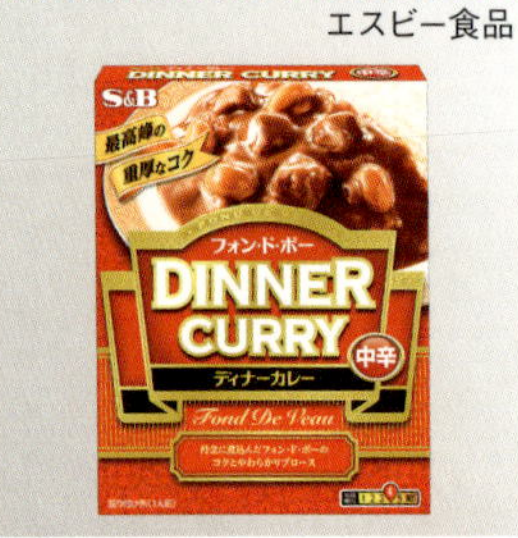

ディナーカレー レトルト 中辛 279 kcal
1 袋 200g あたり

たんぱく質 7.2g	カリウム －	3.5 点
脂質 18.2g	コレステロール －	♠ +
炭水化物 21.6g	食物繊維 －	♥ 0.7
食塩相当量 2.7g	添加糖分 －	♣ 0.3
		♦ 2.5

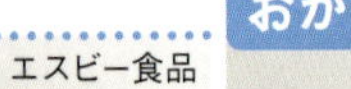

おかず（パスタソース）

エスビー食品

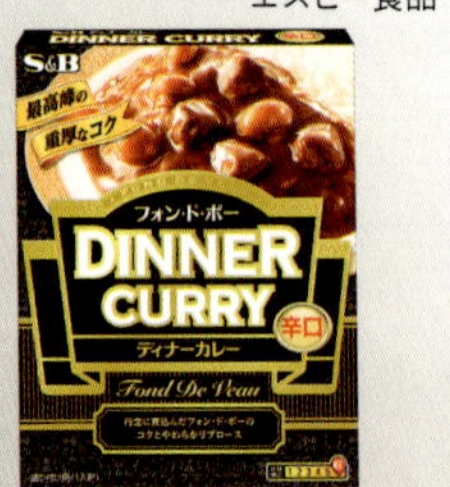

ディナーカレー レトルト 辛口 281 kcal
1 袋 200g あたり

たんぱく質 7.2g	カリウム －	3.5 点
脂質 17.6g	コレステロール －	♠ +
炭水化物 23.4g	食物繊維 －	♥ 0.7
食塩相当量 2.8g	添加糖分 －	♣ 0.3
		♦ 2.5

キユーピー

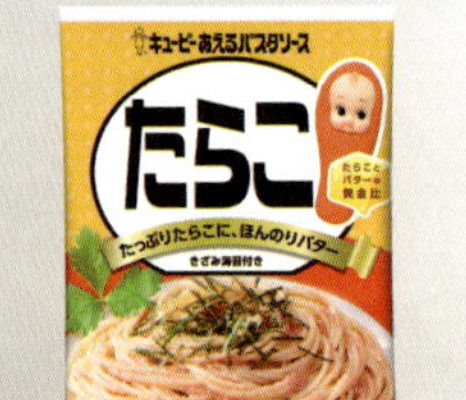

あえるパスタソース たらこ 82 kcal
1食分ソース23g+トッピング1袋

たんぱく質 3.4g	カリウム －	1.0 点
脂質 6.8g	コレステロール －	♠ 0
炭水化物 1.9g	食物繊維 －	♥ 0.1
食塩相当量 2.0g	添加糖分 －	♣ +
		♦ 0.9

ハウス食品

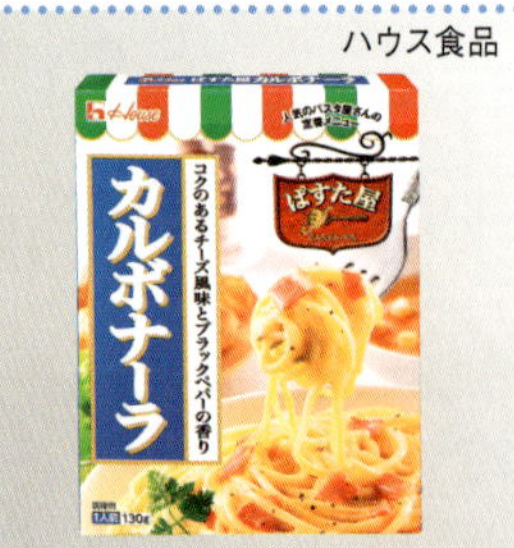

ぱすた屋 カルボナーラ 107 kcal
1 食分 130g あたり

たんぱく質 2.6g	カリウム －	1.3 点
脂質 6.7g	コレステロール －	♠ +
炭水化物 9.0g	食物繊維 －	♥ 0.2
食塩相当量 2.3g	添加糖分 －	♣ 0
		♦ 1.1

キユーピー

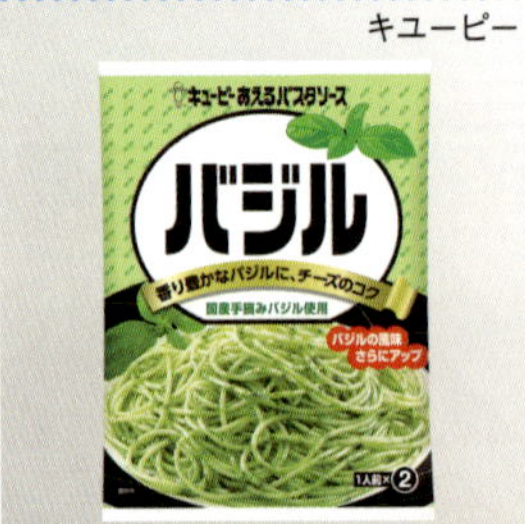

あえるパスタソース バジル 113 kcal
1 食分 23g あたり

たんぱく質 0.9g	カリウム －	1.4 点
脂質 10.9g	コレステロール －	♠ +
炭水化物 2.3g	食物繊維 －	♥ 0
食塩相当量 2.0g	添加糖分 －	♣ +
		♦ 1.4

ハウス食品

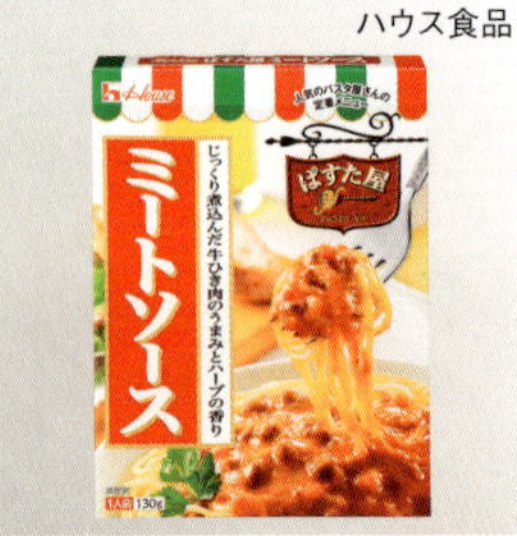

ぱすた屋 ミートソース 132 kcal
1 食分 130g あたり

たんぱく質 4.6g	カリウム －	1.7 点
脂質 5.9g	コレステロール －	♠ 0
炭水化物 15.3g	食物繊維 －	♥ 0.3
食塩相当量 2.7g	添加糖分 －	♣ 0.1
		♦ 1.3

汁物

味の素KK

クノール®ふんわりたまごスープ
28 kcal
1食分 6.8g あたり

たんぱく質 1.8g	カリウム –	**0.4 点**	
脂質 1.4g	コレステロール –	♠	+
炭水化物 2.1g	食物繊維 –	♥	0
食塩相当量 1.3g	添加糖分 –	♣	+
		♦	0.4

永谷園

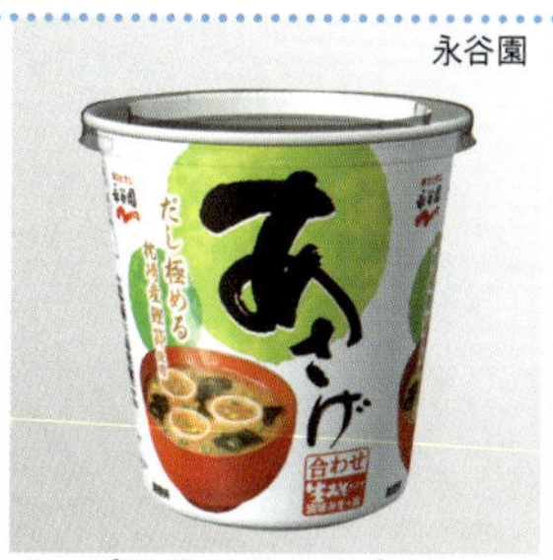

カップ入生みそタイプみそ汁 あさげ
29 kcal
1食分 18.1g あたり

たんぱく質 2.5g	カリウム –	**0.4 点**	
脂質 0.7g	コレステロール –	♠	0
炭水化物 3.1g	食物繊維 –	♥	0
食塩相当量 2.0g	添加糖分 –	♣	+
		♦	0.4

味の素KK

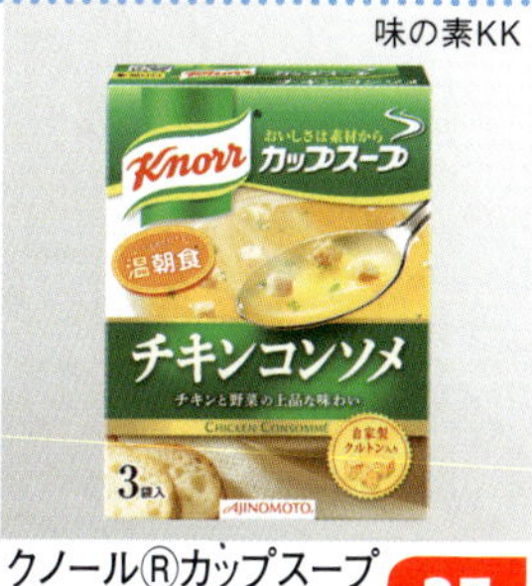

クノール®カップスープ チキンコンソメ
37 kcal
1袋 9.5g あたり

たんぱく質 1.1g	カリウム 24.8mg	**0.5 点**	
脂質 1.1g	コレステロール –	♠	0
炭水化物 5.7g	食物繊維 –	♥	0
食塩相当量 1.3g	添加糖分 –	♣	+
		♦	0.5

エースコック

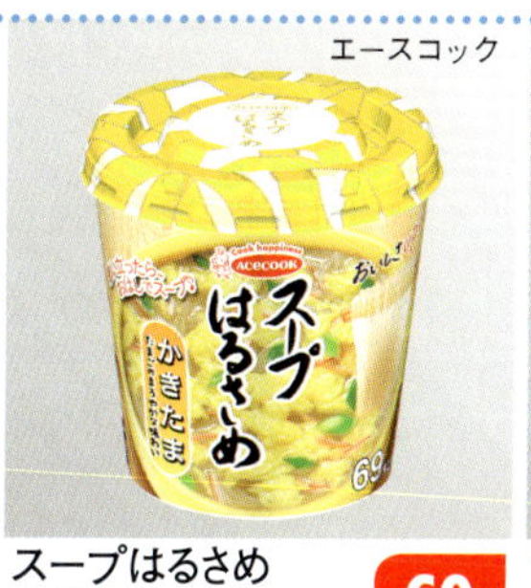

スープはるさめ かきたま
69 kcal
1食分 20g あたり

たんぱく質 1.6g	カリウム –	**0.9 点**	
脂質 0.6g	コレステロール –	♠	+
炭水化物 14.4g	食物繊維 –	♥	+
食塩相当量 1.9g	添加糖分 –	♣	+
		♦	0.9

味の素KK

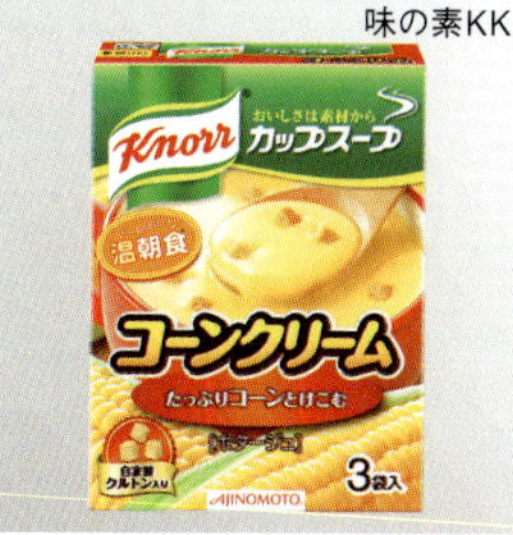

クノール®カップスープ コーンクリーム
76 kcal
1袋 17.6g あたり

たんぱく質 1.0g	カリウム 75.2mg	**1.0 点**	
脂質 2.6g	コレステロール –	♠	+
炭水化物 12.0g	食物繊維 –	♥	0
食塩相当量 1.0g	添加糖分 –	♣	+
		♦	1.0

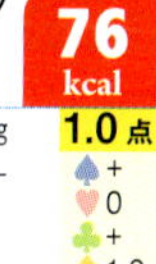

主食（おかゆ・パック入りごはん）

味の素KK

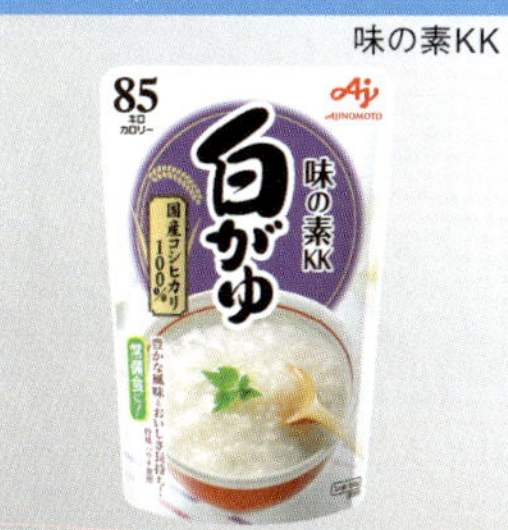

「味の素KK おかゆ」白がゆ
85 kcal
1食分 250g あたり

たんぱく質 1.5g	カリウム –	**1.1 点**	
脂質 0.25g	コレステロール –	♠	0
炭水化物 19.0g	食物繊維 –	♥	0
食塩相当量 0g	添加糖分 –	♣	0
		♦	1.1

味の素KK

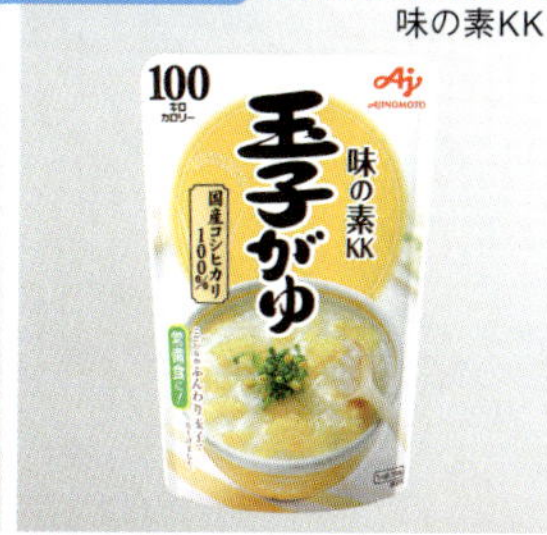

「味の素KK おかゆ」玉子がゆ
100 kcal
1食分 250g あたり

たんぱく質 4.3g	カリウム –	**1.3 点**	
脂質 2.5g	コレステロール –	♠	0.2
炭水化物 15g	食物繊維 –	♥	0
食塩相当量 1.5g	添加糖分 –	♣	0
		♦	1.1

サトウ食品

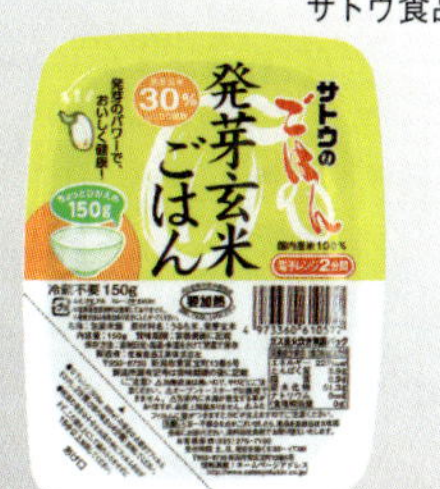
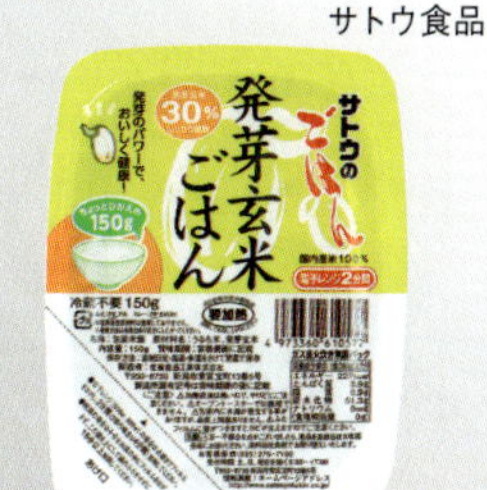

サトウのごはん 発芽玄米ごはん
227 kcal
1パック 150g あたり

たんぱく質 3.9g	カリウム 59mg	**2.8 点**	
脂質 0.9g	コレステロール –	♠	0
炭水化物 51.3g	食物繊維 1.4g	♥	0
食塩相当量 0g	添加糖分 –	♣	0
		♦	2.8

東洋水産

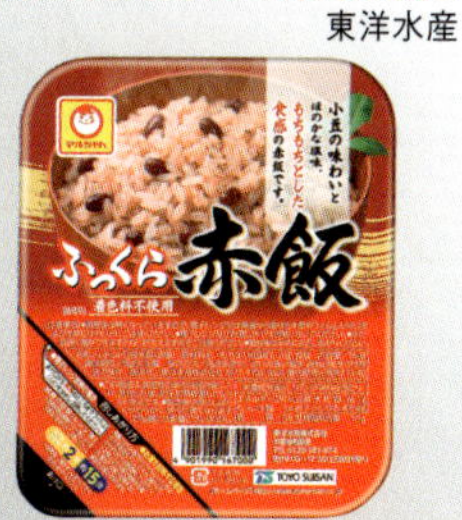

マルちゃん ふっくら赤飯
291 kcal
1パック 160g あたり

たんぱく質 5.4g	カリウム –	**3.6 点**	
脂質 0.6g	コレステロール –	♠	0
炭水化物 66.1g	食物繊維 –	♥	+
食塩相当量 1.0g	添加糖分 –	♣	0
		♦	3.6

サトウ食品

サトウのごはん 新潟県産コシヒカリ
294 kcal
1パック 200g あたり

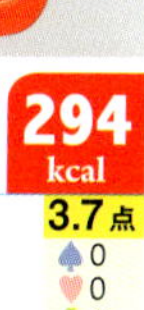

たんぱく質 4.2g	カリウム –	**3.7 点**	
脂質 0g	コレステロール –	♠	0
炭水化物 67.8g	食物繊維 –	♥	0
食塩相当量 0g	添加糖分 –	♣	0
		♦	3.7

明星食品

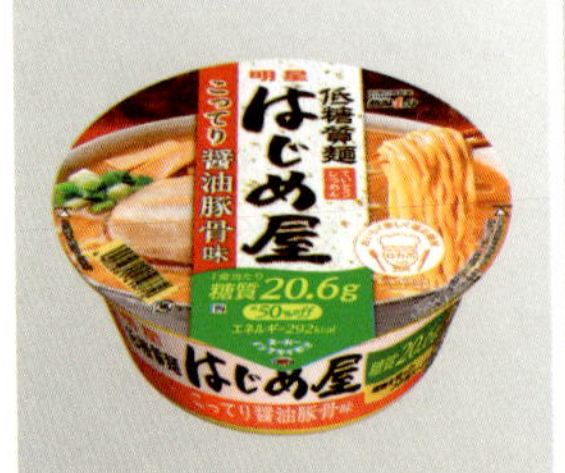

明星 低糖質麺 はじめ屋 こってり醤油豚骨味

292 kcal

1 食分 87g あたり

		3.7 点
たんぱく質 11.4g	カリウム –	♠ 0
脂質 15.0g	コレステロール –	♥ 0.2
糖質 20.6g	食物繊維 23.9g	♣ +
食塩相当量 6.1g	添加糖分 –	♦ 3.5

エースコック

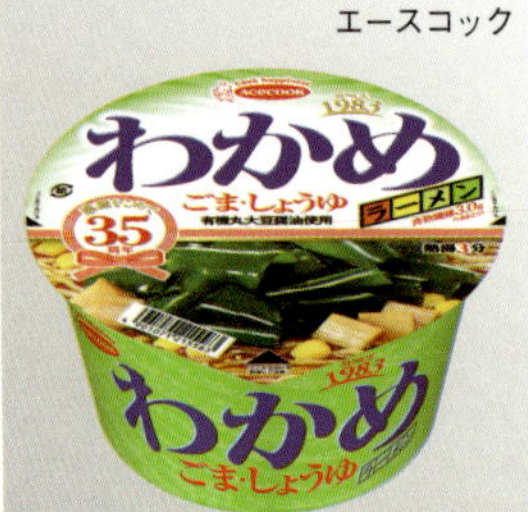

わかめラーメン ごま・しょうゆ

347 kcal

1 食分 93g あたり

		4.3 点
たんぱく質 8.5g	カリウム –	♠ 0
脂質 13.7g	コレステロール –	♥ 0
糖質 46.0g	食物繊維 3.0g	♣ 0.1
食塩相当量 6.1g	添加糖分 –	♦ 4.2

カルシウム196mg

サンヨー食品

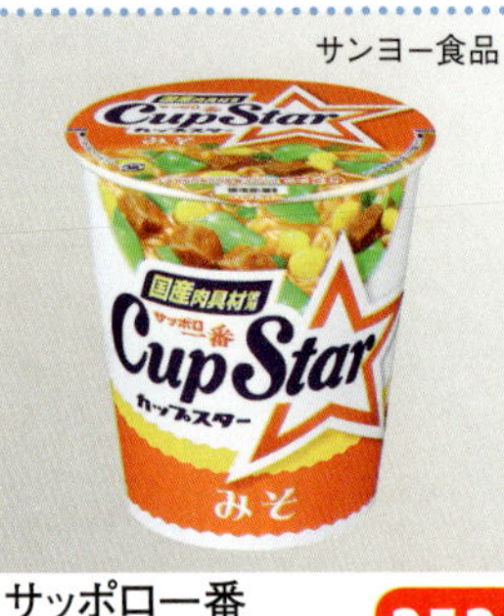

サッポロ一番 カップスター みそ

352 kcal

1 食分 79g あたり

		4.4 点
たんぱく質 8.2g	カリウム –	♠ +
脂質 14.2g	コレステロール –	♥ +
炭水化物 47.8g	食物繊維 –	♣ +
食塩相当量 5.4g	添加糖分 –	♦ 4.4

カルシウム218mg

東洋水産

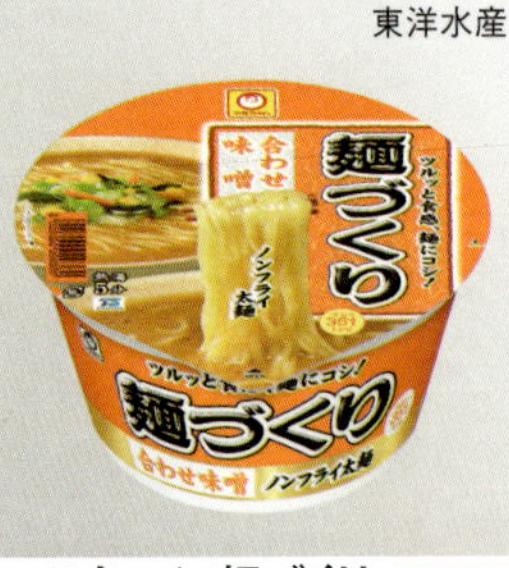

マルちゃん 麺づくり 合わせ味噌

351 kcal

1 食分 104g あたり

		4.4 点
たんぱく質 9.9g	カリウム –	♠ 0
脂質 8.8g	コレステロール –	♥ 0
炭水化物 58.0g	食物繊維 –	♣ +
食塩相当量 6.1g	添加糖分 –	♦ 4.4

カルシウム166mg

日清食品

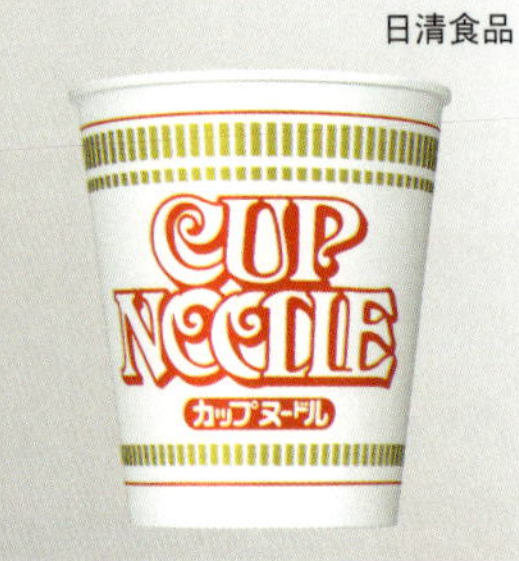

カップヌードル

353 kcal

1 食分 77g あたり

		4.4 点
たんぱく質 10.7g	カリウム –	♠ +
脂質 15.2g	コレステロール –	♥ +
炭水化物 43.4g	食物繊維 –	♣ +
食塩相当量 4.9g	添加糖分 –	♦ 4.4

カルシウム95mg

日清食品

日清のどん兵衛 きつねうどん［東日本］

413 kcal

1 食分 96g あたり

		5.2 点
たんぱく質 10.0g	カリウム –	♠ 0
脂質 16.1g	コレステロール –	♥ 1.0
炭水化物 57.0g	食物繊維 –	♣ +
食塩相当量 5.4g	添加糖分 –	♦ 4.2

カルシウム168mg

エースコック

スーパーカップ 1.5 倍 しょうゆラーメン

466 kcal

1 食分 108g あたり

		5.8 点
たんぱく質 9.3g	カリウム –	♠ 0
脂質 18.0g	コレステロール –	♥ +
炭水化物 66.7g	食物繊維 –	♣ +
食塩相当量 7.6g	添加糖分 –	♦ 5.8

カルシウム227mg

東洋水産

マルちゃん 緑のたぬき天そば［東日本］

482 kcal

1食分101gあたり

		6.0 点
たんぱく質 11.8g	カリウム –	♠ +
脂質 23.6g	コレステロール –	♥ +
炭水化物 55.5g	食物繊維 –	♣ +
食塩相当量 6.2g	添加糖分 –	♦ 6.0

カルシウム160mg

日清食品

日清焼そば U.F.O.

556 kcal

1 食分 128g あたり

		7.0 点
たんぱく質 9.4g	カリウム –	♠ 0
脂質 20.9g	コレステロール –	♥ +
炭水化物 82.6g	食物繊維 –	♣ +
食塩相当量 5.9g	添加糖分 –	♦ 7.0

カルシウム167mg

明星食品

明星 一平ちゃん 夜店の焼そば大盛

779 kcal

1 食分 175g あたり

		9.7 点
たんぱく質 12.4g	カリウム –	♠ 0
脂質 36.1g	コレステロール –	♥ 0
炭水化物 101.1g	食物繊維 –	♣ +
食塩相当量 7.1g	添加糖分 –	♦ 9.7

カルシウム193mg

東洋水産

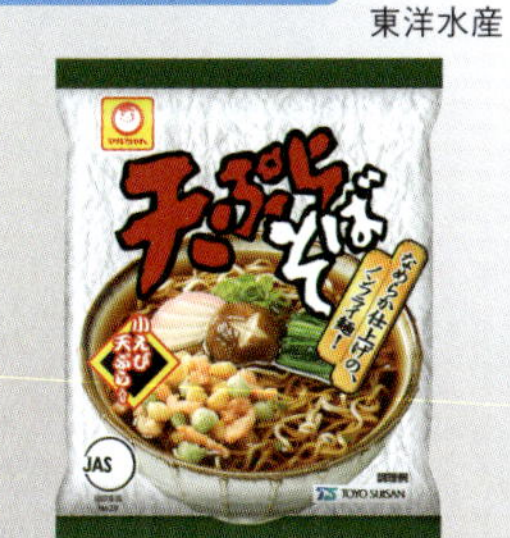

マルちゃん 天ぷらそば

332 kcal　1食分93gあたり　**4.2点**

たんぱく質 11.1g	カリウム －	♠ 0
脂質 5.0g	コレステロール －	♥ +
炭水化物 60.7g	食物繊維 －	♣ +
食塩相当量 5.6g	添加糖分 －	♦ 4.2

カルシウム177mg

東洋水産

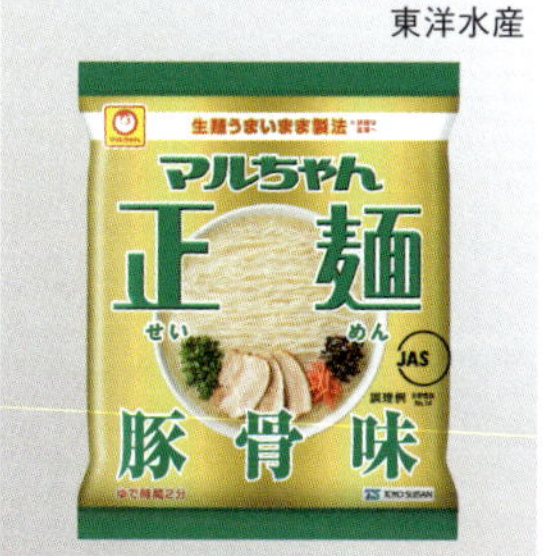

マルちゃん正麺 豚骨味

349 kcal　1食分91gあたり　**4.4点**

たんぱく質 11.6g	カリウム －	♠ 0
脂質 6.3g	コレステロール －	♥ 0
炭水化物 61.4g	食物繊維 －	♣ 0
食塩相当量 6.1g	添加糖分 －	♦ 4.4

カルシウム179mg

日清食品

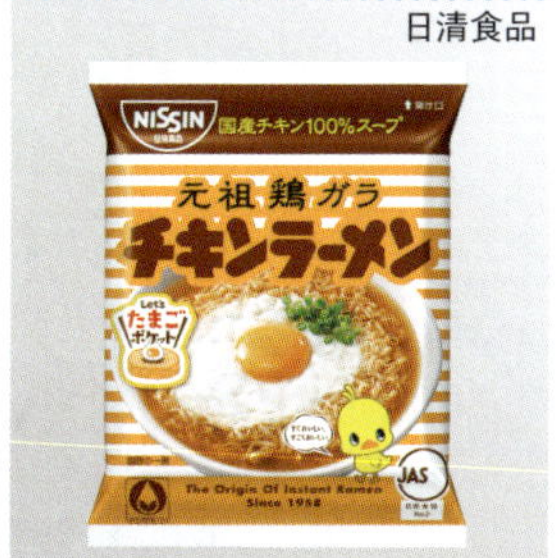

チキンラーメン

377 kcal　1袋85gあたり　**4.7点**

たんぱく質 8.2g	カリウム －	♠ 0
脂質 14.5g	コレステロール －	♥ 0
炭水化物 53.6g	食物繊維 －	♣ 0
食塩相当量 5.6g	添加糖分 －	♦ 4.7

カルシウム278mg

エースコック

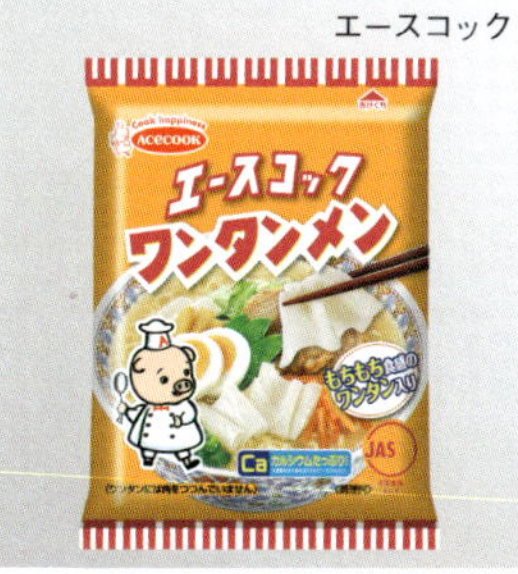

（袋）ワンタンメン

440 kcal　1食分95gあたり　**5.5点**

たんぱく質 9.3g	カリウム －	♠ 0
脂質 20.8g	コレステロール －	♥ +
炭水化物 53.8g	食物繊維 －	♣ +
食塩相当量 6.1g	添加糖分 －	♦ 5.5

カルシウム350mg

明星食品

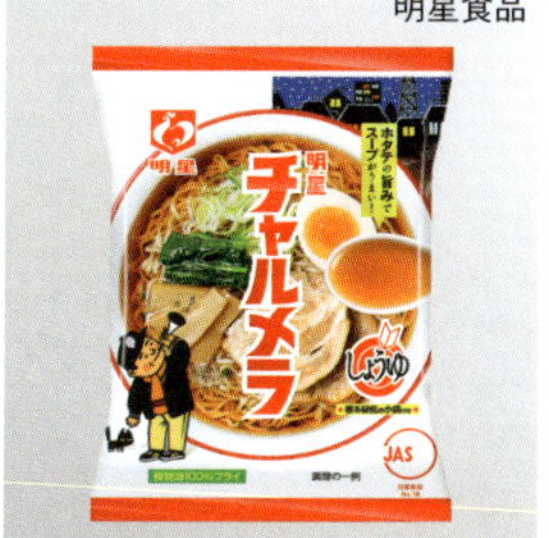

明星 チャルメラ しょうゆラーメン

441 kcal　1食分97gあたり　**5.5点**

たんぱく質 8.0g	カリウム －	♠ 0
脂質 18.5g	コレステロール －	♥ 0
炭水化物 60.7g	食物繊維 －	♣ 0
食塩相当量 6.4g	添加糖分 －	♦ 5.5

カルシウム180mg

サンヨー食品

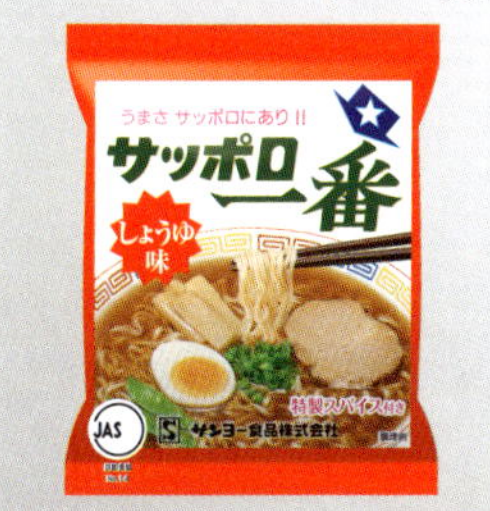

サッポロ一番 しょうゆ味

442 kcal　1食分100gあたり　**5.5点**

たんぱく質 10.2g	カリウム －	♠ 0
脂質 15.8g	コレステロール －	♥ 0
炭水化物 64.8g	食物繊維 －	♣ 0
食塩相当量 5.6g	添加糖分 －	♦ 5.5

カルシウム200mg

サンヨー食品

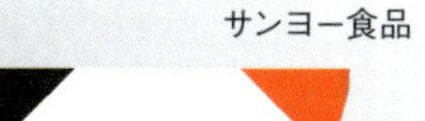

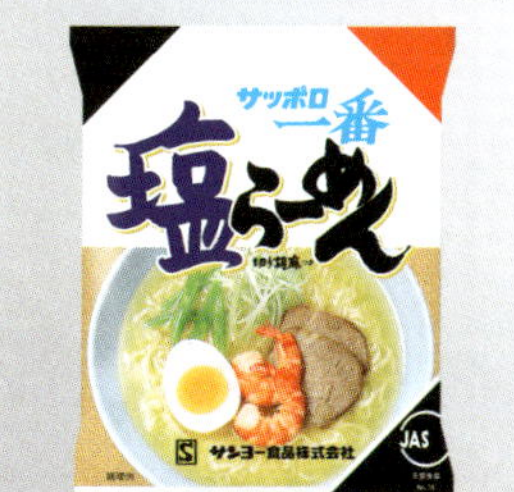

サッポロ一番 塩らーめん

443 kcal　1食分100gあたり　**5.5点**

たんぱく質 9.5g	カリウム －	♠ 0
脂質 16.6g	コレステロール －	♥ 0
炭水化物 63.8g	食物繊維 －	♣ 0
食塩相当量 5.8g	添加糖分 －	♦ 5.5

カルシウム232mg

サンヨー食品

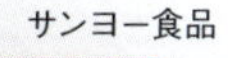

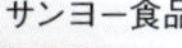

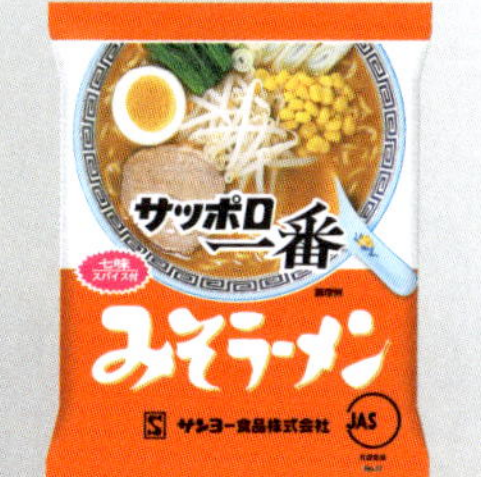

サッポロ一番 みそラーメン

445 kcal　1食分100gあたり　**5.6点**

たんぱく質 10.2g	カリウム －	♠ 0
脂質 17.1g	コレステロール －	♥ 0
炭水化物 62.6g	食物繊維 －	♣ 0
食塩相当量 5.6g	添加糖分 －	♦ 5.6

カルシウム200mg

東洋水産

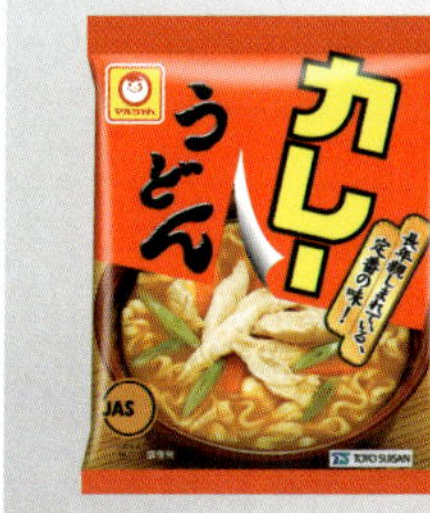

マルちゃん カレーうどん 甘口

453 kcal　1食分101gあたり　**5.7点**

たんぱく質 7.9g	カリウム －	♠ 0
脂質 18.6g	コレステロール －	♥ 0
炭水化物 63.5g	食物繊維 －	♣ +
食塩相当量 6.1g	添加糖分 －	♦ 5.7

カルシウム182mg

明星食品

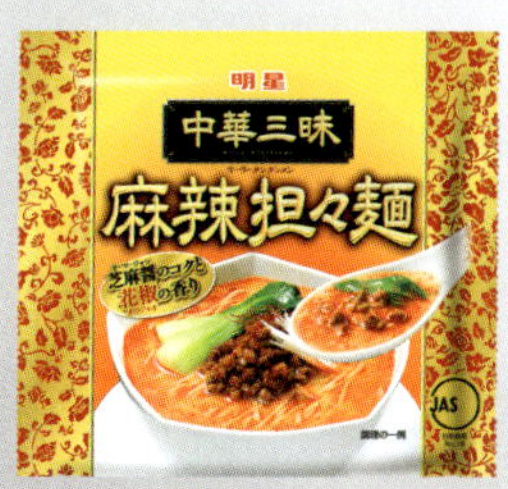

明星 中華三昧 麻辣担々麺

455 kcal　1食分120gあたり　**5.7点**

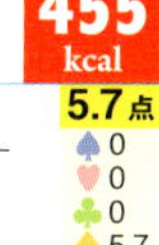

たんぱく質 12.6g	カリウム －	♠ 0
脂質 14.9g	コレステロール －	♥ 0
炭水化物 67.6g	食物繊維 －	♣ 0
食塩相当量 6.7g	添加糖分 －	♦ 5.7

カルシウム200mg

テーブルマーク

さぬきうどん5食 244 kcal

1食分 180g あたり

たんぱく質 5.8g	カリウム –	3.1 点	
脂質 0.7g	コレステロール –	♠ 0	
炭水化物 53.5g	食物繊維 –	♥ 0	
食塩相当量 1.2g	添加糖分 –	♣ 0	♦ 3.1

明治

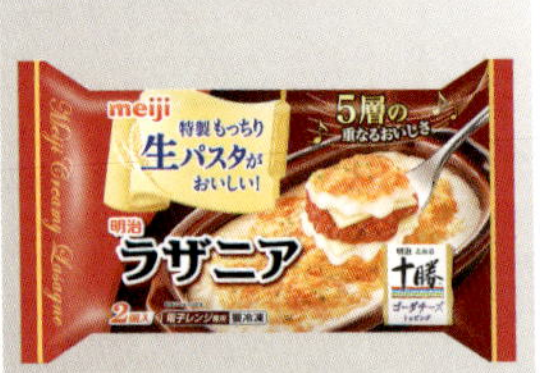

明治ラザニア2個入 251 kcal

1個200g あたり（1袋2個入）

たんぱく質 8.8g	カリウム –	3.1 点	
脂質 11.8g	コレステロール –	♠ 0.9	
炭水化物 27.4g	食物繊維 –	♥ +	
食塩相当量 2.3g	添加糖分 –	♣ 0.1	♦ 2.1

カルシウム126mg

ニチレイフーズ

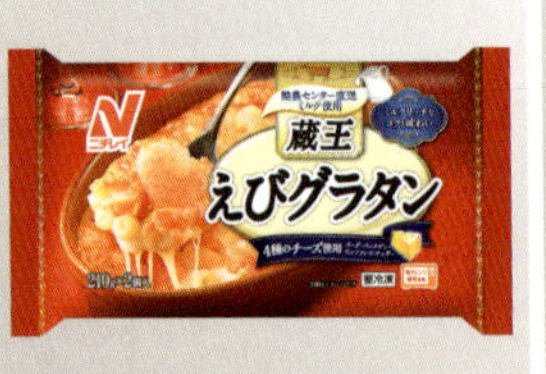

蔵王えびグラタン 297 kcal

1個210g あたり（1袋420g/2個入り）

たんぱく質 10.5g	カリウム –	3.7 点	
脂質 14.9g	コレステロール –	♠ 0.8	
炭水化物 30.2g	食物繊維 –	♥ 0.2	
食塩相当量 2.0g	添加糖分 –	♣ +	♦ 2.7

テーブルマーク

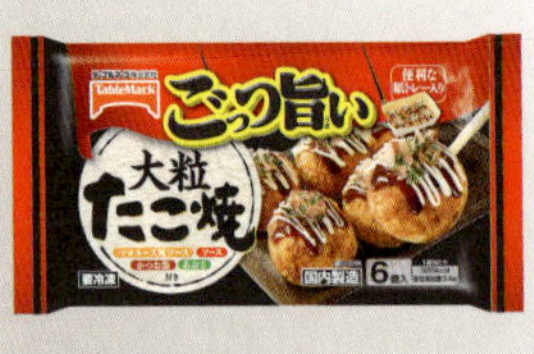

ごっつ旨い 大粒たこ焼 325 kcal

1袋197g あたり

たんぱく質 9.9g	カリウム –	4.1 点	
脂質 12.6g	コレステロール –	♠ +	
炭水化物 43.1g	食物繊維 –	♥ 0.1	
食塩相当量 3.4g	添加糖分 –	♣ +	♦ 4.0

明治

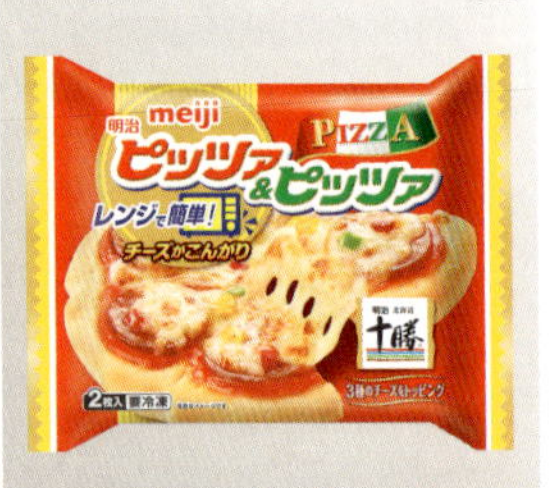

明治レンジピッツァ&ピッツァ2枚入 331 kcal

1枚125g あたり

たんぱく質 11.5g	カリウム –	4.1 点	
脂質 13.4g	コレステロール –	♠ 0.8	
炭水化物 41.0g	食物繊維 –	♥ 0.4	
食塩相当量 1.5g	添加糖分 –	♣ 0.1	♦ 2.8

カルシウム120mg

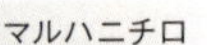

マルハニチロ

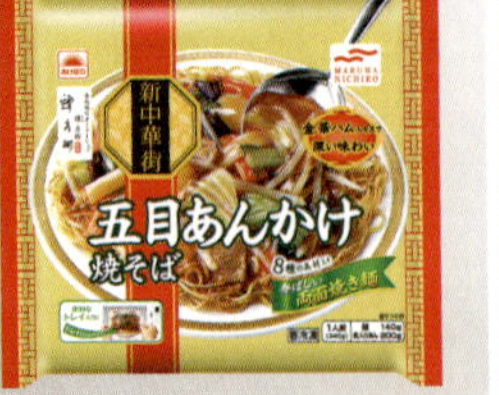

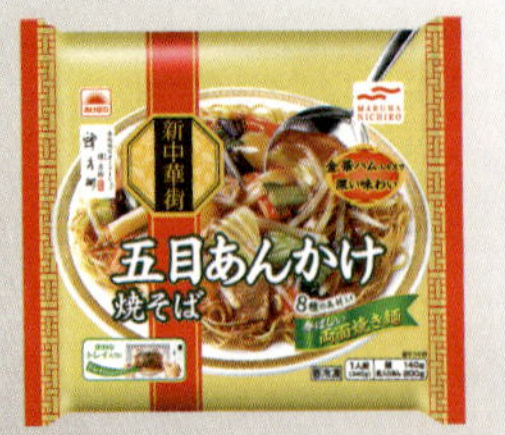

五目あんかけ焼そば 342 kcal

1人前340g あたり

たんぱく質 10.5g	カリウム 211mg	4.3 点	
脂質 8.5g	コレステロール –	♠ 0	
炭水化物 55.8g	食物繊維 –	♥ 0.4	
食塩相当量 3.3g	添加糖分 –	♣ 0.3	♦ 3.6

テーブルマーク

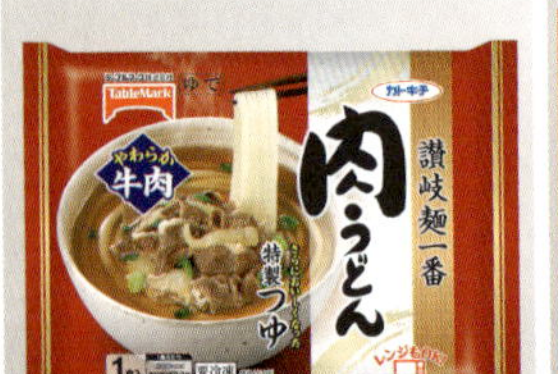

讃岐麺一番 肉うどん 385 kcal

1袋338g あたり

たんぱく質 11.2g	カリウム –	4.8 点	
脂質 7.1g	コレステロール –	♠ 0	
炭水化物 69.0g	食物繊維 –	♥ 0.9	
食塩相当量 6.1g	添加糖分 –	♣ 0.1	♦ 3.8

テーブルマーク

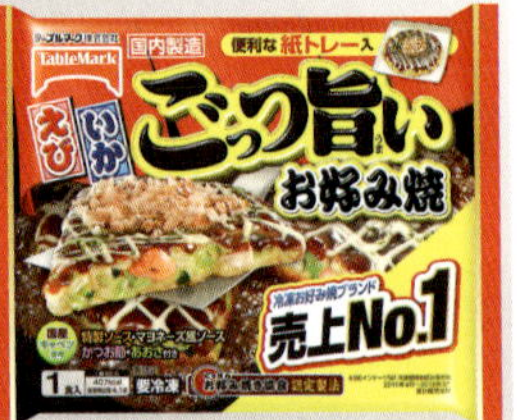

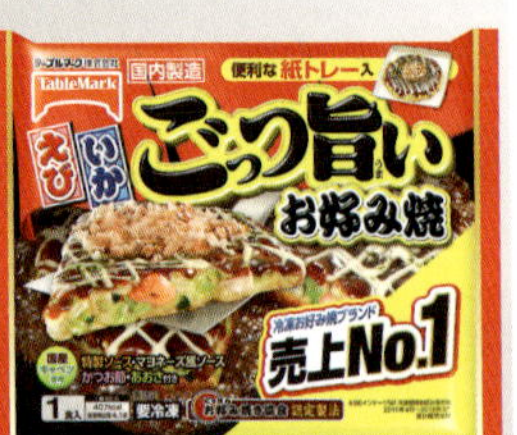

ごっつ旨い お好み焼 407 kcal

1食300g あたり

たんぱく質 12.9g	カリウム –	5.1 点	
脂質 18.0g	コレステロール –	♠ +	
炭水化物 48.3g	食物繊維 –	♥ 0.3	
食塩相当量 4.1g	添加糖分 –	♣ 0.3	♦ 4.5

日本水産（ニッスイ）

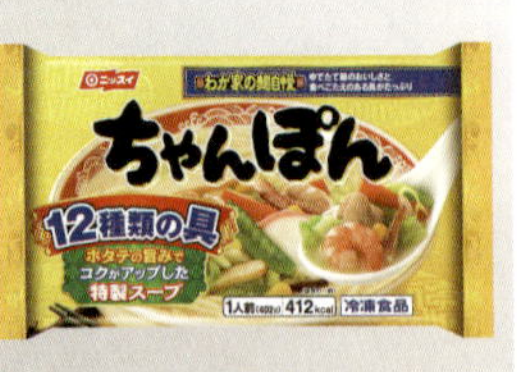

わが家の麺自慢 ちゃんぽん 412 kcal

1袋402g あたり

たんぱく質 22.0g	カリウム –	5.2 点	
脂質 8.1g	コレステロール –	♠ 0	
炭水化物 62.7g	食物繊維 –	♥ 0.6	
食塩相当量 6.6g	添加糖分 –	♣ 0.3	♦ 4.3

マルハニチロ

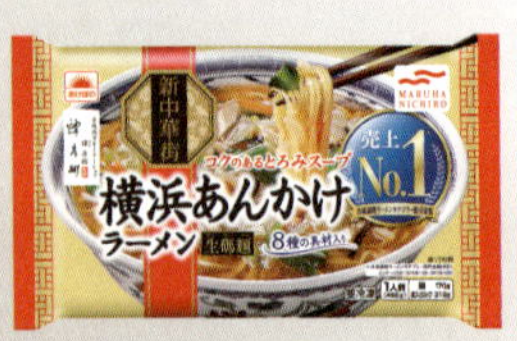

横浜 あんかけラーメン 442 kcal

1人前482g あたり

たんぱく質 14.9g	カリウム 353mg	5.5 点	
脂質 11.6g	コレステロール –	♠ +	
炭水化物 69.4g	食物繊維 –	♥ 0.9	
食塩相当量 7.8g	添加糖分 –	♣ 0.4	♦ 4.2

（大江工場製造品）

主食（冷凍食品…ごはんものなど）

ニチレイフーズ

焼おにぎり 10個入　73 kcal
1個48g（1袋480g）

たんぱく質 1.6g	カリウム 17mg	0.9点
脂質 0.1g	コレステロール −	♠ 0
炭水化物 16.5g	食物繊維 −	♥ 0
食塩相当量 0.5g	添加糖分 −	♣ 0
		◆ 0.9

味の素冷凍食品

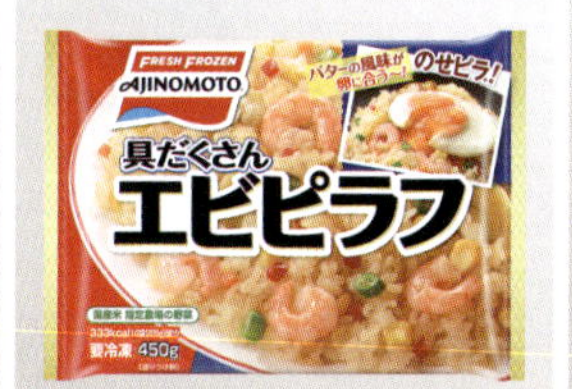

具だくさん エビピラフ　333 kcal
½袋あたり（1袋450g）

たんぱく質 7.6g	カリウム 104mg	4.2点
脂質 3.8g	コレステロール −	♠ 0
炭水化物 67.0g	食物繊維 −	♥ 0.3
食塩相当量 2.2g	添加糖分 −	♣ 0.2
		◆ 3.7

日本水産（ニッスイ）

たまごがふんわり オムライス　349 kcal
1袋230gあたり

たんぱく質 11.3g	カリウム −	4.4点
脂質 12.2g	コレステロール −	♠ 1.8
炭水化物 48.5g	食物繊維 −	♥ 0.2
食塩相当量 3.1g	添加糖分 −	♣ 0.1
		◆ 2.3

味の素冷凍食品

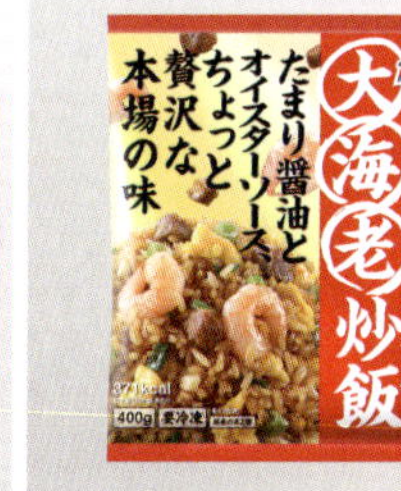

大海老炒飯　371 kcal
½袋あたり（1袋400g）

たんぱく質 12.0g	カリウム 198mg	4.6点
脂質 11.0g	コレステロール −	♠ 0.2
炭水化物 56.0g	食物繊維 −	♥ 0.4
食塩相当量 2.3g	添加糖分 −	♣ +
		◆ 4.0

日本水産（ニッスイ）

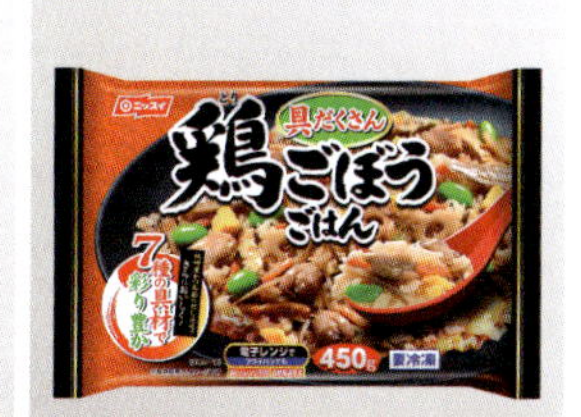

具だくさん 鶏ごぼうごはん　389 kcal
½袋あたり（1袋450g）

たんぱく質 10.6g	カリウム −	4.9点
脂質 6.5g	コレステロール −	♠ +
炭水化物 71.8g	食物繊維 −	♥ 0.3
食塩相当量 2.5g	添加糖分 −	♣ 0.2
		◆ 4.4

日本水産（ニッスイ）

飴がカリッとおいしい 大学いも　405 kcal
1袋140gあたり

たんぱく質 2.0g	カリウム −	5.1点
脂質 14.4g	コレステロール −	♠ +
炭水化物 66.8g	食物繊維 −	♥ +
食塩相当量 0.2g	添加糖分 −	♣ 0.8
		◆ 4.3

マルハニチロ

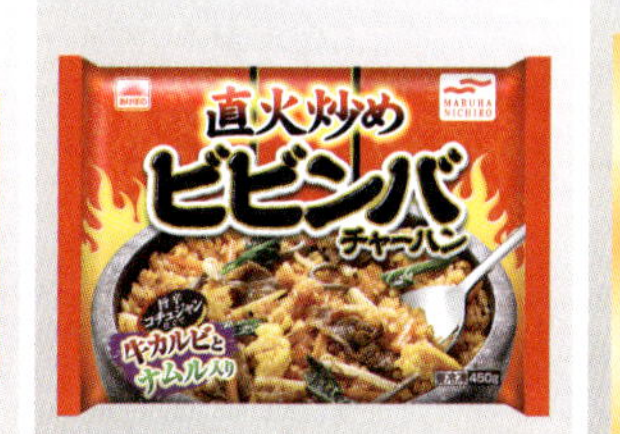

ビビンバ チャーハン　423 kcal
½袋あたり（1袋450g）

たんぱく質 11.3g	カリウム 135mg	5.3点
脂質 15.8g	コレステロール −	♠ 0.2
炭水化物 59.2g	食物繊維 −	♥ 0.3
食塩相当量 2.9g	添加糖分 −	♣ 0.1
		◆ 4.7

ニチレイフーズ

本格炒め炒飯Ⓡ　473 kcal
½袋あたり（1袋450g）

たんぱく質 12.8g	カリウム −	5.9点
脂質 16.4g	コレステロール −	♠ 0.2
炭水化物 68.2g	食物繊維 −	♥ 0.4
食塩相当量 2.7g	添加糖分 −	♣ +
		◆ 5.3

ニチレイフーズ

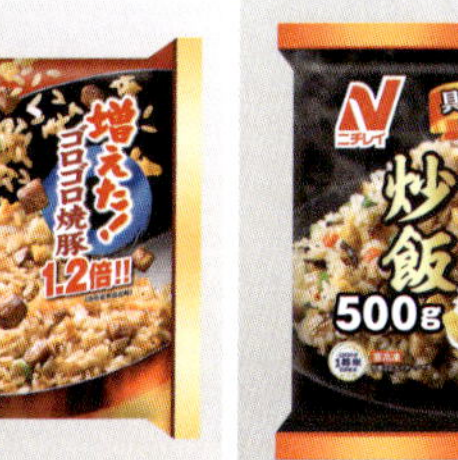

レンジでふっくら パラッと五目炒飯　490 kcal
½袋あたり（1袋500g）

たんぱく質 14.8g	カリウム −	6.1点
脂質 18.0g	コレステロール −	♠ 0.3
炭水化物 67.3g	食物繊維 −	♥ 0.2
食塩相当量 3.3g	添加糖分 −	♣ 0.1
		◆ 5.5

味の素冷凍食品

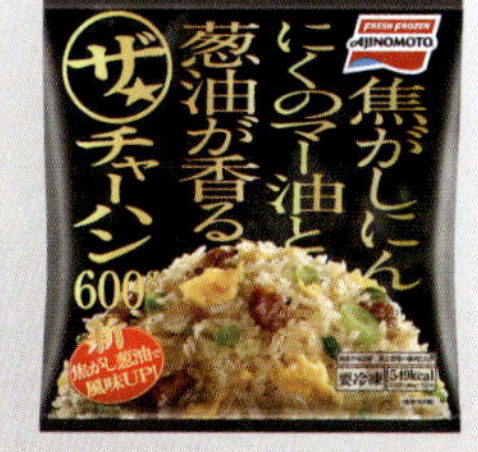

ザ★チャーハン　549 kcal
½袋あたり（1袋600g）

たんぱく質 13g	カリウム 204mg	6.9点
脂質 17g	コレステロール −	♠ 0.4
炭水化物 86.0g	食物繊維 −	♥ 0.2
食塩相当量 4.3g	添加糖分 −	♣ +
		◆ 6.3

飲料（ビール）

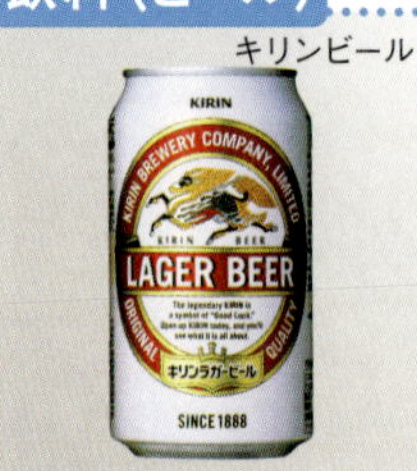

キリンビール

キリンラガービール

1缶350mlあたり **147 kcal**　**1.8点**

成分		点数
たんぱく質	1.1g	♠0
脂質	0g	♥0
糖質	11.2g	♣0
食塩相当量	0g	♦1.8
アルコール	5%	

プリン体約23.5mg

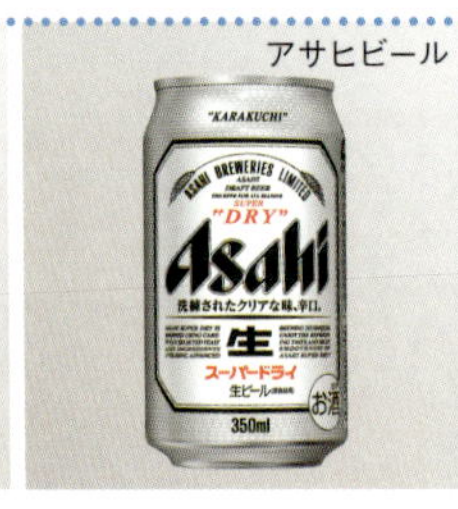

アサヒビール

アサヒスーパードライ

1缶350mlあたり **147 kcal**　**1.8点**

成分		点数
たんぱく質	0.7～1.4g	♠0
脂質	0g	♥0
糖質	10.5g	♣0
食塩相当量	0～微量	♦1.8
アルコール	5%	

プリン体17.5～21mg

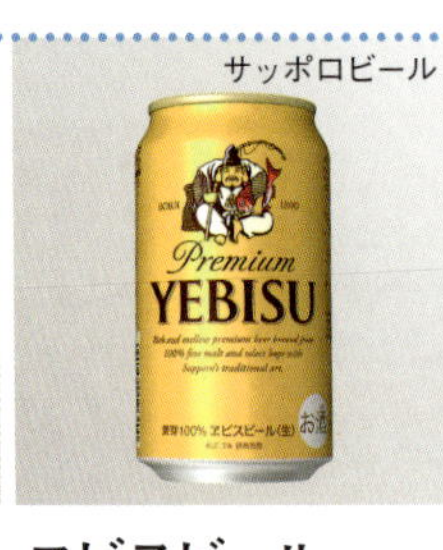

サッポロビール

ヱビスビール

1缶350mlあたり **147 kcal**　**1.8点**

成分		点数
たんぱく質	1.75g	♠0
脂質	0g	♥0
糖質	10.5g	♣0
食塩相当量	0g	♦1.8
アルコール	5%	

プリン体38.5mg

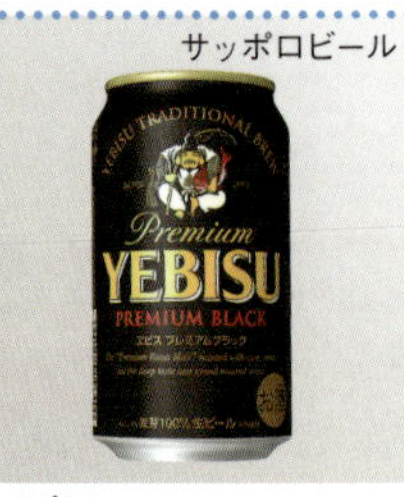

サッポロビール

ヱビス プレミアムブラック

1缶350mlあたり **161 kcal**　**2.0点**

成分		点数
たんぱく質	2.1g	♠0
脂質	0g	♥0
糖質	13.0g	♣0
食塩相当量	0g	♦2.0
アルコール	5%	

プリン体35mg

飲料（発泡酒）

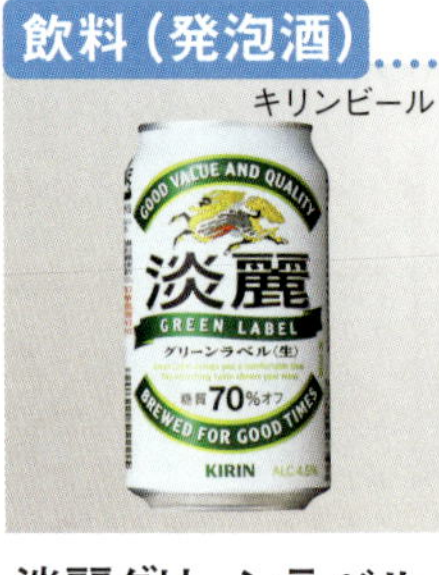

キリンビール

淡麗グリーンラベル

1缶350mlあたり **98 kcal**　**1.2点**

成分		点数
たんぱく質	0～0.7g	♠0
脂質	0g	♥0
糖質	1.8～3.9g	♣0
食塩相当量	0g	♦1.2
アルコール	4.5%	

プリン体約8.1mg

飲料（新ジャンル）

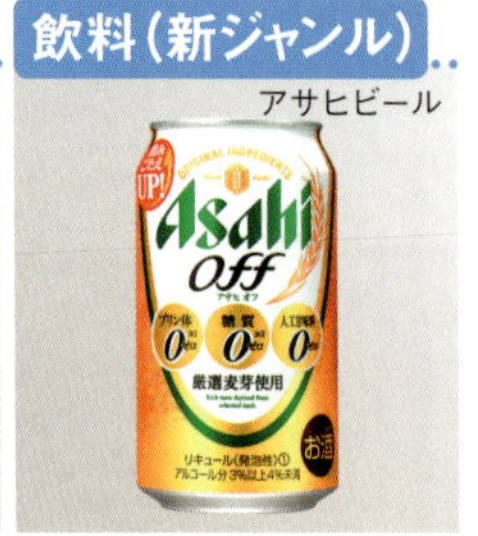

アサヒビール

アサヒオフ

1缶350mlあたり **77 kcal**　**1.0点**

成分		点数
たんぱく質	0g	♠0
脂質	0g	♥0
糖質	1.8～3.2g	♣0
食塩相当量	0～微量	♦1.0
アルコール	3.0～4.0%	

プリン体0mg

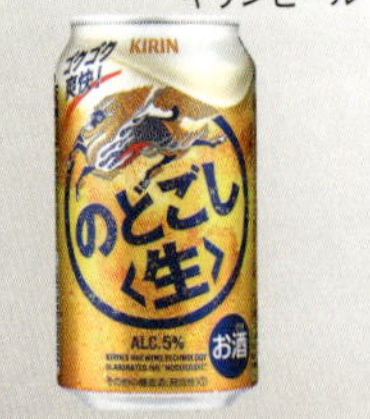

キリンビール

キリン のどごし生

1缶350mlあたり **130 kcal**　**1.6点**

成分		点数
たんぱく質	0～1.1g	♠0
脂質	0g	♥0
糖質	9.5g	♣0
食塩相当量	0～0.4g	♦1.6
アルコール	5%	

プリン体約8.4mg

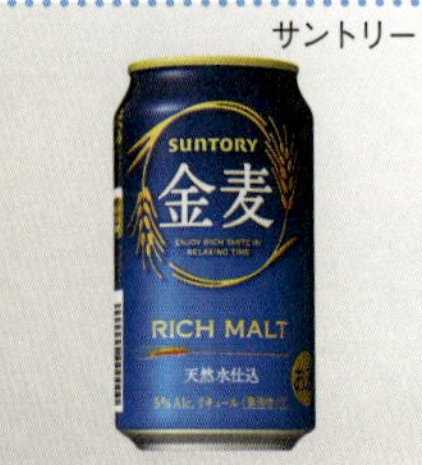

サントリー

金麦

1缶350mlあたり **150.5 kcal**　**1.9点**

成分		点数
たんぱく質	0.35～1.05g	♠0
脂質	0g	♥0
糖質	11.2g	♣0
食塩相当量	0～0.1g	♦1.9
アルコール	5%	

プリン体約12.25mg

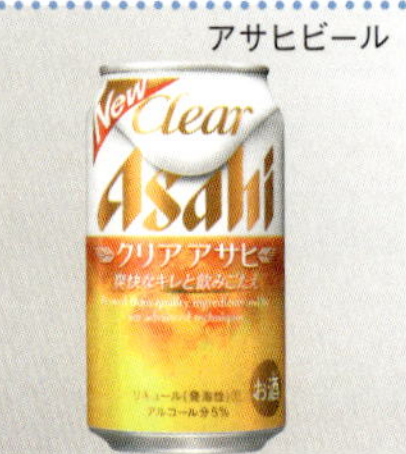

アサヒビール

クリアアサヒ

1缶350mlあたり **158 kcal**　**2.0点**

成分		点数
たんぱく質	0.4～1.8g	♠0
脂質	0g	♥0
糖質	11.2g	♣0
食塩相当量	0～微量	♦2.0
アルコール	5%	

プリン体15.4mg

サッポロビール

サッポロ 麦とホップ

1缶350mlあたり **161 kcal**　**2.0点**

成分		点数
たんぱく質	1.75g	♠0
脂質	0g	♥0
糖質	12.3g	♣0
食塩相当量	0～0.02g	♦2.0
アルコール	5%	

プリン体38.5mg

飲料（サワー類）

アサヒビール

アサヒ Slat グレープフルーツサワー

1缶350mlあたり **70 kcal**　**0.9点**

成分		点数
たんぱく質	0g	♠0
脂質	0g	♥0
糖質	2.1g	♣0
食塩相当量	0.2g	♦0.9
アルコール	3%	

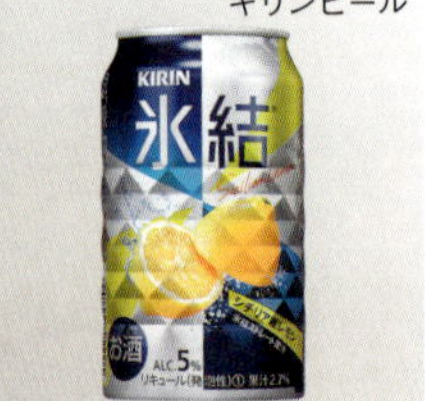

キリンビール

キリンチューハイ 氷結　レモン

1缶350mlあたり **158 kcal**　**2.0点**

成分		点数
たんぱく質	0g	♠0
脂質	0g	♥0
糖質	14.0g	♣0
食塩相当量	0～0.4g	♦2.0
アルコール	5%	

飲料（サワー類）

サントリー

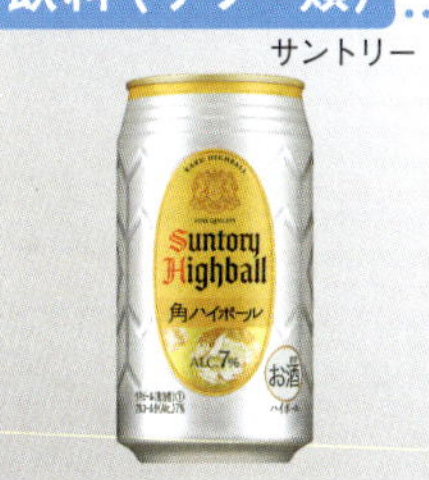

サントリー 角ハイボール缶

1缶 350mℓあたり **172 kcal** **2.2点**

たんぱく質 0g
脂質 0g
炭水化物 7.7g
食塩相当量 0～0.02g
アルコール 7%

♠0 ♥0 ♣0 ♦2.2

糖類1.715g

サントリー

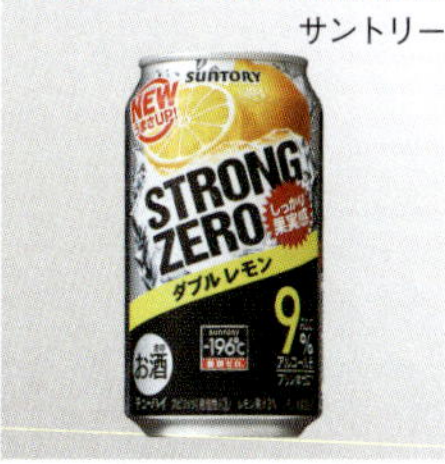

-196℃ストロングゼロ < ダブルレモン >

1缶 350mℓあたり **189 kcal** **2.4点**

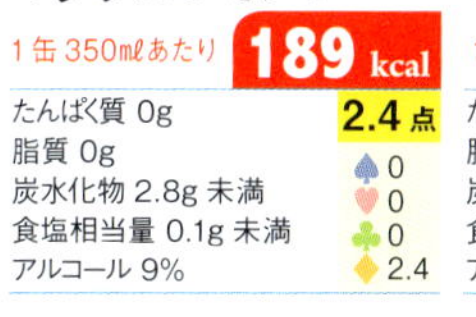

たんぱく質 0g
脂質 0g
炭水化物 2.8g 未満
食塩相当量 0.1g 未満
アルコール 9%

♠0 ♥0 ♣0 ♦2.4

サントリー

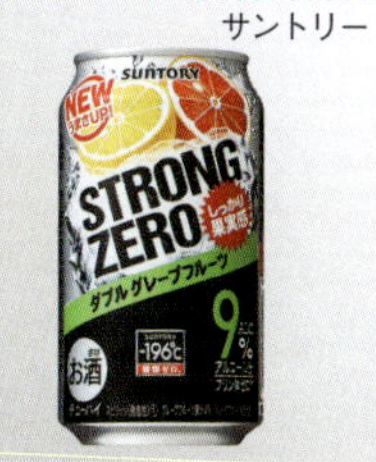

-196℃ストロングゼロ < ダブルグレープフルーツ >

1缶 350mℓあたり **189 kcal** **2.4点**

たんぱく質 0g
脂質 0g
炭水化物 3.5g 未満
食塩相当量 0.1g 未満
アルコール 9%

♠0 ♥0 ♣0 ♦2.4

キリンビール

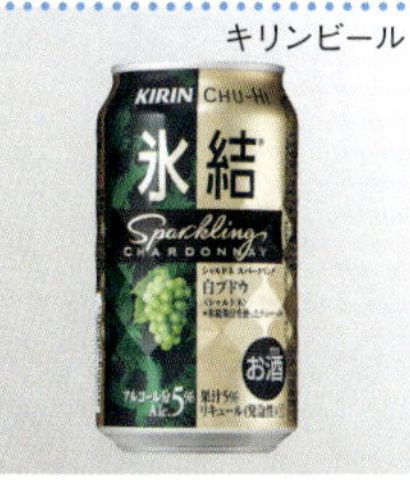

キリンチューハイ 氷結 シャルドネスパークリング

1缶 350mℓあたり **189 kcal** **2.4点**

たんぱく質 0g
脂質 0g
糖質 21.4g
食塩相当量 0～0.35g
アルコール 5%

♠0 ♥0 ♣0 ♦2.4

サントリー

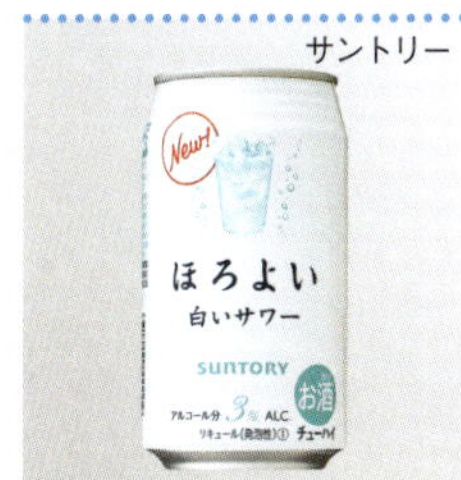

ほろよい < 白いサワー >

1缶 350mℓあたり **206.5 kcal** **2.6点**

たんぱく質 0g
脂質 0g
炭水化物 36.1g
食塩相当量 0.1～0.2g
アルコール 3%

♠0 ♥0 ♣0 ♦2.6

糖類35.035g

飲料（ノンアルコールビール）

サントリー

オールフリー

1缶 350mℓあたり **0 kcal** **0点**

たんぱく質 0g
脂質 0g
糖質 0g
食塩相当量 0～微量
アルコール 0%

♠0 ♥0 ♣0 ♦0

プリン体0mg

サッポロビール

SAPPORO+（サッポロプラス）

1缶 350mℓあたり **0 kcal** **0点**

たんぱく質 0g
脂質 0g
糖質 1.4g
食塩相当量 –
アルコール 0.00%

♠0 ♥0 ♣0 ♦0

プリン体14mg

キリンビール

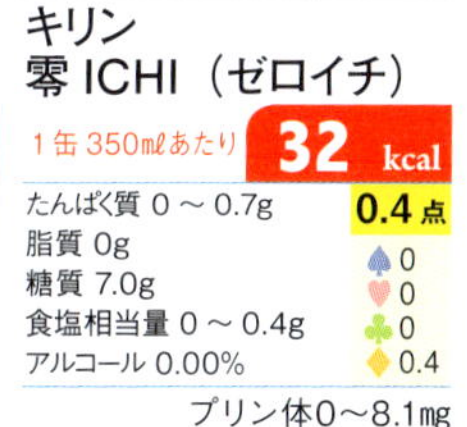

キリン 零ICHI（ゼロイチ）

1缶 350mℓあたり **32 kcal** **0.4点**

たんぱく質 0～0.7g
脂質 0g
糖質 7.0g
食塩相当量 0～0.4g
アルコール 0.00%

♠0 ♥0 ♣0 ♦0.4

プリン体0～8.1mg

column

アルコール飲料の分類と表示

ビールやビールに類似した飲料が増えています。麦芽使用率によってビール、発泡酒、発泡アルコール飲料（呼称：新ジャンル）、ノンアルコールビールテイスト飲料などに分けられます。

このうち発泡アルコール飲料は、麦芽や麦以外の主材料を使った「その他の醸造酒」と、発泡酒に麦由来のリキュールを加えた「リキュール（発泡性）」があります。

ノンアルコールビールテイスト飲料は、アルコール0.00%と表示され、清涼飲料の扱いになっています。

さらに、エネルギー、糖質、プリン体、アルコールなどを減らしたもの（○○オフ）や0（ゼロ）にしたものなども売られています。ただし、栄養表示基準においては、「0（ゼロ）」の表示は、まったく含まれていないという意味ではなく、基準に満たないものを0と表示してよいことになっています。商品の成分表示をよく見て、自分に合ったものを選ぶようにしましょう。

チューハイ、ハイボール、カクテルなども種類が多く、ビール同様にエネルギーや糖類を減らしたもの、ノンアルコールテイストなどの商品も増えています。

「カロリー0」「糖質0」「糖類0」等の表示基準

厚生労働省の栄養表示基準より、右記の基準を満たすものについて、0（ゼロ）と表示できることになっています。

飲料 100mℓあたり
熱量（エネルギー）：5kcal 未満
たんぱく質：0.5g未満
脂質：0.5g未満
糖質：0.5g未満
ナトリウム：5mg未満

サントリー

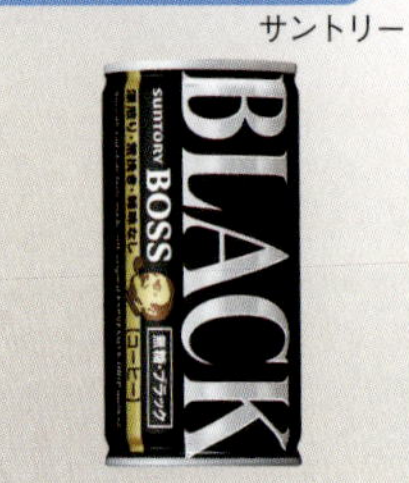

ボス 無糖ブラック

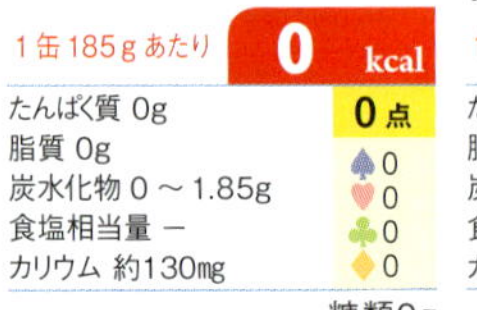

1缶185gあたり **0 kcal**

たんぱく質 0g	**0点**	
脂質 0g	♠	0
炭水化物 0～1.85g	♥	0
食塩相当量 －	♣	0
カリウム 約130mg	◆	0

糖類0g

UCC

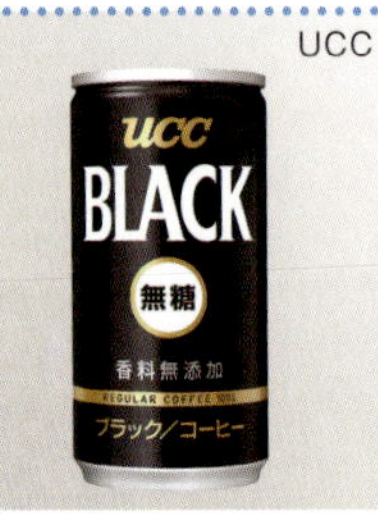

UCC BLACK 無糖 缶185g

1缶185gあたり **0 kcal**

たんぱく質 0g	**0点**	
脂質 0g	♠	0
炭水化物 0.9g	♥	0
食塩相当量 －	♣	0
カリウム －	◆	0

ナトリウム19～37mg

キリンビバレッジ

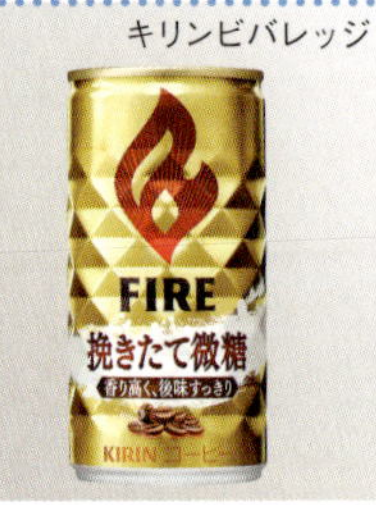

キリンファイア 挽きたて微糖

1缶185gあたり **28 kcal**

たんぱく質 1.1g	**0.4点**	
脂質 0.7g	♠	0
炭水化物 4.0g	♥	0
食塩相当量 0.2g	♣	0
カリウム 194mg	◆	0.4

糖類3.0g

ダイドードリンコ

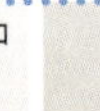

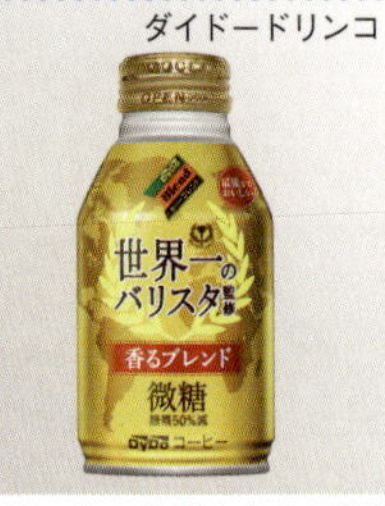

ダイドーブレンド 香るブレンド微糖 世界一のバリスタ監修

1缶260gあたり **60 kcal**

たんぱく質 1.6g	**0.8点**	
脂質 1.3g	♠	0
炭水化物 10.9g	♥	0
食塩相当量 0.29g	♣	0
カリウム 260mg	◆	0.8

ダイドードリンコ

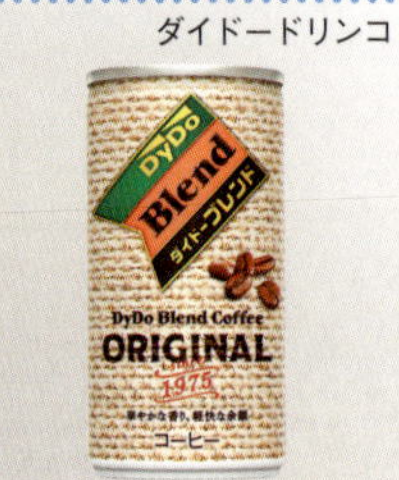

ダイドーブレンド コーヒーオリジナル

1缶185gあたり **67 kcal**

たんぱく質 1.11g	**0.8点**	
脂質 0.7g	♠	0
炭水化物 13.7g	♥	0
食塩相当量 0.19g	♣	0
カリウム 189mg	◆	0.8

サントリー

ボス カフェオレ

1缶185gあたり **81.4 kcal**

たんぱく質 1.85g	**1.0点**	
脂質 1.67g	♠	0
炭水化物 14.8g	♥	0
食塩相当量 －	♣	0
カリウム 約148mg	◆	1.0

サントリー

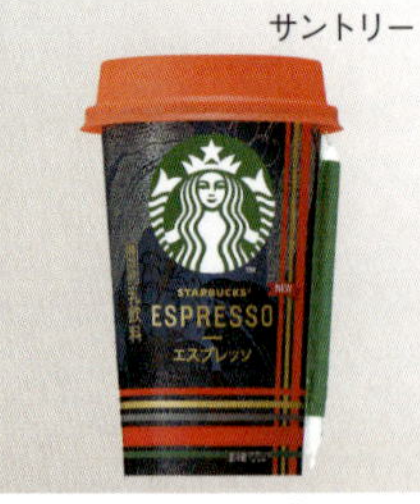

スターバックス® エスプレッソ

1本200mℓあたり **87 kcal**

たんぱく質 2.6g	**1.1点**	
脂質 2.8g	♠	0
炭水化物 12.8g	♥	0
食塩相当量 0.1g	♣	0
カリウム 約520mg	◆	1.1

森永乳業

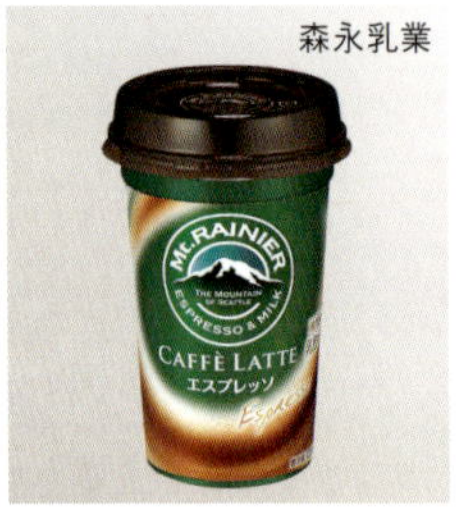

マウントレーニア カフェラッテ エスプレッソ

1本240mℓあたり **99 kcal**

たんぱく質 2.6g	**1.2点**	
脂質 2.6g	♠	0
炭水化物 16.4g	♥	0
食塩相当量 0.1g	♣	0
カリウム －	◆	1.2

UCC

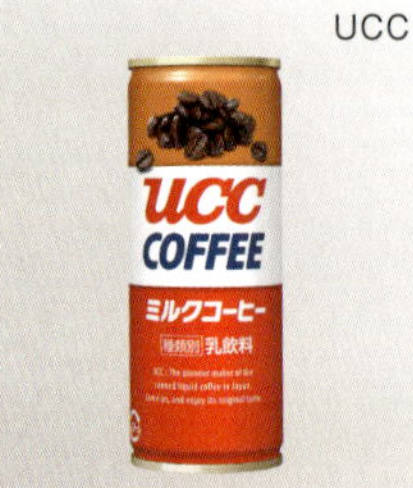

UCC ミルクコーヒー 缶250g

1缶250gあたり **110 kcal**

たんぱく質 4.3g	**1.4点**	
脂質 1.8g	♠	0
炭水化物 19.5g	♥	0
食塩相当量 －	♣	0
カリウム －	◆	1.4

ナトリウム113～188mg

江崎グリコ

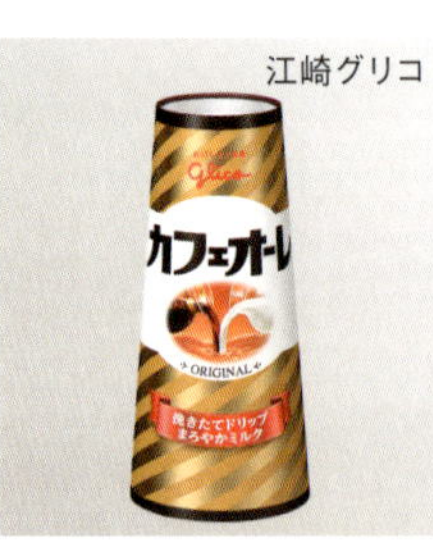

カフェオーレ

1本180mℓあたり **129 kcal**

たんぱく質 5.0g	**1.6点**	
脂質 2.4g	♠	0
炭水化物 21.9g	♥	0
食塩相当量 0.29g	♣	0
カリウム －	◆	1.6

カルシウム174mg

キリンビバレッジ

小岩井ミルクとコーヒー〈ホット〉

1本345mℓあたり **155 kcal**

たんぱく質 2.8g	**1.9点**	
脂質 1.7g	♠	0
炭水化物 31.0g	♥	0
食塩相当量 0.4g	♣	0
カリウム 231mg	◆	1.9

サントリー

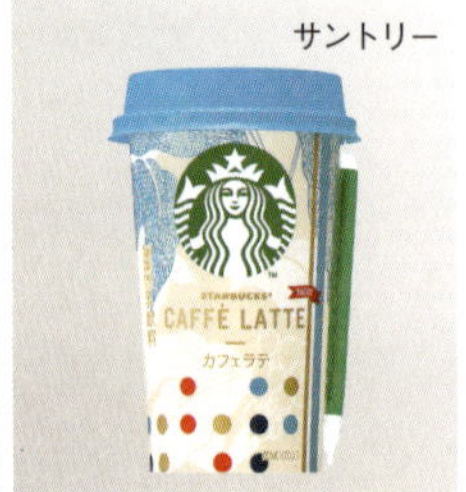

スターバックス® カフェラテ

1本200mℓあたり **157 kcal**

たんぱく質 5.8g	**2.0点**	
脂質 7.0g	♠	0
炭水化物 17.6g	♥	0
食塩相当量 0.2g	♣	0
カリウム 約540mg	◆	2.0

飲料（コーヒー）

森永乳業

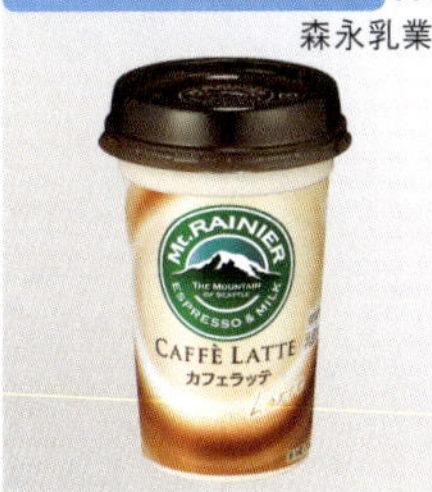

マウントレーニア カフェラッテ

1本240mlあたり **166 kcal**

たんぱく質 5.9g
脂質 7.2g
炭水化物 19.4g
食塩相当量 0.2g
カリウム ー

2.1点
♠0 ♥0 ♣0 ♦2.1

雪印メグミルク

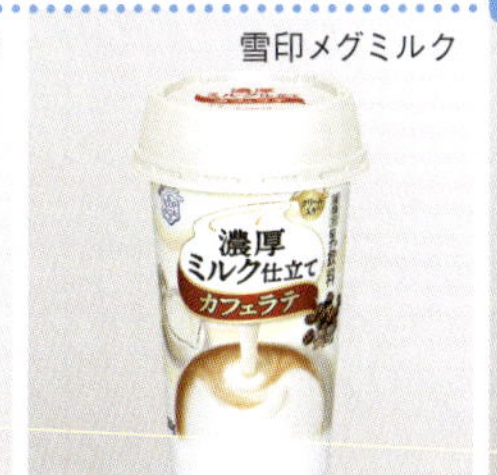

濃厚ミルク仕立て カフェラテ

1本200gあたり **169 kcal**

たんぱく質 6.4g
脂質 8.0g
炭水化物 17.8g
食塩相当量 0.3g
カリウム ー

2.1点
♠0 ♥0 ♣0 ♦2.1

カルシウム220mg

飲料（ココア）

キリンビバレッジ

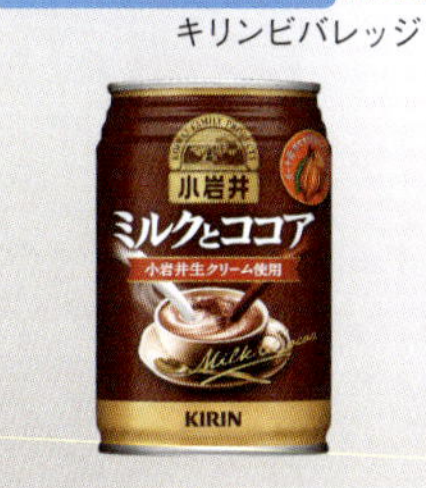

小岩井 ミルクとココア

1缶280gあたり **129 kcal**

たんぱく質 2.5g
脂質 2.0g
炭水化物 25.2g
食塩相当量 0.2g
カリウム 213mg

1.6点
♠0 ♥0 ♣0 ♦1.6

飲料（紅茶）

キリンビバレッジ

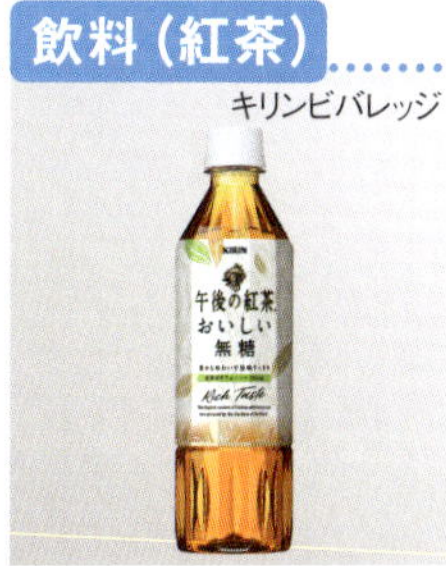

キリン午後の紅茶 おいしい無糖

1本500mlあたり **0 kcal**

たんぱく質 0g
脂質 0g
炭水化物 0g
食塩相当量 0.1g
カリウム 40mg

0点
♠0 ♥0 ♣0 ♦0

ナトリウム197mg

キリンビバレッジ

キリン午後の紅茶 ストレートティー

1本500mlあたり **80 kcal**

たんぱく質 0g
脂質 0g
炭水化物 20.0g
食塩相当量 0.1g
カリウム 50mg

1.0点
♠0 ♥0 ♣0 ♦1.0

キリンビバレッジ

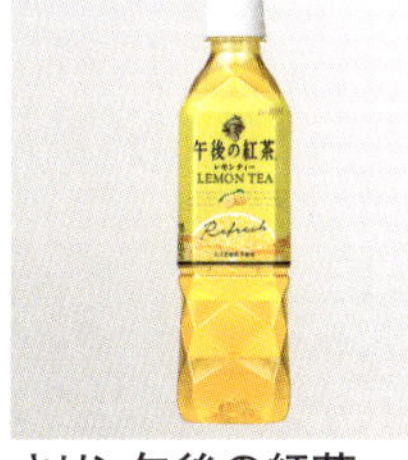
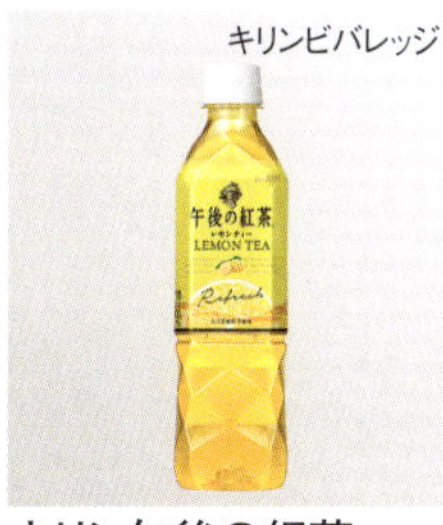

キリン午後の紅茶 レモンティー

1本500mlあたり **140 kcal**

たんぱく質 0g
脂質 0g
炭水化物 35.0g
食塩相当量 0.1g
カリウム 40mg

1.8点
♠0 ♥0 ♣0 ♦1.8

ナトリウム42mg

サントリー

リプトン アップルティー

1本500mlあたり **145 kcal**

たんぱく質 0g
脂質 0g
炭水化物 36.0g
食塩相当量 0g
カリウム 約50mg

1.8点
♠0 ♥0 ♣0 ♦1.8

キリンビバレッジ

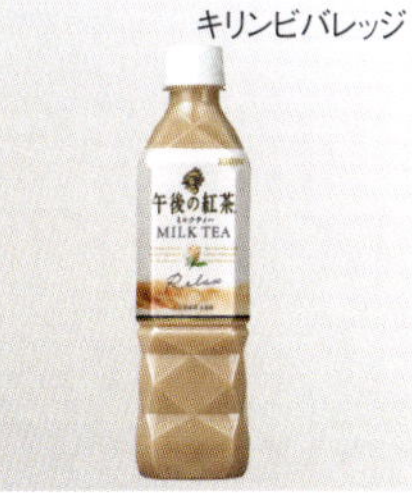

キリン午後の紅茶 ミルクティー

1本500mlあたり **185 kcal**

たんぱく質 2.5g
脂質 2.5g
炭水化物 39.0g
食塩相当量 0.35g
カリウム 170mg

2.3点
♠0 ♥0 ♣0 ♦2.3

column

コーヒーや紅茶の表示

　コーヒーや紅茶などの飲料の種類が増えており、砂糖などの甘味（糖分）やミルクの有無、１本あたりの容量によってエネルギーが変わります。

　「無糖」や「微糖」、「ノンシュガー」、「砂糖30％低減」といった糖分についての表示は、「健康増進法」（厚生労働省）の基準に従っています。一般的に糖分については、特に表示のない普通の甘さの飲料には、200mlあたり大さじ1杯程度の砂糖（糖分）が入っています。できれば無糖や微糖など、糖分を抑えた飲料を選び、糖分のとりすぎを防ぎましょう。

　牛乳やミルクが入っているものは、エネルギーは高くなりますが、カルシウム、ビタミンB_2などが期待できます。

健康増進法による糖類の表示基準（飲料100mlあたり）

同じ含有量でも「無糖」と「糖分ゼロ」、「微糖」と「低糖」のように、商品によって表示方法が異なります。

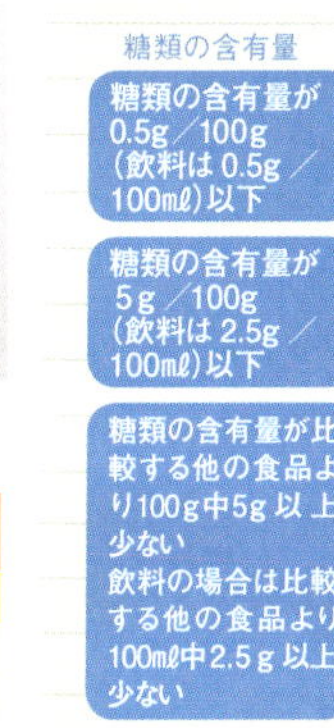

糖類の含有量	表示方法
糖類の含有量が0.5g／100g（飲料は0.5g／100ml）以下	●「無糖」 ●「糖分ゼロ」 ●「ノンシュガー」 ●「シュガーレス」
糖類の含有量が5g／100g（飲料は2.5g／100ml）以下	●「低糖」 ●「糖分カット」 ●「糖分控えめ」 ●「糖分ダイエット」 ●「微糖」
糖類の含有量が比較する他の食品より100g中5g以上少ない 飲料の場合は比較する他の食品より100ml中2.5g以上少ない	●糖分30％低減 ●砂糖30％カット

※コーヒー飲料の場合は業界で定めている「コーヒー飲料等通常品（7.5g／100ml）」を比較対象品とすることが一般的です。

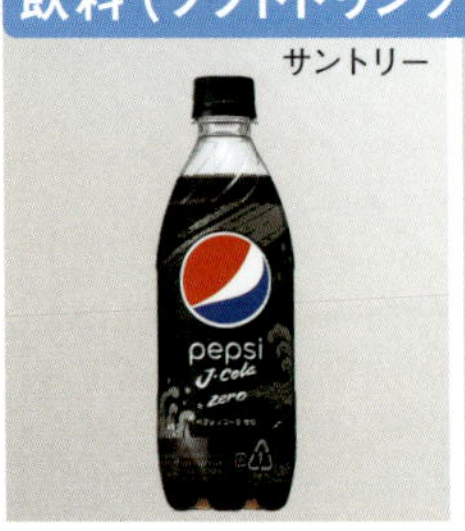

サントリー

ペプシ Jコーラ ゼロ

1本 490mlあたり **0 kcal** **0点**

栄養成分		点数	
たんぱく質	0g	♠	0
脂質	0g	♥	0
炭水化物	0g	♣	0
食塩相当量	0g	♦	0
カリウム	約147mg		

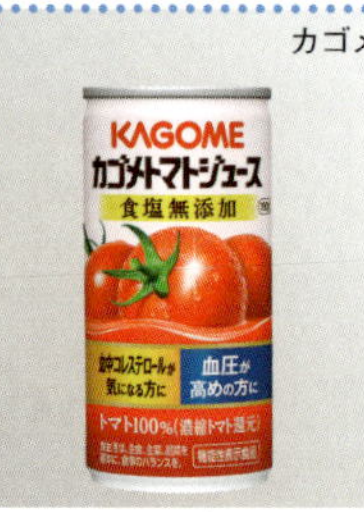

カゴメ

カゴメトマトジュース 食塩無添加

1缶 190gあたり **40 kcal** **0.5点**

栄養成分		点数	
たんぱく質	1.8g	♠	0
脂質	0g	♥	0
糖質	7.5g	♣	0.5
食塩相当量	0〜0.08g	♦	0
カリウム	530mg		

食物繊維 0.7〜1.6g

カゴメ

野菜生活 100 オリジナル

1本 200mlあたり **64 kcal** **0.8点**

栄養成分		点数	
たんぱく質	0.8g	♠	0
脂質	0g	♥	0
糖質	14.8g	♣	0.8
食塩相当量	0〜0.4g	♦	0
カリウム	340mg		

食物繊維 0.3〜1.2g

カゴメ

野菜一日これ一本

1本 200mlあたり **68 kcal** **0.9点**

栄養成分		点数	
たんぱく質	2.4g	♠	0
脂質	0g	♥	0
糖質	13.7g	♣	0.9
食塩相当量	0〜0.6g	♦	0
カリウム	700mg		

食物繊維 2.1g

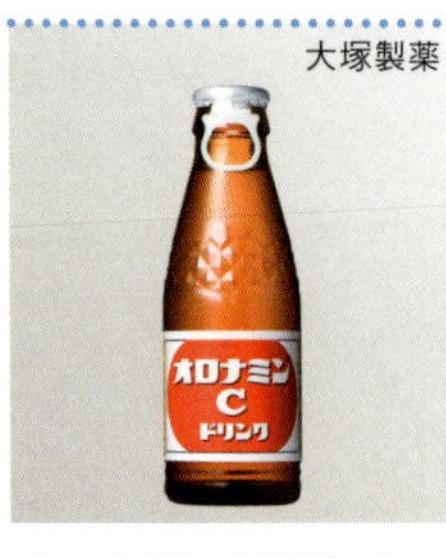

大塚製薬

オロナミンCドリンク

1瓶 120mlあたり **79 kcal** **1.0点**

栄養成分		点数	
たんぱく質	0g	♠	0
脂質	0g	♥	0
炭水化物	19g	♣	0
食塩相当量	0g	♦	1.0
カリウム	―		

ナトリウム0mg

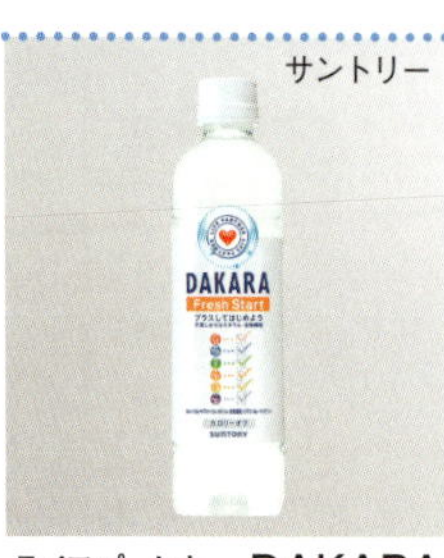

サントリー

ライフパートナー DAKARA フレッシュスタート

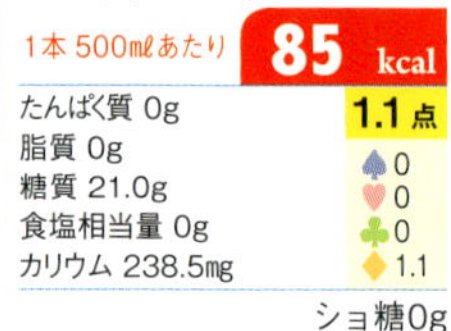

1本 500mlあたり **85 kcal** **1.1点**

栄養成分		点数	
たんぱく質	0g	♠	0
脂質	0g	♥	0
糖質	21.0g	♣	0
食塩相当量	0g	♦	1.1
カリウム	238.5mg		

ショ糖0g

大塚製薬

ポカリスエット ペットボトル 500ml

1本 500mlあたり **125 kcal** **1.6点**

栄養成分		点数	
たんぱく質	0g	♠	0
脂質	0g	♥	0
炭水化物	31.0g	♣	0
食塩相当量	0.6g	♦	1.6
カリウム	100mg		

ナトリウム245mg

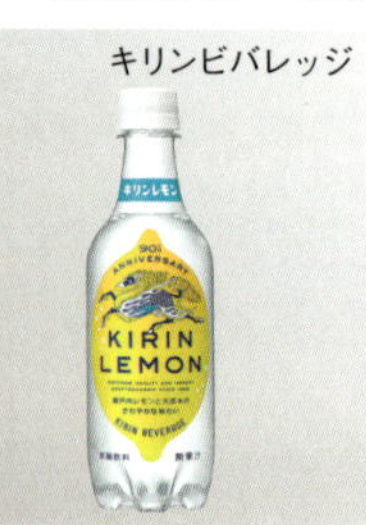

キリンビバレッジ

キリンレモン

1本 450mlあたり **158 kcal** **2.0点**

栄養成分		点数	
たんぱく質	0g	♠	0
脂質	0g	♥	0
炭水化物	40.0g	♣	0
食塩相当量	0.3g	♦	2.0
カリウム	1.4g		

ブドウ糖18.0g

キリンビバレッジ

小岩井純水みかん

1本 430mlあたり **189 kcal** **2.4点**

栄養成分		点数	
たんぱく質	0g	♠	0
脂質	0g	♥	0
炭水化物	47.3g	♣	0
食塩相当量	0.1g	♦	2.4
カリウム	138mg		

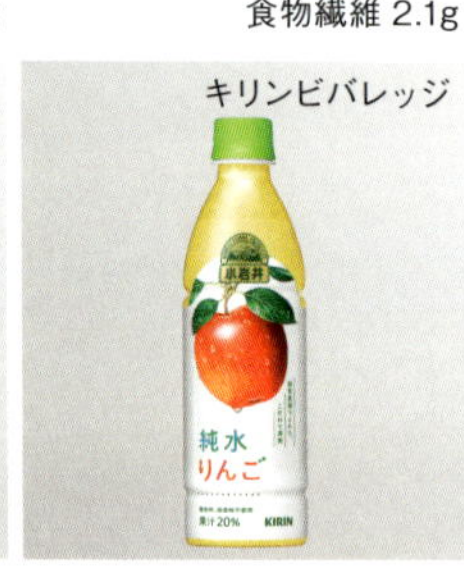

キリンビバレッジ

小岩井純水りんご

1本 430mlあたり **189 kcal** **2.4点**

栄養成分		点数	
たんぱく質	0g	♠	0
脂質	0g	♥	0
炭水化物	47.3g	♣	0
食塩相当量	0.1g	♦	2.4
カリウム	82mg		

サントリー

C.C.レモン

1本 500mlあたり **200 kcal** **2.5点**

栄養成分		点数	
たんぱく質	0g	♠	0
脂質	0g	♥	0
炭水化物	50.5g	♣	0
食塩相当量	0.2g	♦	2.5
カリウム	50mg未満		

ビタミンC1430mg

サントリー

ペプシ Jコーラ

1本 490mlあたり **230 kcal** **2.9点**

栄養成分		点数	
たんぱく質	0g	♠	0
脂質	0g	♥	0
炭水化物	57.3g	♣	0
食塩相当量	0g	♦	2.9
カリウム	49mg未満		

ナトリウム0mg

江崎グリコ

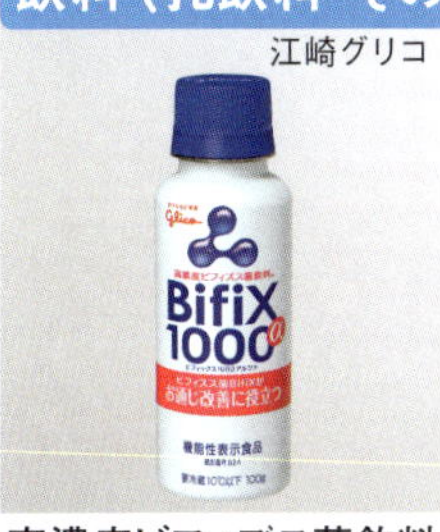

高濃度ビフィズス菌飲料 BifiX1000α

1本 100gあたり **42 kcal** **0.5点**

たんぱく質 3.1g
脂質 0g
炭水化物 7.3g
食塩相当量 0.1g
カリウム ―

♠0.5 ♥0 ♣0 ♦+

カルシウム104mg

森永乳業

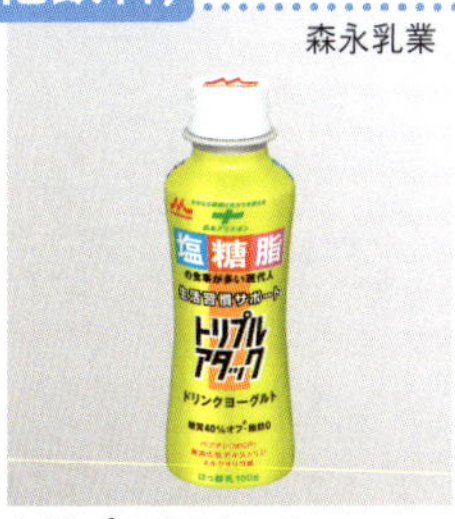

トリプルアタック ドリンクヨーグルト

1本 100gあたり **48 kcal** **0.6点**

たんぱく質 3.6g
脂質 0.3g
炭水化物 12.0g
食塩相当量 0.1g
カリウム ―

♠0.6 ♥0 ♣0 ♦+

カルシウム110mg

アサヒ飲料

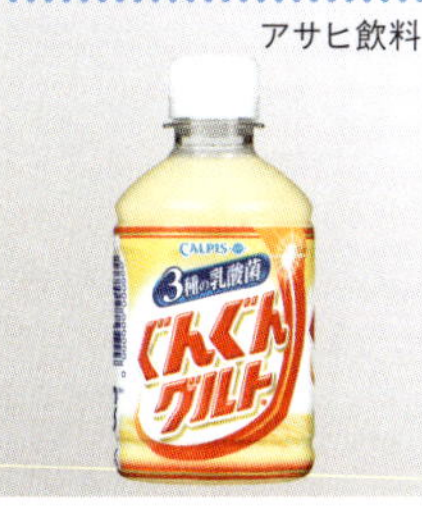

ぐんぐんグルト®

1本 280mlあたり **62 kcal** **0.7点**

たんぱく質 0.8g
脂質 0g
炭水化物 14.8g
食塩相当量 0.3g
カリウム 約70mg

♠0 ♥0 ♣0 ♦0.8

明治

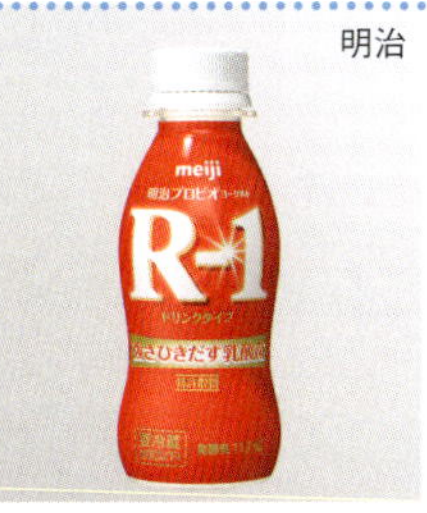

明治プロビオヨーグルト R-1ドリンクタイプ

1本 112mlあたり **76 kcal** **1.0点**

たんぱく質 3.6g
脂質 0.67g
炭水化物 13.9g
食塩相当量 0.12g
カリウム ―

♠1.0 ♥0 ♣0 ♦0

カルシウム129mg

明治

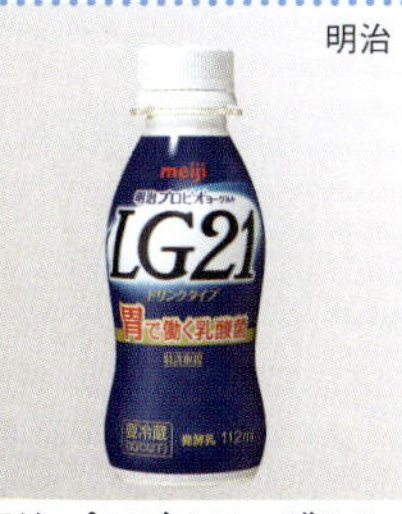

明治プロビオヨーグルト LG21ドリンクタイプ

1本 112mlあたり **78 kcal** **1.0点**

たんぱく質 3.5g
脂質 0.7g
炭水化物 14.4g
食塩相当量 0.12g
カリウム ―

♠1.0 ♥0 ♣0 ♦+

カルシウム128mg

森永乳業

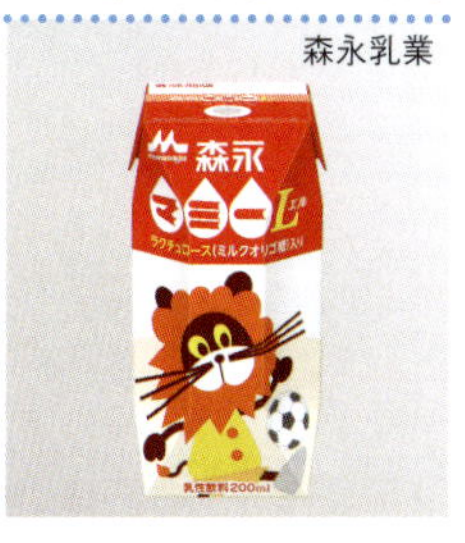

森永マミー 200ml

1本 200mlあたり **92 kcal** **1.2点**

たんぱく質 0.8g
脂質 0g
炭水化物 22.2g
食塩相当量 0.2g
カリウム ―

♠0 ♥0 ♣0 ♦1.2

雪印メグミルク

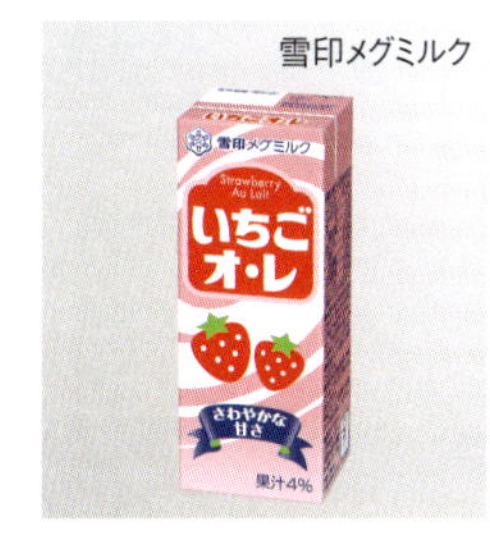

いちごオ・レ

1本 200mlあたり **107 kcal** **1.3点**

たんぱく質 2.1g
脂質 0.0g
炭水化物 24.6g
食塩相当量 0.2g
カリウム ―

♠0 ♥0 ♣0 ♦1.3

カルシウム78mg

雪印メグミルク

プルーンFe 1日分の鉄分のむヨーグルト

1本 190gあたり **131 kcal** **1.6点**

たんぱく質 5.7g
脂質 1.7g
炭水化物 23.2g
食塩相当量 0.2g
カリウム ―

♠1.6 ♥0 ♣0 ♦+

カルシウム190mg 鉄 6.8mg

オハヨー乳業

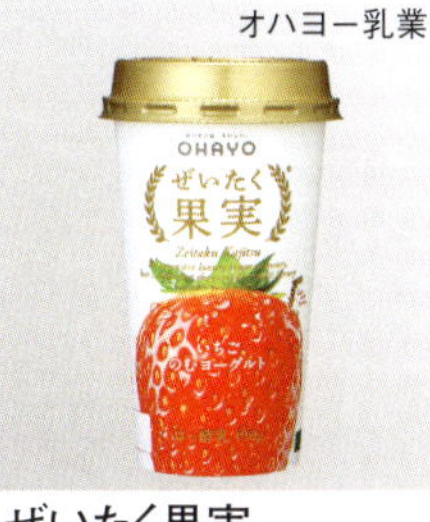

ぜいたく果実 いちごのむヨーグルト

1本 190gあたり **140 kcal** **1.8点**

たんぱく質 6.0g
脂質 2.2g
炭水化物 24.0g
食塩相当量 0.2g
カリウム ―

♠1.8 ♥0 ♣0 ♦+

オハヨー乳業

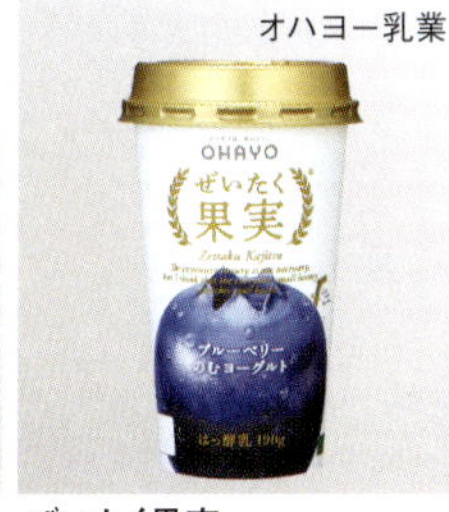

ぜいたく果実 ブルーベリーのむヨーグルト

1本 190gあたり **140 kcal** **1.8点**

たんぱく質 6.3g
脂質 2.1g
炭水化物 24.0g
食塩相当量 0.2g
カリウム ―

♠1.8 ♥0 ♣0 ♦+

雪印メグミルク

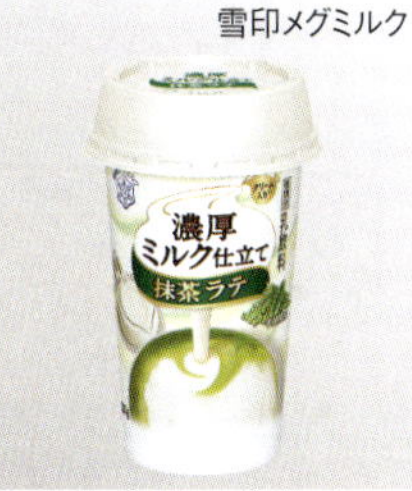

濃厚ミルク仕立て 抹茶ラテ

1本 200gあたり **199 kcal** **2.5点**

たんぱく質 7.2g
脂質 8.2g
炭水化物 24.2g
食塩相当量 0.3g
カリウム ―

♠0 ♥0 ♣0 ♦2.5

カルシウム240mg

アサヒ飲料

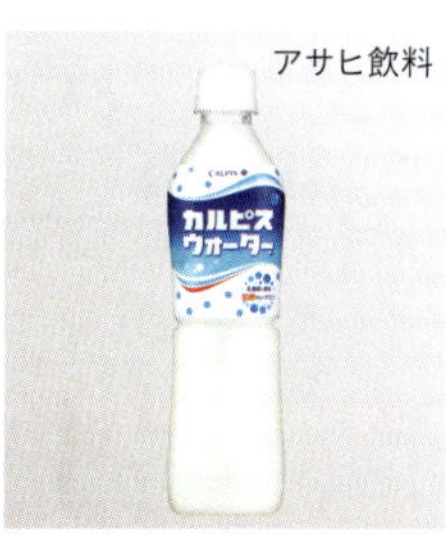

カルピスウォーター®

1本 500mlあたり **225 kcal** **2.8点**

たんぱく質 1.5g
脂質 0g
炭水化物 55.0g
食塩相当量 0.2g
カリウム 約50mg

♠0 ♥0 ♣0 ♦2.8

江崎グリコ

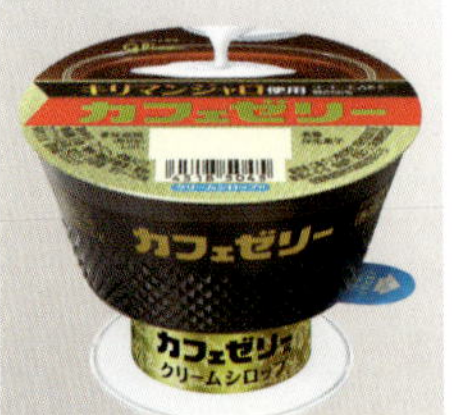

カフェゼリー

ゼリー100g＋クリームシロップ10g　**74 kcal**

たんぱく質 0.6g	**0.9 点**
脂質 1.9g	♠ 0
炭水化物 13.7g	♥ 0
食塩相当量 0.06g	♣ 0
カリウム ―	♦ 0.9

明治

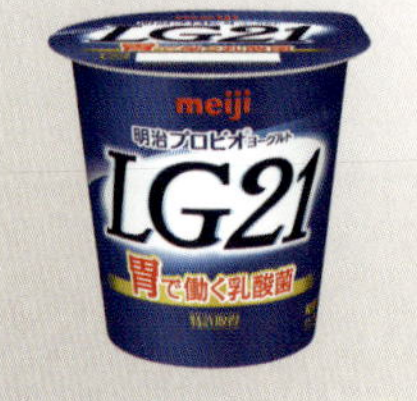

明治プロビオ ヨーグルト LG21

1個 112 g あたり　**89 kcal**

たんぱく質 3.8g	**1.1 点**
脂質 3.4g	♠ 1.1
炭水化物 10.9g	♥ 0
食塩相当量 0.12g	♣ 0
カリウム ―	♦ +

カルシウム134mg

たらみ

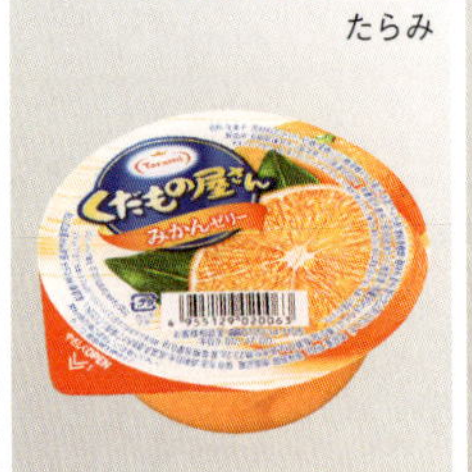

くだもの屋さん みかんゼリー

1個 160g あたり　**95 kcal**

たんぱく質 0.3g	**1.2 点**
脂質 0.1g	♠ 0
炭水化物 23.2g	♥ 0
食塩相当量 0.1g	♣ 0
カリウム ―	♦ 1.2

森永乳業

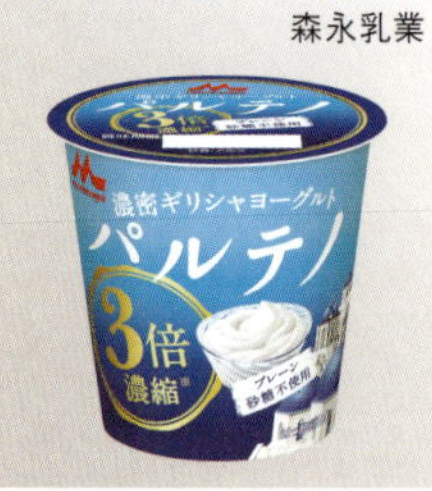

パルテノ プレーン砂糖不使用

1個 80g あたり　**100 kcal**

たんぱく質 9.9g	**1.3 点**
脂質 4.8g	♠ 1.3
炭水化物 4.2g	♥ 0
食塩相当量 0.1g	♣ 0
カリウム ―	♦ 0

カルシウム100mg

江崎グリコ

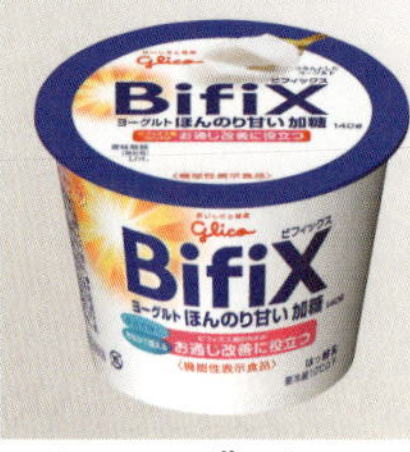

BifiX ヨーグルト ほんのり甘い加糖

1個 140g あたり　**100 kcal**

たんぱく質 4.6g	**1.3 点**
脂質 2.0g	♠ 1.3
炭水化物 15.9g	♥ 0
食塩相当量 0.15g	♣ 0
カリウム ―	♦ +

カルシウム151mg

オハヨー乳業

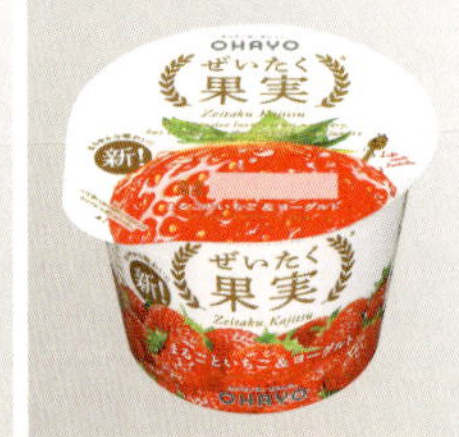

ぜいたく果実 まるごといちご&ヨーグルト

1個 125g あたり　**110 kcal**

たんぱく質 4.8g	**1.4 点**
脂質 2.3g	♠ 1.4
炭水化物 17.5g	♥ 0
食塩相当量 0.2g	♣ 0
カリウム ―	♦ +

カルシウム231mg

森永乳業

ビヒダス プレーンヨーグルト 加糖タイプ

1個 112g あたり　**111 kcal**

たんぱく質 3.8g	**1.4 点**
脂質 4.2g	♠ 1.4
炭水化物 14.9g	♥ 0
食塩相当量 0.1g	♣ 0
カリウム ―	♦ +

カルシウム130mg

江崎グリコ

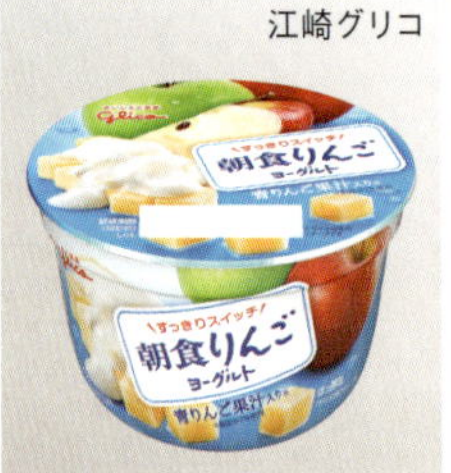

朝食りんごヨーグルト

1個 140g あたり　**122 kcal**

たんぱく質 5.9g	**1.5 点**
脂質 2.5g	♠ 1.5
炭水化物 18.9g	♥ 0
食塩相当量 0.16g	♣ 0
カリウム ―	♦ +

カルシウム183mg

雪印メグミルク

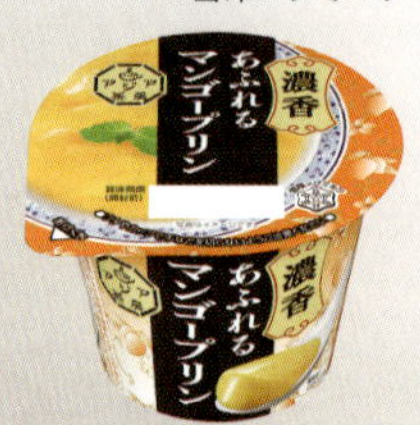
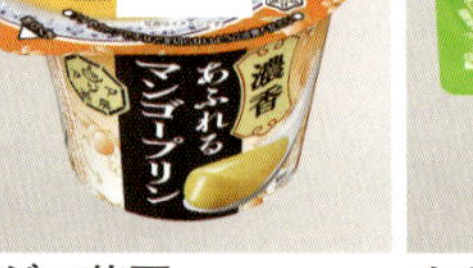

アジア茶房 マンゴープリン

1個 140g あたり　**151 kcal**

たんぱく質 0.6g	**1.9 点**
脂質 2.5g	♠ 0
炭水化物 31.4g	♥ 0
食塩相当量 0.3g	♣ 0
カリウム ―	♦ 1.9

たらみ

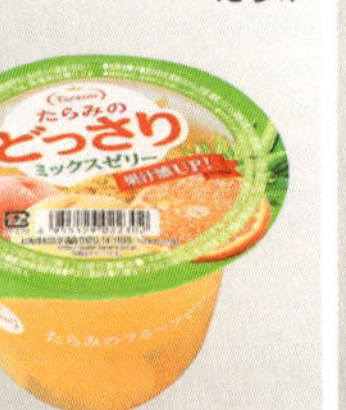

たらみのどっさり ミックスゼリー

1個 230g あたり　**154 kcal**

たんぱく質 0.5g	**1.9 点**
脂質 0.1g	♠ 0
炭水化物 37.6g	♥ 0
食塩相当量 0.2g	♣ 0
カリウム ―	♦ 1.9

オハヨー乳業

新鮮卵の こんがり焼プリン

1個 140g あたり　**187 kcal**

たんぱく質 6.5g	**2.3 点**
脂質 7.3g	♠ 0
炭水化物 23.9g	♥ 0
食塩相当量 0.23g	♣ 0
カリウム ―	♦ 2.3

江崎グリコ

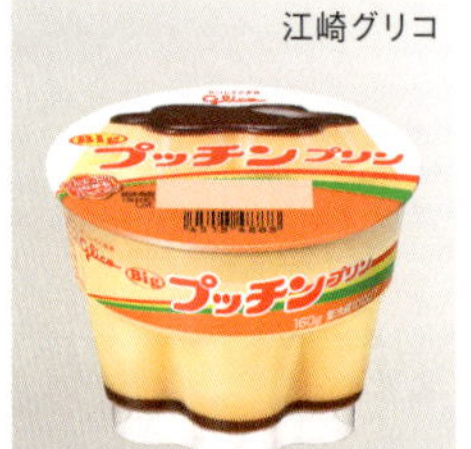

Bigプッチンプリン

1個 160g あたり　**226 kcal**

たんぱく質 2.7g	**2.8 点**
脂質 11.3g	♠ 0
炭水化物 28.4g	♥ 0
食塩相当量 0.25g	♣ 0
カリウム ―	♦ 2.8

家庭のおかず編

定番の家庭料理を中心に選びました。魚介のおかず、肉のおかず、野菜のおかず、なべ料理、汁物、ごはん・めん・パンなどに分けてデータを紹介します。さらに、たとえば魚介のおかずなら、焼き魚、煮魚、天ぷら……など調理法別にし、エネルギーの低い順に並べてあります。献立作成の参考にしてください。
料理の作り方は140ページ、栄養価一覧は205ページをごらんください。

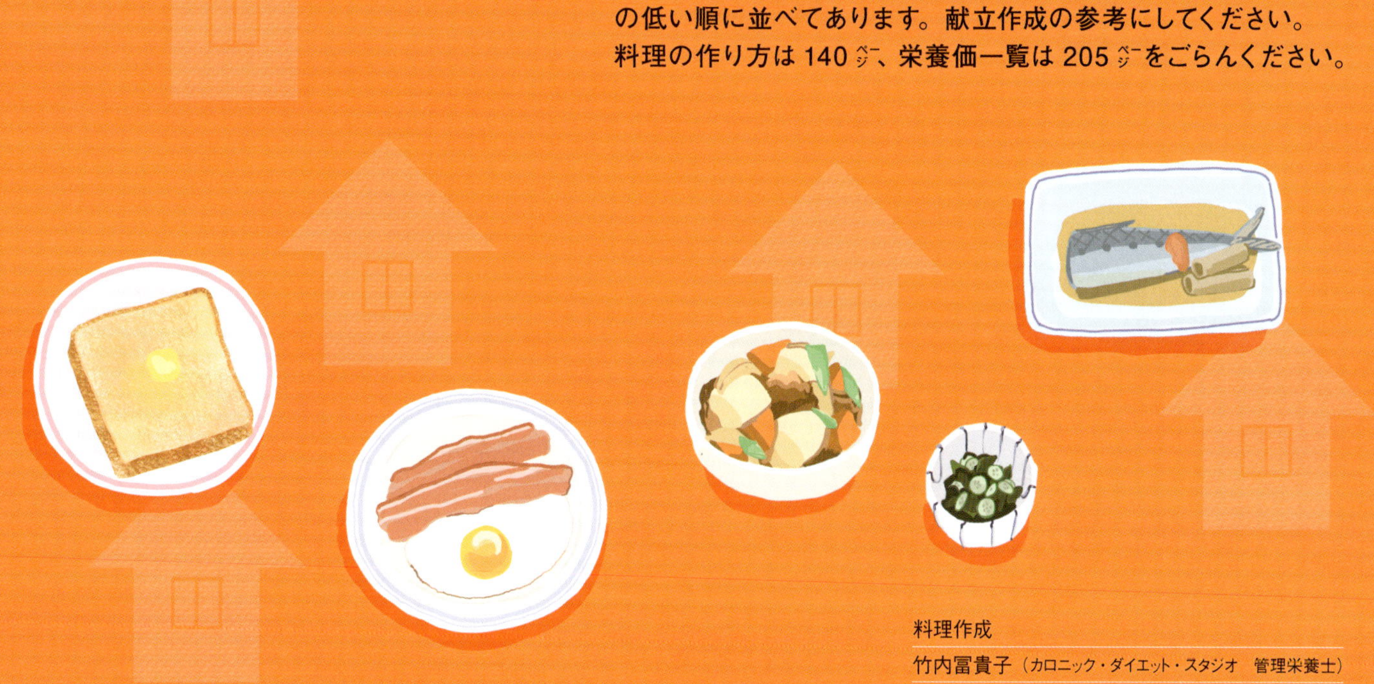

料理作成
竹内冨貴子（カロニック・ダイエット・スタジオ　管理栄養士）

レシピは 140 ページ

魚介のおかず

刺し身

おいしい魚の選び方①

刺し身用のマグロさく

マグロの赤身は脂質が少ない背側の部分で、とろは腹側の脂質の多い身のこと。刺し身用にさくに切ってあるものは、表面の筋目がまっすぐ平行に入っているものほどよい。食べる直前に切りましょう。

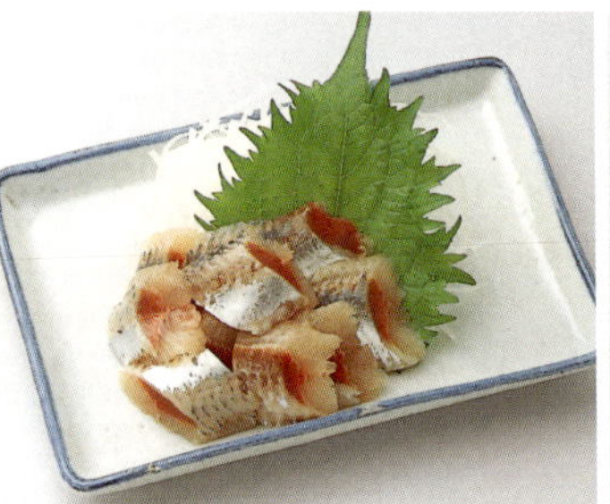

① イワシの刺し身 57 kcal

イワシ 1.0 点（45g）分

たんぱく質 5.9g	カリウム 160mg	0.7点
脂質 2.8g	コレステロール 20mg	♠0 ♥0.6
炭水化物 1.5g	食物繊維 0.5g	♣0.1
食塩相当量 0.1g	添加糖分 0g	♦0

※つけじょうゆは 93 ページ参照

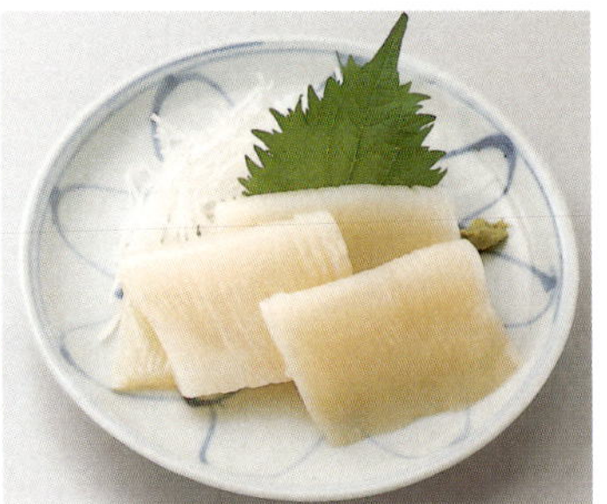

② イカの刺し身 86 kcal

スルメイカ 1.0 点（95g）分

たんぱく質 17.3g	カリウム 369mg	1.1点
脂質 0.8g	コレステロール 238mg	♠0 ♥1.0
炭水化物 1.8g	食物繊維 0.6g	♣0.1
食塩相当量 0.5g	添加糖分 0g	♦0

※つけじょうゆは 93 ページ参照

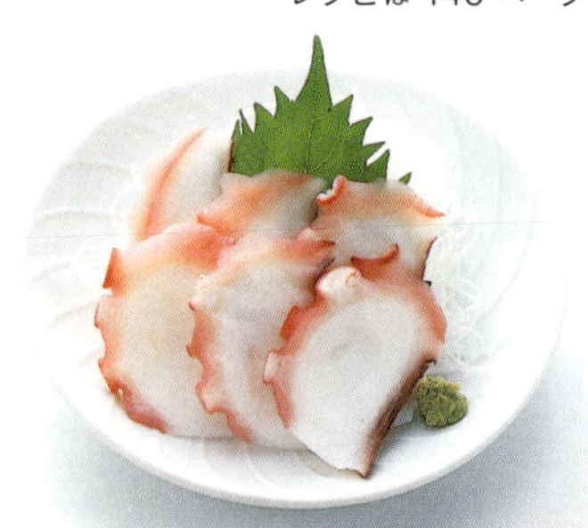

③ タコの刺し身 87 kcal

マダコ・ゆで 1.0 点（80g）分

たんぱく質 17.6g	カリウム 276mg	1.1点
脂質 0.6g	コレステロール 120mg	♠0 ♥1.0
炭水化物 1.8g	食物繊維 0.6g	♣0.1
食塩相当量 0.5g	添加糖分 0g	♦0

※つけじょうゆは 93 ページ参照

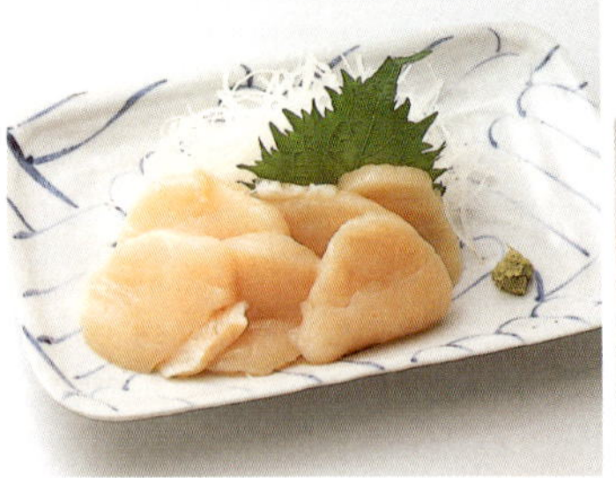

④ ホタテの刺し身 87 kcal

ホタテ貝（貝柱）1.0 点（90g）分

たんぱく質 15.5g	カリウム 426mg	1.1点
脂質 0.3g	コレステロール 32mg	♠0 ♥1.0
炭水化物 4.8g	食物繊維 0.6g	♣0.1
食塩相当量 0.3g	添加糖分 0g	♦0

※つけじょうゆは 93 ページ参照

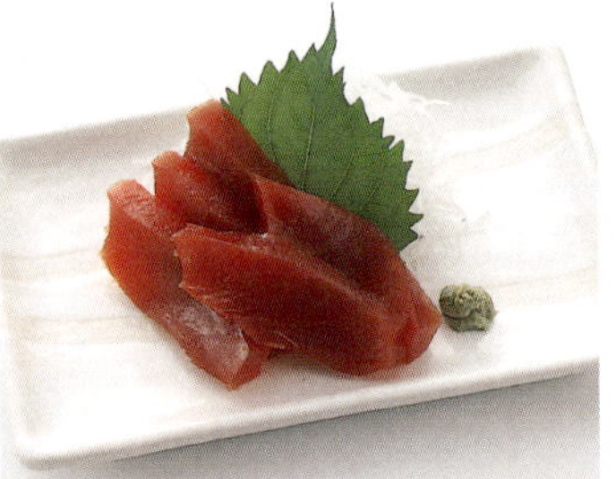

⑤ マグロ（赤身）の刺し身 89 kcal

マグロ（赤身）1.0 点（65g）分

たんぱく質 17.4g	カリウム 331mg	1.1点
脂質 0.9g	コレステロール 33mg	♠0 ♥1.0
炭水化物 1.7g	食物繊維 0.6g	♣0.1
食塩相当量 0.1g	添加糖分 0g	♦0

※つけじょうゆは 93 ページ参照

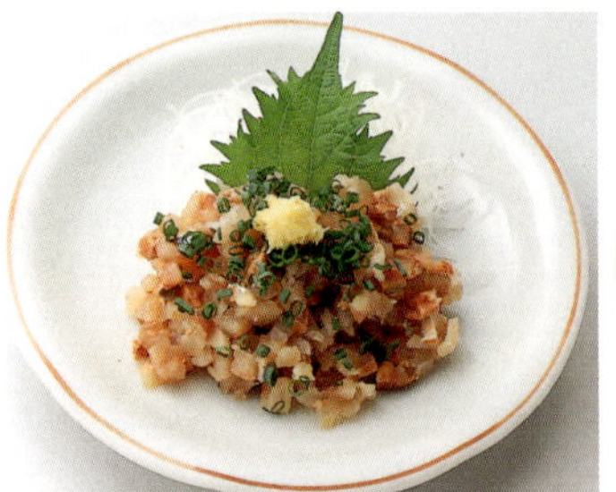

⑥ アジのたたき 90 kcal

アジ 1.0 点（65g）分

たんぱく質 13.1g	カリウム 328mg	1.1点
脂質 3.0g	コレステロール 44mg	♠0 ♥1.0
炭水化物 1.8g	食物繊維 0.6g	♣0.1
食塩相当量 0.2g	添加糖分 0g	♦0

※つけじょうゆは 93 ページ参照

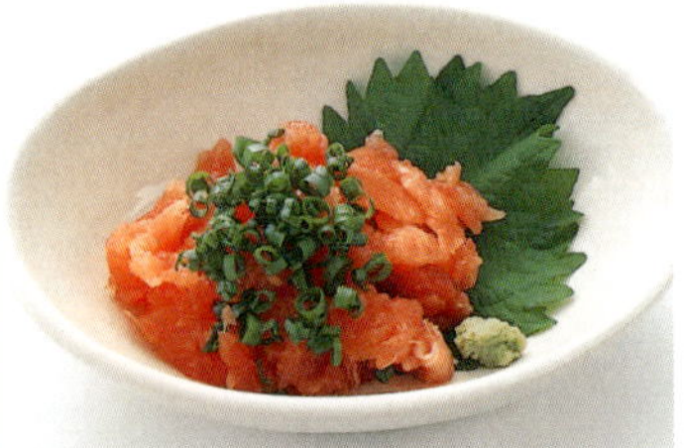

⑦ ねぎとろ 158 kcal

マグロ（とろ）2.0 点（45g）分

たんぱく質 9.3g	カリウム 135mg	2.0点
脂質 12.4g	コレステロール 25mg	♠0 ♥1.9
炭水化物 0.8g	食物繊維 0.3g	♣+
食塩相当量 0.1g	添加糖分 0g	♦0

※つけじょうゆは 93 ページ参照

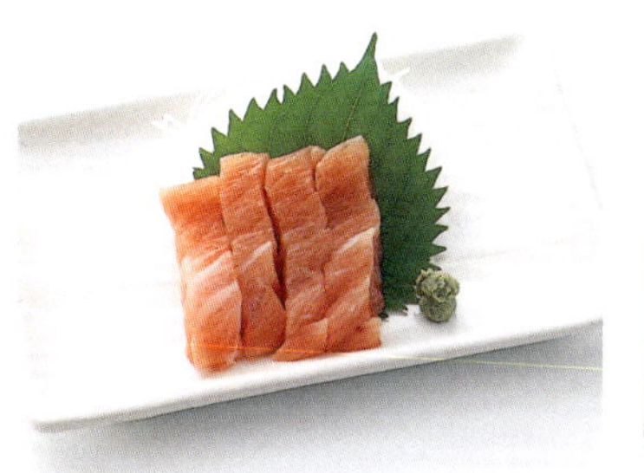

⑧ マグロ(とろ)の刺し身　162 kcal

マグロ（とろ）2.0 点（45g）分

		2.0点
たんぱく質 9.3g	カリウム 188mg	♠ 0
脂質 12.4g	コレステロール 25mg	♥ 1.9
炭水化物 1.7g	食物繊維 0.6g	♣ 0.1
食塩相当量 0.1g	添加糖分 0g	♦ 0

※つけじょうゆは右記参照

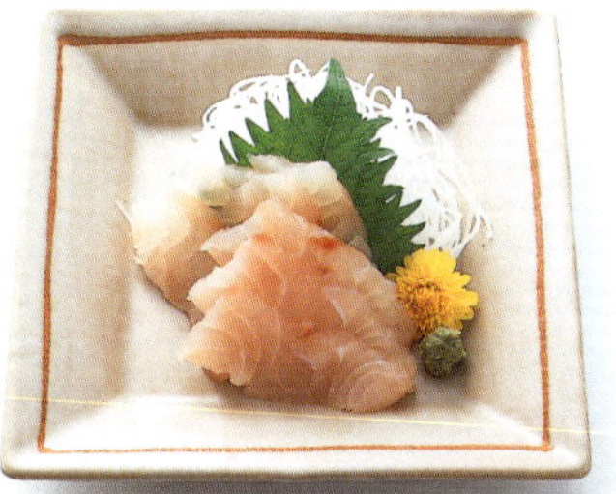

⑨ タイの刺し身　167 kcal

タイ 2.0 点（90g）分

		2.1点
たんぱく質 19.1g	カリウム 489mg	♠ 0
脂質 8.5g	コレステロール 62mg	♥ 2.0
炭水化物 1.8g	食物繊維 0.6g	♣ 0.1
食塩相当量 0.1g	添加糖分 0g	♦ 0

※つけじょうゆは右記参照

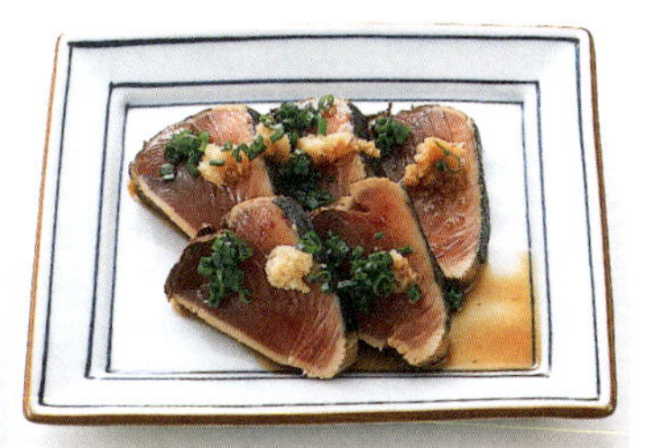

⑩ カツオのたたき　175 kcal

カツオ（秋獲り）2.0 点（105g）分

		2.2点
たんぱく質 25.9g	カリウム 455mg	♠ 0
脂質 6.2g	コレステロール 58mg	♥ 2.1
炭水化物 1.9g	食物繊維 0.3g	♣ +
食塩相当量 1.4g	添加糖分 0g	♦ 0.1

※合わせ調味料含む

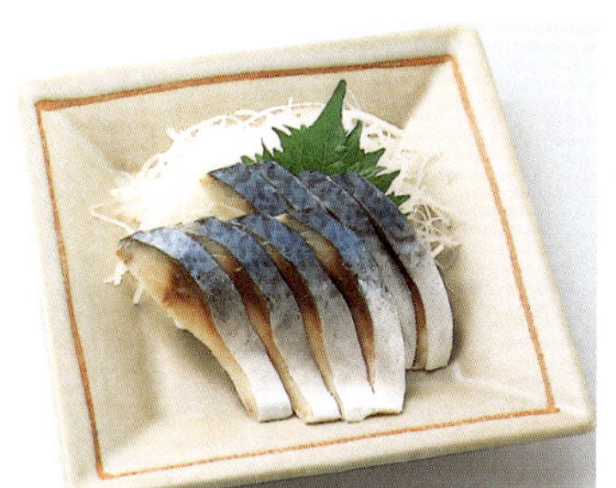

⑪ しめサバ　196 kcal

サバ（生）2.5 点（75g）分

		2.5点
たんぱく質 15.7g	カリウム 326mg	♠ 0
脂質 12.6g	コレステロール 46mg	♥ 2.3
炭水化物 2.5g	食物繊維 0.5g	♣ 0.1
食塩相当量 0.8g	添加糖分 0.8g	♦ 0.1

※つけじょうゆは右記参照

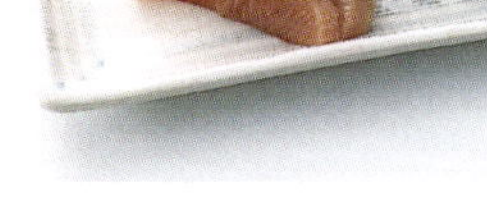

⑫ ブリの刺し身　239 kcal

ブリ 3.0 点（90g）分

		3.0点
たんぱく質 19.5g	カリウム 426mg	♠ 0
脂質 15.9g	コレステロール 65mg	♥ 2.9
炭水化物 1.9g	食物繊維 0.6g	♣ 0.1
食塩相当量 0.1g	添加糖分 0g	♦ 0

※つけじょうゆは右記参照

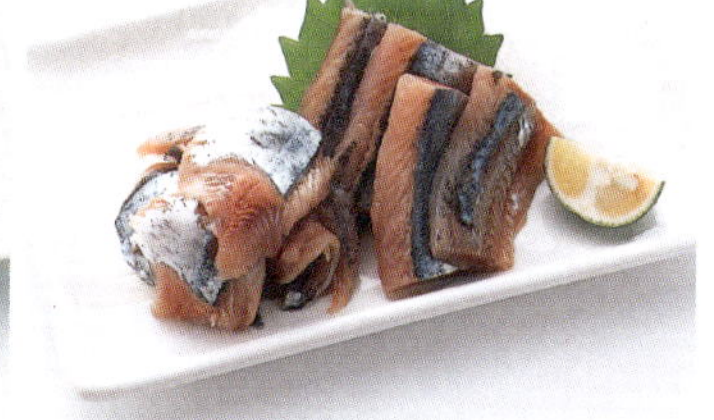

⑬ サンマの刺し身　288 kcal

サンマ 3.5 点（95g）分

		3.6点
たんぱく質 16.9g	カリウム 258mg	♠ 0
脂質 22.5g	コレステロール 62mg	♥ 3.5
炭水化物 1.6g	食物繊維 0.5g	♣ 0.1
食塩相当量 0.3g	添加糖分 0g	♦ 0

※つけじょうゆは右記参照

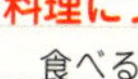

column

料理にプラスする調味料①

食べるときにつけたり、かけたりするしょうゆ。エネルギーや塩分（食塩相当量）を考えて、適正な量をきちんと計って使いましょう。

しょうゆの概量と栄養価

- 小さじ 1（6g）➡ 4kcal、0.1 点、塩分 0.9 g
- 小さじ⅔（4g）➡ 3kcal、＋点、塩分 0.6 g
- 小さじ½（3g）➡ 2kcal、＋点、塩分 0.4 g
- 小さじ⅓（2g）➡ 1kcal、＋点、塩分 0.3 g
- ミニスプーン1（1.2g）➡ 1kcal、＋点、塩分 0.2 g

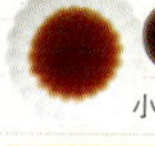

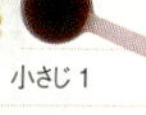

小さじ 1

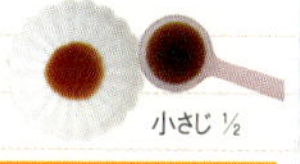

小さじ ½

料理別、しょうゆの適量アドバイス

- 刺し身なら…
  マグロやブリなど、脂の多い魚
  ➡ 1 人分で小さじ ⅔～1
  タイやイカなど、淡白な魚
  ➡ 1 人分で小さじ ½～⅔
- さつま揚げ・かまぼこなどにかけるとき
  ➡ 1 人分で小さじ ⅓
- 冷ややっこにかけるとき ➡ 小さじ 1
- ステーキにかけるとき ➡ 小さじ 1
- 納豆に加える ➡ 小さじ ⅔
- 野菜の塩もみやお浸しにかけるとき
  ➡ 小さじ ½
- おろし大根にかけるとき ➡ 小さじ⅓～½

魚介のおかず

焼き魚

おいしく仕上げるコツ①

魚の塩焼き

魚の塩焼きをおいしく、しかも塩分控えめに仕上げるには、魚の重量に対して 0.5%の塩が適量です。アジ中1尾 150g（正味 100g）なら、塩ミニスプーン½弱（0.5g）です。

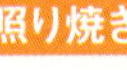

照り焼き

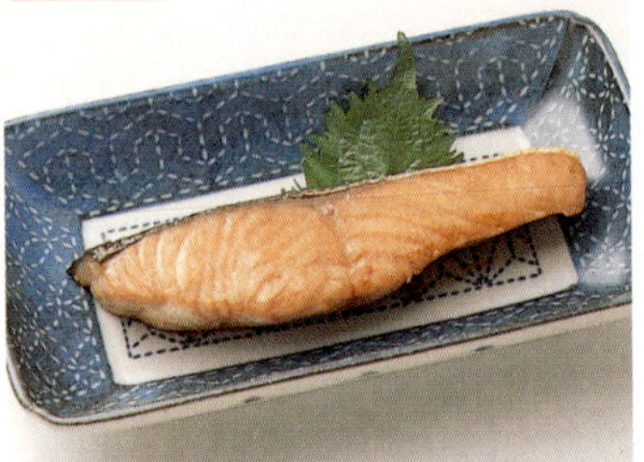

⑭ サケの照り焼き　179 kcal

サケ 1.5 点（90g）分

たんぱく質 20.7g	カリウム 348mg	2.2点
脂質 7.7g	コレステロール 53mg	♠0 ♥1.5
炭水化物 3.9g	食物繊維 0.1g	♣+
食塩相当量 1.2g	添加糖分 2.3g	♦0.7

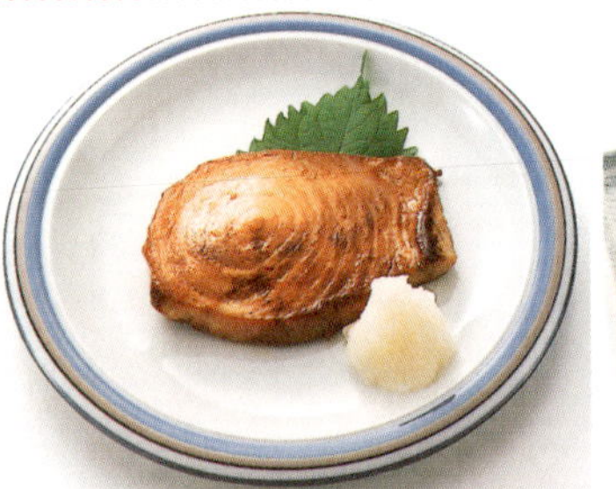

⑮ メカジキの照り焼き　222 kcal

メカジキ 2.0 点（100g）分

たんぱく質 20.0g	カリウム 527mg	2.8点
脂質 11.6g	コレステロール 72mg	♠0 ♥1.9
炭水化物 5.8g	食物繊維 0.3g	♣0.1
食塩相当量 1.5g	添加糖分 3.0g	♦0.8

※おろし大根のかけじょうゆは 93ページ参照

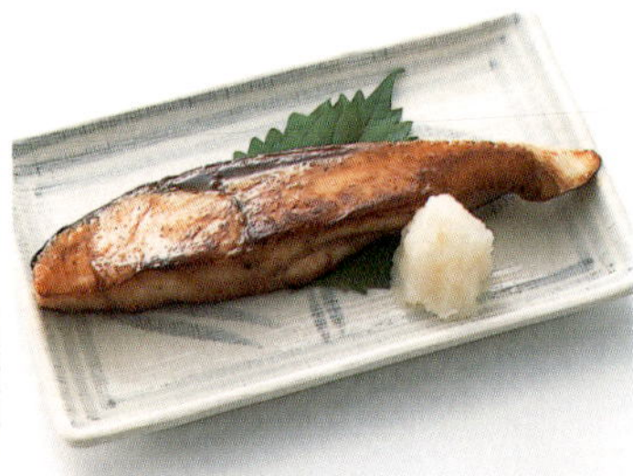

⑯ ブリの照り焼き　291 kcal

ブリ 3.0 点（90g）分

たんぱく質 19.9g	カリウム 417mg	3.6点
脂質 19.9g	コレステロール 65mg	♠0 ♥2.9
炭水化物 4.4g	食物繊維 0.3g	♣+
食塩相当量 1.0g	添加糖分 2.0g	♦0.7

※おろし大根のかけじょうゆは 93ページ参照

塩焼き

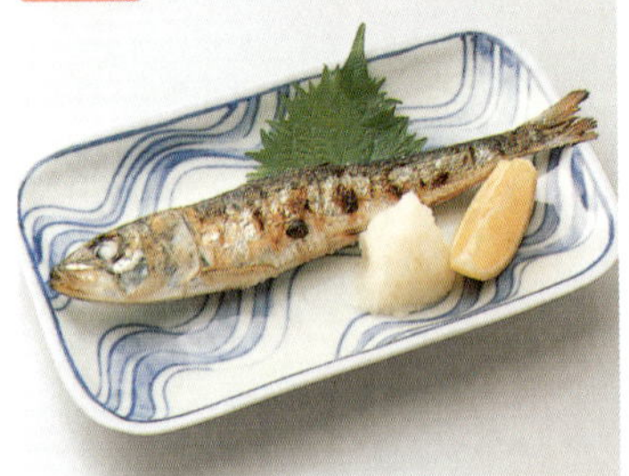

⑰ イワシの塩焼き　81 kcal

イワシ 1.0 点（正味 45g）分

たんぱく質 8.8g	カリウム 178mg	1.0点
脂質 4.2g	コレステロール 30mg	♠0 ♥1.0
炭水化物 1.4g	食物繊維 0.3g	♣0.1
食塩相当量 0.5g	添加糖分 0g	♦0

※イワシ中 1 尾 80g。かけじょうゆは 93ページ参照

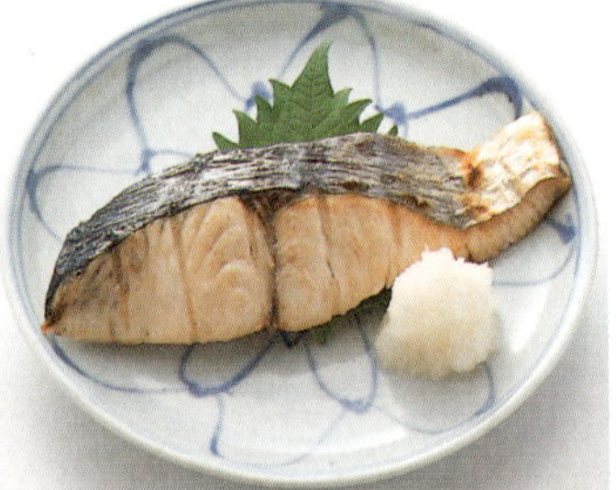

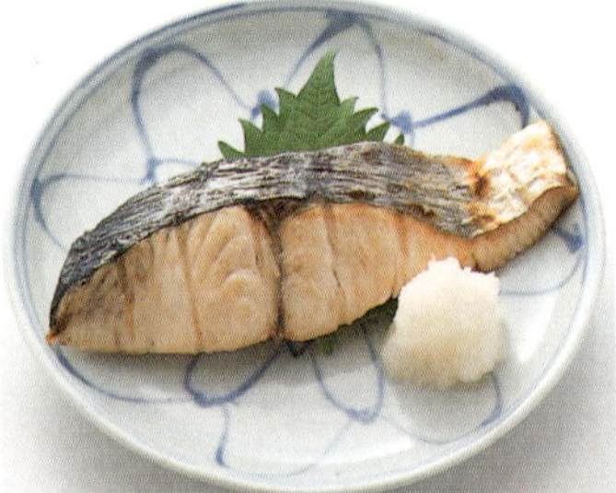

⑱ サワラの塩焼き　128 kcal

サワラ 1.6 点（70g）分

たんぱく質 14.2g	カリウム 394mg	1.6点
脂質 6.8g	コレステロール 42mg	♠0 ♥1.5
炭水化物 1.0g	食物繊維 0.3g	♣0.1
食塩相当量 0.5g	添加糖分 0g	♦0

※かけじょうゆは 93ページ参照

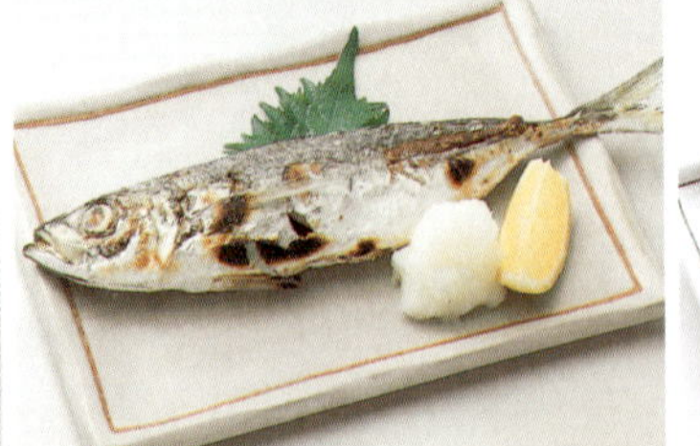

⑲ アジの塩焼き　131 kcal

アジ 1.5 点（正味 100g）分

たんぱく質 19.8g	カリウム 417mg	1.6点
脂質 4.5g	コレステロール 68mg	♠0 ♥1.6
炭水化物 1.4g	食物繊維 0.3g	♣0.1
食塩相当量 0.8g	添加糖分 0g	♦0

※アジ中 1 尾 150g。かけじょうゆは 93ページ参照

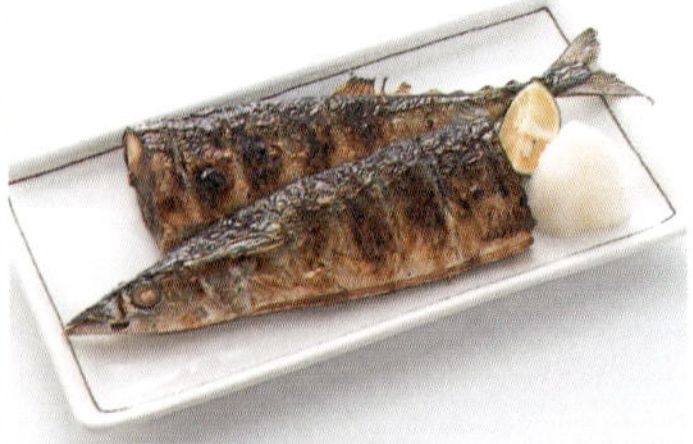

⑳ サンマの塩焼き　286 kcal

サンマ 3.5 点（正味 90g）分

たんぱく質 16.8g	カリウム 231mg	3.6点
脂質 22.4g	コレステロール 62mg	♠0 ♥3.5
炭水化物 1.1g	食物繊維 0.3g	♣0.1
食塩相当量 1.1g	添加糖分 0g	♦0

※サンマ中 1 尾 145g。かけじょうゆは 93ページ参照

魚介のおかず

煮魚

材料を用意するときの参考に

1尾魚の重量

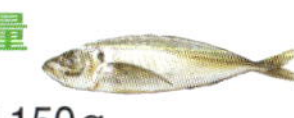

- アジ 中1尾 150g
  ➡正味100g（たたきは正味 65g）
- イワシ 中1尾 80g
  ➡正味 53g（刺し身は正味45g）
- サンマ 中1尾 145g
  ➡正味 90g（刺し身は正味95g）

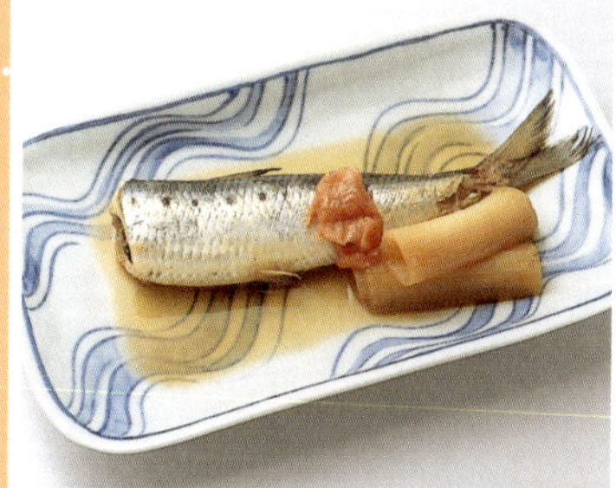

21 イワシの梅煮　100 kcal

イワシ 1.0 点（正味 45g）分

たんぱく質 9.4g	カリウム 193mg	1.2点
脂質 4.2g	コレステロール 30mg	♠0 ♥1.0
炭水化物 4.6g	食物繊維 0.5g	♣0.1
食塩相当量 1.8g	添加糖分 2.0g	♦0.2

※イワシ中1尾 80g

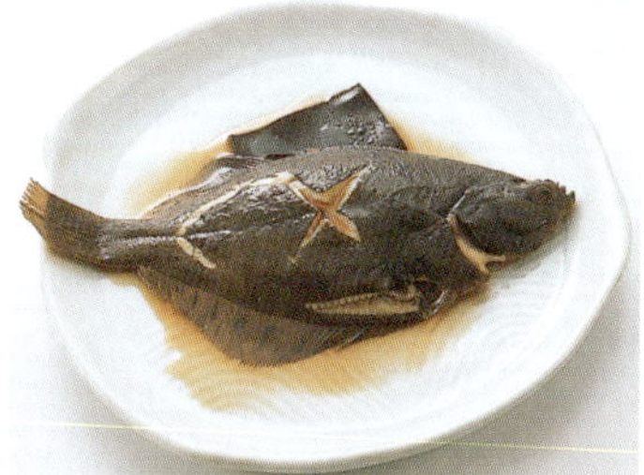

22 カレイの煮つけ　115 kcal

カレイ 1.0 点（正味 85g）分

たんぱく質 17.5g	カリウム 414mg	1.4点
脂質 1.1g	コレステロール 60mg	♠0 ♥1.0
炭水化物 6.9g	食物繊維 0.5g	♣0
食塩相当量 1.6g	添加糖分 4.5g	♦0.4

※マガレイ1尾 130g

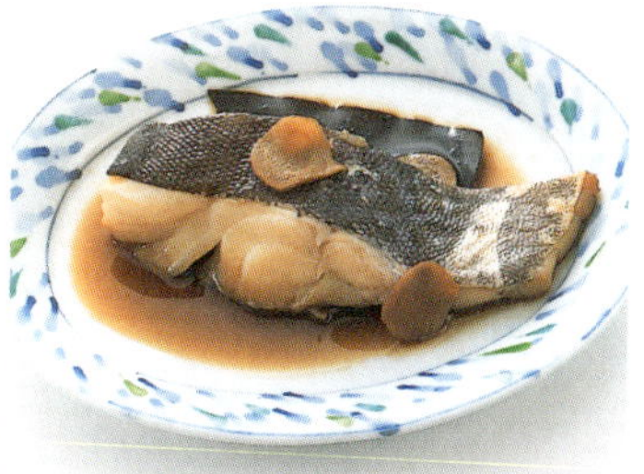

23 タラの煮つけ　120 kcal

タラ 1.0 点（110g）分

たんぱく質 20.2g	カリウム 470mg	1.5点
脂質 0.2g	コレステロール 64mg	♠0 ♥1.1
炭水化物 6.5g	食物繊維 0.2g	♣0
食塩相当量 1.7g	添加糖分 4.5g	♦0.4

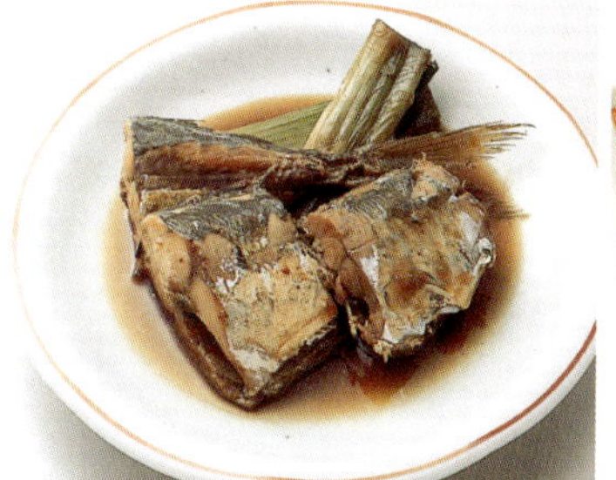

24 アジの筒煮　163 kcal

アジ 1.5 点（正味 100g）分

たんぱく質 20.9g	カリウム 444mg	2.0点
脂質 4.5g	コレステロール 68mg	♠0 ♥1.6
炭水化物 7.0g	食物繊維 0.4g	♣0.1
食塩相当量 2.1g	添加糖分 4.0g	♦0.4

※アジ中1尾 150g

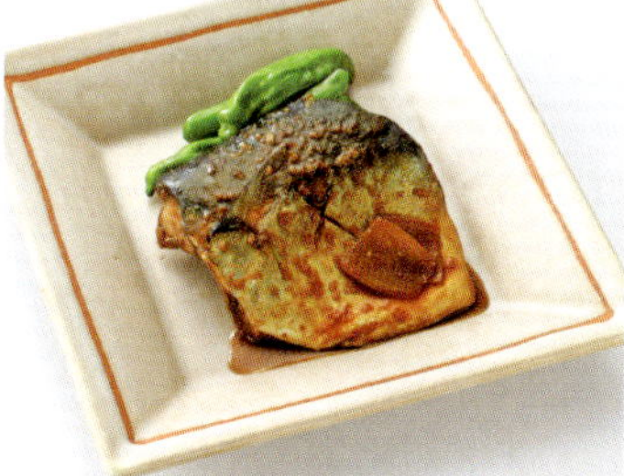

25 サバのみそ煮　223 kcal

サバ 2.5 点（75g）分

たんぱく質 16.4g	カリウム 308mg	2.8点
脂質 12.8g	コレステロール 46mg	♠0 ♥2.3
炭水化物 6.8g	食物繊維 0.4g	♣+
食塩相当量 1.3g	添加糖分 4.5g	♦0.4

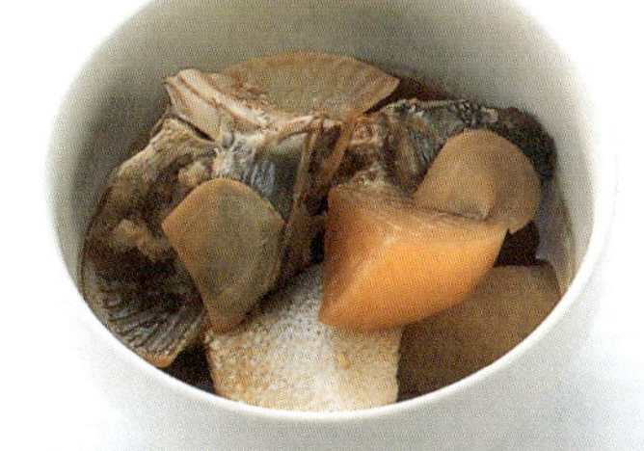

26 ブリ大根　287 kcal

ブリ 3.0 点（正味 90g）分

たんぱく質 20.6g	カリウム 626mg	3.6点
脂質 15.9g	コレステロール 65mg	♠0 ♥2.9
炭水化物 10.7g	食物繊維 1.4g	♣0.2
食塩相当量 1.9g	添加糖分 4.5g	♦0.5

※ブリのあら 120g

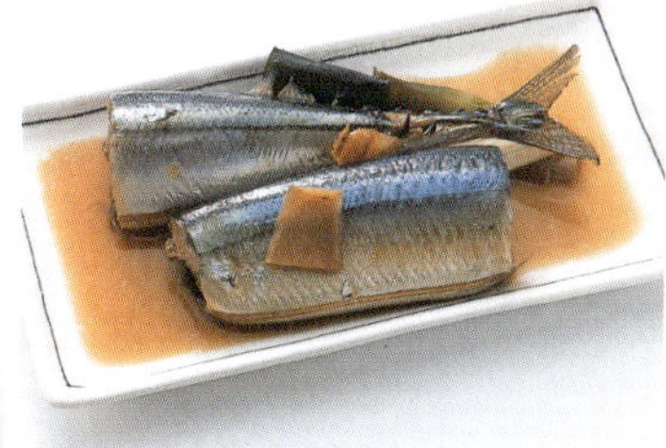

27 サンマの甘酢煮　334 kcal

サンマ 3.5 点（正味 95g）分

たんぱく質 17.8g	カリウム 345mg	4.2点
脂質 22.5g	コレステロール 62mg	♠0 ♥3.5
炭水化物 10.6g	食物繊維 0.8g	♣0.1
食塩相当量 1.7g	添加糖分 6.0g	♦0.5

※サンマ中1尾 145g

レシピは 144・145 ページ

魚介のおかず

いため物など

おいしい魚の選び方②

サケの切り身

サケの切り身は、色鮮やかできれいなピンク色をしているもの、切り口がしまっていて、繊維の白い模様がはっきりしているものがよい。皮は銀色に光っているものが新鮮です。

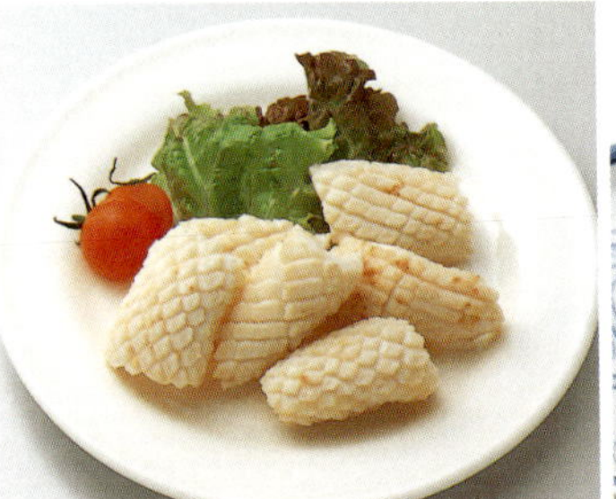

㉘ イカのバター焼き 134 kcal

スルメイカ 1.0 点（95g）分

			1.7点
たんぱく質 17.3g	カリウム 359mg	♠	0
脂質 5.7g	コレステロール 250mg	♥	1.0
炭水化物 1.4g	食物繊維 0.3g	♣	0.1
食塩相当量 1.0g	添加糖分 0g	♦	0.6

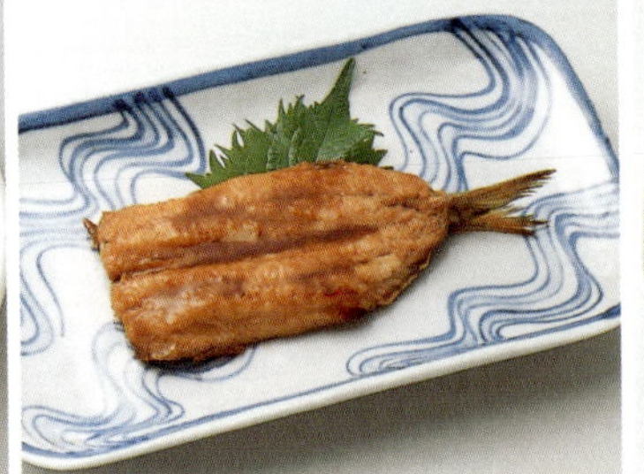

㉙ イワシのかば焼き風 142 kcal

イワシ 1.0 点（正味 45g）分

			1.8点
たんぱく質 9.4g	カリウム 147mg	♠	0
脂質 8.2g	コレステロール 30mg	♥	1.0
炭水化物 5.7g	食物繊維 0.2g	♣	0
食塩相当量 0.7g	添加糖分 1.3g	♦	0.8

※イワシ中 1 尾 80g

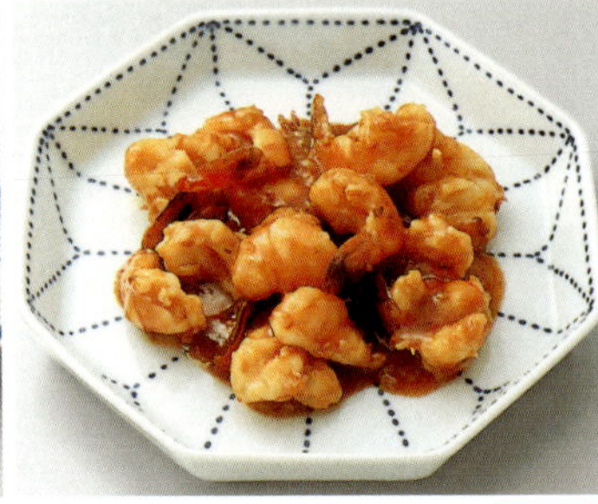

㉚ エビチリソースいため 195 kcal

エビ 1.0 点（正味 100g）分

			2.4点
たんぱく質 19.5g	カリウム 354mg	♠	0
脂質 6.4g	コレステロール 150mg	♥	1.0
炭水化物 10.5g	食物繊維 0.7g	♣	0.1
食塩相当量 2.2g	添加糖分 3.0g	♦	1.3

※エビ殻つき 120g

㉛ エビと枝豆のいため煮 226 kcal

エビ 0.8 点（80g）分

			2.8点
たんぱく質 22.1g	カリウム 580mg	♠	0
脂質 10.0g	コレステロール 120mg	♥	0.8
炭水化物 10.1g	食物繊維 3.4g	♣	1.1
食塩相当量 1.3g	添加糖分 0g	♦	0.9

㉜ サケのムニエル 226 kcal

サケ 1.5 点（90g）分

			2.8点
たんぱく質 21.3g	カリウム 541mg	♠	0
脂質 9.3g	コレステロール 59mg	♥	1.5
炭水化物 12.9g	食物繊維 0.8g	♣	0.5
食塩相当量 0.8g	添加糖分 0g	♦	0.8

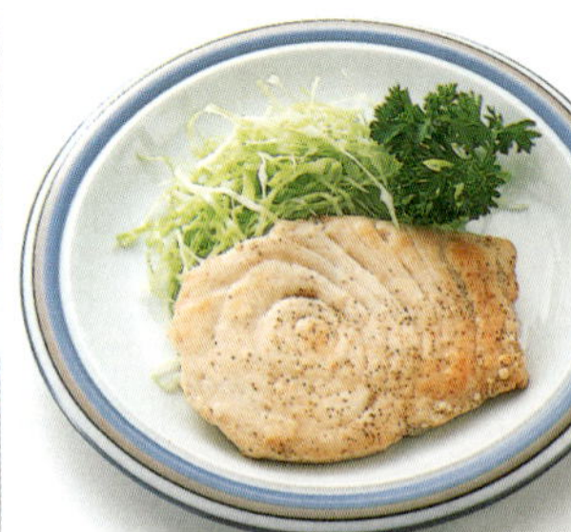

㉝ メカジキのソテー 232 kcal

メカジキ 2.0 点（100g）分

			2.9点
たんぱく質 20.0g	カリウム 512mg	♠	0
脂質 13.7g	コレステロール 72mg	♥	1.9
炭水化物 5.2g	食物繊維 0.7g	♣	0.1
食塩相当量 0.6g	添加糖分 0g	♦	0.9

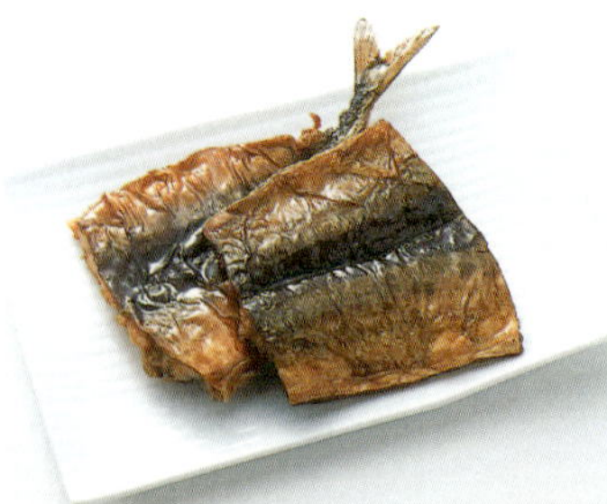

㉞ サンマのかば焼き風 373 kcal

サンマ 3.5 点（正味 95g）分

			4.7点
たんぱく質 17.6g	カリウム 210mg	♠	0
脂質 28.5g	コレステロール 62mg	♥	3.5
炭水化物 6.7g	食物繊維 0.1g	♣	0
食塩相当量 1.5g	添加糖分 2.0g	♦	1.1

※サンマ中 1 尾 145g

レシピは 145・146 ページ

魚介のおかず

天ぷら

1回分の重量とエネルギー量点数

- サケ1切れ 90g＝1.5点

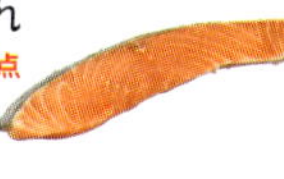

- サバ1切れ 80g＝2.0点

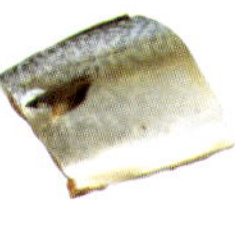

- サワラ1切れ 68g＝1.5点

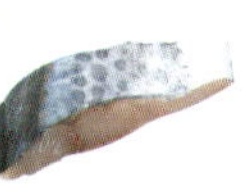

- メカジキ1切れ 100g＝2.0点

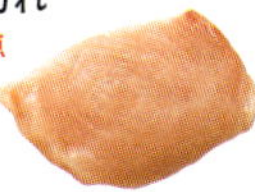

- タラ1切れ 100g＝1.0点

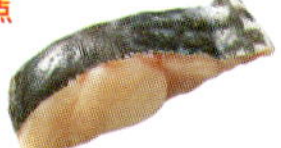

- ブリ1切れ 90g＝3.0点

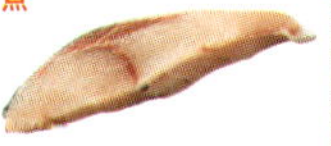

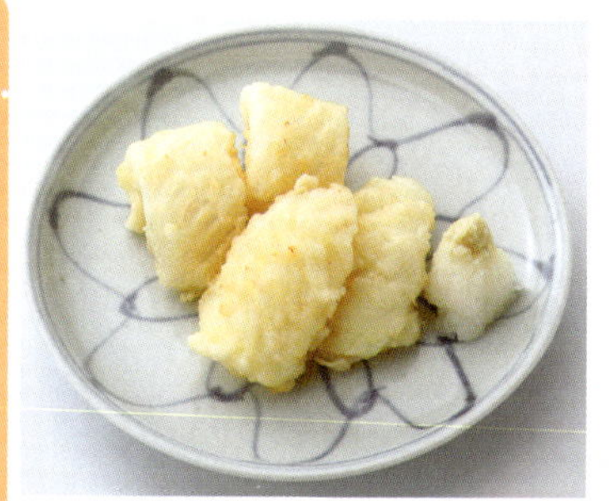

35 イカの天ぷら　195 kcal

コウイカ 1.0 点（90g）分

たんぱく質 15.4g	カリウム 274mg	2.4点	
脂質 9.0g	コレステロール 215mg	♠	0.1
炭水化物 11.3g	食物繊維 0.7g	♥	0.7
食塩相当量 0.7g	添加糖分 0g	♣	0.1
		♦	1.5

※天つゆは右記参照

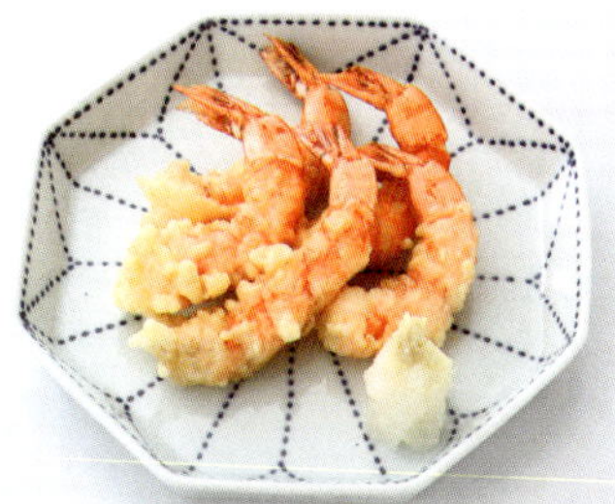

36 エビの天ぷら　221 kcal

エビ 1.0 点（正味 100g）分

たんぱく質 20.6g	カリウム 308mg	2.8点	
脂質 9.3g	コレステロール 185mg	♠	0.2
炭水化物 11.5g	食物繊維 0.7g	♥	1.0
食塩相当量 0.4g	添加糖分 0g	♣	0.1
		♦	1.5

※エビ殻つき 120g。天つゆは右記参照

37 ちくわの磯辺揚げ　249 kcal

焼きちくわ 0.5 点（30g）分

たんぱく質 6.2g	カリウム 63mg	3.1点	
脂質 17.8g	コレステロール 54mg	♠	0.2
炭水化物 14.4g	食物繊維 0.4g	♥	0.5
食塩相当量 0.7g	添加糖分 0g	♣	0
		♦	2.4

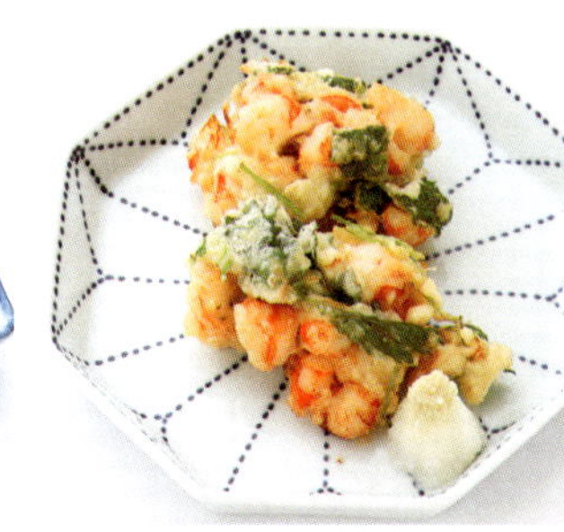

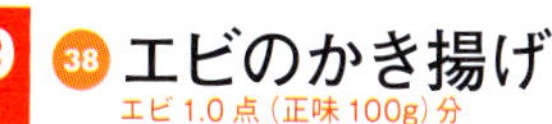

38 エビのかき揚げ　369 kcal

エビ 1.0 点（正味 100g）分

たんぱく質 22.8g	カリウム 378mg	4.6点	
脂質 18.1g	コレステロール 203mg	♠	0.2
炭水化物 25.4g	食物繊維 1.4g	♥	1.0
食塩相当量 1.1g	添加糖分 0g	♣	0.1
		♦	3.2

※エビ殻つき 120g。天つゆは右記参照

column

料理にプラスする調味料②

天ぷらの天つゆ、湯豆腐や水たきに添えるポン酢しょうゆ、ギョーザの酢じょうゆについても、エネルギーと塩分（食塩相当量）をプラスして考えましょう（分量はいずれも1人分）。

天つゆ

天つゆの量を多くすると、それだけ食べてしまうので、控えめに。

- しょうゆ……大さじ 1/2
- みりん……大さじ 1/2
- だし……大さじ2

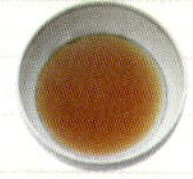

なべに材料を合わせ、ひと煮立ちさせる。

エネルギー 29kcal、0.4 点　塩分 1.3g

ポン酢しょうゆ

塩分を抑えるため、少し酸味を強めに、しょうゆとポン酢の割合を1：1にしてあります。

- しょうゆ……大さじ 1/2
- ポン酢……大さじ 1/2

エネルギー 8kcal、0.1 点　塩分 1.3g

酢じょうゆ

酢としょうゆは1：1の割合が基本です。

- しょうゆ……大さじ 1/2
- 酢……大さじ 1/2
- ラー油……2滴

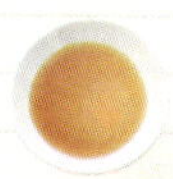

エネルギー 10kcal、0.1 点　塩分 1.3g

魚介のおかず

フライ

1回分の重量とエネルギー量点数

- エビ5尾 100g＝1.0点（殻つき120g）

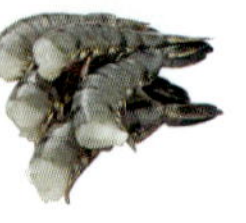

- スルメイカ 95g＝1.0点

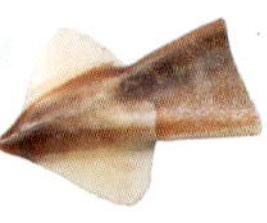

- タコ（ゆで）80g＝1.0点

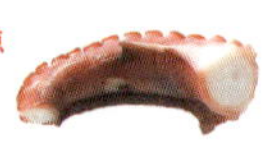

- ホタテ貝（ゆで）3個 80g＝1.0点

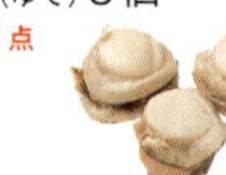

- カキ4個 65g＝0.5点

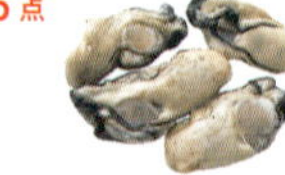

- アサリ 80g＝0.3点（殻つき200g）

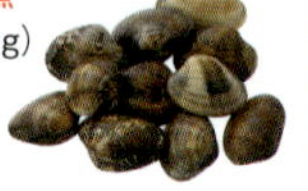

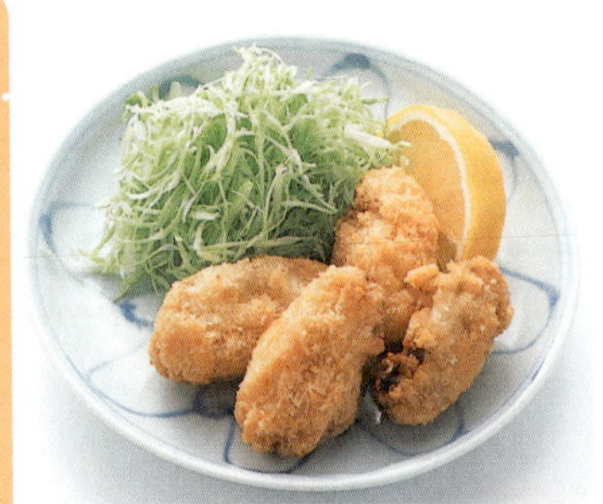

39 カキフライ 230 kcal

カキ 0.5点（65g）分

たんぱく質 7.7g	カリウム 222mg	2.9点
脂質 16.2g	コレステロール 91mg	♠0.3 ♥0.5
炭水化物 12.4g	食物繊維 0.9g	♣0.1
食塩相当量 1.3g	添加糖分 0g	♦2.0

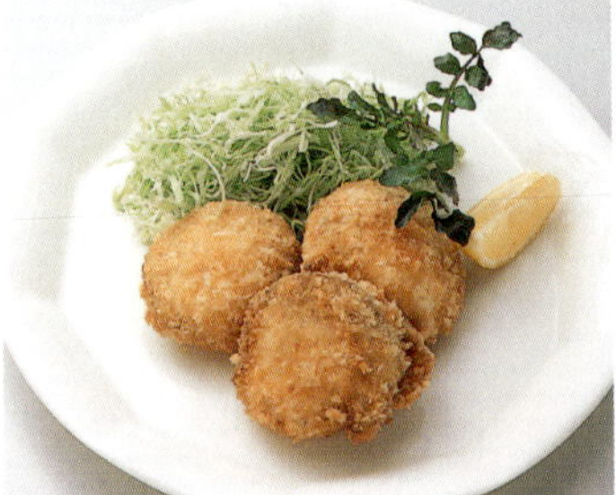

40 ホタテフライ 297 kcal

ホタテ貝（ゆで）1.0点（80g）分

たんぱく質 17.8g	カリウム 374mg	3.7点
脂質 18.9g	コレステロール 100mg	♠0.3 ♥1.0
炭水化物 12.2g	食物繊維 1.0g	♣0.1
食塩相当量 1.0g	添加糖分 0g	♦2.3

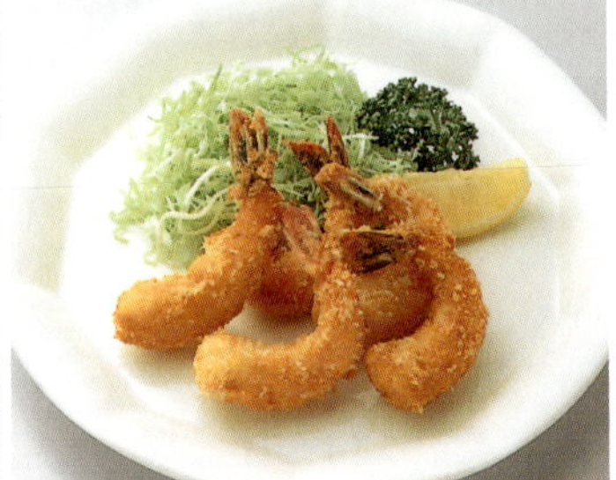

41 エビフライ 299 kcal

エビ 1.0点（正味100g）分

たんぱく質 22.1g	カリウム 337mg	3.7点
脂質 17.7g	コレステロール 208mg	♠0.3 ♥1.0
炭水化物 10.9g	食物繊維 1.0g	♣0.1
食塩相当量 0.9g	添加糖分 0g	♦2.3

※エビ殻つき120g

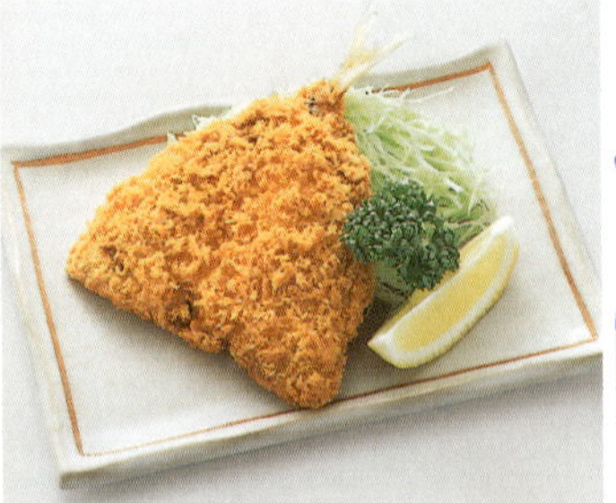

42 アジフライ 317 kcal

アジ 1.5点（正味100g）分

たんぱく質 23.1g	カリウム 464mg	4.0点
脂質 19.8g	コレステロール 126mg	♠0.3 ♥1.6
炭水化物 9.5g	食物繊維 0.9g	♣0.1
食塩相当量 0.8g	添加糖分 0g	♦2.0

※アジ中1尾 150g

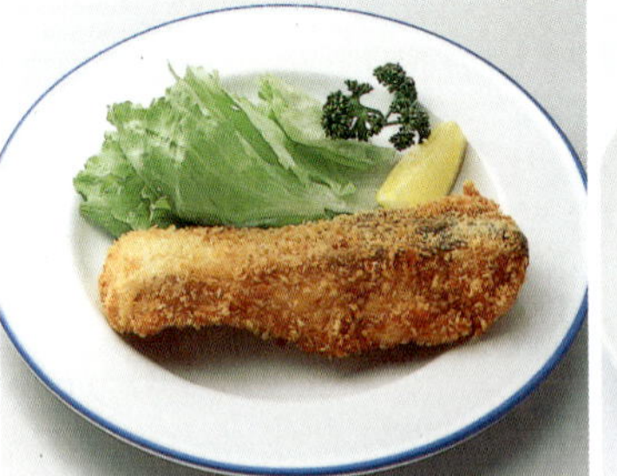

43 サケフライ 357 kcal

サケ 1.5点（90g）分

たんぱく質 23.7g	カリウム 395mg	4.5点
脂質 23.2g	コレステロール 111mg	♠0.3 ♥1.5
炭水化物 10.8g	食物繊維 0.7g	♣+
食塩相当量 0.8g	添加糖分 0g	♦2.7

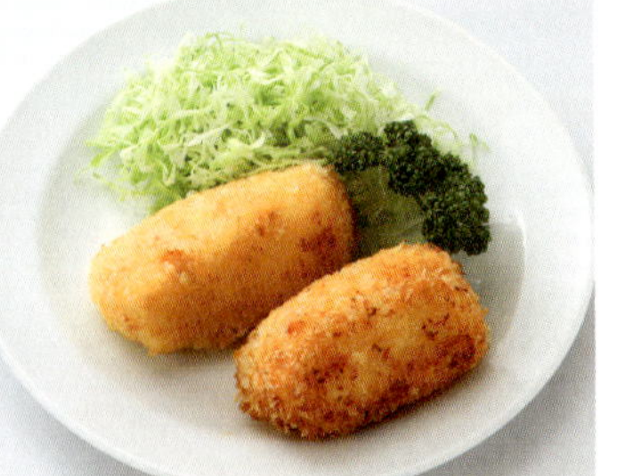

44 カニクリームコロッケ 388 kcal

タラバガニ水煮缶 0.5点（45g）分

たんぱく質 15.9g	カリウム 289mg	4.9点
脂質 23.8g	コレステロール 114mg	♠0.6 ♥0.5
炭水化物 24.7g	食物繊維 1.8g	♣0.2
食塩相当量 1.5g	添加糖分 0g	♦3.5

魚介のおかず

から揚げなど

おいしい魚の選び方③

サバ

サバの鮮度の目安は、目が濁っていなくて澄んでいる、体の色や模様が鮮やかで青光りしている、身がかたくてしっかりしている、えらが赤色のものがポイント。旬は、マサバは秋、ごまサバは春から夏です。

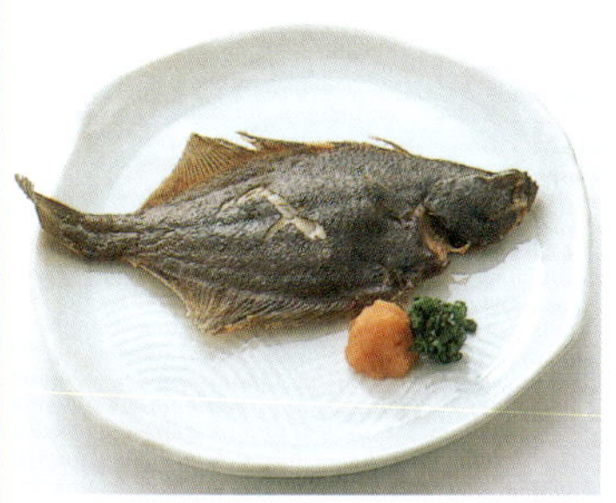

45 カレイのから揚げ 152 kcal

カレイ 1.0 点（正味 85g）分

		1.9点
たんぱく質 17.7g	カリウム 452mg	♠ 0
脂質 5.5g	コレステロール 60mg	♥ 1.0
炭水化物 6.5g	食物繊維 0.9g	♣ 0.1
食塩相当量 1.3g	添加糖分 0g	♦ 0.8

※マガレイ1尾130g。つけだれ（ポン酢しょうゆ）含む

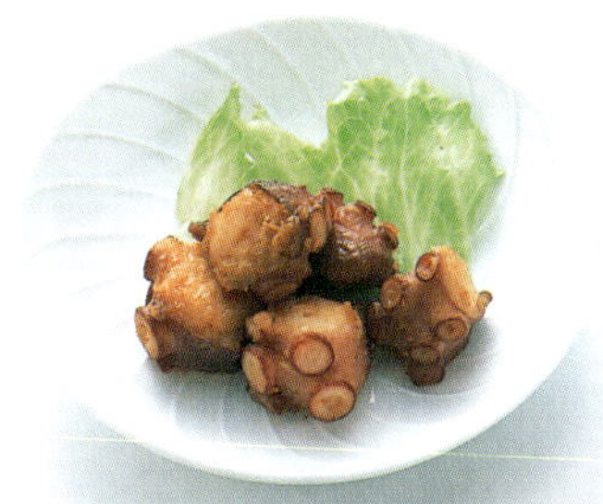

46 タコのから揚げ 156 kcal

タコ 1.0 点（80g）分

		2.0点
たんぱく質 18.4g	カリウム 265mg	♠ 0
脂質 4.7g	コレステロール 120mg	♥ 1.0
炭水化物 7.7g	食物繊維 0.4g	♣ 0.1
食塩相当量 1.1g	添加糖分 1.0g	♦ 0.9

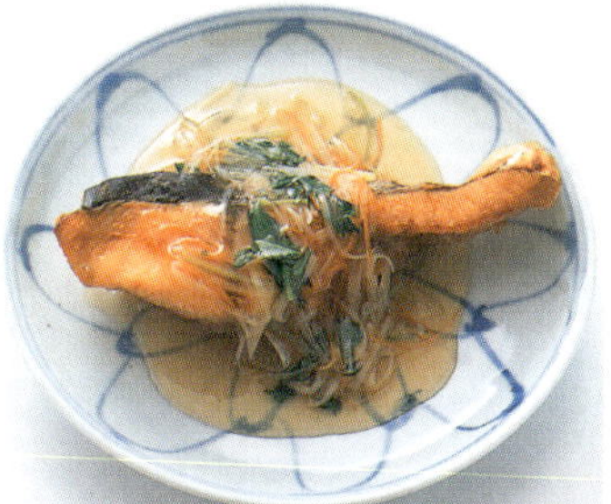

47 サワラ甘酢あんかけ 204 kcal

サワラ 1.5 点（68g）分

		2.6点
たんぱく質 15.0g	カリウム 452mg	♠ 0
脂質 10.3g	コレステロール 42mg	♥ 1.5
炭水化物 10.5g	食物繊維 0.8g	♣ 0.1
食塩相当量 1.2g	添加糖分 3.0g	♦ 0.9

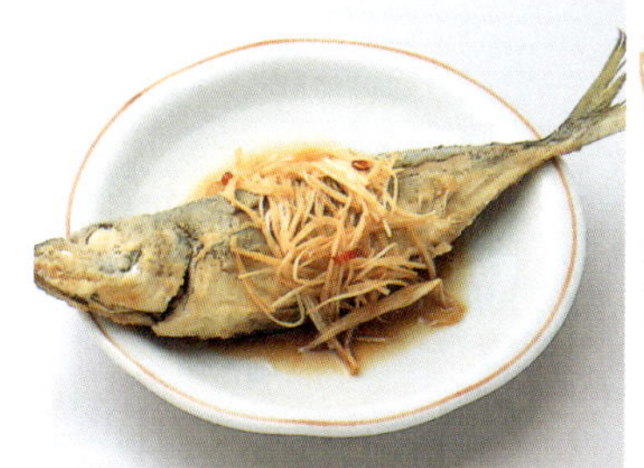

48 アジ南蛮漬け 234 kcal

アジ 1.5 点（正味 100g）分

		2.9点
たんぱく質 21.3g	カリウム 469mg	♠ 0
脂質 9.6g	コレステロール 69mg	♥ 1.6
炭水化物 12.1g	食物繊維 0.9g	♣ 0.1
食塩相当量 1.6g	添加糖分 4.5g	♦ 1.2

※アジ中1尾150g

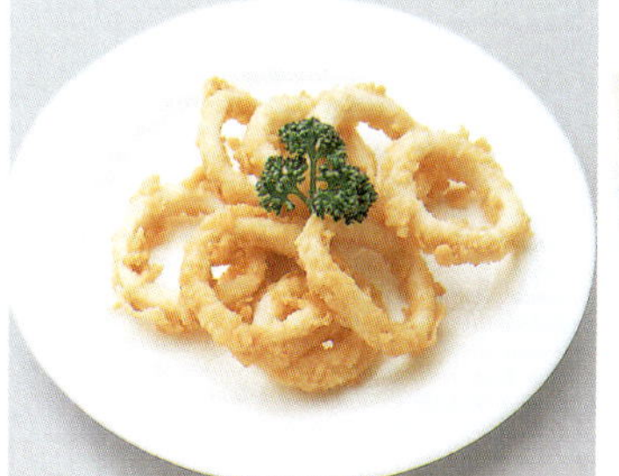

49 サバ立田揚げ 247 kcal

サバ 2.5 点（75g）分

		3.1点
たんぱく質 16.0g	カリウム 280mg	♠ 0
脂質 16.6g	コレステロール 46mg	♥ 2.3
炭水化物 4.9g	食物繊維 0.1g	♣ +
食塩相当量 1.1g	添加糖分 0g	♦ 0.8

50 イカリング揚げ 264 kcal

イカ 1.0 点（90g）分

		3.3点
たんぱく質 18.6g	カリウム 319mg	♠ 0
脂質 14.2g	コレステロール 238mg	♥ 1.0
炭水化物 13.8g	食物繊維 0.5g	♣ +
食塩相当量 1.0g	添加糖分 0g	♦ 2.3

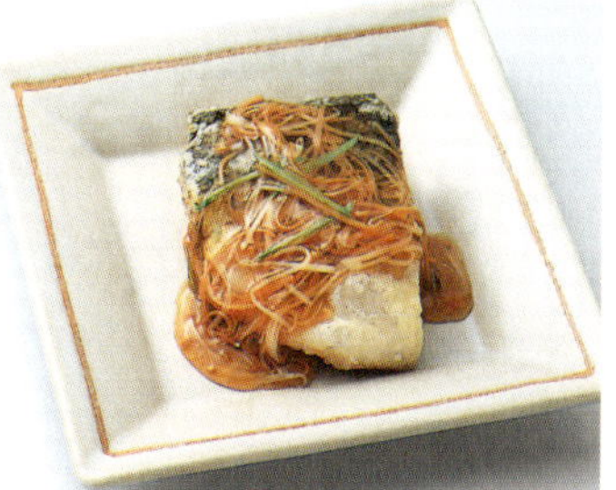

51 サバ甘酢あんかけ 270 kcal

サバ 2.5 点（75g）分

		3.4点
たんぱく質 16.2g	カリウム 325mg	♠ 0
脂質 16.6g	コレステロール 46mg	♥ 2.3
炭水化物 9.8g	食物繊維 0.7g	♣ 0.1
食塩相当量 1.2g	添加糖分 1.5g	♦ 0.9

レシピは 148・149 ページ

肉のおかず

ソテー・ステーキ

おいしい肉の選び方①

牛肉

鮮紅色で光沢があり、肉がしまってきめが細かく、脂肪と赤身の境目がはっきりしているものがよい。黒ずんだり、水分が出ているものは避けましょう。和牛（黒毛和種）、国産牛、輸入牛の順に脂身が多く、高エネルギーです。

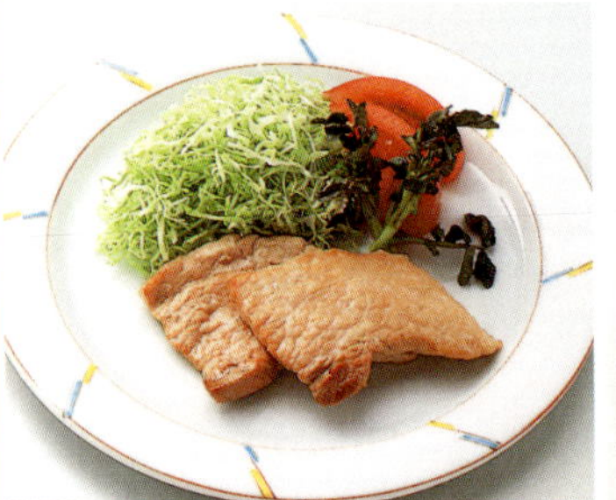

52 豚もも肉のソテー 217kcal

豚もも肉 2.0 点（90g）分

		2.7点
たんぱく質 19.2g	カリウム 469mg	♠ 0
脂質 13.3g	コレステロール 60mg	♥ 2.1
炭水化物 3.7g	食物繊維 1.0g	♣ 0.2
食塩相当量 0.7g	添加糖分 0g	♦ 0.5

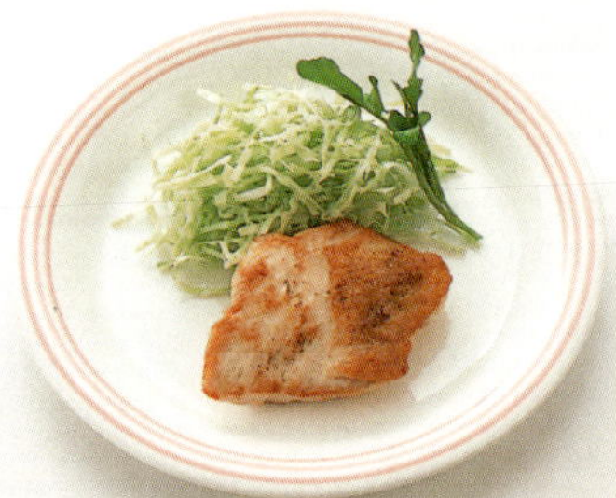

53 鶏胸肉のソテー 222kcal

鶏胸肉（皮つき）2.0 点（80g）分

		2.8点
たんぱく質 23.9g	カリウム 444mg	♠ 0
脂質 12.6g	コレステロール 80mg	♥ 2.0
炭水化物 1.8g	食物繊維 0.6g	♣ 0.1
食塩相当量 0.7g	添加糖分 0g	♦ 0.7

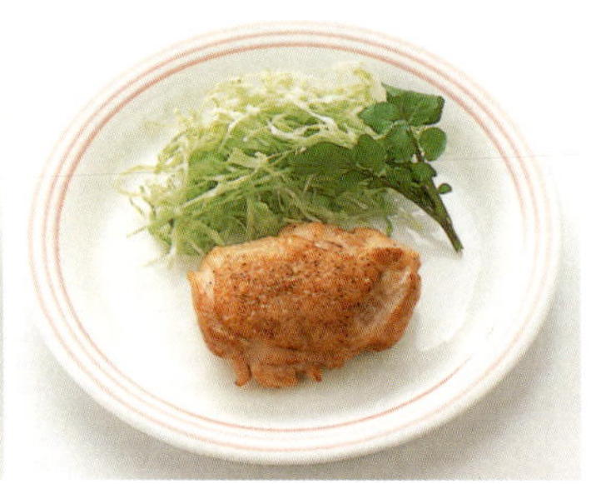

54 鶏もも肉のソテー 226kcal

鶏もも肉（皮つき）2.0 点（80g）分

		2.8点
たんぱく質 13.7g	カリウム 302mg	♠ 0
脂質 17.4g	コレステロール 71mg	♥ 2.0
炭水化物 1.7g	食物繊維 0.6g	♣ 0.1
食塩相当量 0.7g	添加糖分 0g	♦ 0.7

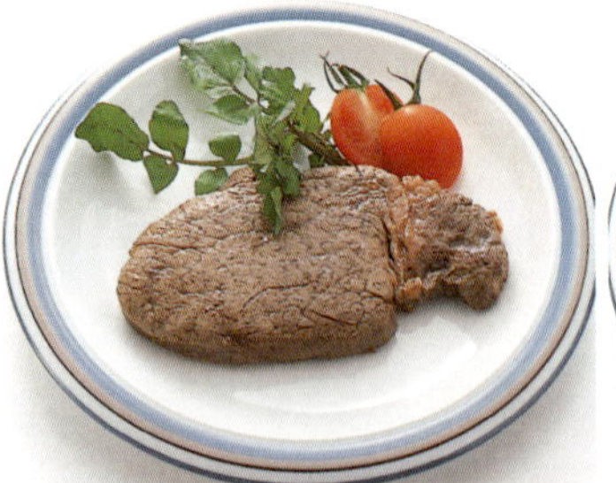

55 洋風ヒレステーキ 293kcal

牛ヒレ肉 3.0 点（135g）分

		3.7点
たんぱく質 25.1g	カリウム 495mg	♠ 0
脂質 19.5g	コレステロール 72mg	♥ 2.9
炭水化物 1.4g	食物繊維 0.2g	♣ +
食塩相当量 0.8g	添加糖分 0g	♦ 0.7

56 和風ヒレステーキ 307kcal

牛ヒレ肉 3.0 点（135g）分

		3.8点
たんぱく質 25.6g	カリウム 597mg	♠ 0
脂質 19.5g	コレステロール 72mg	♥ 2.9
炭水化物 3.4g	食物繊維 0.7g	♣ 0.1
食塩相当量 1.4g	添加糖分 0g	♦ 0.8

※かけじょうゆは 93 ページ参照

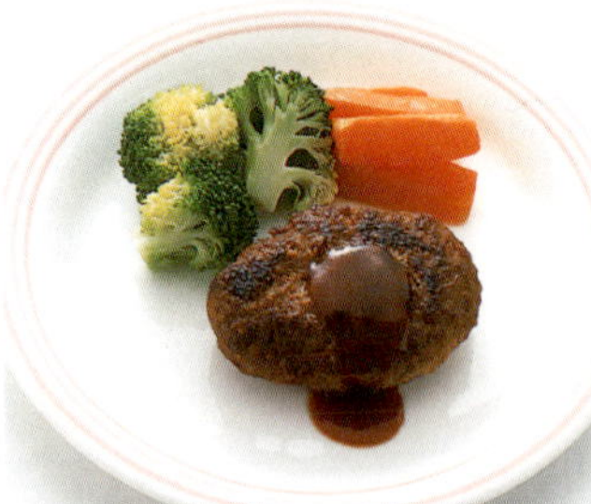

57 ハンバーグステーキ 333kcal

牛豚ひき肉 2.0 点（70g）分

		4.2点
たんぱく質 16.4g	カリウム 568mg	♠ 0.3
脂質 22.0g	コレステロール 107mg	♥ 2.1
炭水化物 16.3g	食物繊維 3.7g	♣ 0.5
食塩相当量 1.9g	添加糖分 1.5g	♦ 1.4

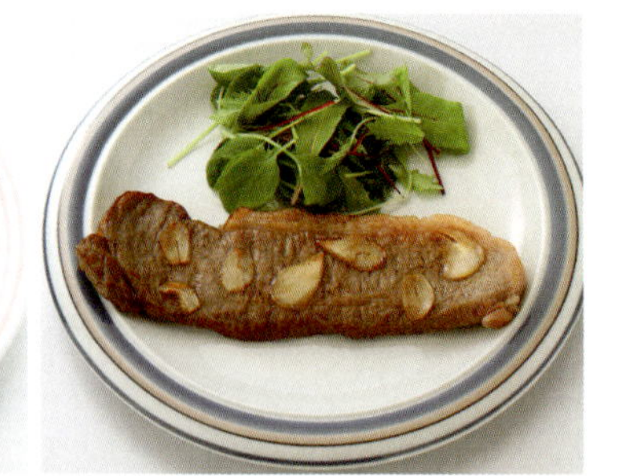

58 サーロインステーキ 590kcal

牛サーロイン肉 6.5 点（155g）分

		7.4点
たんぱく質 26.7g	カリウム 525mg	♠ 0
脂質 49.3g	コレステロール 107mg	♥ 6.5
炭水化物 3.1g	食物繊維 0.7g	♣ 0.1
食塩相当量 1.9g	添加糖分 0g	♦ 0.8

肉のおかず

焼き物

おいしい肉の選び方②

豚肉
赤身は淡紅色、脂肪は乳白色で、赤身と脂身の差がはっきりしているものほど鮮度がよい。部位ごとの特徴はもも肉は低脂肪で淡泊、ロース肉はほどよく脂肪があってやわらかく、バラ肉は脂肪が多くてこくがあります。

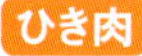

ひき肉

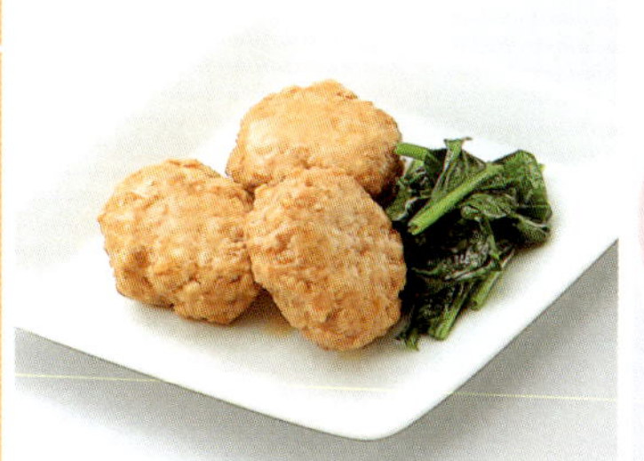

59 つくね　254 kcal
鶏ひき肉 1.5 点（75g）分

		3.2点
たんぱく質 15.2g	カリウム 397㎎	♠ 0.3
脂質 16.0g	コレステロール 119㎎	♥ 1.6
炭水化物 8.8g	食物繊維 0.9g	♣ 0.1
食塩相当量 1.4g	添加糖分 2.0g	♦ 1.2

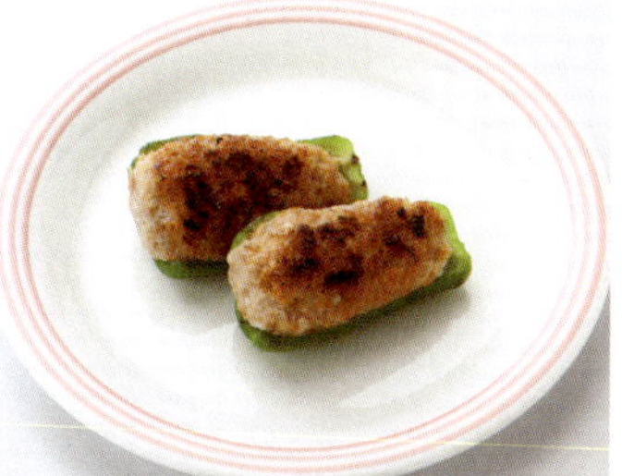

60 ピーマン肉詰め　266 kcal
牛豚ひき肉 2.0 点（70g）分

		3.3点
たんぱく質 12.9g	カリウム 298㎎	♠ 0
脂質 18.9g	コレステロール 45㎎	♥ 2.1
炭水化物 9.4g	食物繊維 1.5g	♣ 0.2
食塩相当量 0.7g	添加糖分 0g	♦ 1.1

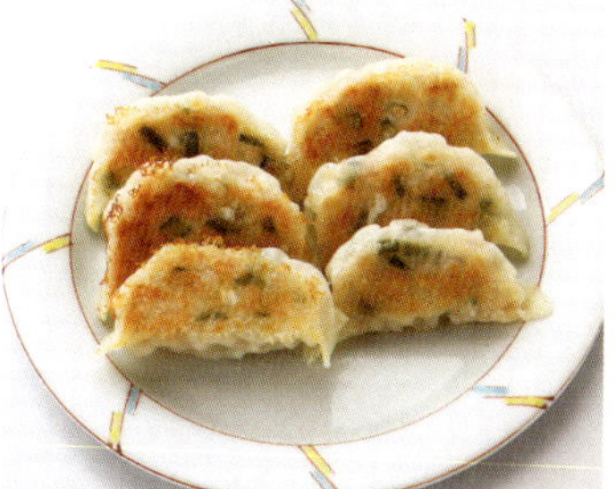

61 焼きギョーザ　310 kcal
豚赤身ひき肉 1.0 点（45g）分

		3.9点
たんぱく質 15.5g	カリウム 492㎎	♠ 0
脂質 14.6g	コレステロール 38㎎	♥ 1.3
炭水化物 26.6g	食物繊維 2.4g	♣ 0.2
食塩相当量 1.1g	添加糖分 0g	♦ 2.4

※つけじょうゆ（酢じょうゆ）は 97 ページ参照

鶏肉

62 鶏胸肉の照り焼き　232 kcal
鶏胸肉（皮つき）2.0 点（80g）分

		2.9点
たんぱく質 25.1g	カリウム 554㎎	♠ 0
脂質 10.7g	コレステロール 80㎎	♥ 2.0
炭水化物 6.9g	食物繊維 1.4g	♣ 0.1
食塩相当量 1.4g	添加糖分 3.0g	♦ 0.8

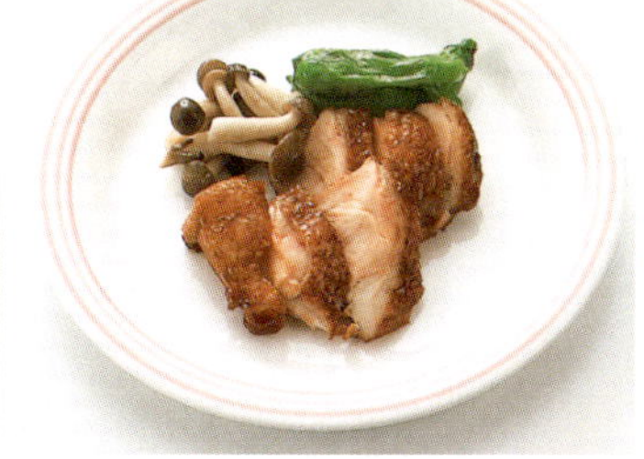

63 鶏もも肉の照り焼き　236 kcal
鶏もも肉（皮つき）2.0 点（80g）分

		2.9点
たんぱく質 15.0g	カリウム 412㎎	♠ 0
脂質 15.6g	コレステロール 71㎎	♥ 2.0
炭水化物 6.8g	食物繊維 1.4g	♣ 0.1
食塩相当量 1.4g	添加糖分 3.0g	♦ 0.8

豚肉

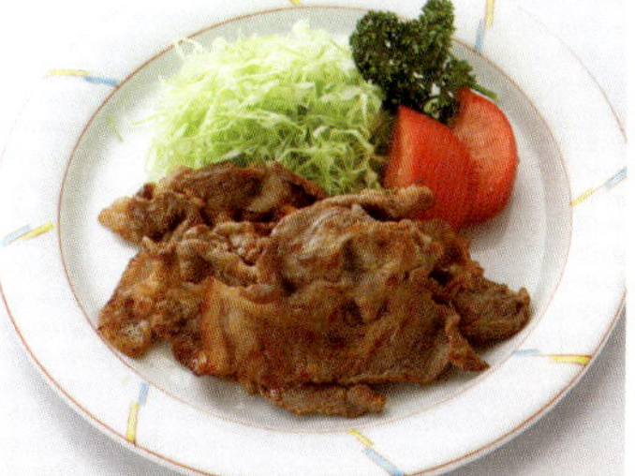

64 豚肩ロース肉のしょうが焼き　312 kcal
豚肩ロース肉 3.0 点（90g）分

		3.9点
たんぱく質 16.7g	カリウム 489㎎	♠ 0
脂質 23.4g	コレステロール 62㎎	♥ 2.8
炭水化物 5.4g	食物繊維 1.3g	♣ 0.2
食塩相当量 1.0g	添加糖分 0g	♦ 0.8

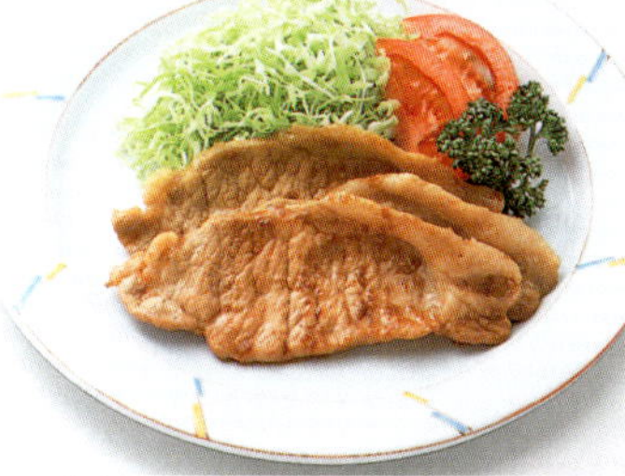

65 豚ロース肉のしょうが焼き　321 kcal
豚ロース肉 3.0 点（90g）分

		4.0点
たんぱく質 18.7g	カリウム 498㎎	♠ 0
脂質 23.4g	コレステロール 55㎎	♥ 3.0
炭水化物 5.5g	食物繊維 1.3g	♣ 0.2
食塩相当量 1.0g	添加糖分 0g	♦ 0.8

肉のおかず

和風の煮物

おいしい肉の選び方③

鶏肉

肉の色は鮮やかで澄んだピンク色、厚みと弾力、光沢があり、皮の毛穴がぶつぶつとしているものが鮮度がよい。鶏肉は肉類の中でも特にいたみやすいので、変色やいたみの原因となる血のついた肉は避けましょう。

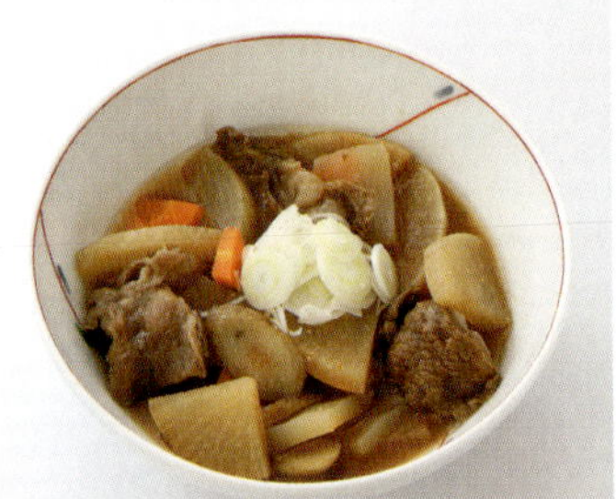

66 牛すじ煮込み 152 kcal

牛すじ 1.0 点（50g）分

たんぱく質 16.8g	カリウム 381mg	1.9点
脂質 3.1g	コレステロール 34mg	♠0 ♥1.0
炭水化物 14.0g	食物繊維 4.0g	♣0.5
食塩相当量 2.2g	添加糖分 1.5g	♦0.4

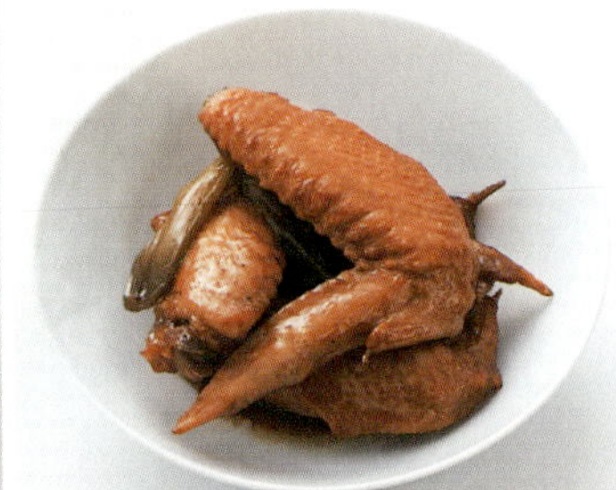

67 手羽先の煮物 297 kcal

手羽先 2.0 点（正味 80g）分

たんぱく質 19.0g	カリウム 281mg	3.7点
脂質 21.0g	コレステロール 126mg	♠0 ♥3.0
炭水化物 4.2g	食物繊維 0.4g	♣0.1
食塩相当量 1.1g	添加糖分 2.0g	♦0.7

※手羽先骨つき175g

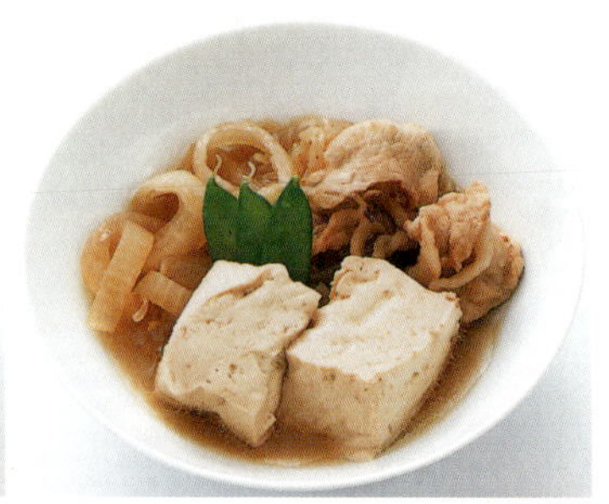

68 肉豆腐 301 kcal

豚ロース肉 1.7 点（50g）分

たんぱく質 18.6g	カリウム 470mg	3.8点
脂質 18.3g	コレステロール 31mg	♠0 ♥2.6
炭水化物 13.5g	食物繊維 2.3g	♣0.3
食塩相当量 1.6g	添加糖分 4.5g	♦0.8

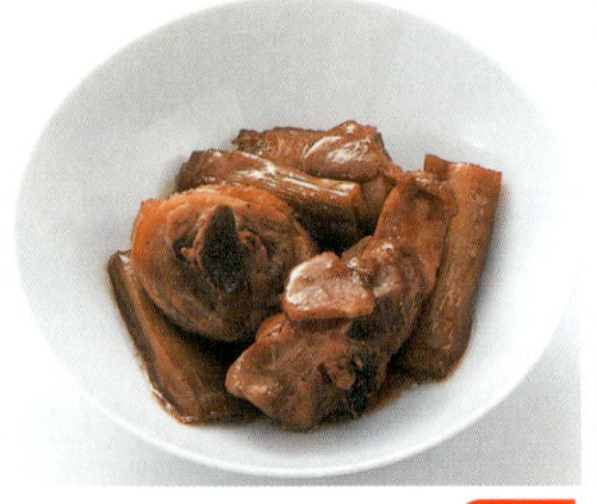

69 鶏骨つき肉の煮物 311 kcal

鶏骨つき肉 3.0 点（正味 120g）分

たんぱく質 20.9g	カリウム 420mg	3.9点
脂質 21.1g	コレステロール 107mg	♠0 ♥3.1
炭水化物 5.5g	食物繊維 0.4g	♣0.1
食塩相当量 1.5g	添加糖分 3.0g	♦0.8

※鶏骨つき肉170g

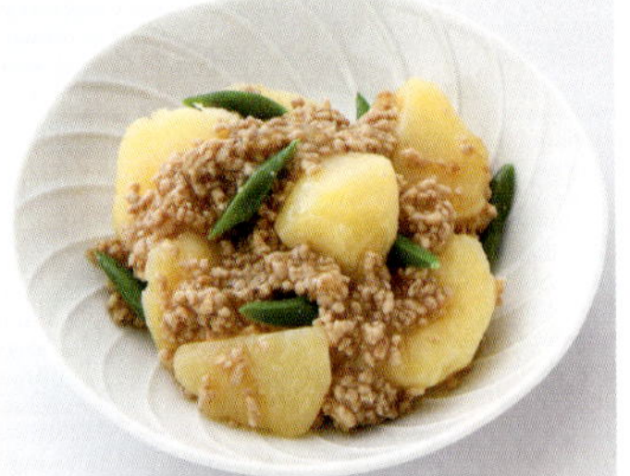

70 じゃが芋のそぼろ煮 315 kcal

豚ひき肉 2.0 点（70g）分

たんぱく質 15.1g	カリウム 725mg	3.9点
脂質 16.1g	コレステロール 52mg	♠0 ♥2.1
炭水化物 25.0g	食物繊維 1.4g	♣1.0
食塩相当量 1.5g	添加糖分 4.5g	♦0.9

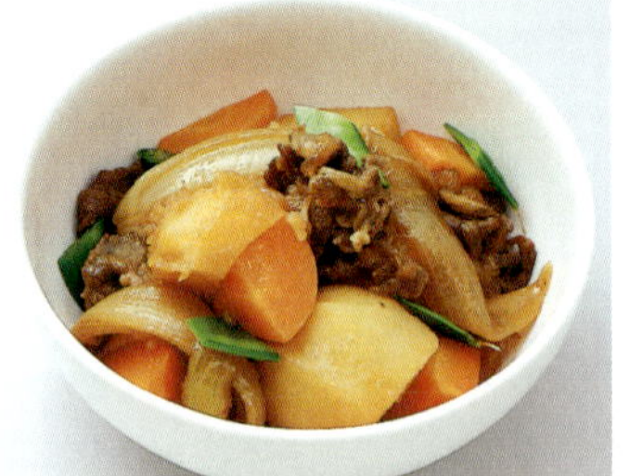

71 肉じゃが 367 kcal

牛バラ肉 2.0 点（36g）分

たんぱく質 9.1g	カリウム 899mg	4.6点
脂質 19.2g	コレステロール 30mg	♠0 ♥2.0
炭水化物 37.8g	食物繊維 3.2g	♣1.7
食塩相当量 1.9g	添加糖分 4.5g	♦0.9

72 角煮 475 kcal

豚バラ肉 5.0 点（105g）分

たんぱく質 15.4g	カリウム 289mg	5.9点
脂質 39.5g	コレステロール 70mg	♠0 ♥4.9
炭水化物 8.0g	食物繊維 0g	♣0
食塩相当量 1.9g	添加糖分 6.0g	♦1.0

肉のおかず

洋風の煮物

おいしい肉の選び方④

ひき肉

肉の色が牛ひき肉は鮮紅色、豚ひき肉は淡紅色、鶏ひき肉はピンク色のものが鮮度がよい。色がくすんだり変色しているものはいたんでいるので避けましょう。いたみやすいので、できれば購入した日に調理し、残ったら冷凍すること。

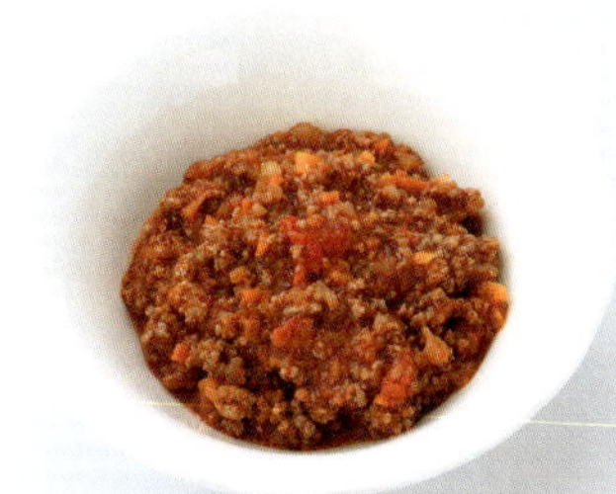

73 ミートソース 289 kcal

牛豚ひき肉 2.0 点（70g）分

		3.6点
たんぱく質 12.8g	カリウム 570mg	
脂質 18.7g	コレステロール 45mg	♠0 ♥2.1
炭水化物 10.1g	食物繊維 2.3g	♣0.5
食塩相当量 1.3g	添加糖分 0g	♦1.0

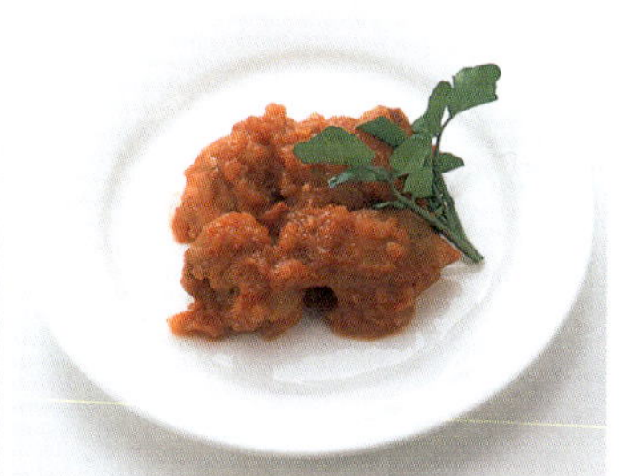

74 鶏もも肉のトマト煮 317 kcal

鶏もも肉（皮つき）2.0 点（80g）分

		4.0点
たんぱく質 15.5g	カリウム 666mg	
脂質 21.8g	コレステロール 72mg	♠0 ♥2.0
炭水化物 13.5g	食物繊維 2.8g	♣0.6
食塩相当量 1.6g	添加糖分 0g	♦1.4

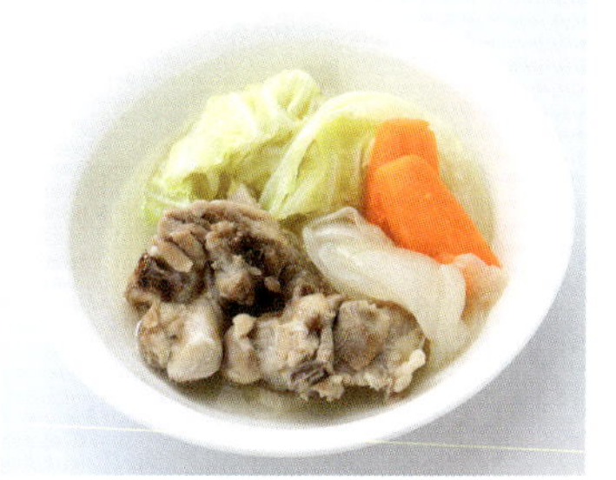

75 鶏骨つき肉のスープ煮 335 kcal

鶏骨つき肉 3.0 点（正味 120g）分

		4.2点
たんぱく質 22.0g	カリウム 708mg	
脂質 21.3g	コレステロール 107mg	♠0 ♥3.1
炭水化物 12.3g	食物繊維 3.3g	♣0.7
食塩相当量 1.8g	添加糖分 0g	♦0.5

※ 鶏骨つき肉 170g

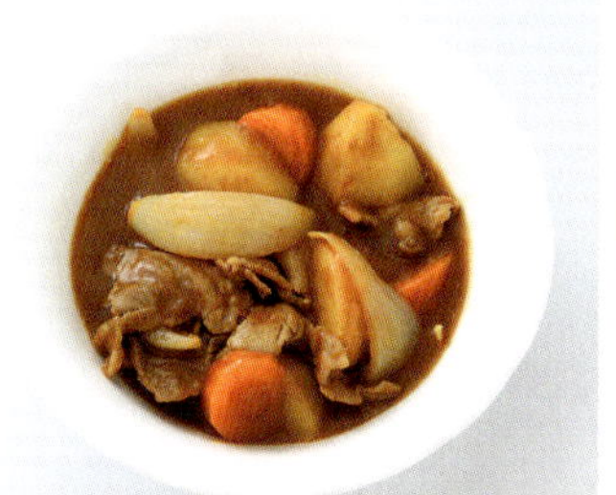

76 ポークカレー 355 kcal

豚肩ロース肉 2.0 点（60g）分

		4.4点
たんぱく質 14.0g	カリウム 619mg	
脂質 21.7g	コレステロール 44mg	♠0 ♥1.6
炭水化物 24.9g	食物繊維 2.9g	♣0.8
食塩相当量 2.6g	添加糖分 0g	♦2.0

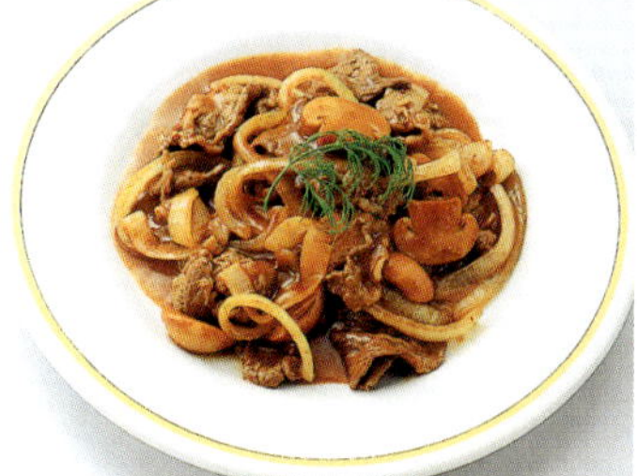

77 ビーフストロガノフ 362 kcal

牛肩肉 2.5 点（75g）分

		4.5点
たんぱく質 15.3g	カリウム 487mg	
脂質 24.4g	コレステロール 59mg	♠0 ♥2.4
炭水化物 16.3g	食物繊維 2.6g	♣0.4
食塩相当量 2.3g	添加糖分 0.5g	♦1.7

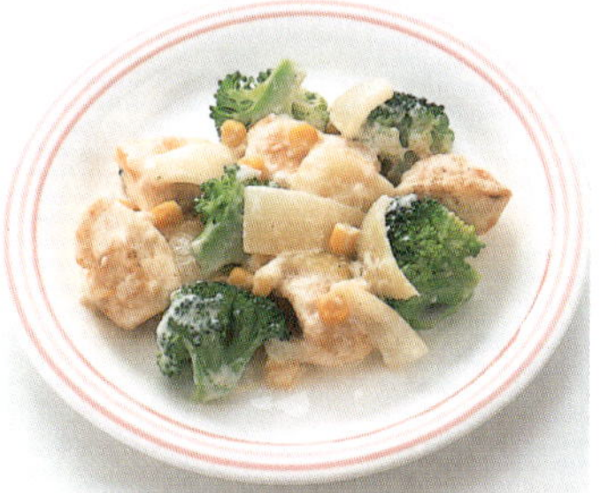

78 鶏胸肉のクリーム煮 374 kcal

鶏胸肉（皮つき）2.0 点（80g）分

		4.7点
たんぱく質 29.6g	カリウム 757mg	
脂質 19.0g	コレステロール 98mg	♠0.6 ♥2.0
炭水化物 20.2g	食物繊維 3.9g	♣0.7
食塩相当量 1.9g	添加糖分 0g	♦1.4

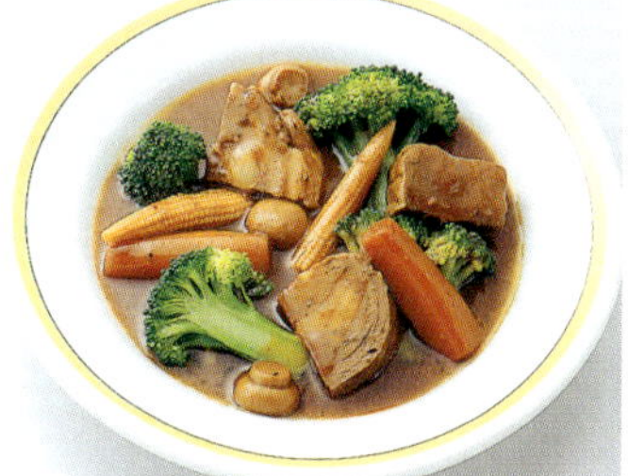

79 ビーフシチュー 557 kcal

牛バラ肉 5.0 点（90g）分

		7.0点
たんぱく質 16.9g	カリウム 615mg	
脂質 44.9g	コレステロール 78mg	♠0 ♥5.1
炭水化物 13.9g	食物繊維 4.9g	♣0.5
食塩相当量 1.9g	添加糖分 0.7g	♦1.4

肉のおかず

いため物

おいしく仕上げるコツ②

いため物に使う油の適量

いため物に使う油の適量は、材料の重量に対して、油なれしたフライパンなら5%前後、フッ素樹脂加工のものなら2%前後が目安。油を使いすぎないように、計量して使いましょう。

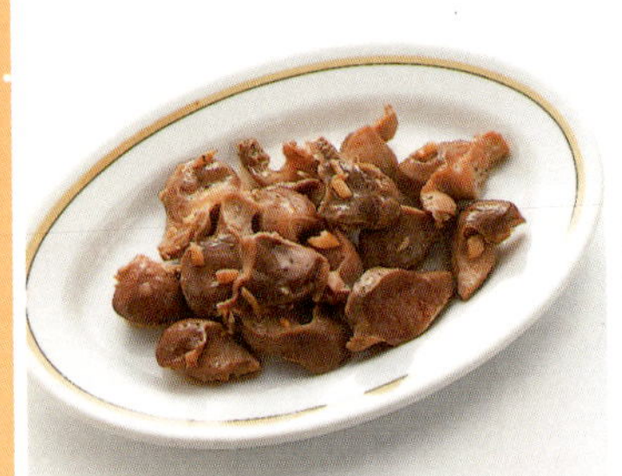

80 砂肝のにんにくいため 139 kcal

砂肝 1.0 点（85g）分

たんぱく質 15.7g	カリウム 210mg	1.7点
脂質 7.6g	コレステロール 170mg	♠0 ♥1.0
炭水化物 0.8g	食物繊維 0.2g	♣+
食塩相当量 0.6g	添加糖分 0g	♦0.7

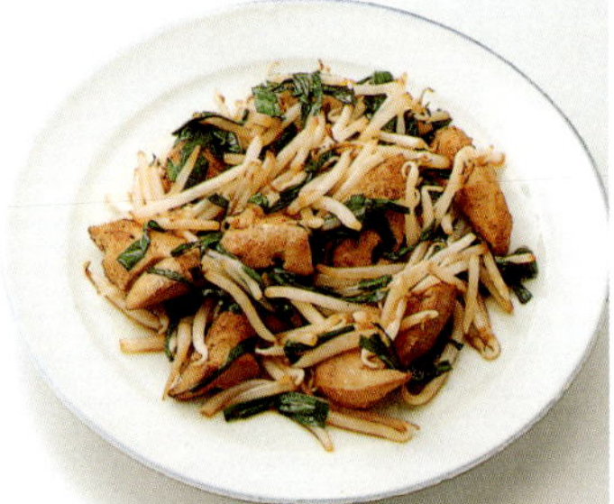

81 レバーにらいため 210 kcal

豚レバー 1.0 点（65g）分

たんぱく質 15.9g	カリウム 388mg	2.6点
脂質 12.3g	コレステロール 163mg	♠0 ♥1.0
炭水化物 6.9g	食物繊維 1.7g	♣0.2
食塩相当量 1.4g	添加糖分 1.0g	♦1.4

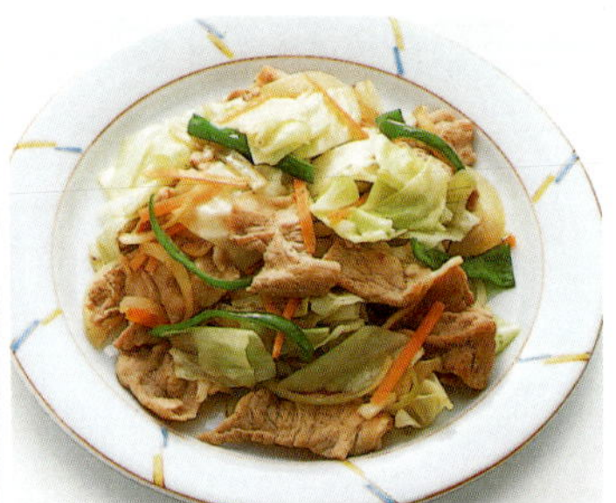

82 肉野菜いため 261 kcal

豚もも肉 2.0 点（90g）分

たんぱく質 19.9g	カリウム 565mg	3.3点
脂質 15.4g	コレステロール 61mg	♠0 ♥2.1
炭水化物 8.7g	食物繊維 2.4g	♣0.4
食塩相当量 1.3g	添加糖分 0g	♦0.8

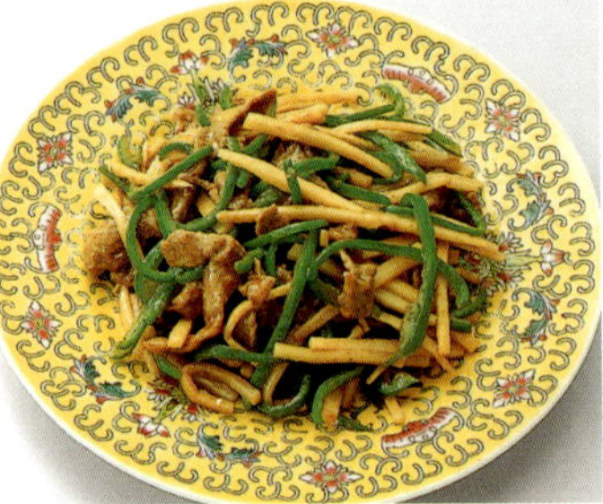

83 青椒肉絲（ちんじゃおろーすー） 281 kcal

牛もも肉 2.0 点（80g）分

たんぱく質 19.1g	カリウム 623mg	3.5点
脂質 17.1g	コレステロール 55mg	♠0 ♥2.1
炭水化物 10.2g	食物繊維 2.8g	♣0.3
食塩相当量 2.0g	添加糖分 0.8g	♦1.1

84 カキ油いため 284 kcal

牛肩肉 2.5 点（75g）分

たんぱく質 14.4g	カリウム 530mg	3.5点
脂質 20.8g	コレステロール 48mg	♠0 ♥2.4
炭水化物 7.2g	食物繊維 1.3g	♣0.1
食塩相当量 2.1g	添加糖分 1.0g	♦1.0

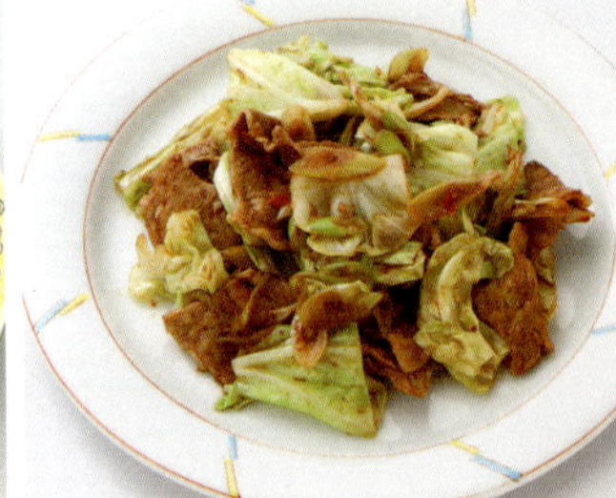

85 回鍋肉（ほいくおろー） 309 kcal

豚肩ロース肉 3.0 点（90g）分

たんぱく質 19.5g	カリウム 572mg	3.9点
脂質 17.9g	コレステロール 59mg	♠0 ♥2.4
炭水化物 11.4g	食物繊維 2.5g	♣0.4
食塩相当量 2.2g	添加糖分 0g	♦1.0

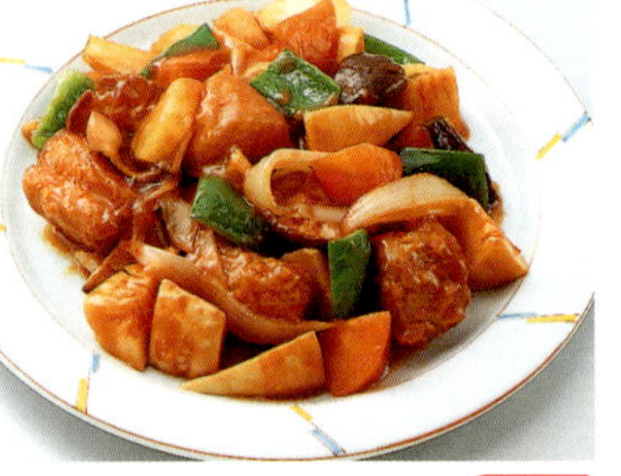

86 酢豚 472 kcal

豚ロース肉 3.0 点（90g）分

たんぱく質 21.0g	カリウム 807mg	5.9点
脂質 29.9g	コレステロール 56mg	♠0 ♥3.0
炭水化物 27.7g	食物繊維 4.4g	♣0.5
食塩相当量 2.4g	添加糖分 3.0g	♦2.4

レシピは 155・156 ページ

肉のおかず

フライ

1回分の重量とエネルギー量点数

- 牛ヒレ肉 1 枚 135g＝3.0 点

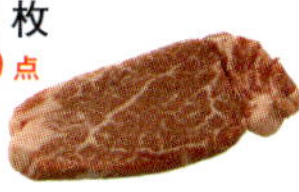

- 豚ロース肉 1 枚 90g＝3.0 点

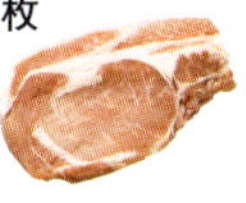

- 豚もも薄切り肉 4 枚 90g＝2.0 点
- 鶏もも肉約 ⅓ 枚 80g＝2.0 点

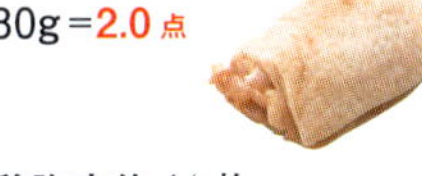

- 鶏胸肉約 ⅓ 枚 80g＝2.0 点

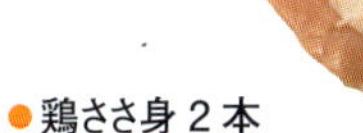

- 鶏ささ身 2 本 75g＝1.0 点

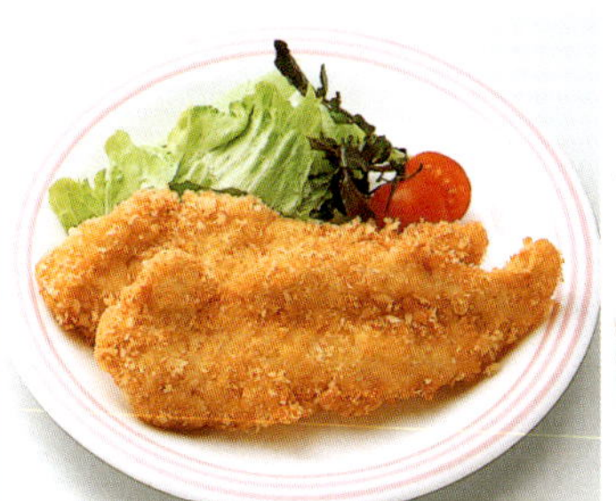

87 ささ身フライ　292 kcal

鶏ささ身 1.0 点（75g）分

		3.6 点
たんぱく質 20.7g	カリウム 409mg	♠ 0.3
脂質 18.0g	コレステロール 108mg	♥ 1.0
炭水化物 9.7g	食物繊維 0.7g	♣ 0.1
食塩相当量 0.6g	添加糖分 0g	◆ 2.3

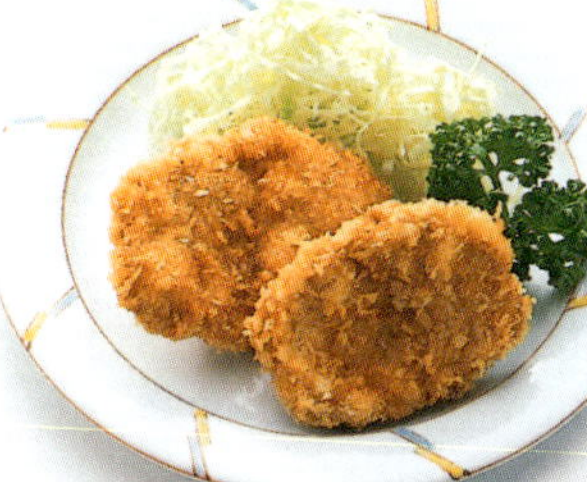

88 ヒレカツ　292 kcal

豚ヒレ肉 1.5 点（105g）分

		3.7 点
たんぱく質 23.0g	カリウム 482mg	♠ 0.2
脂質 17.2g	コレステロール 100mg	♥ 1.5
炭水化物 9.2g	食物繊維 0.9g	♣ 0.1
食塩相当量 1.0g	添加糖分 0g	◆ 1.9

89 チキンカツ　339 kcal

鶏もも肉（皮つき）2.0 点（80g）分

		4.2 点
たんぱく質 16.3g	カリウム 327mg	♠ 0.2
脂質 25.2g	コレステロール 118mg	♥ 2.0
炭水化物 8.9g	食物繊維 0.9g	♣ 0.1
食塩相当量 0.8g	添加糖分 0g	◆ 1.9

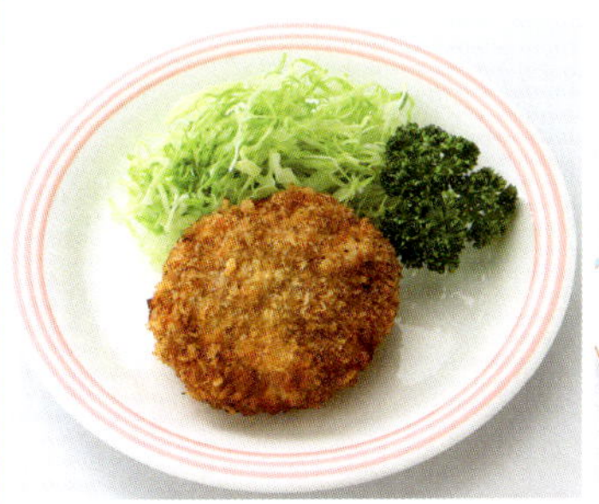

90 メンチカツ　381 kcal

牛豚ひき肉 2.0 点（70g）分

		4.8 点
たんぱく質 16.4g	カリウム 391mg	♠ 0.3
脂質 25.1g	コレステロール 99mg	♥ 2.1
炭水化物 20.5g	食物繊維 2.1g	♣ 0.3
食塩相当量 1.2g	添加糖分 1.5g	◆ 2.1

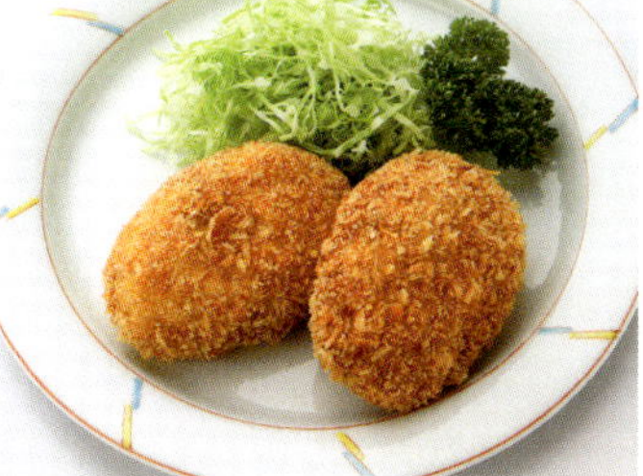

91 ポテトコロッケ　442 kcal

豚赤身ひき肉 1.0 点（45g）分

		5.5 点
たんぱく質 16.4g	カリウム 654mg	♠ 0.2
脂質 27.9g	コレステロール 77mg	♥ 1.3
炭水化物 29.5g	食物繊維 2.7g	♣ 0.9
食塩相当量 0.8g	添加糖分 0g	◆ 3.2

92 ロースカツ　481 kcal

豚ロース肉 3.0 点（90g）分

		6.0 点
たんぱく質 21.4g	カリウム 413mg	♠ 0.3
脂質 36.8g	コレステロール 113mg	♥ 3.0
炭水化物 12.4g	食物繊維 1.2g	♣ 0.1
食塩相当量 1.1g	添加糖分 0g	◆ 2.7

レシピは 156・157 ページ

肉のおかず

から揚げなど

おいしく仕上げるコツ③

レバーのくさみ抜きの方法

①白い筋や脂肪などがあれば除く。
②表面をきれいに洗い、流水または水が澄むまで数回水をかえ、きれいな水に10分浸す。
※ 上記以外に、牛乳に浸してくさみを出す方法、ねぎとしょうがを入れた沸騰湯にさっと通す方法もあります。

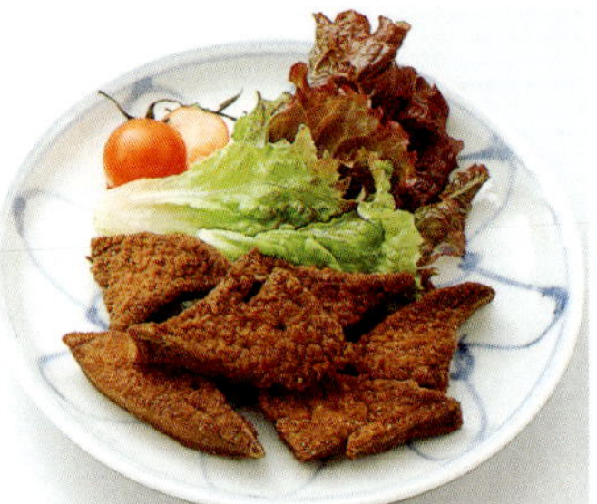

93 レバーの香り揚げ 170 kcal

豚レバー 1.0 点（65g）分

たんぱく質 14.4g	カリウム 336mg	2.1点	♠0
脂質 6.9g	コレステロール 163mg		♥1.0
炭水化物 11.1g	食物繊維 0.6g		♣0.1
食塩相当量 1.4g	添加糖分 1.5g		♦1.0

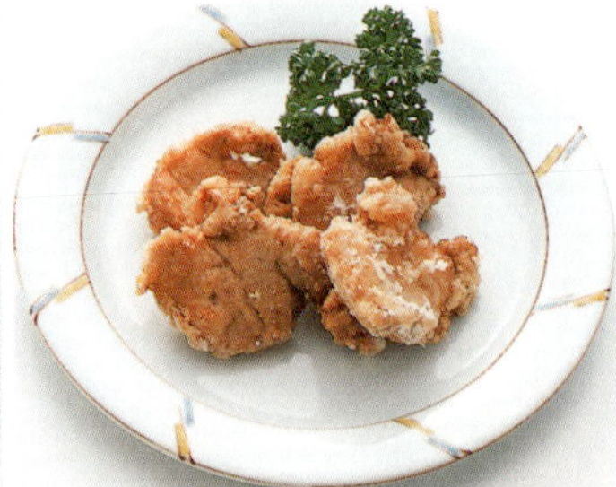

94 豚ヒレ肉の立田揚げ 221 kcal

豚ヒレ肉 1.5 点（105g）分

たんぱく質 21.4g	カリウム 446mg	2.8点	♠0
脂質 10.8g	コレステロール 53mg		♥1.5
炭水化物 6.3g	食物繊維 0.2g		♣+
食塩相当量 1.9g	添加糖分 0g		♦1.3

95 鶏胸肉の立田揚げ 242 kcal

鶏胸肉（皮つき）2.0 点（80g）分

たんぱく質 24.5g	カリウム 529mg	3.0点	♠0
脂質 12.2g	コレステロール 80mg		♥2.0
炭水化物 6.3g	食物繊維 0.6g		♣0.1
食塩相当量 1.4g	添加糖分 0g		♦0.9

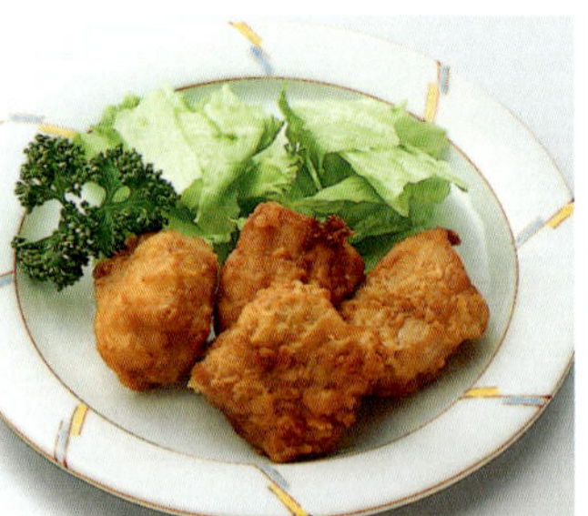

96 豚もも肉の立田揚げ 249 kcal

豚もも肉 2.0 点（90g）分

たんぱく質 19.1g	カリウム 389mg	3.1点	♠0
脂質 15.5g	コレステロール 60mg		♥2.1
炭水化物 5.3g	食物繊維 0.3g		♣+
食塩相当量 1.0g	添加糖分 0g		♦1.0

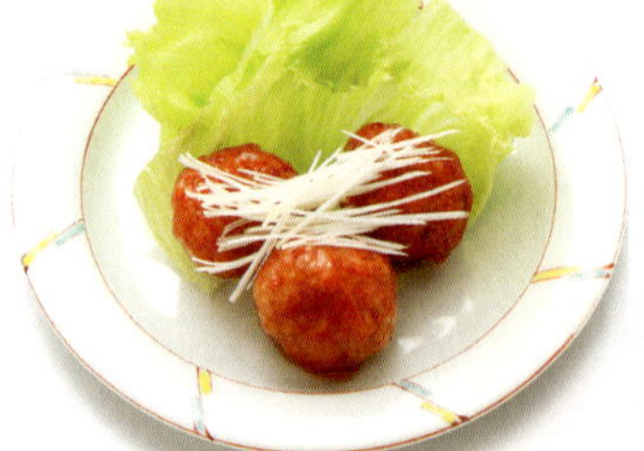

97 肉団子 255 kcal

豚ひき肉 2.0 点（70g）分

たんぱく質 13.9g	カリウム 287mg	3.2点	♠0.1
脂質 17.5g	コレステロール 81mg		♥2.1
炭水化物 8.6g	食物繊維 0.5g		♣0.1
食塩相当量 1.0g	添加糖分 3.0g		♦0.9

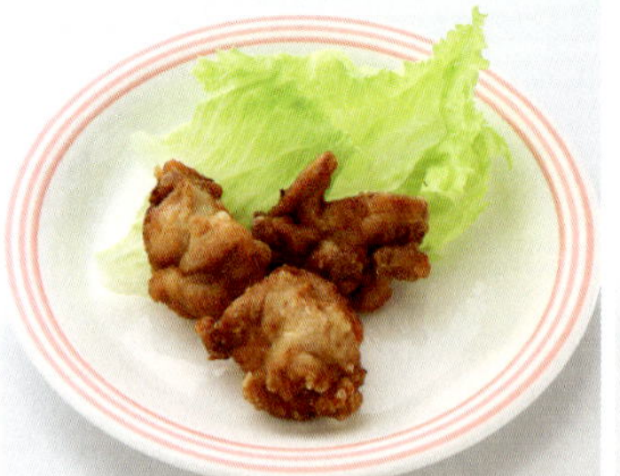

98 鶏もも肉のから揚げ 266 kcal

鶏もも肉（皮つき）2.0 点（80g）分

たんぱく質 14.7g	カリウム 307mg	3.3点	♠0
脂質 17.1g	コレステロール 71mg		♥2.0
炭水化物 10.2g	食物繊維 0.5g		♣+
食塩相当量 1.0g	添加糖分 0g		♦1.2

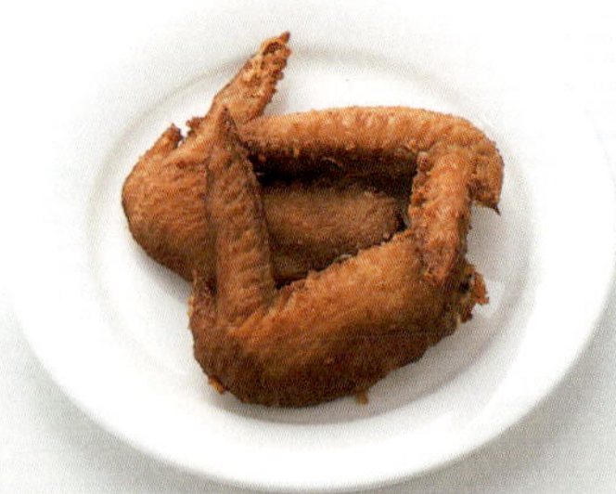

99 手羽先のから揚げ 311 kcal

手羽先 2.0 点（正味 80g）分

たんぱく質 18.8g	カリウム 229mg	3.9点	♠0
脂質 22.7g	コレステロール 126mg		♥3.0
炭水化物 4.6g	食物繊維 0.2g		♣0
食塩相当量 0.6g	添加糖分 0g		♦0.9

※手羽先骨つき175g

大豆と豆のおかず

1回分の重量とエネルギー量点数

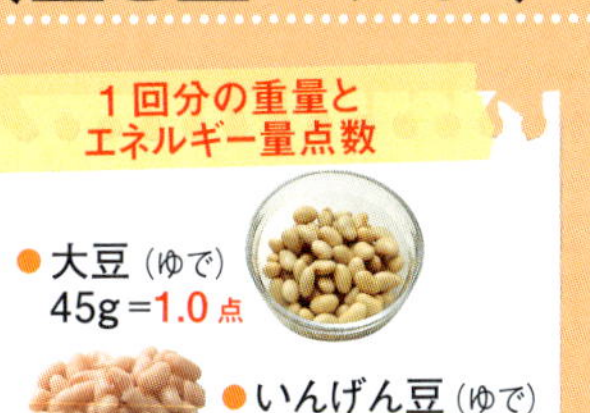

● 大豆（ゆで）45g＝1.0点

● いんげん豆（ゆで）55g＝1.0点

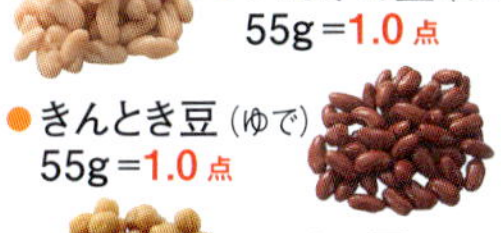

● きんとき豆（ゆで）55g＝1.0点

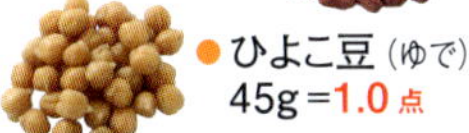

● ひよこ豆（ゆで）45g＝1.0点

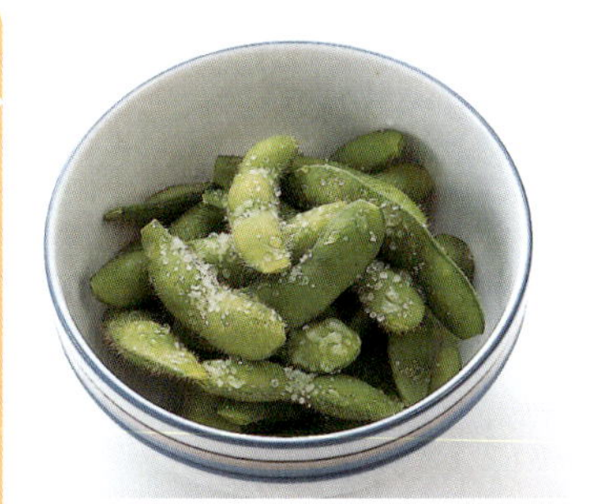

100 枝豆　81 kcal

枝豆 1.0 点（正味 60g）分

たんぱく質 7.0g	カリウム 355mg	1.0点
脂質 3.7g	コレステロール 0mg	♠0 ♥0
炭水化物 5.3g	食物繊維 3.0g	♣1.0
食塩相当量 0.5g	添加糖分 0g	♦0

※さやつき 110g

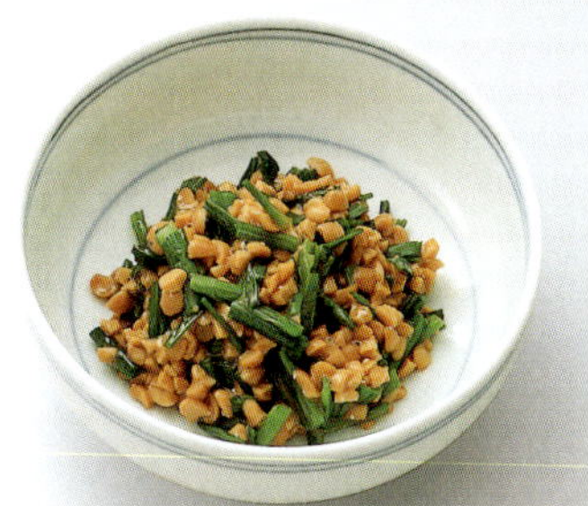

101 にら納豆　87 kcal

納豆 1.0 点（40g）分

たんぱく質 7.2g	カリウム 382mg	1.1点
脂質 4.1g	コレステロール 0mg	♠0 ♥1.0
炭水化物 6.0g	食物繊維 3.2g	♣0.1
食塩相当量 0.6g	添加糖分 0g	♦0

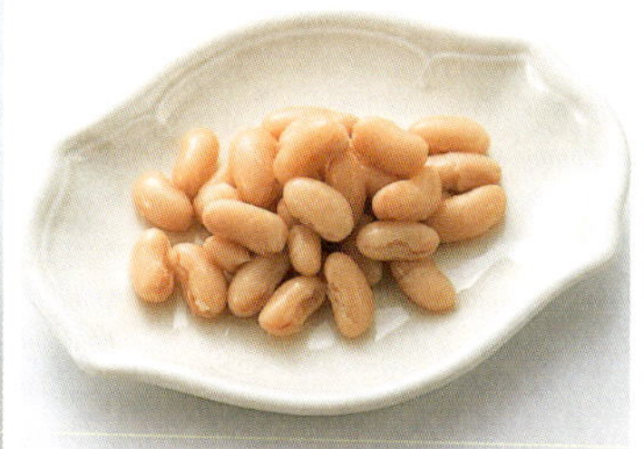

102 いんげん豆の甘煮　121 kcal

いんげん豆（ゆで）1.0 点（55g）分

たんぱく質 4.7g	カリウム 259mg	1.5点
脂質 0.6g	コレステロール 0mg	♠0 ♥1.0
炭水化物 22.9g	食物繊維 7.3g	♣0
食塩相当量 0.1g	添加糖分 9.0g	♦0.5

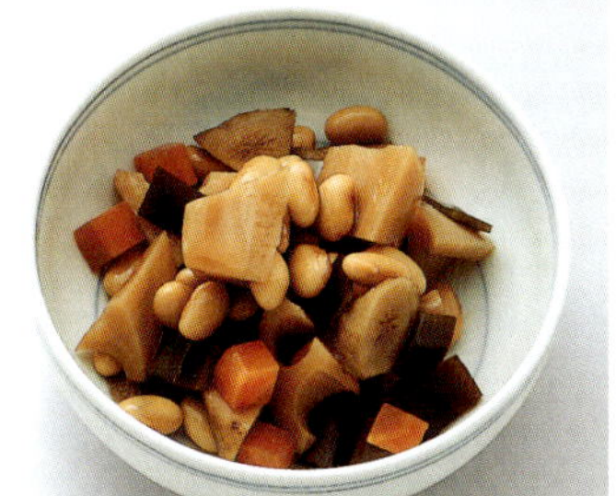

103 五目豆　150 kcal

大豆（ゆで）1.0 点（45g）分

たんぱく質 8.5g	カリウム 585mg	1.9点
脂質 4.6g	コレステロール 0mg	♠0 ♥1.0
炭水化物 20.8g	食物繊維 5.7g	♣0.5
食塩相当量 1.4g	添加糖分 6.0g	♦0.4

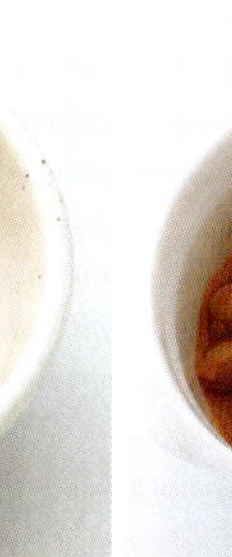

104 ポークビーンズ　197 kcal

大豆（ゆで）1.0 点（45g）分

たんぱく質 13.8g	カリウム 730mg	2.5点
脂質 9.6g	コレステロール 15mg	♠0 ♥1.4
炭水化物 15.0g	食物繊維 5.7g	♣0.6
食塩相当量 0.6g	添加糖分 0.8g	♦0.5

105 ひよこ豆のトマトカレー煮　218 kcal

ひよこ豆（ゆで）1.0 点（45g）分

たんぱく質 9.3g	カリウム 580mg	2.7点
脂質 10.3g	コレステロール 9mg	♠0 ♥1.5
炭水化物 22.9g	食物繊維 8.0g	♣0.5
食塩相当量 1.6g	添加糖分 0g	♦0.8

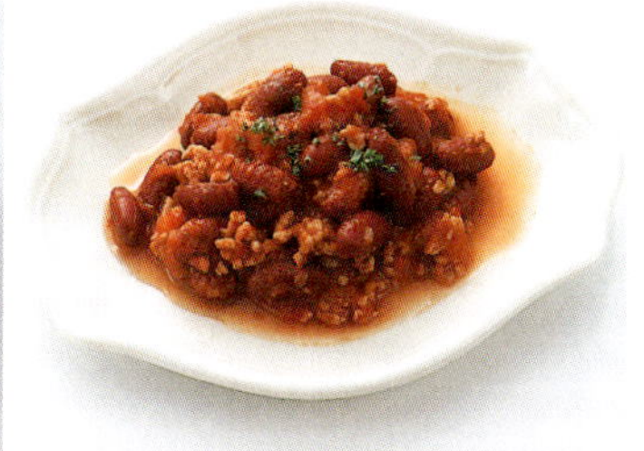

106 チリコンカーン　280 kcal

きんとき豆（ゆで）1.0 点（55g）分

たんぱく質 13.1g	カリウム 687mg	3.5点
脂質 14.9g	コレステロール 27mg	♠0 ♥2.3
炭水化物 22.9g	食物繊維 9.3g	♣0.4
食塩相当量 0.7g	添加糖分 0.7g	♦0.8

レシピは 159・160 ページ

大豆製品のおかず

1 回分の重量とエネルギー量点数

- もめん豆腐⅓丁 110g＝1.0 点

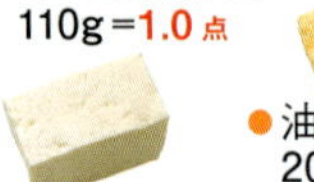

- 油揚げ 1 枚 20g＝1.0 点
- がんもどき 70g＝2.0 点

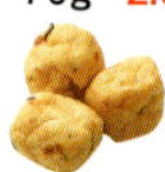

- 凍り豆腐 1 個 15g＝1.0 点

豆腐

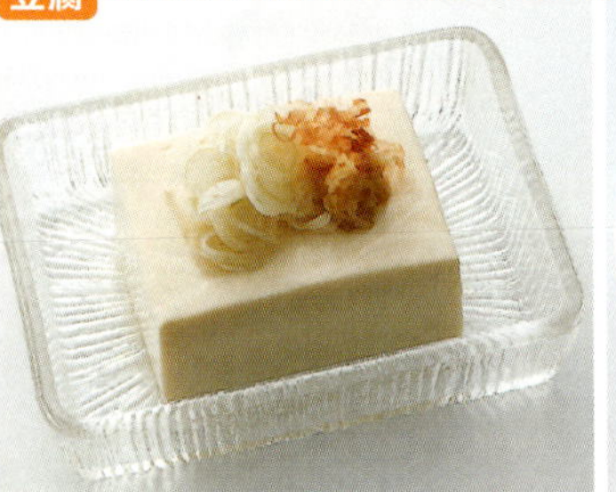

107 冷ややっこ 83 kcal

絹ごし豆腐 1.0 点（140g）分

たんぱく質 7.2g	カリウム 238mg	1.0点
脂質 4.2g	コレステロール 1mg	♠0 ♥1.0
炭水化物 3.8g	食物繊維 0.7g	♣+
食塩相当量 0.1g	添加糖分 0g	♦0

※かけじょうゆは 93 ページ参照

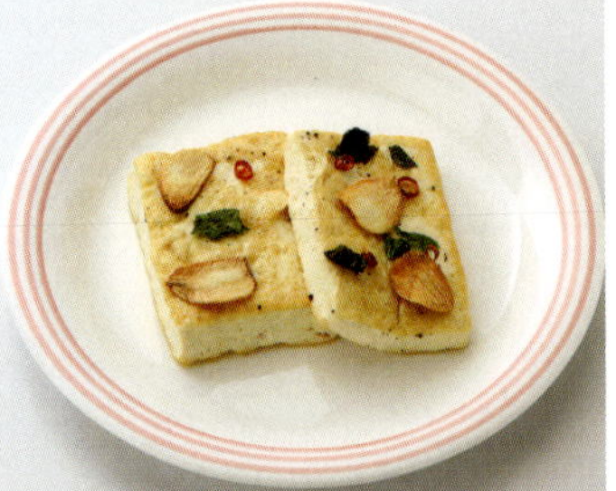

108 豆腐ステーキ 140 kcal

もめん豆腐 1.0 点（110g）分

たんぱく質 7.5g	カリウム 186mg	1.8点
脂質 10.7g	コレステロール 0mg	♠0 ♥1.0
炭水化物 2.8g	食物繊維 0.7g	♣0.1
食塩相当量 1.2g	添加糖分 0g	♦0.7

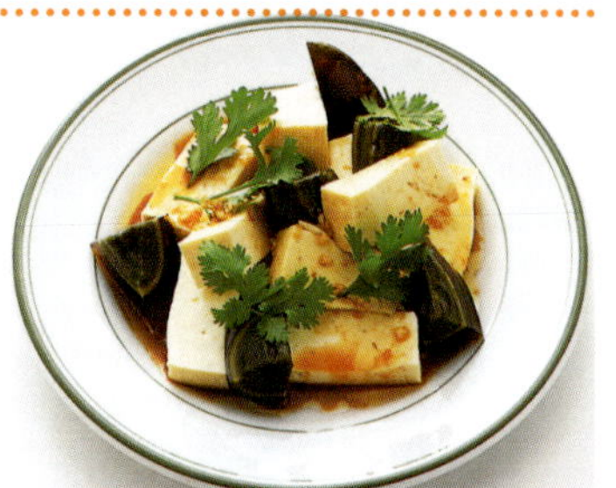

109 ピータン豆腐 175 kcal

もめん豆腐 0.9 点（100g）分

たんぱく質 11.8g	カリウム 198mg	2.2点
脂質 12.0g	コレステロール 238mg	♠0.9 ♥0.9
炭水化物 3.5g	食物繊維 0.6g	♣+
食塩相当量 1.4g	添加糖分 0.8g	♦0.3

110 揚げ出し豆腐 193 kcal

絹ごし豆腐 1.0 点（140g）分

たんぱく質 7.5g	カリウム 278mg	2.4点
脂質 11.2g	コレステロール 0mg	♠0 ♥1.0
炭水化物 13.8g	食物繊維 0.5g	♣+
食塩相当量 1.0g	添加糖分 2.0g	♦1.4

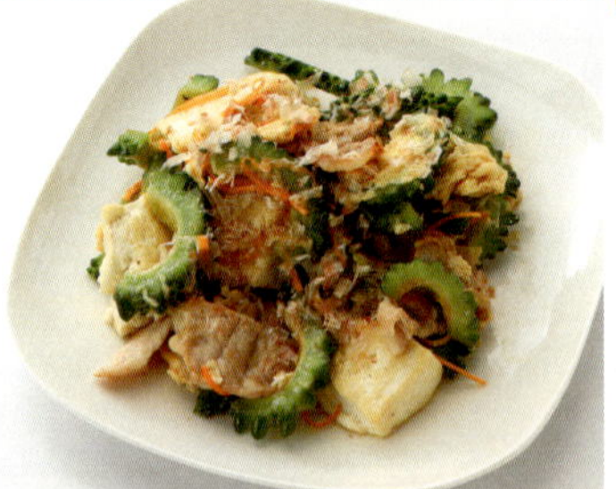

111 麻婆豆腐 259 kcal

もめん豆腐 1.0 点（110g）分

たんぱく質 15.5g	カリウム 353mg	3.2点
脂質 17.8g	コレステロール 30mg	♠0 ♥2.2
炭水化物 7.7g	食物繊維 1.2g	♣0.1
食塩相当量 1.8g	添加糖分 1.5g	♦0.9

112 チャンプルー 261 kcal

もめん豆腐 0.9 点（100g）分

たんぱく質 18.4g	カリウム 572mg	3.3点
脂質 16.0g	コレステロール 128mg	♠0.5 ♥1.6
炭水化物 8.4g	食物繊維 3.1g	♣0.3
食塩相当量 1.9g	添加糖分 0g	♦0.8

大豆製品

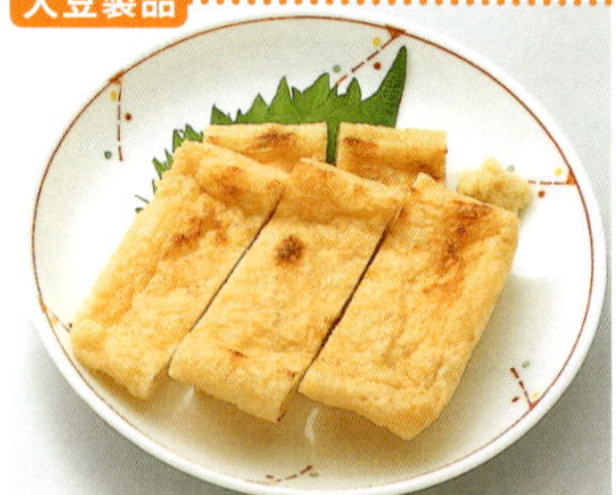

113 油揚げの網焼き 83 kcal

油揚げ 1.0 点（20g）分

たんぱく質 4.7g	カリウム 28mg	1.0点
脂質 6.9g	コレステロール 0mg	♠0 ♥1.0
炭水化物 0.3g	食物繊維 0.4g	♣0
食塩相当量 0g	添加糖分 0g	♦0

※かけじょうゆは 93 ページ参照

大豆製品

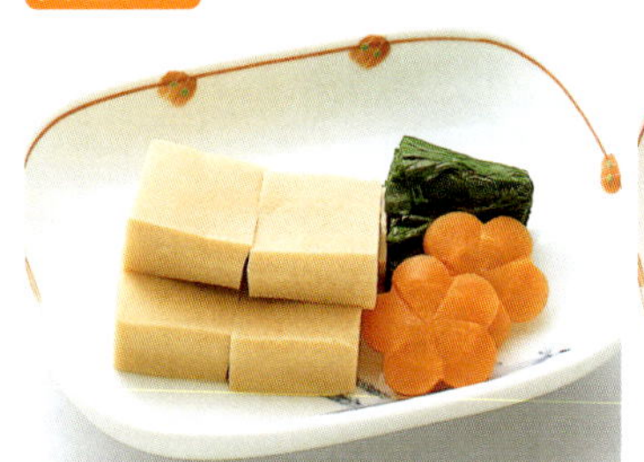

114 凍り豆腐の含め煮 103 kcal

凍り豆腐（乾）1.0 点（15g）分

		1.3点
たんぱく質 8.5g	カリウム 252mg	♠ 0
脂質 5.2g	コレステロール 0mg	♥ 1.0
炭水化物 5.6g	食物繊維 1.2g	♣ 0.1
食塩相当量 1.1g	添加糖分 3.0g	♦ 0.2

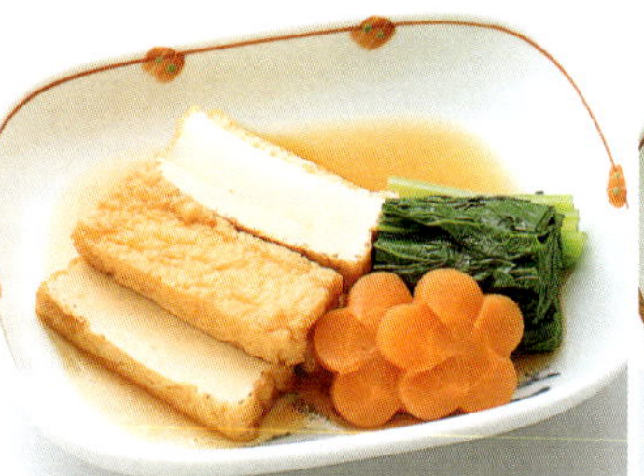

115 厚揚げの煮物 110 kcal

厚揚げ 1.0 点（55g）分

		1.4点
たんぱく質 7.1g	カリウム 309mg	♠ 0
脂質 6.3g	コレステロール 0mg	♥ 1.0
炭水化物 5.5g	食物繊維 1.2g	♣ 0.1
食塩相当量 1.0g	添加糖分 2.0g	♦ 0.3

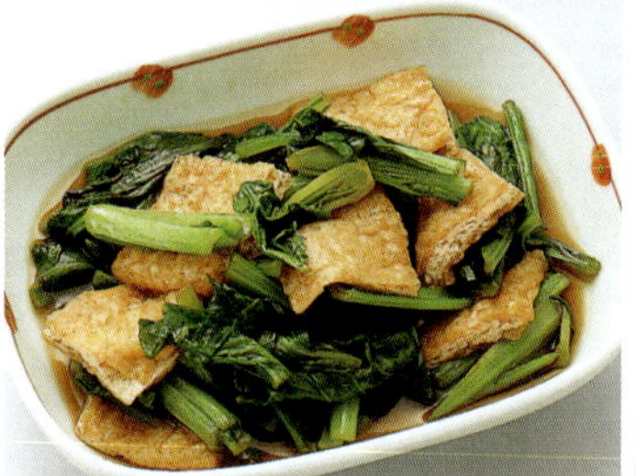

116 油揚げと小松菜の煮浸し 113 kcal

油揚げ 1.0 点（20g）分

		1.4点
たんぱく質 6.5g	カリウム 473mg	♠ 0
脂質 7.0g	コレステロール 0mg	♥ 1.0
炭水化物 5.3g	食物繊維 1.8g	♣ 0.1
食塩相当量 0.9g	添加糖分 2.0g	♦ 0.2

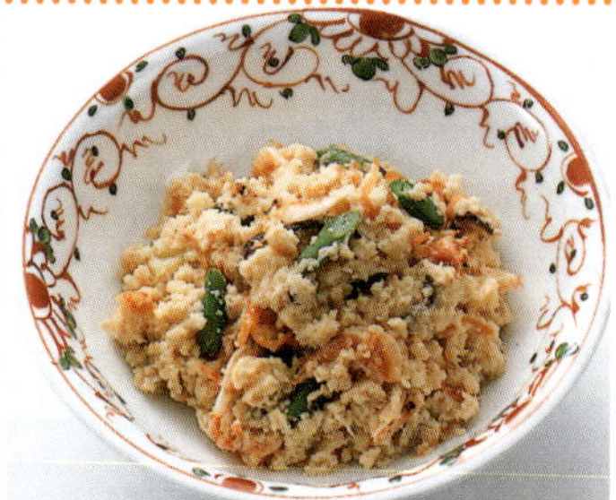

117 サクラエビ入りおから 124 kcal

おから 0.5 点（35g）分

		1.6点
たんぱく質 5.4g	カリウム 310mg	♠ 0
脂質 5.5g	コレステロール 21mg	♥ 0.6
炭水化物 13.2g	食物繊維 5.3g	♣ 0.1
食塩相当量 1.0g	添加糖分 4.5g	♦ 0.8

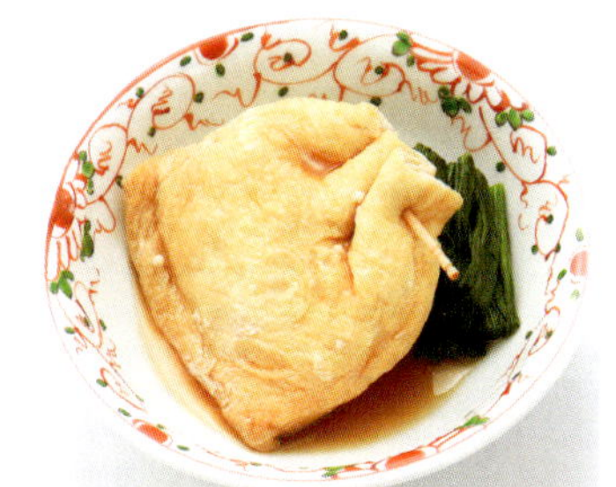

118 袋煮 158 kcal

油揚げ 0.5 点（10g）分

		2.0点
たんぱく質 10.8g	カリウム 443mg	♠ 1.0
脂質 9.3g	コレステロール 231mg	♥ 0.5
炭水化物 5.7g	食物繊維 1.3g	♣ 0.1
食塩相当量 1.6g	添加糖分 3.0g	♦ 0.3

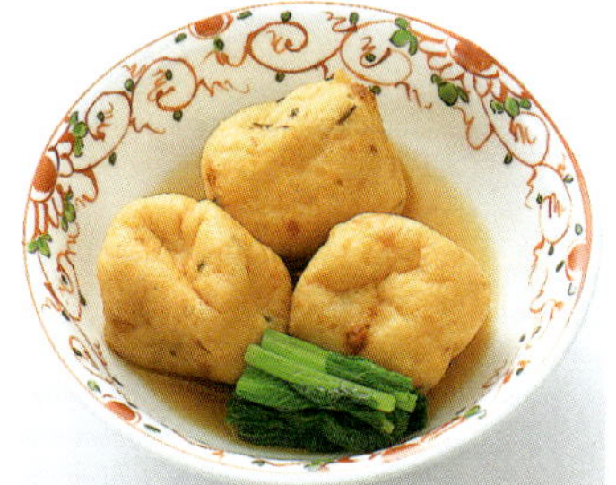

119 がんもどきの含め煮 192 kcal

がんもどき 2.0 点（70g）分

		2.4点
たんぱく質 11.9g	カリウム 274mg	♠ 0
脂質 12.5g	コレステロール 0mg	♥ 2.0
炭水化物 7.3g	食物繊維 1.6g	♣ 0.1
食塩相当量 1.3g	添加糖分 4.5g	♦ 0.4

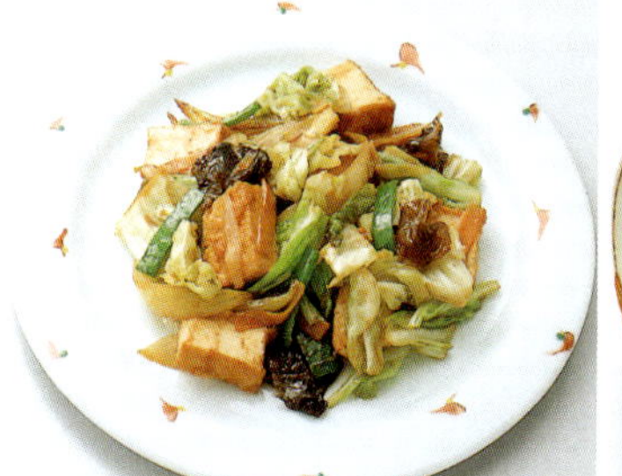

120 厚揚げの中国風いため物 195 kcal

厚揚げ 1.0 点（55g）分

		2.4点
たんぱく質 8.4g	カリウム 344mg	♠ 0
脂質 12.8g	コレステロール 0mg	♥ 1.0
炭水化物 11.6g	食物繊維 3.4g	♣ 0.4
食塩相当量 1.4g	添加糖分 1.5g	♦ 1.0

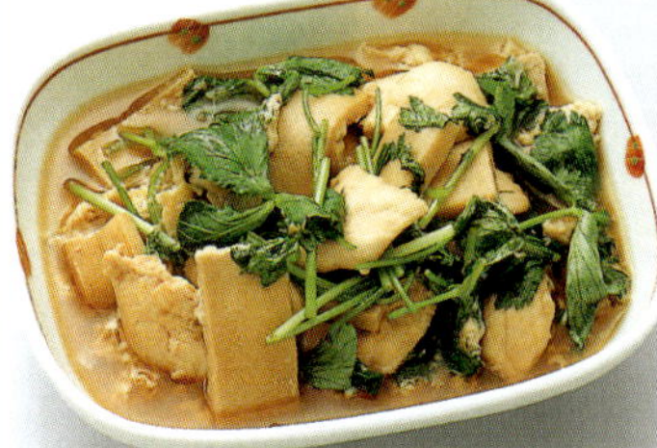

121 凍り豆腐の卵とじ 216 kcal

凍り豆腐（乾）1.0 点（15g）分

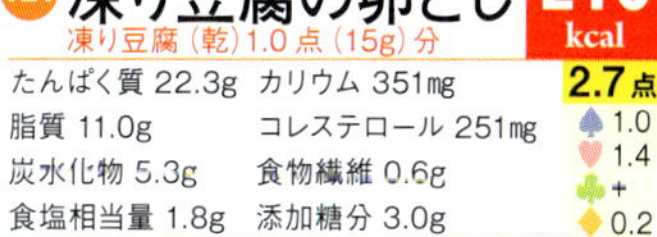

		2.7点
たんぱく質 22.3g	カリウム 351mg	♠ 1.0
脂質 11.0g	コレステロール 251mg	♥ 1.4
炭水化物 5.3g	食物繊維 0.6g	♣ +
食塩相当量 1.8g	添加糖分 3.0g	♦ 0.2

レシピは 161・162 ページ

卵のおかず

おいしい卵の選び方

卵は殻がきれいで、ひびのないものを選びましょう。赤玉と白玉の色の違いは、鶏の種類によるもので、栄養価は変わりません。
購入後は卵の丸みのあるほうを上にして、温度変化の少ない冷蔵庫の奥のほうに入れておくと鮮度が保てます。ほかの食品のにおいがうつりやすいので、においの強いものとは離し、パックごと保存すれば衛生的です。賞味期限内は生食できますが、期限を過ぎたらかならず加熱してから食べましょう。

卵１個の重量

卵1個の大きさ	重量	正味	エネルギー量点数
小さめ(S)	46～52g	42g	0.8点
普通 (M)	58～64g	55g	1.0点
大きめ(L)	64～70g	57g	1.0点

※このほか、SSサイズ(40～46g)、MSサイズ(52～58g)、LLサイズ(70～76g)もあります。

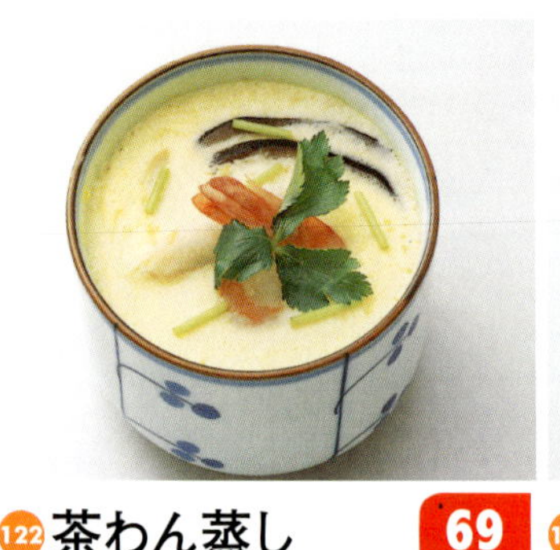

122 茶わん蒸し 69 kcal

卵 0.5点(28g)分

たんぱく質 8.9g	カリウム 184mg	0.9点	
脂質 3.0g	コレステロール 145mg	♠	0.5
炭水化物 0.8g	食物繊維 0.2g	♥	0.3
食塩相当量 0.9g	添加糖分 0g	♣	+
		♦	0

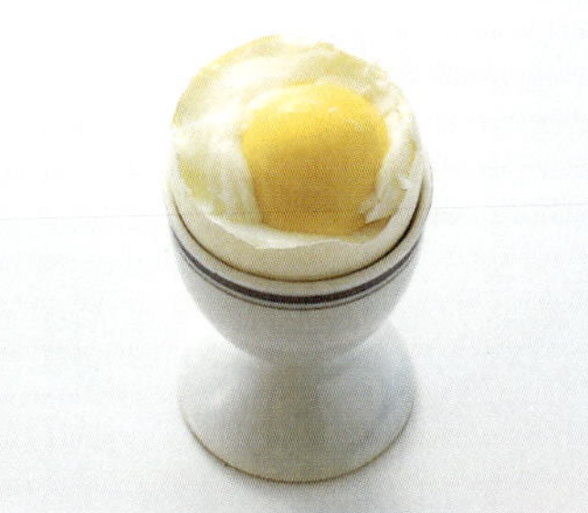

123 ゆで卵(塩) 83 kcal

卵 1.0点(55g)分

たんぱく質 6.8g	カリウム 72mg	1.0点	
脂質 5.7g	コレステロール 231mg	♠	1.0
炭水化物 0.2g	食物繊維 0g	♥	0
食塩相当量 0.5g	添加糖分 0g	♣	0
		♦	0

※塩ミニスプーン¼含む

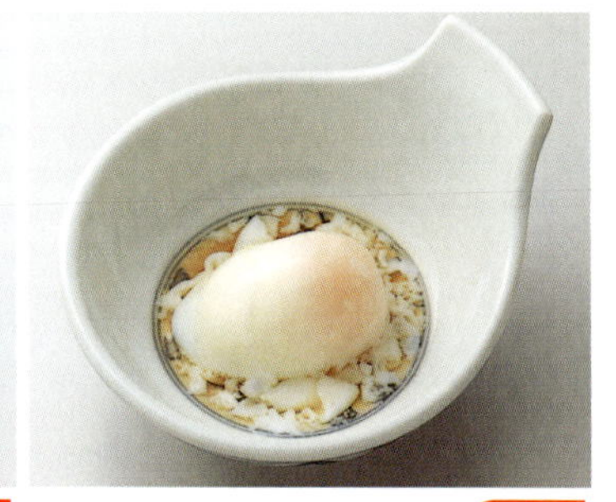

124 温泉卵 87 kcal

卵 1.0点(55g)分

たんぱく質 7.0g	カリウム 95mg	1.1点	
脂質 5.7g	コレステロール 231mg	♠	1.0
炭水化物 0.9g	食物繊維 0g	♥	0
食塩相当量 0.6g	添加糖分 0.4g	♣	0
		♦	0.1

125 いり卵 91 kcal

卵 1.0点(55g)分

たんぱく質 6.8g	カリウム 72mg	1.1点	
脂質 5.7g	コレステロール 231mg	♠	1.0
炭水化物 2.1g	食物繊維 0g	♥	0
食塩相当量 0.5g	添加糖分 2.0g	♣	0
		♦	0.1

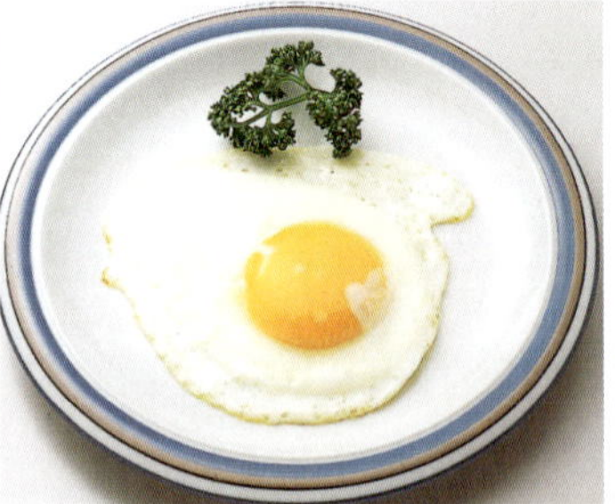

126 目玉焼き 102 kcal

卵 1.0点(55g)分

たんぱく質 6.8g	カリウム 77mg	1.3点	
脂質 7.7g	コレステロール 231mg	♠	1.0
炭水化物 0.2g	食物繊維 0g	♥	0
食塩相当量 0.5g	添加糖分 0g	♣	+
		♦	0.2

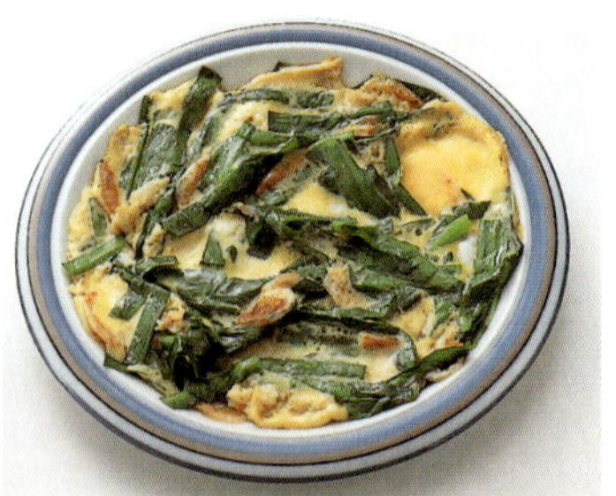

127 にらの卵とじ 121 kcal

卵 1.0点(55g)分

たんぱく質 10.0g	カリウム 367mg	1.5点	
脂質 5.9g	コレステロール 252mg	♠	1.0
炭水化物 5.1g	食物繊維 1.1g	♥	0.1
食塩相当量 1.2g	添加糖分 2.0g	♣	0.1
		♦	0.2

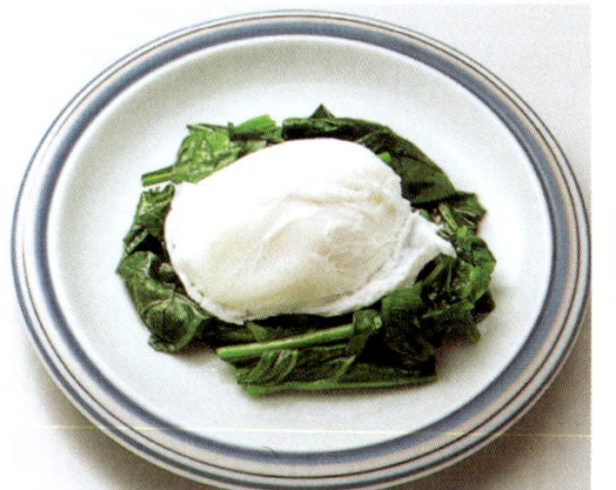

128 ポーチドエッグ　127 kcal
卵 1.0 点（55g）分

たんぱく質 8.3g	カリウム 557mg	1.6点	
脂質 9.2g	コレステロール 239mg	♠ 1.0	
炭水化物 2.4g	食物繊維 2.0g	♥ 0	♣ 0.2
食塩相当量 0.8g	添加糖分 0g	♦ 0.4	

129 オムレツ　133 kcal
卵 1.0 点（55g）分

たんぱく質 7.1g	カリウム 93mg	1.7点	
脂質 10.8g	コレステロール 245mg	♠ 1.1	
炭水化物 0.6g	食物繊維 0.1g	♥ 0	♣ +
食塩相当量 0.6g	添加糖分 0g	♦ 0.6	

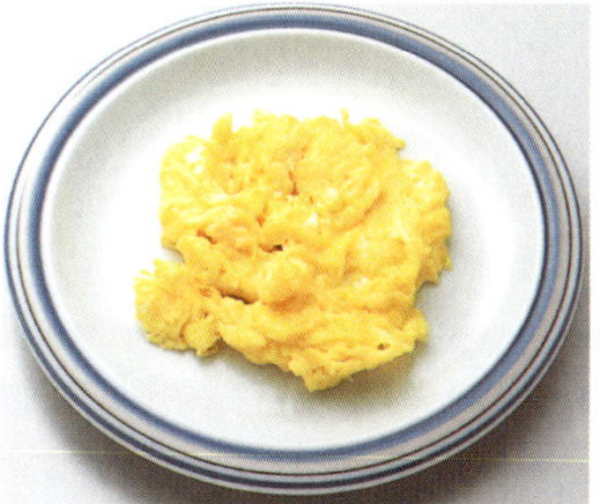

130 スクランブルエッグ　133 kcal
卵 1.0 点（55g）分

たんぱく質 7.1g	カリウム 86mg	1.7点	
脂質 10.8g	コレステロール 245mg	♠ 1.1	
炭水化物 0.6g	食物繊維 0g	♥ 0	♣ 0
食塩相当量 0.6g	添加糖分 0g	♦ 0.6	

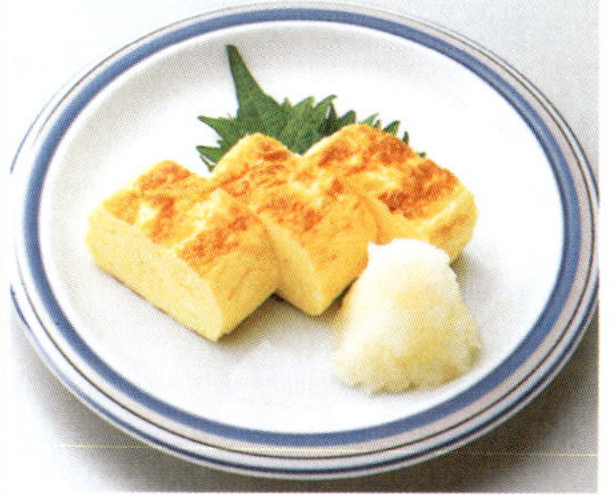

131 厚焼き卵　136 kcal
卵 1.0 点（55g）分

たんぱく質 7.0g	カリウム 135mg	1.7点	
脂質 9.7g	コレステロール 231mg	♠ 1.0	
炭水化物 4.1g	食物繊維 0.3g	♥ 0	♣ 0.1
食塩相当量 0.6g	添加糖分 3.0g	♦ 0.6	

※おろし大根のかけじょうゆは 93 ㌻参照

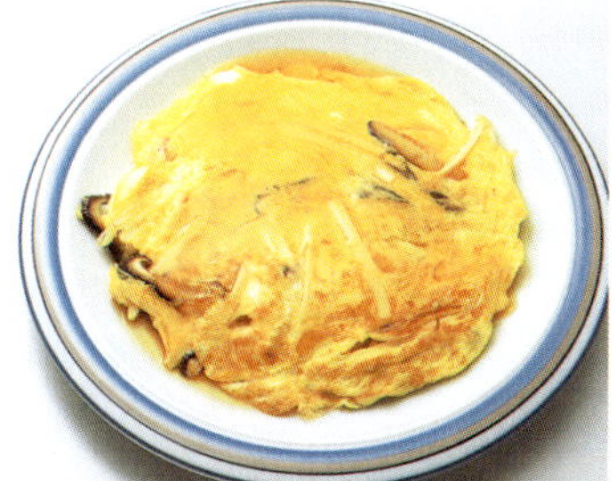

132 カニたま　213 kcal
卵 1.5 点（83g）分

たんぱく質 13.5g	カリウム 229mg	2.7点	
脂質 14.6g	コレステロール 357mg	♠ 1.6	
炭水化物 4.1g	食物繊維 0.8g	♥ 0.1	♣ 0.1
食塩相当量 1.2g	添加糖分 0.8g	♦ 0.9	

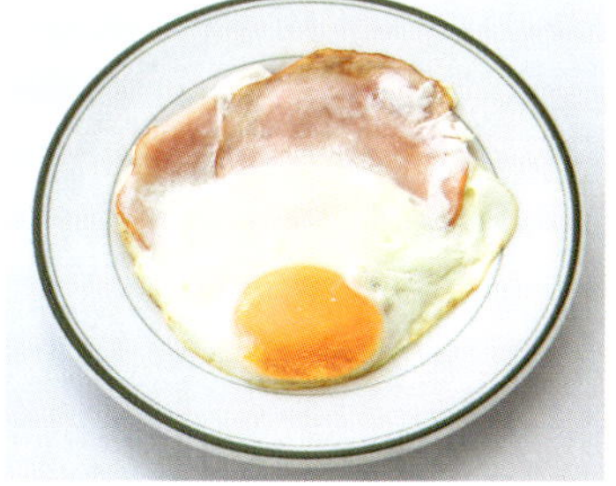

133 ハムエッグ　217 kcal
卵 1.0 点（55g）分

たんぱく質 13.4g	カリウム 176mg	2.7点	
脂質 17.2g	コレステロール 247mg	♠ 1.0	
炭水化物 0.7g	食物繊維 0g	♥ 1.0	♣ 0
食塩相当量 1.4g	添加糖分 0g	♦ 0.7	

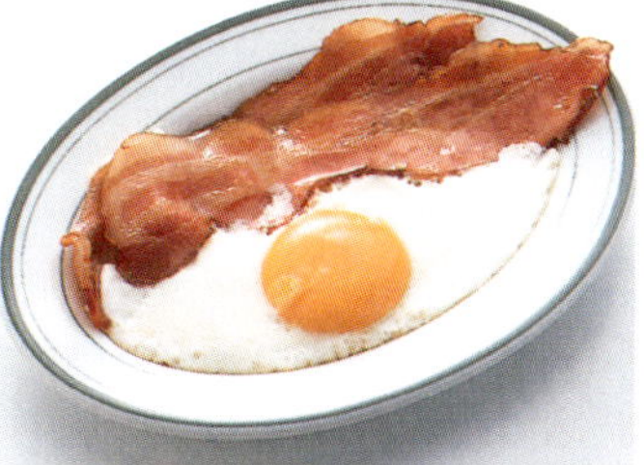

134 ベーコンエッグ　282 kcal
卵 1.0 点（55g）分

たんぱく質 11.9g	カリウム 157mg	3.5点	
脂質 25.3g	コレステロール 251mg	♠ 1.0	
炭水化物 0.4g	食物繊維 0g	♥ 2.0	♣ 0
食塩相当量 1.2g	添加糖分 0g	♦ 0.5	

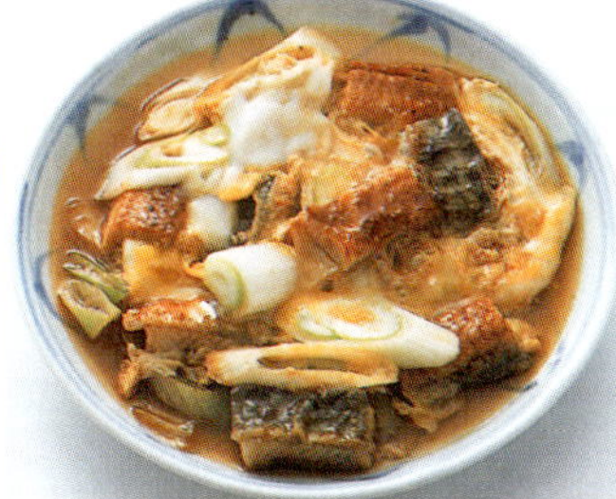

135 ウナギの卵とじ　290 kcal
卵 1.0 点（55g）分

たんぱく質 19.0g	カリウム 334mg	3.6点	
脂質 19.9g	コレステロール 352mg	♠ 1.0	
炭水化物 5.4g	食物繊維 0.4g	♥ 2.3	♣ 0.1
食塩相当量 1.6g	添加糖分 3.0g	♦ 0.2	

野菜のおかず

塩もみなど

新鮮な野菜の選び方①

きゅうり

水分がたっぷりでみずみずしいものが新鮮です。皮に張りと弾力があり、イボが痛いくらいにとがっていて、重くて太さが均一なものを選びましょう。軽くて皮に張りがないものは、避けましょう。

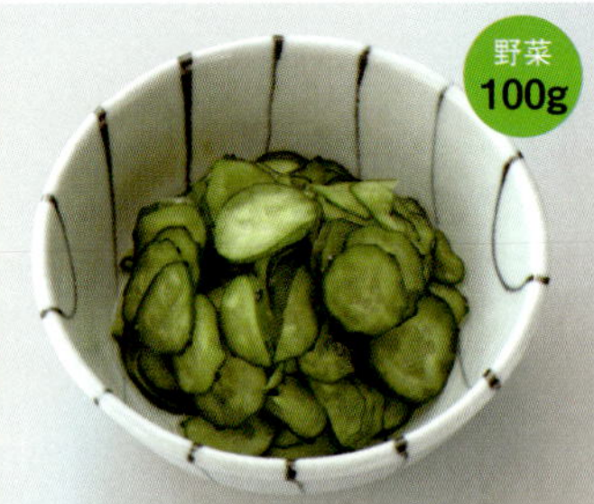

136 きゅうりの塩もみ 14 kcal

きゅうり 0.2 点（100g）分

たんぱく質 1.0g	カリウム 201mg	0.2点	
脂質 0.1g	コレステロール 0mg	♠	0
炭水化物 3.0g	食物繊維 1.1g	♥	0
食塩相当量 0.6g	添加糖分 0g	♣	0.2
		♦	0

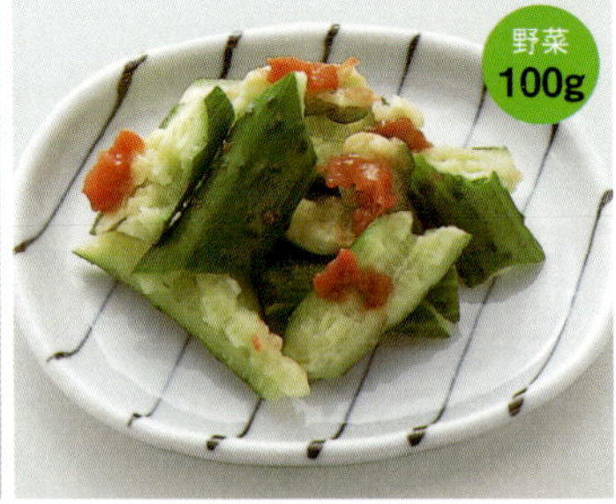

137 きゅうりの梅肉あえ 16 kcal

きゅうり 0.2 点（100g）分

たんぱく質 1.1g	カリウム 222mg	0.2点	
脂質 0.1g	コレステロール 0mg	♠	0
炭水化物 3.5g	食物繊維 1.2g	♥	0
食塩相当量 1.0g	添加糖分 0g	♣	0.2
		♦	+

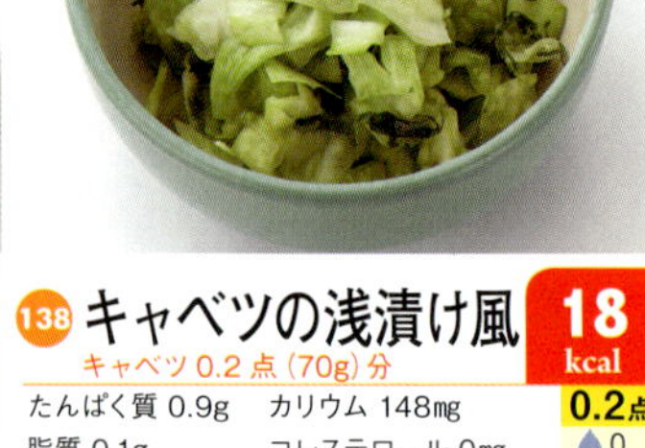

138 キャベツの浅漬け風 18 kcal

キャベツ 0.2 点（70g）分

たんぱく質 0.9g	カリウム 148mg	0.2点	
脂質 0.1g	コレステロール 0mg	♠	0
炭水化物 3.9g	食物繊維 1.3g	♥	0
食塩相当量 0.5g	添加糖分 0g	♣	0.2
		♦	+

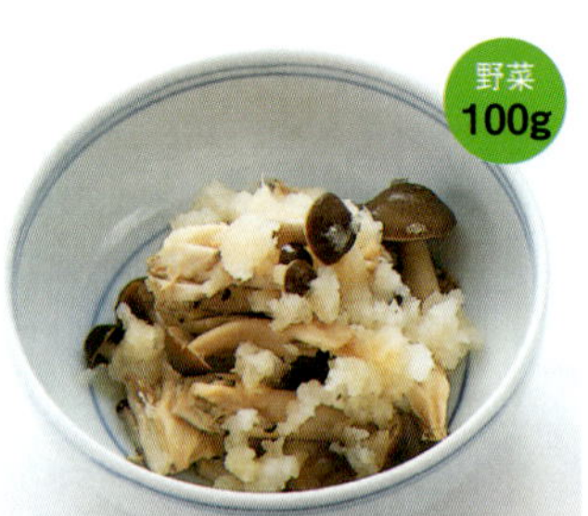
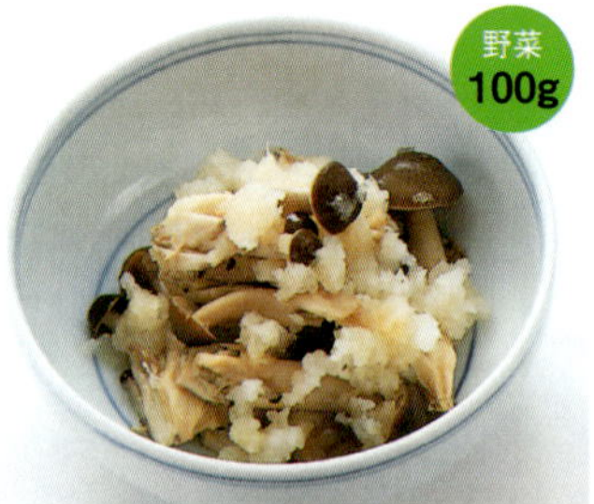

139 しめじのおろしあえ 19 kcal

しめじ 0.1 点（50g）分

たんぱく質 1.6g	カリウム 310mg	0.2点	
脂質 0.4g	コレステロール 0mg	♠	0
炭水化物 4.6g	食物繊維 2.5g	♥	0
食塩相当量 0.4g	添加糖分 0g	♣	0.2
		♦	+

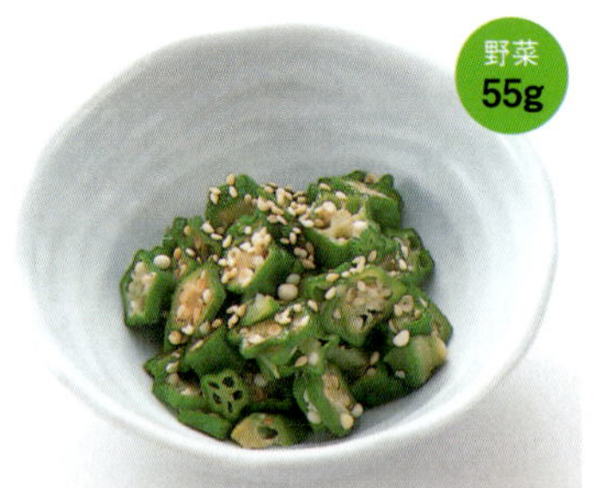

140 刻みオクラ 23 kcal

オクラ 0.2 点（55g）分

たんぱく質 1.5g	カリウム 157mg	0.3点	
脂質 0.5g	コレステロール 0mg	♠	0
炭水化物 4.1g	食物繊維 2.8g	♥	0
食塩相当量 0.4g	添加糖分 0g	♣	0.2
		♦	0.1

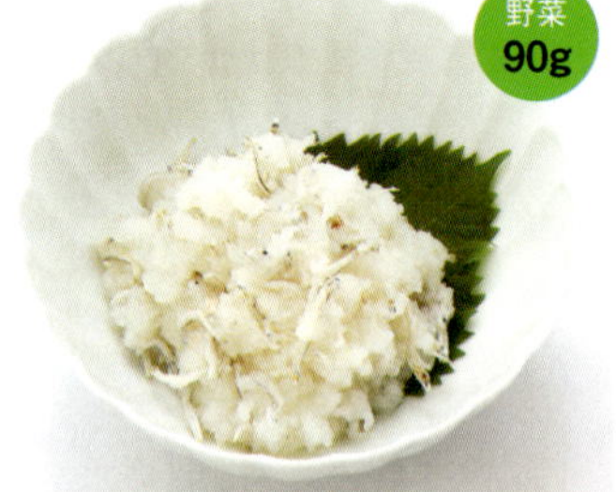

141 じゃこおろし 37 kcal

大根 0.2 点（90g）分

たんぱく質 4.4g	カリウム 261mg	0.5点	
脂質 0.4g	コレステロール 39mg	♠	0
炭水化物 3.8g	食物繊維 1.2g	♥	0.3
食塩相当量 0.7g	添加糖分 0g	♣	0.2
		♦	0

※かけじょうゆは 93㌻参照

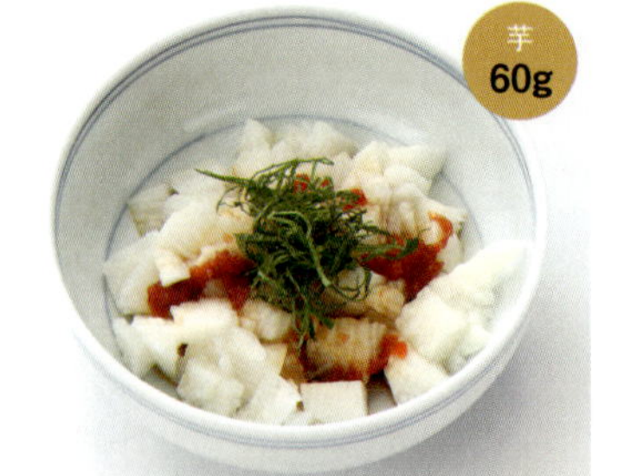

142 長芋のたたき 50 kcal

長芋 0.5 点（60g）分

たんぱく質 1.7g	カリウム 289mg	0.6点	
脂質 0.2g	コレステロール 0mg	♠	0
炭水化物 10.3g	食物繊維 0.8g	♥	0
食塩相当量 0.9g	添加糖分 1.0g	♣	0.5
		♦	0.1

野菜のおかず

あえ物

新鮮な野菜の選び方②

ほうれん草

緑色が濃くて、葉先がピンときれいに張っているもの、株の中心部に黄色く変色した葉がないものを選びましょう。根の切り口が大きくて赤みが強いものが良質。軸が太くて長いものは育ちすぎで味が落ちるため避けましょう。

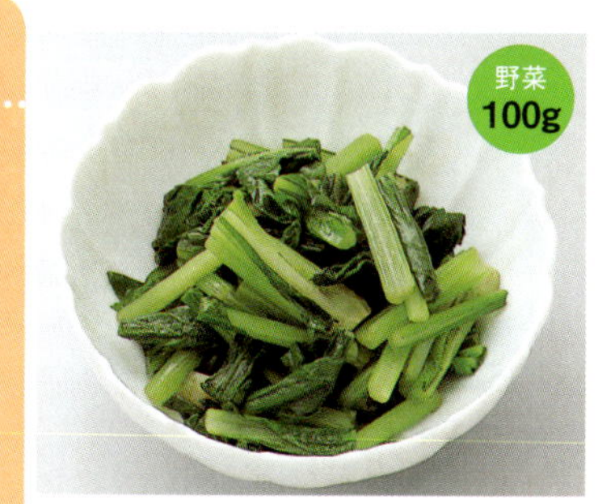

143 小松菜のからしあえ　25 kcal

小松菜 0.2 点（100g）分

たんぱく質 2.1g	カリウム 530mg	0.3点
脂質 0.5g	コレステロール 0mg	♠ 0　♥ 0
炭水化物 3.8g	食物繊維 1.9g	♣ 0.2
食塩相当量 1.1g	添加糖分 0g	♦ 0.1

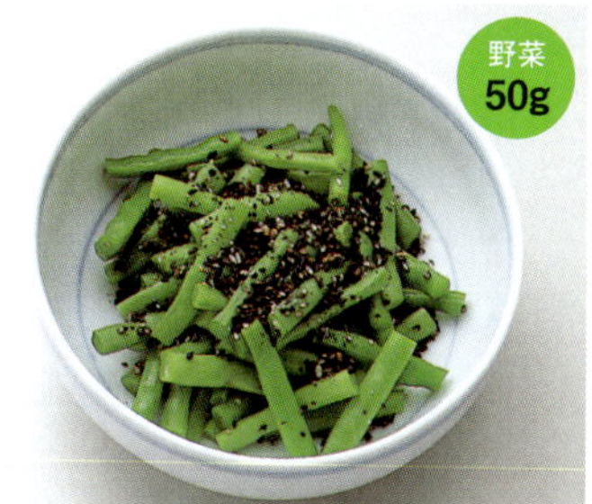

144 いんげんのごまあえ　38 kcal

さやいんげん 0.1 点（50g）分

たんぱく質 1.8g	カリウム 158mg	0.5点
脂質 1.7g	コレステロール 0mg	♠ 0　♥ 0
炭水化物 5.0g	食物繊維 1.6g	♣ 0.1
食塩相当量 0.6g	添加糖分 1.5g	♦ 0.3

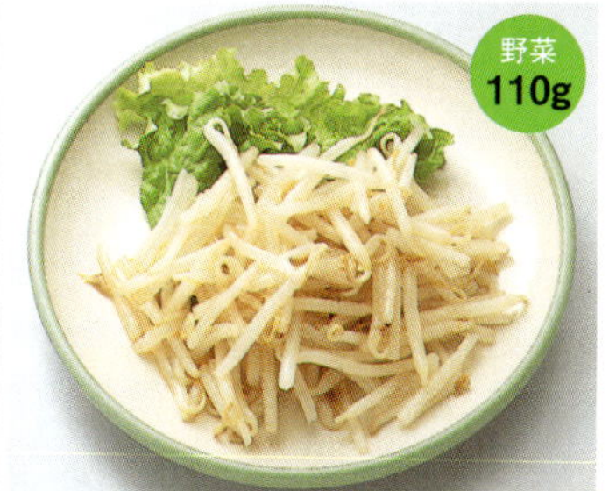

145 もやしのナムル　43 kcal

もやし 0.2 点（100g）分

たんぱく質 2.6g	カリウム 149mg	0.5点
脂質 2.0g	コレステロール 0mg	♠ 0　♥ 0
炭水化物 4.6g	食物繊維 1.7g	♣ 0.2
食塩相当量 0.6g	添加糖分 0.6g	♦ 0.3

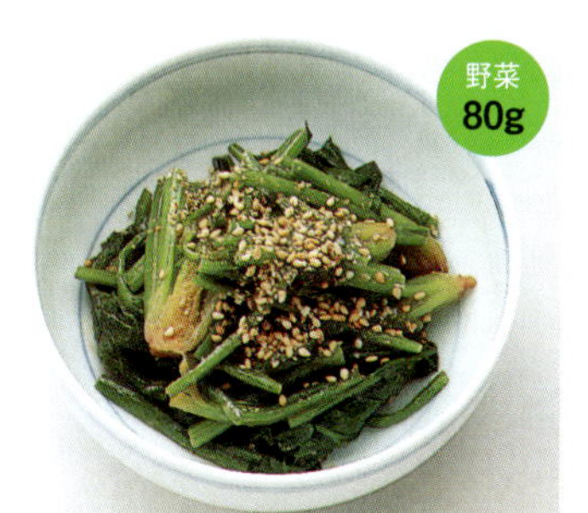

146 ほうれん草のごまあえ　44 kcal

ほうれん草 0.2 点（80g）分

たんぱく質 2.7g	カリウム 580mg	0.6点
脂質 1.9g	コレステロール 0mg	♠ 0　♥ 0
炭水化物 5.4g	食物繊維 2.6g	♣ 0.2
食塩相当量 0.6g	添加糖分 2.0g	♦ 0.4

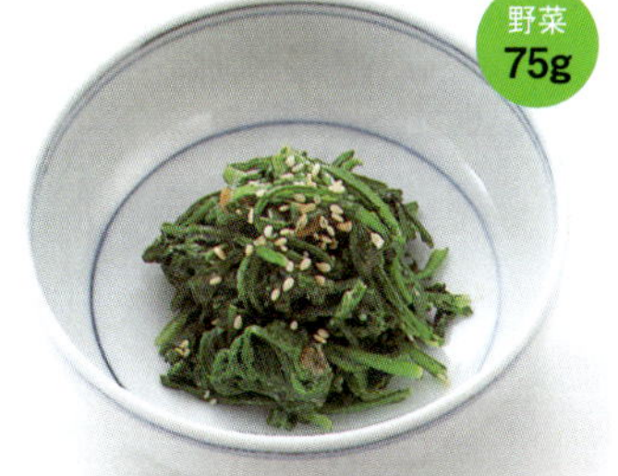

147 春菊のごまあえ　62 kcal

春菊 0.2 点（75g）分

たんぱく質 3.3g	カリウム 365mg	0.8点
脂質 3.9g	コレステロール 0mg	♠ 0　♥ 0
炭水化物 5.4g	食物繊維 3.1g	♣ 0.2
食塩相当量 0.7g	添加糖分 1.0g	♦ 0.6

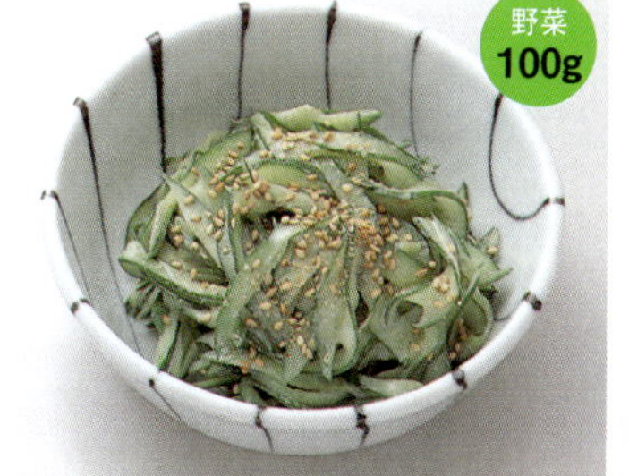

148 きゅうりのごま酢あえ　66 kcal

きゅうり 0.2 点（100g）分

たんぱく質 2.3g	カリウム 228mg	0.8点
脂質 3.7g	コレステロール 0mg	♠ 0　♥ 0
炭水化物 7.3g	食物繊維 1.9g	♣ 0.2
食塩相当量 0.6g	添加糖分 3.0g	♦ 0.7

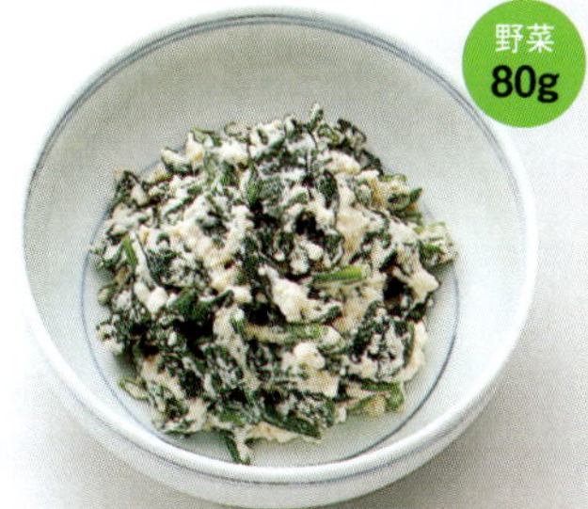

149 ほうれん草の白あえ　91 kcal

ほうれん草 0.2 点（80g）分

たんぱく質 6.2g	カリウム 649mg	1.1点
脂質 5.1g	コレステロール 0mg	♠ 0　♥ 0.5
炭水化物 6.3g	食物繊維 3.1g	♣ 0.2
食塩相当量 0.9g	添加糖分 2.0g	♦ 0.5

レシピは 166・167 ページ

野菜のおかず

酢の物

新鮮な野菜の選び方③

大根

一般に出まわる青首大根は、葉のつけ根側が緑色で、そのほかは真っ白、重量感があって葉が青々としているものを選びましょう。カットされた大根は切り口に透明感があるものが新鮮で、繊維が白くなってすが入っているものは避けましょう。

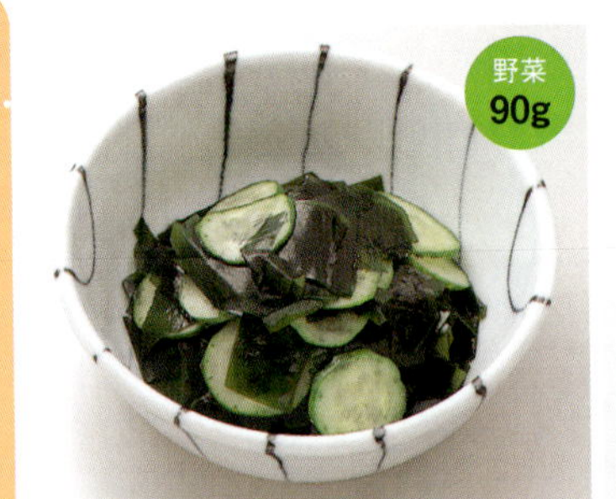

150 きゅうりとわかめの酢の物

きゅうり 0.1 点（50g）分

17 kcal　0.2点

たんぱく質 1.2g	カリウム 110mg	♠	0
脂質 0.2g	コレステロール 0mg	♥	0
炭水化物 3.9g	食物繊維 1.8g	♣	0.1
食塩相当量 0.9g	添加糖分 1.0g	♦	0.1

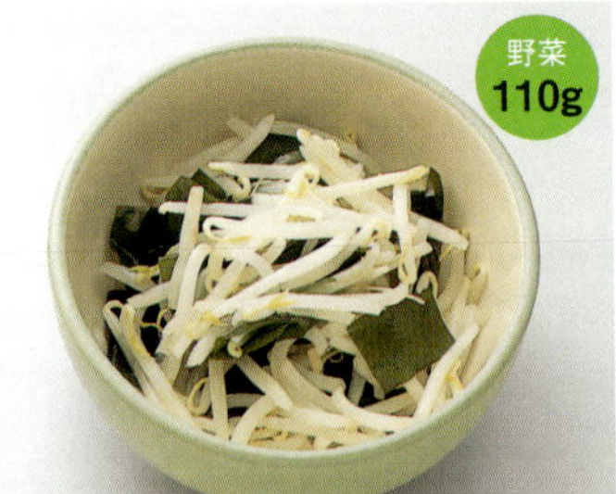

151 もやしとわかめの酢の物

もやし 0.2 点（100g）分

22 kcal　0.3点

たんぱく質 2.3g	カリウム 74mg	♠	0
脂質 0.1g	コレステロール 0mg	♥	0
炭水化物 4.3g	食物繊維 2.0g	♣	0.2
食塩相当量 0.7g	添加糖分 0.8g	♦	0.1

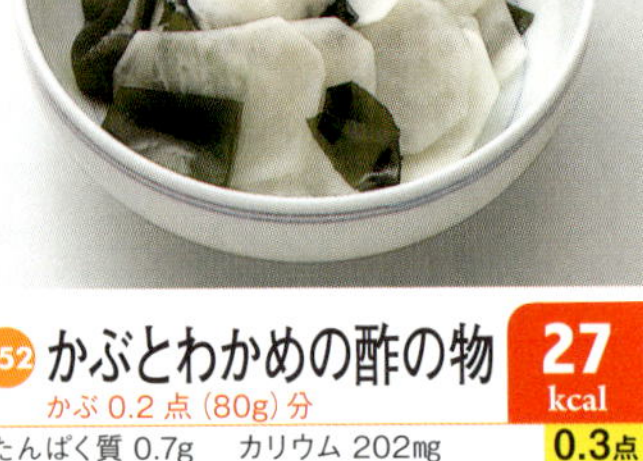

152 かぶとわかめの酢の物

かぶ 0.2 点（80g）分

27 kcal　0.3点

たんぱく質 0.7g	カリウム 202mg	♠	0
脂質 0.1g	コレステロール 0mg	♥	0
炭水化物 6.3g	食物繊維 1.4g	♣	0.2
食塩相当量 0.6g	添加糖分 2.0g	♦	0.1

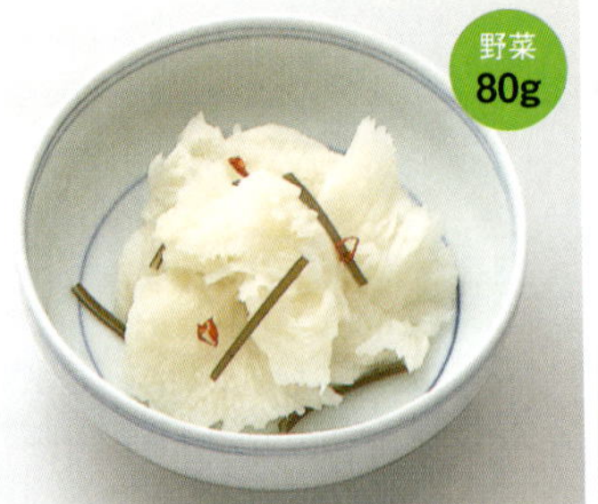

153 菊花かぶ

かぶ 0.2 点（80g）分

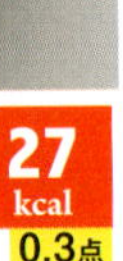

27 kcal　0.3点

たんぱく質 0.6g	カリウム 273mg	♠	0
脂質 0.1g	コレステロール 0mg	♥	0
炭水化物 6.3g	食物繊維 1.4g	♣	0.2
食塩相当量 0.7g	添加糖分 1.5g	♦	0.1

野菜 100g

154 紅白なます

大根 0.2 点（90g）分

34 kcal　0.4点

たんぱく質 0.5g	カリウム 236mg	♠	0
脂質 0.1g	コレステロール 0mg	♥	0
炭水化物 7.8g	食物繊維 1.4g	♣	0.2
食塩相当量 1.1g	添加糖分 3.0g	♦	0.2

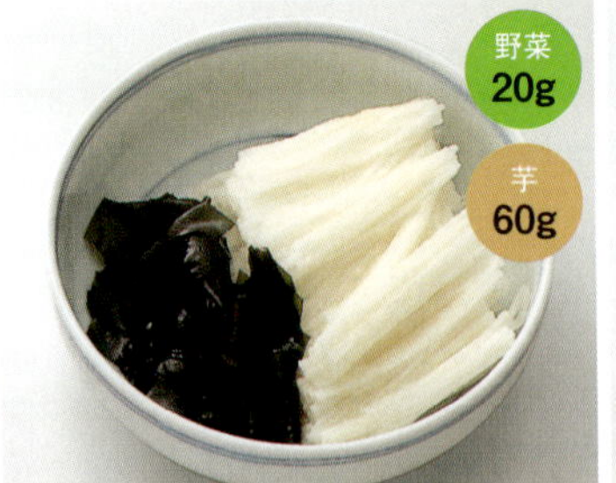

155 長芋とわかめの酢の物

長芋 0.5 点（60g）分

43 kcal　0.5点

たんぱく質 1.7g	カリウム 266mg	♠	0
脂質 0.3g	コレステロール 0mg	♥	0
炭水化物 9.2g	食物繊維 1.2g	♣	0.5
食塩相当量 0.7g	添加糖分 0g	♦	+

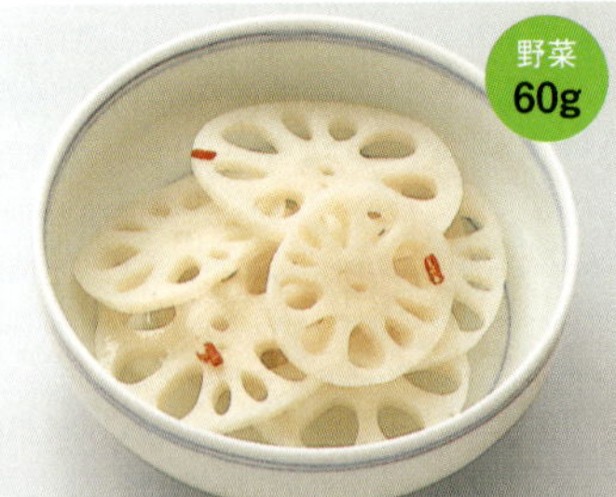

156 酢ばす

れんこん 0.5 点（60g）分

51 kcal　0.6点

たんぱく質 1.3g	カリウム 291mg	♠	0
脂質 0.1g	コレステロール 0mg	♥	0
炭水化物 11.4g	食物繊維 1.2g	♣	0.5
食塩相当量 0.6g	添加糖分 1.5g	♦	0.1

野菜のおかず

お浸し

1回分の重量とエネルギー量点数

- 青梗菜 1 株 90g＝0.1 点
- さやいんげん7本 50g＝0.1 点

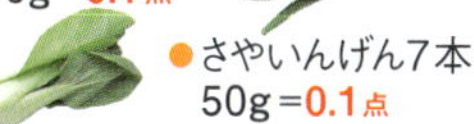

- オクラ 5 本 55g＝0.2 点

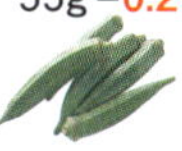

- ピーマン２個 70g＝0.2 点

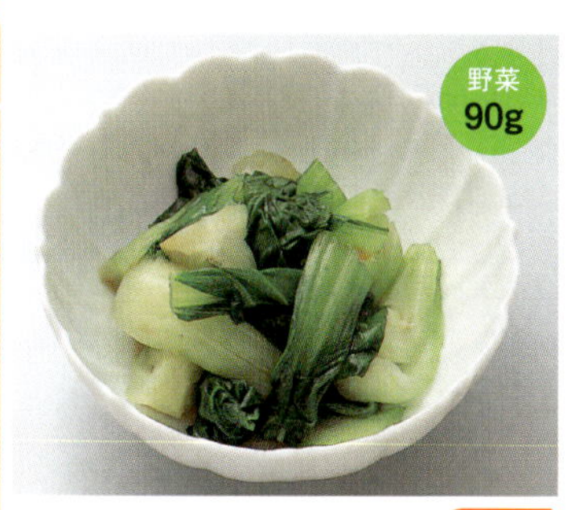

157 青梗菜のお浸し　11 kcal

青梗菜 0.1 点（90g）分

たんぱく質 0.9g	カリウム 253mg	0.1点
脂質 0.1g	コレステロール 0mg	♠ 0 ♥ 0
炭水化物 2.2g	食物繊維 1.1g	♣ 0.1
食塩相当量 0.7g	添加糖分 0g	♦ +

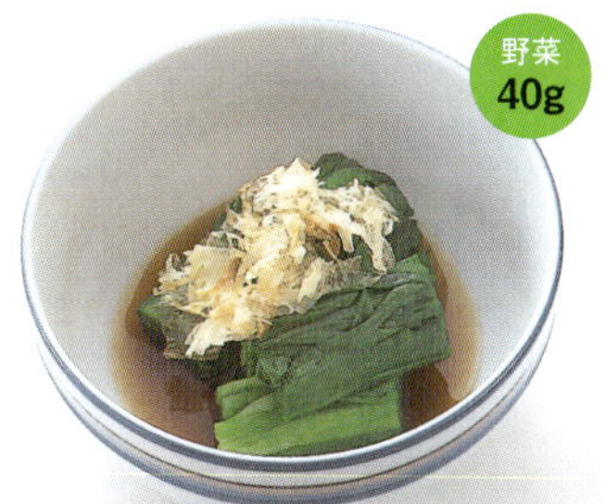

158 にらのお浸し　12 kcal

にら 0.1 点（40g）分

たんぱく質 1.3g	カリウム 224mg	0.2点
脂質 0.1g	コレステロール 1mg	♠ 0 ♥ +
炭水化物 1.9g	食物繊維 1.1g	♣ 0.1
食塩相当量 0.4g	添加糖分 0g	♦ +

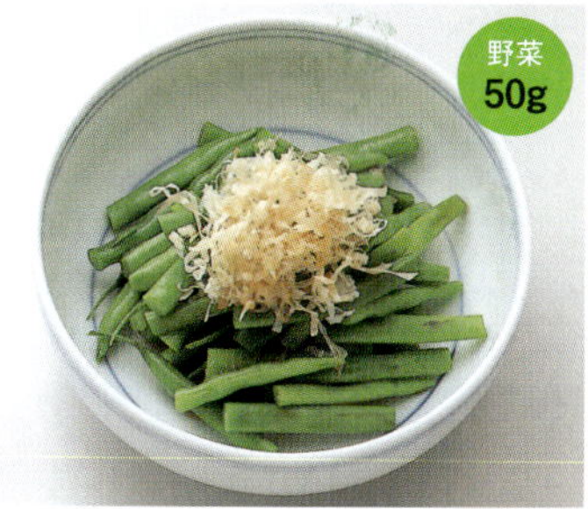

159 いんげんのお浸し　17 kcal

さやいんげん 0.1 点（50g）分

たんぱく質 1.9g	カリウム 155mg	0.2点
脂質 0.1g	コレステロール 2mg	♠ 0 ♥ +
炭水化物 2.9g	食物繊維 1.2g	♣ 0.1
食塩相当量 0.5g	添加糖分 0g	♦ +

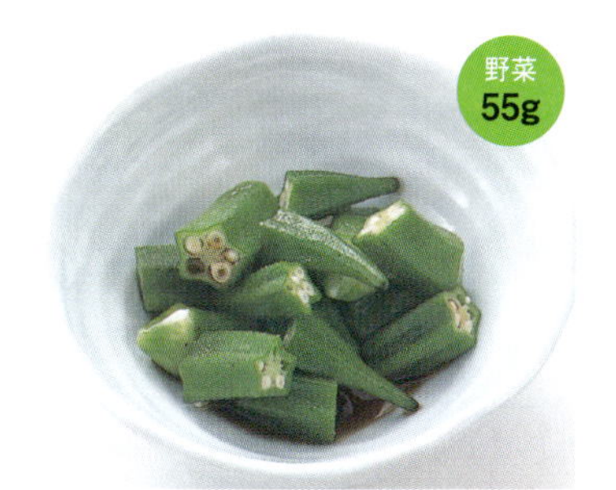

160 オクラのお浸し　19 kcal

オクラ 0.2 点（55g）分

たんぱく質 1.4g	カリウム 159mg	0.2点
脂質 0.1g	コレステロール 0mg	♠ 0 ♥ 0
炭水化物 4.0g	食物繊維 2.8g	♣ 0.2
食塩相当量 0.4g	添加糖分 0g	♦ +

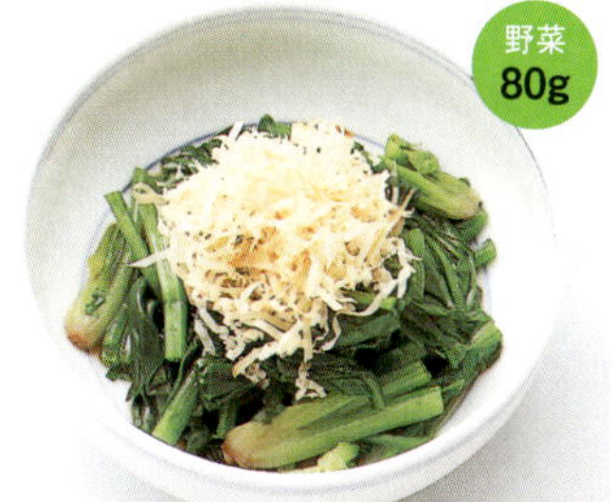

161 ほうれん草のお浸し　23 kcal

ほうれん草 0.2 点（80g）分

たんぱく質 2.8g	カリウム 580mg	0.3点
脂質 0.4g	コレステロール 2mg	♠ 0 ♥ 0.1
炭水化物 2.9g	食物繊維 2.2g	♣ 0.2
食塩相当量 0.6g	添加糖分 0g	♦ +

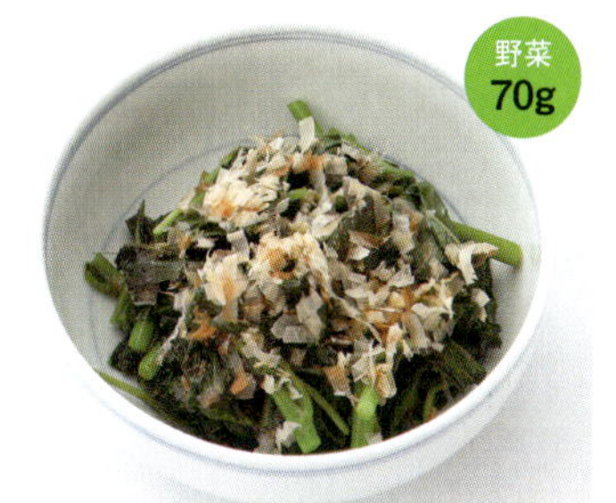

162 モロヘイヤのお浸し　33 kcal

モロヘイヤ 0.3 点（70g）分

たんぱく質 4.5g	カリウム 401mg	0.4点
脂質 0.4g	コレステロール 2mg	♠ 0 ♥ 0.1
炭水化物 4.8g	食物繊維 4.1g	♣ 0.3
食塩相当量 0.6g	添加糖分 0g	♦ +

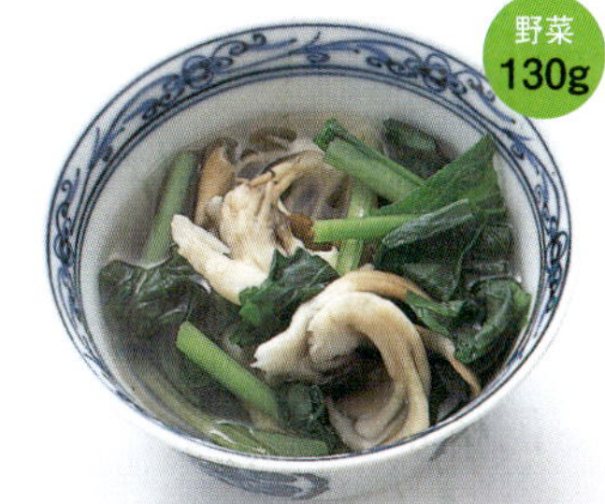

163 小松菜とまいたけの煮浸し　40 kcal

小松菜 0.1 点（80g）分

たんぱく質 3.0g	カリウム 578mg	0.5点
脂質 0.4g	コレステロール 0mg	♠ 0 ♥ 0
炭水化物 7.7g	食物繊維 3.3g	♣ 0.2
食塩相当量 1.2g	添加糖分 2.0g	♦ 0.3

レシピは 168・169 ページ

野菜のおかず

サラダ①

サラダにかけるドレッシングの栄養価（大さじ1あたり）

種類	重量	エネルギー	食塩相当量
フレンチドレッシング	15 g	61kcal	0.9 g
サウザンアイランドドレッシング	15 g	62kcal	0.4 g
ノンオイル和風ドレッシング	15 g	12kcal	0.5 g
マヨネーズ	12 g	80kcal	0.4 g

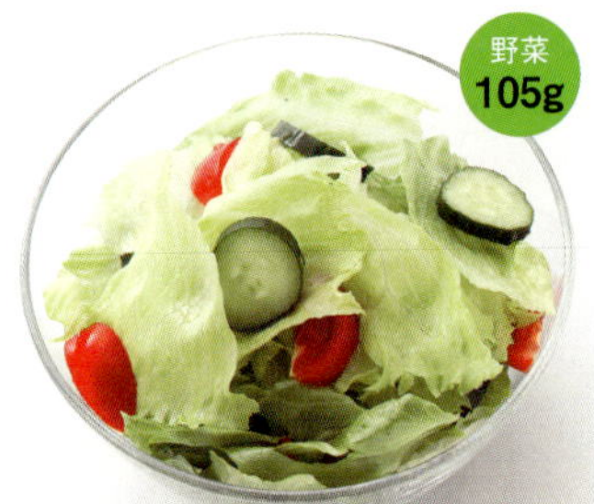
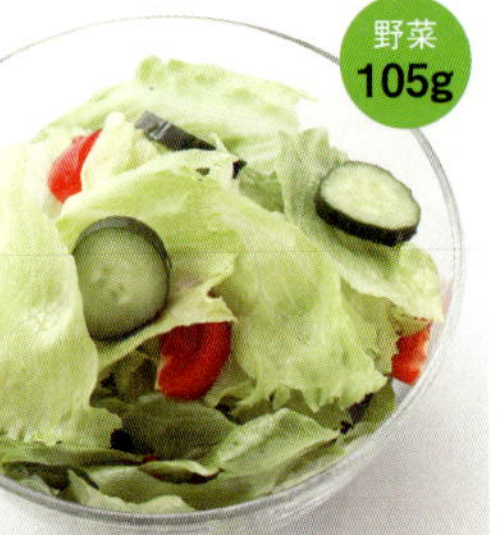

164 レタスサラダ　74 kcal

レタス 0.1 点（60g）分

たんぱく質 0.8g	カリウム 230mg	0.9 点
脂質 6.1g	コレステロール 0mg	♠0 ♥0
炭水化物 4.1g	食物繊維 1.2g	♣0.2
食塩相当量 0.5g	添加糖分 0g	♦0.7

※ドレッシング含む

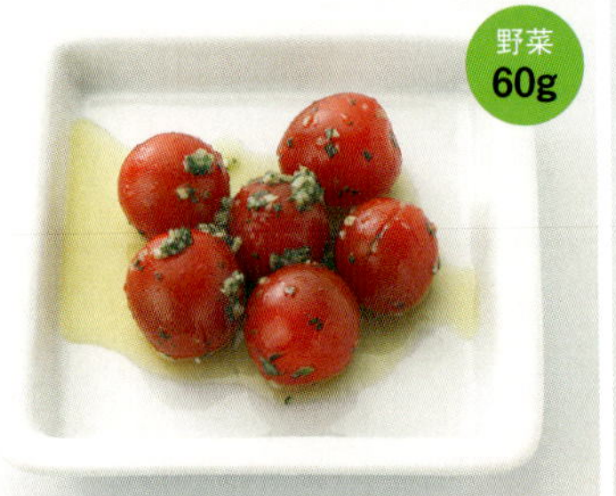

165 ミニトマトのバジルマリネ　76 kcal

ミニトマト 0.2 点（60g）分

たんぱく質 0.8g	カリウム 189mg	1.0 点
脂質 6.1g	コレステロール 0mg	♠0 ♥0
炭水化物 5.0g	食物繊維 1.0g	♣0.3
食塩相当量 0.4g	添加糖分 0g	♦0.7

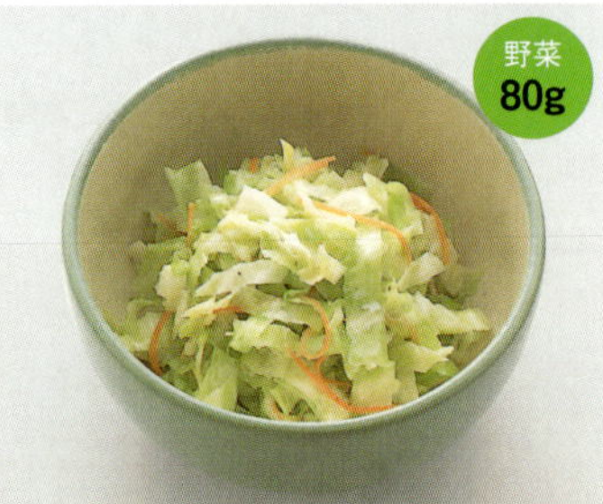

166 コールスローサラダ　77 kcal

キャベツ 0.2 点（70g）分

たんぱく質 1.0g	カリウム 169mg	1.0 点
脂質 6.2g	コレステロール 0mg	♠0 ♥0
炭水化物 4.7g	食物繊維 1.5g	♣0.3
食塩相当量 0.6g	添加糖分 0g	♦0.7

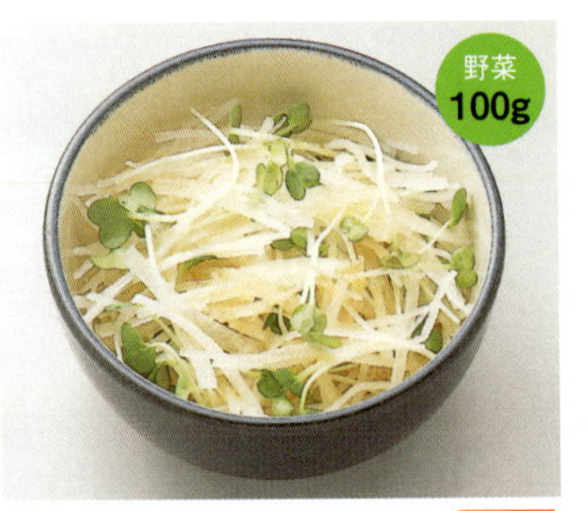

167 大根サラダ　77 kcal

大根 0.2 点（90g）分

たんぱく質 0.7g	カリウム 227mg	1.0 点
脂質 6.1g	コレステロール 0mg	♠0 ♥0
炭水化物 4.5g	食物繊維 1.4g	♣0.2
食塩相当量 0.7g	添加糖分 0g	♦0.8

※ドレッシング含む

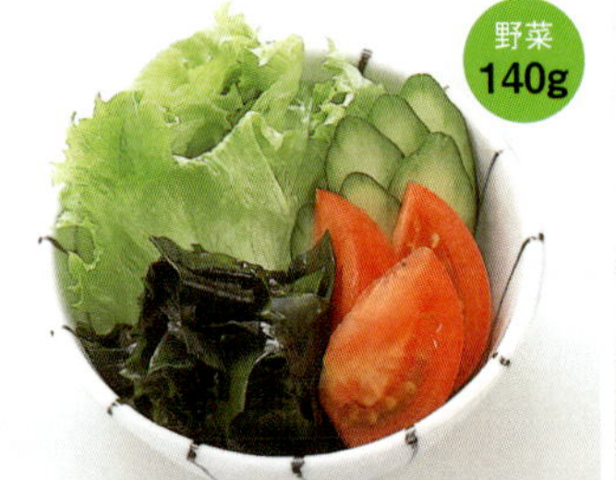

168 わかめサラダ　80 kcal

わかめ 0.1 点（40g）分

たんぱく質 1.7g	カリウム 223mg	1.0 点
脂質 6.3g	コレステロール 0mg	♠0 ♥0
炭水化物 5.6g	食物繊維 2.3g	♣0.3
食塩相当量 1.2g	添加糖分 0g	♦0.7

※ドレッシング含む

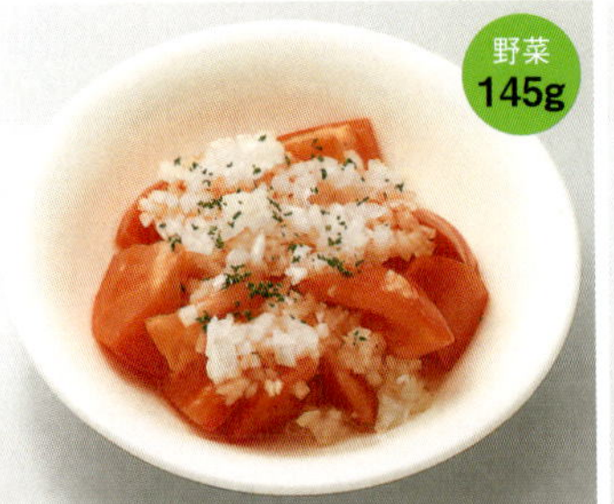

169 トマトのマリネ　91 kcal

トマト 0.3 点（125g）分

たんぱく質 1.1g	カリウム 301mg	1.1 点
脂質 6.2g	コレステロール 0mg	♠0 ♥0
炭水化物 8.0g	食物繊維 1.6g	♣0.4
食塩相当量 0.5g	添加糖分 0g	♦0.7

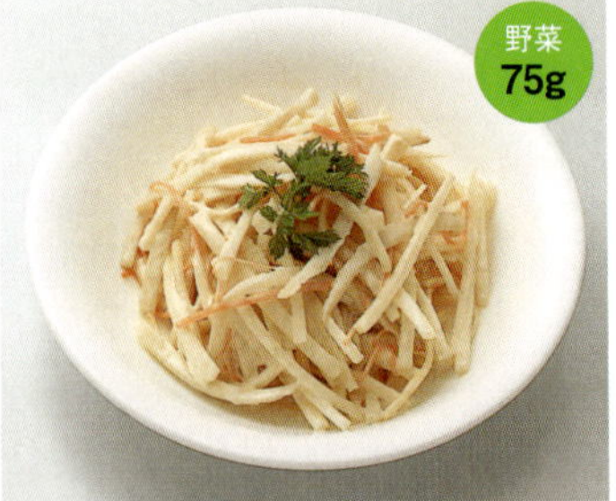

170 ごぼうサラダ　100 kcal

ごぼう 0.5 点（60g）分

たんぱく質 1.6g	カリウム 247mg	1.3 点
脂質 5.9g	コレステロール 12mg	♠0 ♥0
炭水化物 10.9g	食物繊維 3.8g	♣0.6
食塩相当量 0.5g	添加糖分 0g	♦0.7

野菜のおかず

サラダ②

1回分の重量とエネルギー量点数

- きゅうり 1 本 100g＝0.2 点
- レタス 2 枚 60g＝0.1 点
- キャベツ 1 枚 70g＝0.2 点
- トマト 1 個 125g＝0.3 点

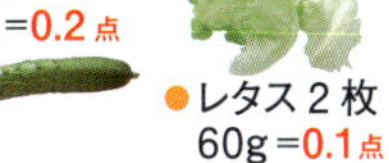

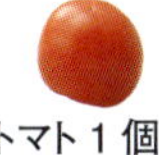

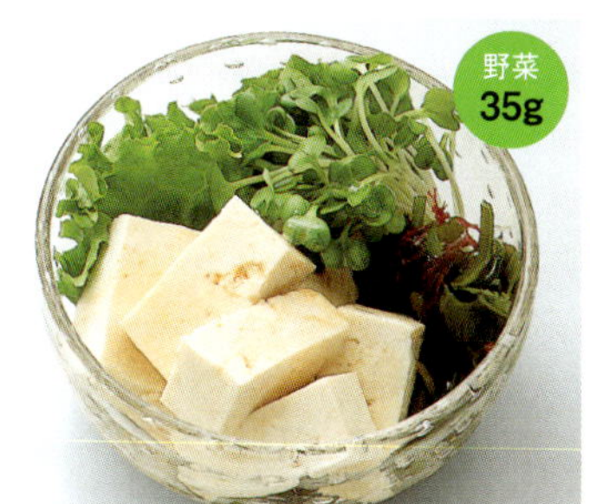

野菜 35g

171 豆腐サラダ　112 kcal

もめん豆腐 1.0 点（110g）分

たんぱく質 8.3g	カリウム 282mg	1.4 点
脂質 6.7g	コレステロール 0mg	♠ 0
炭水化物 4.5g	食物繊維 1.2g	♥ 1.0
食塩相当量 1.2g	添加糖分 0.8g	♣ 0.1
		♦ 0.3

※ドレッシング含む

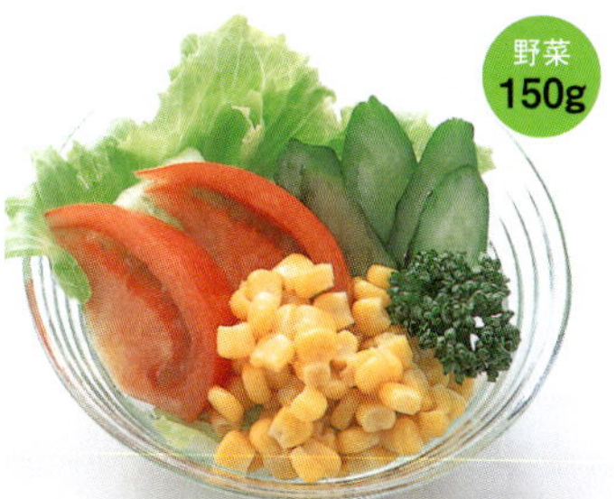

野菜 150g

172 コーンサラダ　115 kcal

とうもろこし（缶詰め）0.5 点（50g）分

たんぱく質 1.9g	カリウム 277mg	1.4 点
脂質 6.4g	コレステロール 0mg	♠ 0
炭水化物 13.0g	食物繊維 2.7g	♥ 0
食塩相当量 0.8g	添加糖分 0g	♣ 0.7
		♦ 0.7

※ドレッシング含む

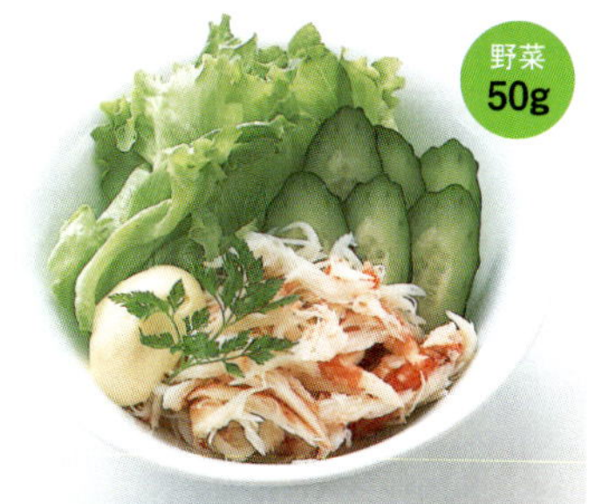

野菜 50g

173 カニ入りサラダ　118 kcal

レタス・きゅうり 0.1 点（各 25g）分

たんぱく質 7.5g	カリウム 216mg	1.5 点
脂質 9.0g	コレステロール 45mg	♠ 0
炭水化物 1.7g	食物繊維 0.6g	♥ 0.4
食塩相当量 0.6g	添加糖分 0g	♣ 0.1
		♦ 1.0

野菜 30g

174 水菜とじゃこのサラダ　124 kcal

水菜 0.1 点（30g）分

たんぱく質 4.9g	カリウム 205mg	1.5 点
脂質 10.4g	コレステロール 39mg	♠ 0
炭水化物 2.0g	食物繊維 0.9g	♥ 0.3
食塩相当量 1.4g	添加糖分 0g	♣ 0.1
		♦ 1.2

※ドレッシング含む

野菜 50g

175 チーズドレッシングのサラダ　125 kcal

レタスなど 0.1 点（計 50g）分

たんぱく質 5.6g	カリウム 128mg	1.6 点
脂質 9.8g	コレステロール 8mg	♠ 0.5
炭水化物 2.9g	食物繊維 0.7g	♥ 0
食塩相当量 0.9g	添加糖分 0g	♣ 0.1
		♦ 1.0

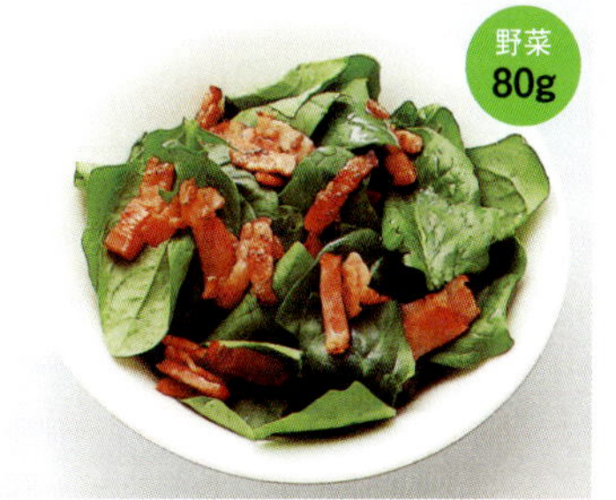

野菜 80g

176 ほうれん草とベーコンのサラダ　135 kcal

ほうれん草 0.2 点（80g）分

たんぱく質 4.4g	カリウム 596mg	1.7 点
脂質 12.1g	コレステロール 10mg	♠ 0
炭水化物 2.7g	食物繊維 2.2g	♥ 1.0
食塩相当量 0.6g	添加糖分 0g	♣ 0.2
		♦ 0.5

※ドレッシング含む

野菜 40g

177 チェダーチーズ入りサラダ　145 kcal

ベビーリーフ・トマト 0.1 点（各 20g）分

たんぱく質 5.4g	カリウム 156mg	1.8 点
脂質 12.5g	コレステロール 19mg	♠ 1.0
炭水化物 2.0g	食物繊維 0.7g	♥ 0
食塩相当量 0.7g	添加糖分 0g	♣ 0.1
		♦ 0.7

※ドレッシング含む

レシピは 170・171 ページ

野菜のおかず

サラダ③

新鮮な野菜の選び方④

レタス、サニーレタス

レタスは持つと軽く、全体に弾力のあるものを、サニーレタスは葉先が紫色を帯び、縮れがあって、張りとつやのあるものを選びましょう。どちらも切り口が真っ白でみずみずしいものが新鮮です。

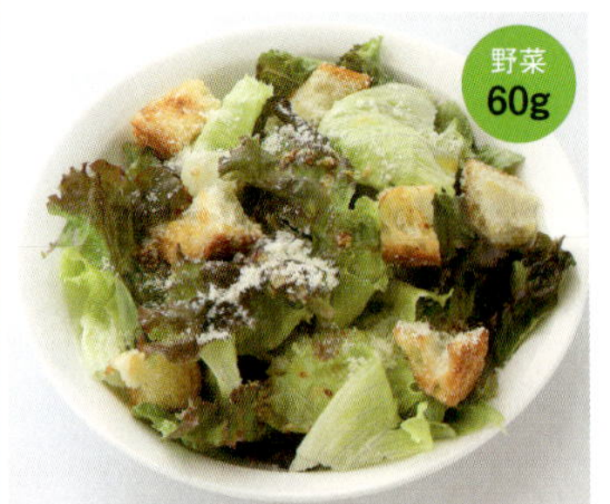

178 シーザーサラダ 145 kcal

レタス・サニーレタス 0.2 点 (60g) 分

		1.8 点
たんぱく質 5.8g	カリウム 226mg	♠0.5
脂質 9.4g	コレステロール 9mg	♥0
炭水化物 9.3g	食物繊維 1.3g	♣0.1
食塩相当量 1.0g	添加糖分 0g	♦1.1

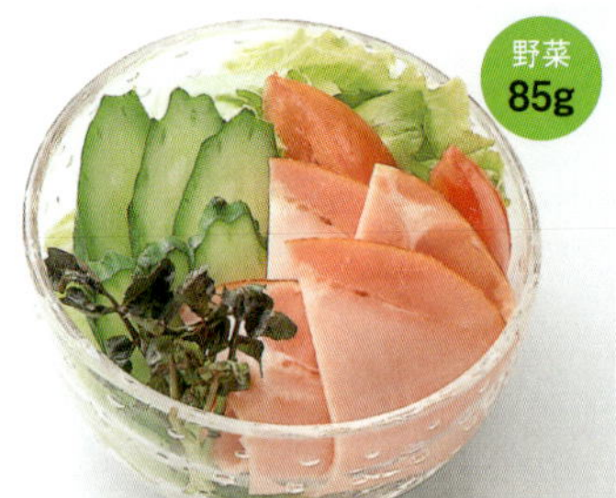

179 ハム入りサラダ 150 kcal

トマト 0.1 点 (40g) 分

		1.9 点
たんぱく質 7.4g	カリウム 295mg	♠0
脂質 11.7g	コレステロール 16mg	♥1.0
炭水化物 4.0g	食物繊維 1.0g	♣0.2
食塩相当量 1.5g	添加糖分 0g	♦0.7

※ドレッシング含む

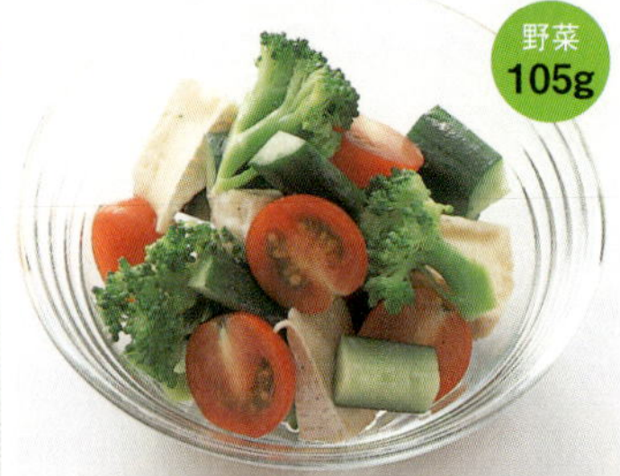

180 カマンベールチーズ入りサラダ 167 kcal

ブロッコリー 0.2 点 (50g) 分

		2.1 点
たんぱく質 7.7g	カリウム 351mg	♠1.0
脂質 12.7g	コレステロール 23mg	♥0
炭水化物 6.0g	食物繊維 2.9g	♣0.4
食塩相当量 1.4g	添加糖分 0g	♦0.7

※ドレッシング含む

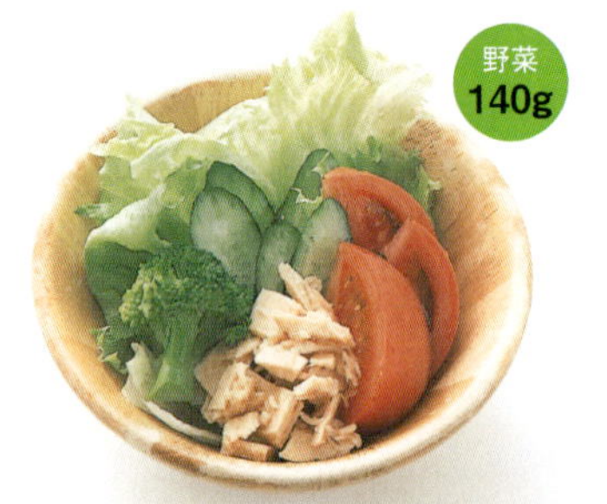

181 ツナ入りサラダ 167 kcal

トマト 0.1 点 (50g) 分

		2.1 点
たんぱく質 7.8g	カリウム 404mg	♠0
脂質 12.9g	コレステロール 11mg	♥1.0
炭水化物 6.2g	食物繊維 2.8g	♣0.4
食塩相当量 0.9g	添加糖分 0g	♦0.7

※ドレッシング含む

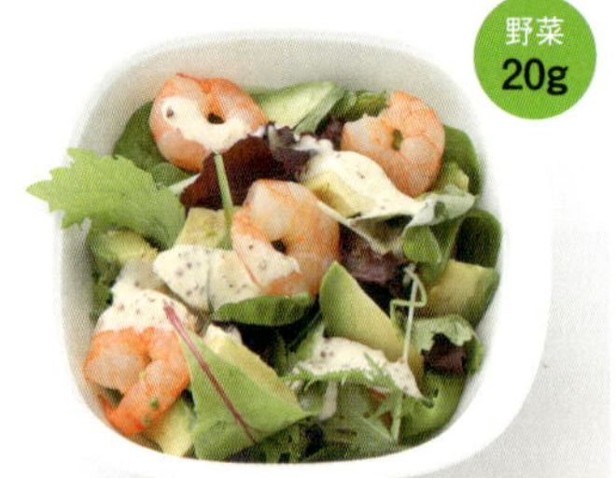

182 アボカドとエビのサラダ 174 kcal

アボカド 0.9 点 (40g) 分

		2.2 点
たんぱく質 7.4g	カリウム 502mg	♠0
脂質 14.3g	コレステロール 56mg	♥0.3
炭水化物 4.6g	食物繊維 2.9g	♣1.1
食塩相当量 0.8g	添加糖分 0g	♦0.8

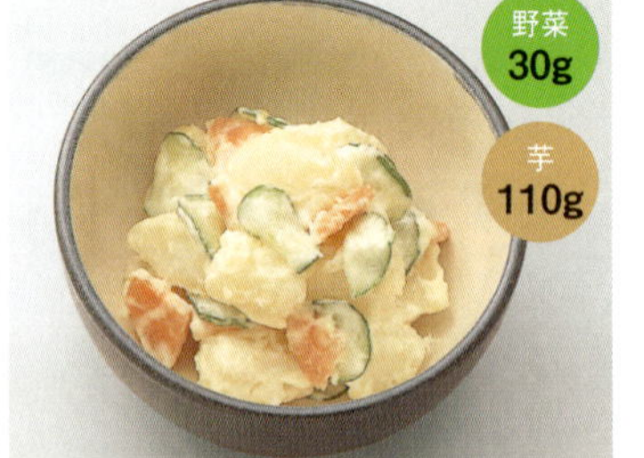

183 ポテトサラダ 195 kcal

じゃが芋 1.0 点 (110g) 分

		2.4 点
たんぱく質 2.3g	カリウム 521mg	♠0
脂質 11.4g	コレステロール 15mg	♥0
炭水化物 21.1g	食物繊維 1.9g	♣1.1
食塩相当量 0.6g	添加糖分 0g	♦1.3

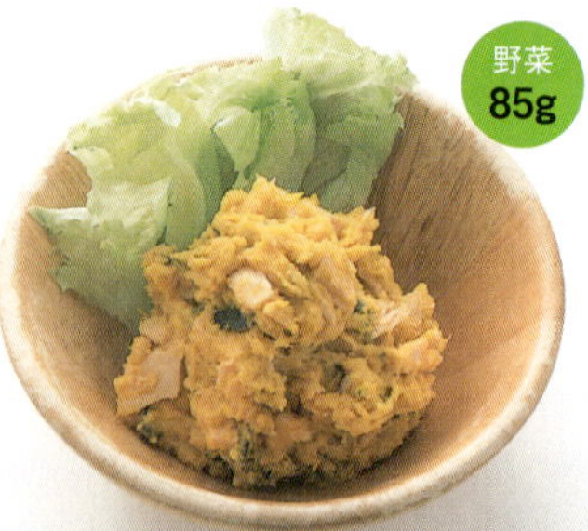

184 かぼちゃとツナのサラダ 200 kcal

かぼちゃ 0.8 点 (70g) 分

		2.5 点
たんぱく質 6.9g	カリウム 402mg	♠0
脂質 12.6g	コレステロール 23mg	♥1.0
炭水化物 15.1g	食物繊維 2.6g	♣0.8
食塩相当量 0.6g	添加糖分 0g	♦0.7

野菜のおかず

焼き物

野菜のじょうずな保存法①

きのこ類

冷蔵庫で保存するならポリ袋に入れて。ただし、いたみやすいのでできるだけ早く使い切りましょう。冷凍保存も可能です。ほぐしたり、食べやすい大きさに切ってから冷凍すると便利です。

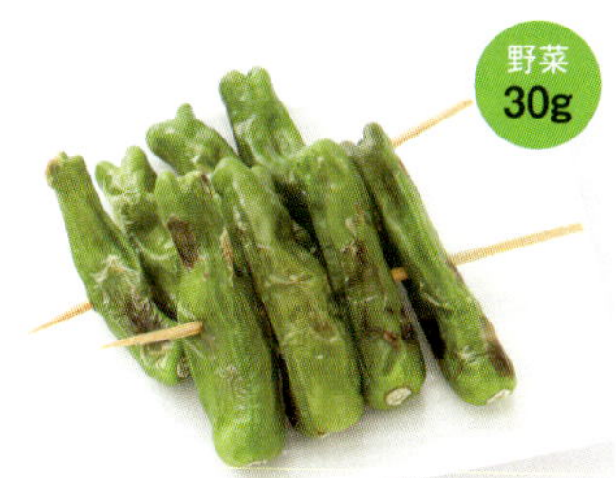

185 焼きししとうがらし　8 kcal

ししとうがらし 0.1 点（30g）分

		0.1点
たんぱく質 0.6g	カリウム 102mg	♠ 0
脂質 0.1g	コレステロール 0mg	♥ 0
炭水化物 1.7g	食物繊維 1.1g	♣ 0.1
食塩相当量 0.2g	添加糖分 0g	♦ 0

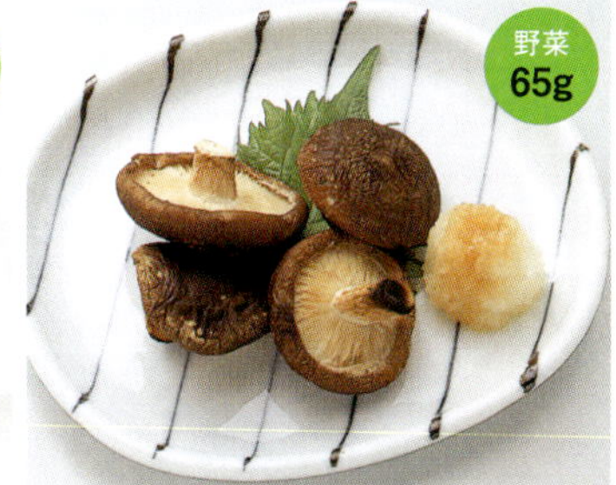

186 しいたけの網焼き　16 kcal

しいたけ 0.1 点（45g）分

		0.2点
たんぱく質 1.7g	カリウム 180mg	♠ 0
脂質 0.2g	コレステロール 0mg	♥ 0
炭水化物 4.5g	食物繊維 2.8g	♣ 0.2
食塩相当量 0.3g	添加糖分 0g	♦ 0

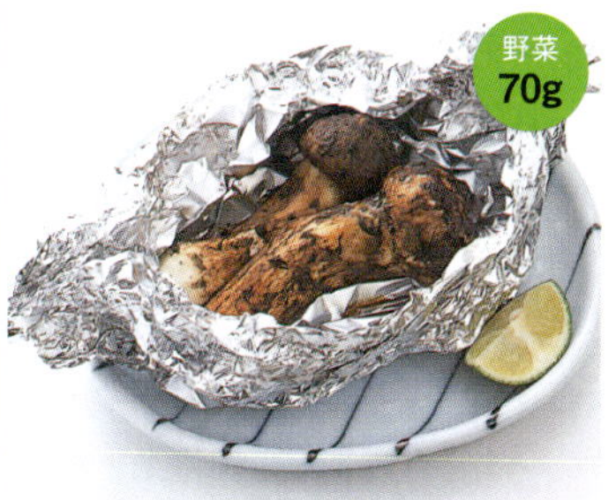

187 松たけのホイル焼き　19 kcal

松たけ 0.2 点（70g）分

		0.2点
たんぱく質 1.4g	カリウム 291mg	♠ 0
脂質 0.4g	コレステロール 0mg	♥ 0
炭水化物 6.0g	食物繊維 3.3g	♣ 0.2
食塩相当量 0g	添加糖分 0g	♦ 0

※かけじょうゆは 93 ㌻参照

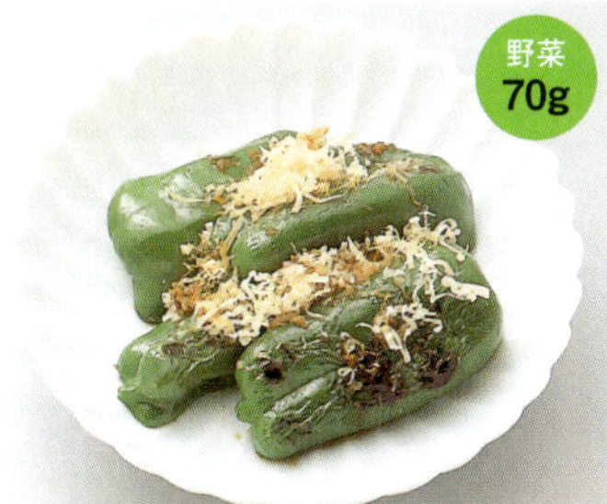

188 ピーマンの網焼き　21 kcal

ピーマン 0.2 点（70g）分

		0.3点
たんぱく質 1.6g	カリウム 153mg	♠ 0
脂質 0.2g	コレステロール 2mg	♥ 0.1
炭水化物 3.9g	食物繊維 1.6g	♣ 0.2
食塩相当量 0.4g	添加糖分 0g	♦ 0

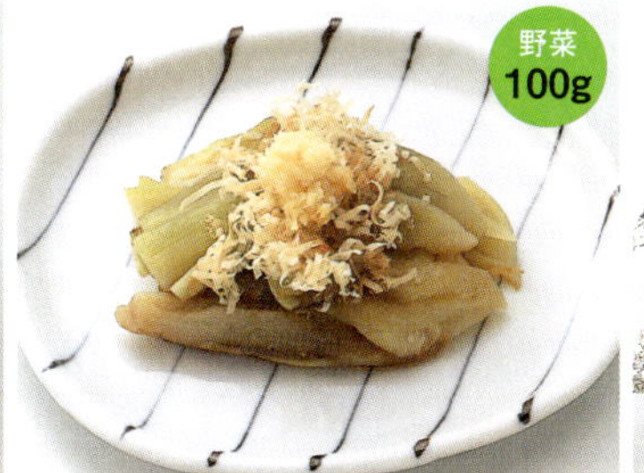
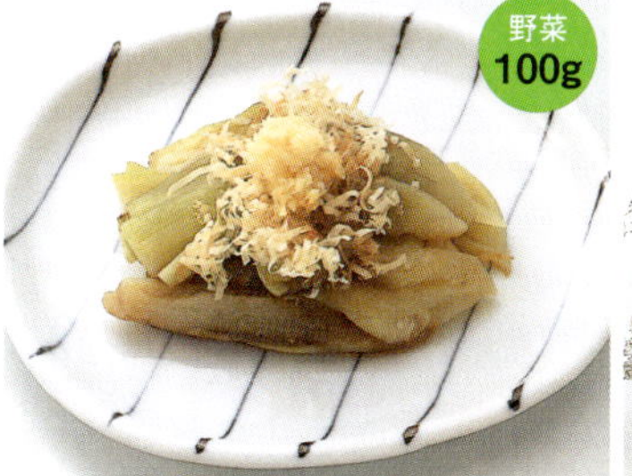

189 焼きなす　25 kcal

なす 0.3 点（100g）分

		0.3点
たんぱく質 1.5g	カリウム 231mg	♠ 0
脂質 0.1g	コレステロール 2mg	♥ +
炭水化物 5.3g	食物繊維 2.3g	♣ 0.3
食塩相当量 0g	添加糖分 0g	♦ 0

※かけじょうゆは 93 ㌻参照

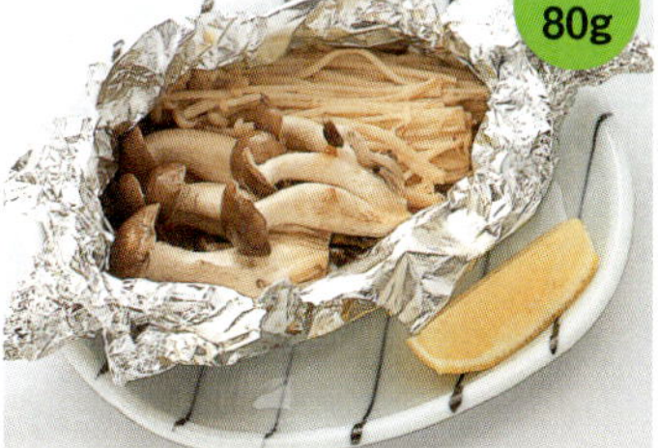

190 えのきたけとしめじのホイル焼き　62 kcal

えのき 0.2 点（35g）分、しめじ 0.1 点（45g）分

		0.8点
たんぱく質 2.2g	カリウム 297mg	♠ 0
脂質 5.2g	コレステロール 13mg	♥ 0
炭水化物 5.4g	食物繊維 3.0g	♣ 0.2
食塩相当量 0.5g	添加糖分 0g	♦ 0.6

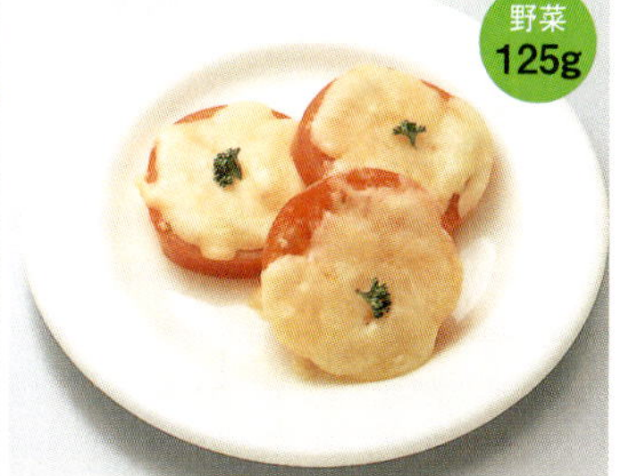

191 トマトのチーズ焼き　79 kcal

トマト 0.3 点（125g）分

		1.0点
たんぱく質 4.3g	カリウム 277mg	♠ 0.6
脂質 4.5g	コレステロール 12mg	♥ 0
炭水化物 6.1g	食物繊維 1.3g	♣ 0.3
食塩相当量 0.4g	添加糖分 0g	♦ 0.1

野菜のおかず

和風の煮物

1回分の重量とエネルギー量点数

- じゃが芋 1 個 110g＝1.0 点

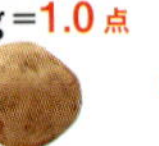

- さつま芋 90g＝1.5 点

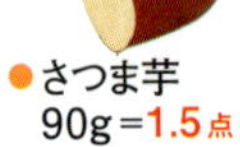

- 里芋小 4 個 140g＝1.0 点

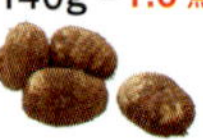

- 長芋 60g＝0.5 点

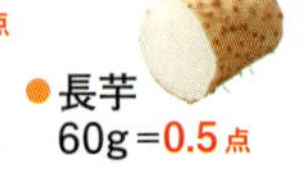

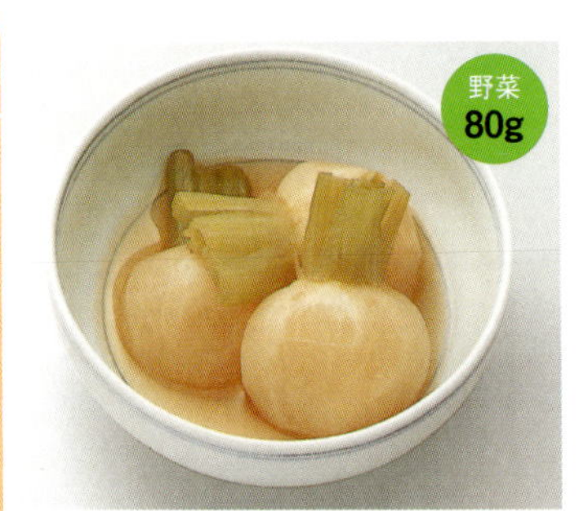

野菜 80g

192 かぶの煮物 39 kcal

かぶ 0.2 点（80g）分

たんぱく質 1.2g	カリウム 266mg	0.5 点	♠0
脂質 0.1g	コレステロール 0mg		♥0
炭水化物 7.7g	食物繊維 1.1g		♣0.2
食塩相当量 0.9g	添加糖分 2.3g		♦0.3

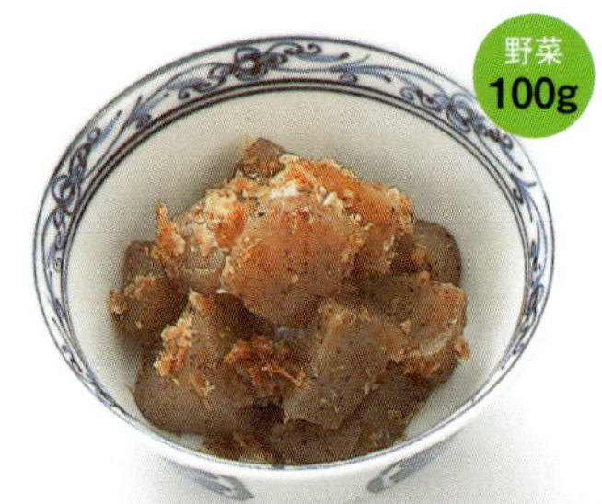

野菜 100g

193 こんにゃくの土佐煮 39 kcal

板こんにゃく 0.1 点（100g）分

たんぱく質 2.6g	カリウム 144mg	0.5 点	♠0
脂質 0.1g	コレステロール 4mg		♥0.1
炭水化物 6.9g	食物繊維 2.2g		♣0.1
食塩相当量 1.3g	添加糖分 2.7g		♦0.3

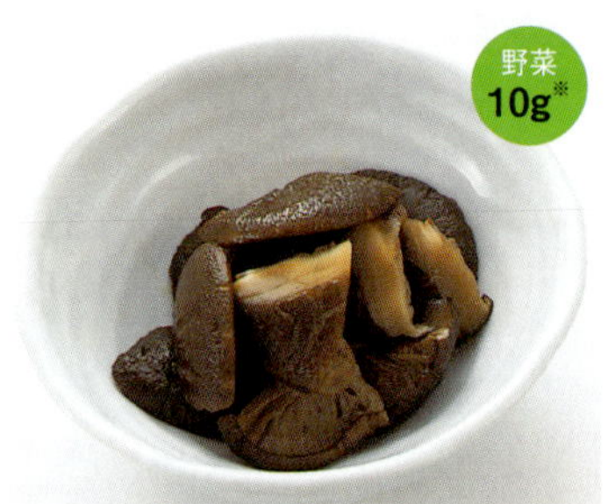

野菜 10g※

194 干ししいたけの含め煮 39 kcal

干ししいたけ 0.2 点（10g）分

たんぱく質 2.4g	カリウム 234mg	0.5 点	♠0
脂質 0.4g	コレステロール 0mg		♥0
炭水化物 10.1g	食物繊維 4.1g		♣0.2
食塩相当量 0.9g	添加糖分 3.0g		♦0.3

※もどして約 45g

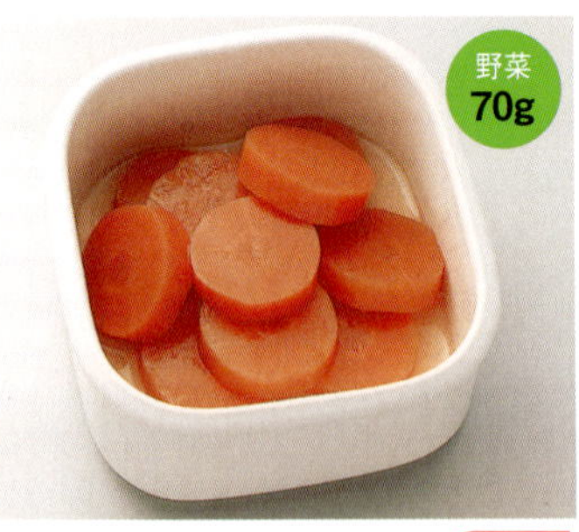

野菜 70g

195 にんじんの甘煮 39 kcal

にんじん 0.3 点（70g）分

たんぱく質 0.9g	カリウム 239mg	0.5 点	♠0
脂質 0.1g	コレステロール 0mg		♥0
炭水化物 9.5g	食物繊維 1.7g		♣0.3
食塩相当量 0.6g	添加糖分 3.0g		♦0.2

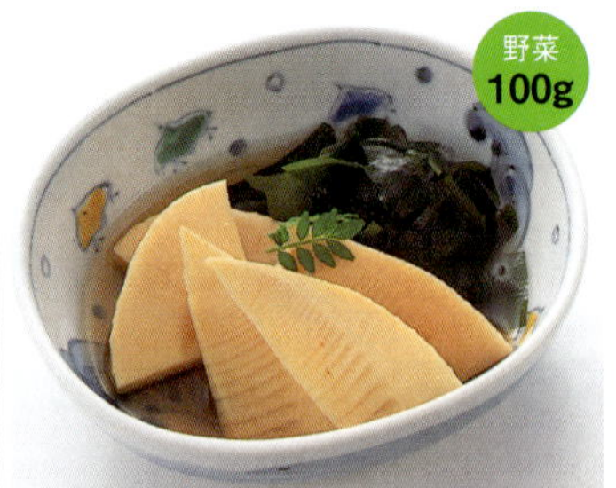

野菜 100g

196 若竹煮 49 kcal

竹の子 0.3 点（80g）分

たんぱく質 3.3g	カリウム 390mg	0.6 点	♠0
脂質 0.2g	コレステロール 0mg		♥0
炭水化物 9.1g	食物繊維 3.3g		♣0.3
食塩相当量 1.1g	添加糖分 3.0g		♦0.3

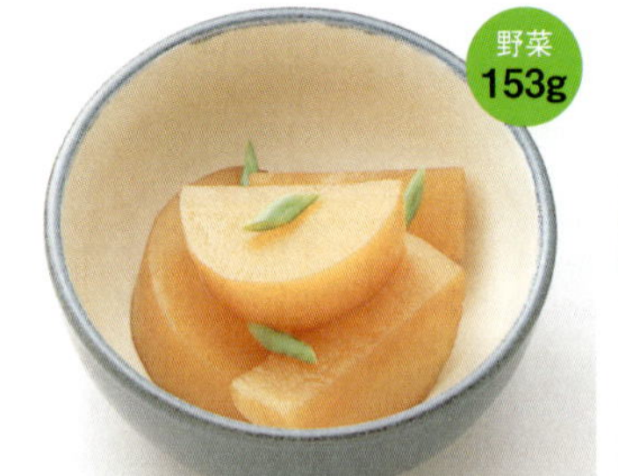

野菜 153g

197 大根の煮物 53 kcal

大根 0.3 点（150g）分

たんぱく質 1.6g	カリウム 451mg	0.7点	♠0
脂質 0.2g	コレステロール 0mg		♥0
炭水化物 12.0g	食物繊維 2.0g		♣0.4
食塩相当量 1.5g	添加糖分 4.5g		♦0.3

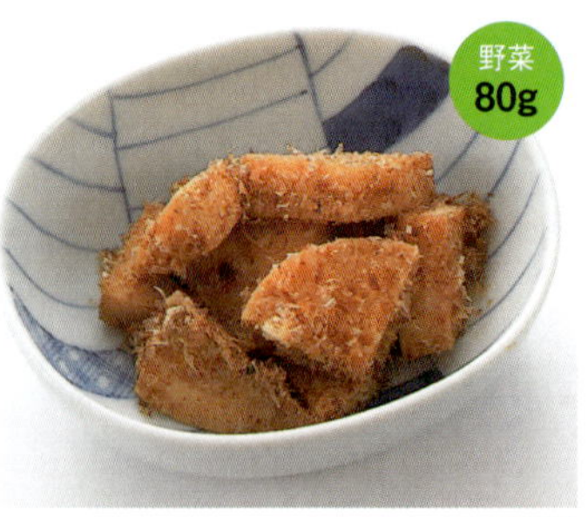

野菜 80g

198 竹の子のじか煮 64 kcal

竹の子 0.3 点（80g）分

たんぱく質 5.3g	カリウム 452mg	0.8 点	♠0
脂質 0.2g	コレステロール 5mg		♥0.1
炭水化物 10.7g	食物繊維 2.6g		♣0.3
食塩相当量 0.9g	添加糖分 3.0g		♦0.4

野菜 150g

199 ふろふき大根　65 kcal

大根 0.3 点（150g）分

たんぱく質 1.9g	カリウム 388mg	0.8点
脂質 0.9g	コレステロール 0mg	♠0 ♥0
炭水化物 12.4g	食物繊維 2.4g	♣0.3
食塩相当量 1.2g	添加糖分 4.0g	♦0.5

野菜 75g

200 刻みこんぶの煮物　74 kcal

刻みこんぶ 0.04 点（45g）分

たんぱく質 3.7g	カリウム 1167mg	0.9点
脂質 1.9g	コレステロール 0mg	♠0 ♥0.3
炭水化物 15.8g	食物繊維 4.9g	♣0.4
食塩相当量 2.6g	添加糖分 3.0g	♦0.3

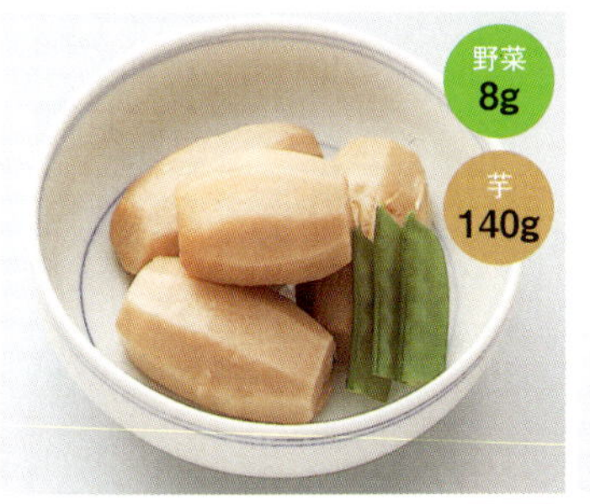

201 里芋の含め煮　110 kcal

里芋 1.0 点（140g）分

たんぱく質 2.8g	カリウム 983mg	1.4点
脂質 0.2g	コレステロール 0mg	♠0 ♥0
炭水化物 24.1g	食物繊維 3.4g	♣1.0
食塩相当量 1.0g	添加糖分 4.5g	♦0.3

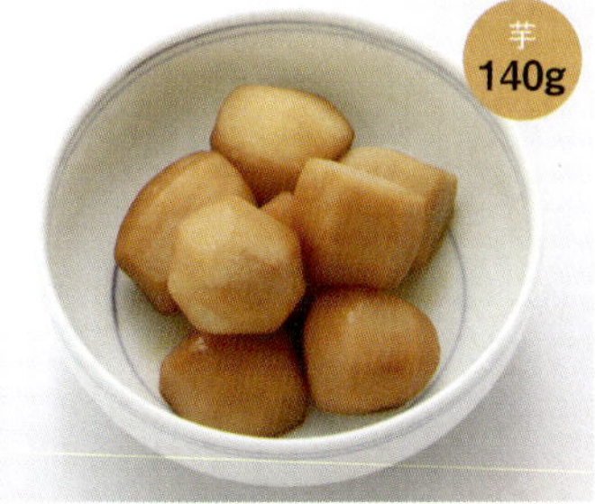

202 里芋の煮ころがし　111 kcal

里芋 1.0 点（140g）分

たんぱく質 3.0g	カリウム 987mg	1.4点
脂質 0.1g	コレステロール 0mg	♠0 ♥0
炭水化物 24.0g	食物繊維 3.2g	♣1.0
食塩相当量 1.1g	添加糖分 4.5g	♦0.4

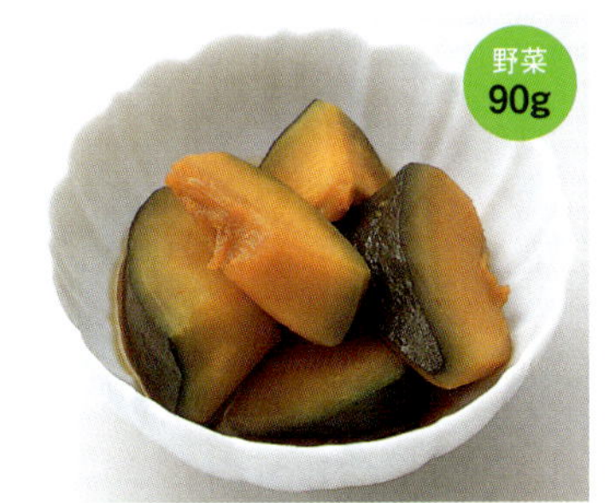

203 かぼちゃの煮物　113 kcal

かぼちゃ 1.0 点（90g）分

たんぱく質 2.4g	カリウム 471mg	1.4点
脂質 0.3g	コレステロール 0mg	♠0 ♥0
炭水化物 24.1g	食物繊維 3.2g	♣1.0
食塩相当量 0.9g	添加糖分 4.5g	♦0.4

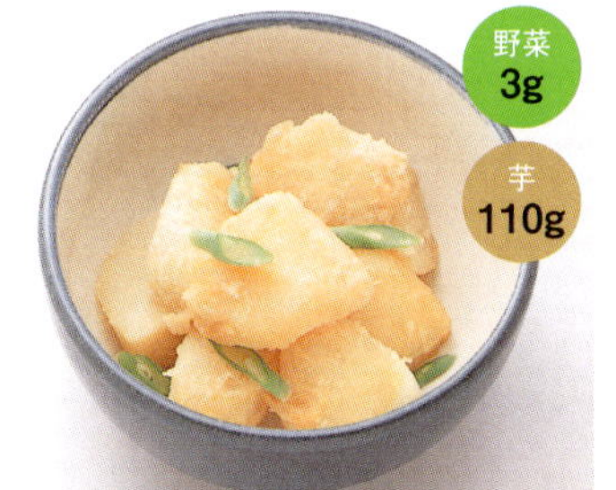

204 じゃが芋の甘辛煮　113 kcal

じゃが芋 1.0 点（110g）分

たんぱく質 2.7g	カリウム 535mg	1.4点
脂質 0.1g	コレステロール 0mg	♠0 ♥0
炭水化物 24.4g	食物繊維 1.5g	♣1.0
食塩相当量 1.2g	添加糖分 3.0g	♦0.4

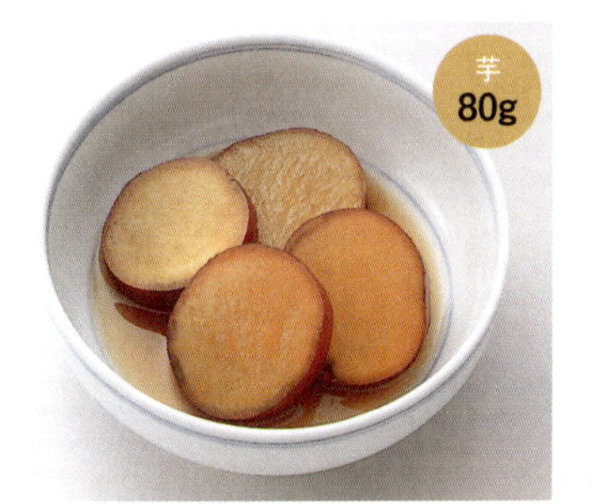

205 さつま芋の甘煮　133 kcal

さつま芋 1.5 点（80g）分

たんぱく質 1.4g	カリウム 438mg	1.7点
脂質 0.2g	コレステロール 0mg	♠0 ♥0
炭水化物 30.7g	食物繊維 1.8g	♣1.3
食塩相当量 0.5g	添加糖分 4.5g	♦0.3

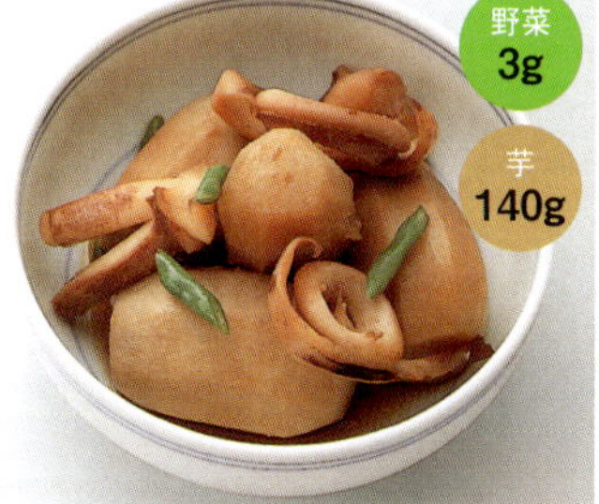

206 里芋とイカの煮物　165 kcal

里芋 1.0 点（140g）分

たんぱく質 12.4g	カリウム 1164mg	2.1点
脂質 0.5g	コレステロール 125mg	♠0 ♥0.5
炭水化物 26.3g	食物繊維 3.3g	♣1.0
食塩相当量 2.1g	添加糖分 6.0g	♦0.5

野菜のおかず

洋風・中国風の煮物

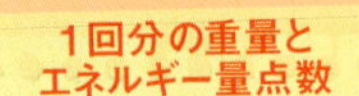

1回分の重量とエネルギー量点数

- 白菜１枚 100g＝0.2 点

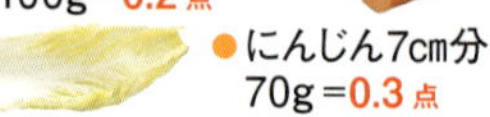

- にんじん7cm分 70g＝0.3 点
- カリフラワー小房4個 60g＝0.2 点

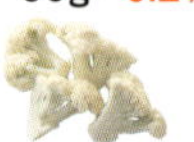

- ズッキーニ ⅓ 本 70g＝0.1 点

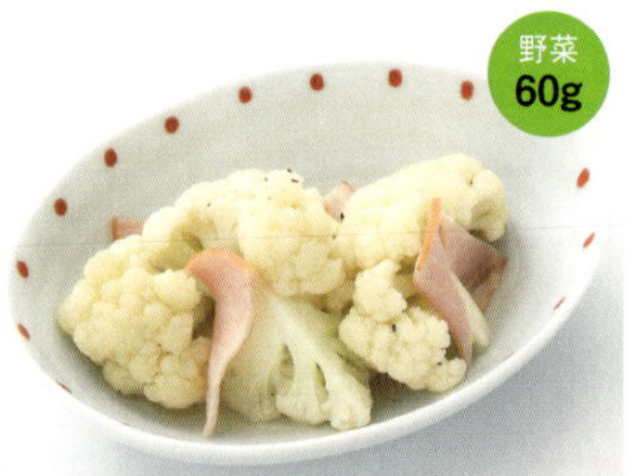

207 カリフラワーのスープ煮 37 kcal

カリフラワー 0.2 点（60g）分

たんぱく質 3.5g	カリウム 274mg	0.5 点	
脂質 1.5g	コレステロール 4mg	♠	0
炭水化物 3.5g	食物繊維 1.7g	♥	0.3
食塩相当量 0.9g	添加糖分 0g	♣	0.2
		♦	+

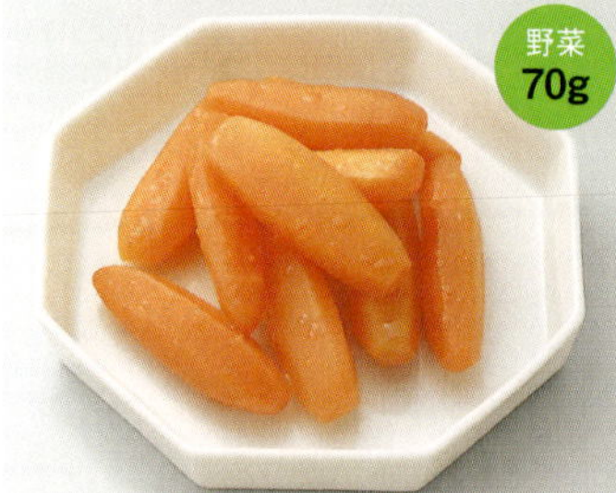

208 にんじんのグラッセ 52 kcal

にんじん 0.3 点（70g）分

たんぱく質 0.6g	カリウム 190mg	0.6 点	
脂質 1.7g	コレステロール 4mg	♠	0
炭水化物 9.1g	食物繊維 1.7g	♥	0
食塩相当量 0.3g	添加糖分 3.0g	♣	0.3
		♦	0.3

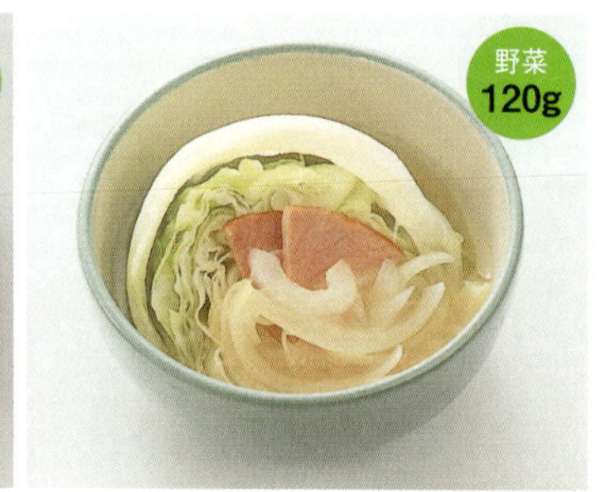

209 キャベツのスープ煮 57 kcal

キャベツ 0.2 点（70g）分

たんぱく質 3.1g	カリウム 245mg	0.7 点	
脂質 1.6g	コレステロール 5mg	♠	0
炭水化物 8.7g	食物繊維 2.1g	♥	0.3
食塩相当量 1.2g	添加糖分 0g	♣	0.4
		♦	+

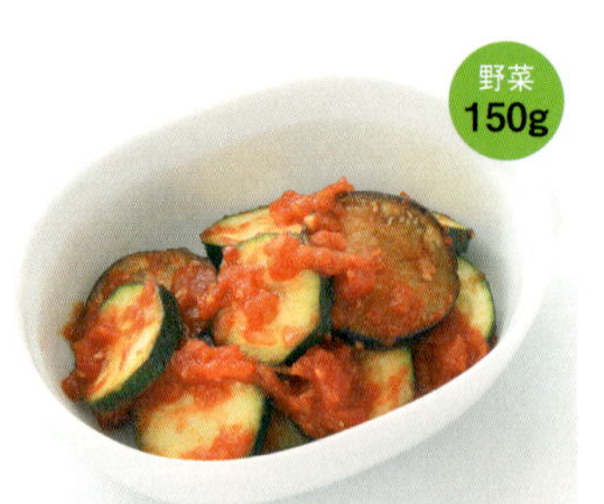

210 カポナータ 111 kcal

ズッキーニ 0.1 点（60g）分

たんぱく質 1.9g	カリウム 409mg	1.4 点	
脂質 8.3g	コレステロール 0mg	♠	0
炭水化物 8.1g	食物繊維 2.4g	♥	0
食塩相当量 1.1g	添加糖分 0.7g	♣	0.4
		♦	1.0

野菜 100g

211 白菜のミルク煮 111 kcal

白菜 0.2 点（100g）分

たんぱく質 4.4g	カリウム 326mg	1.4 点	
脂質 6.5g	コレステロール 11mg	♠	0.4
炭水化物 8.7g	食物繊維 1.3g	♥	0.1
食塩相当量 0.9g	添加糖分 1.5g	♣	0.2
		♦	0.6

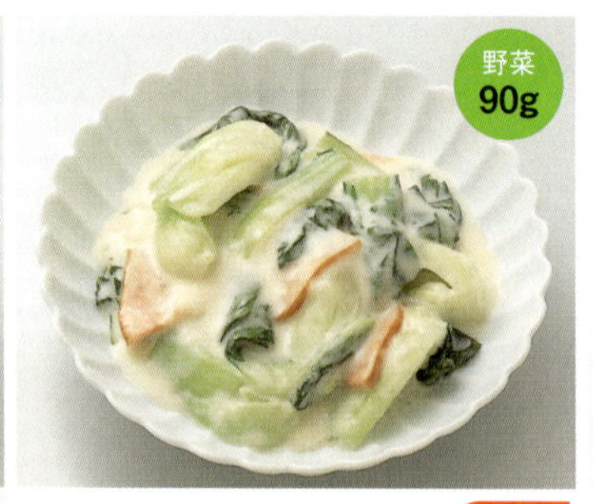

212 青梗菜のミルク煮 143 kcal

青梗菜 0.1 点（90g）分

たんぱく質 6.2g	カリウム 392mg	1.8 点	
脂質 9.5g	コレステロール 16mg	♠	0.6
炭水化物 8.5g	食物繊維 1.1g	♥	0.5
食塩相当量 1.1g	添加糖分 1.5g	♣	0.1
		♦	0.6

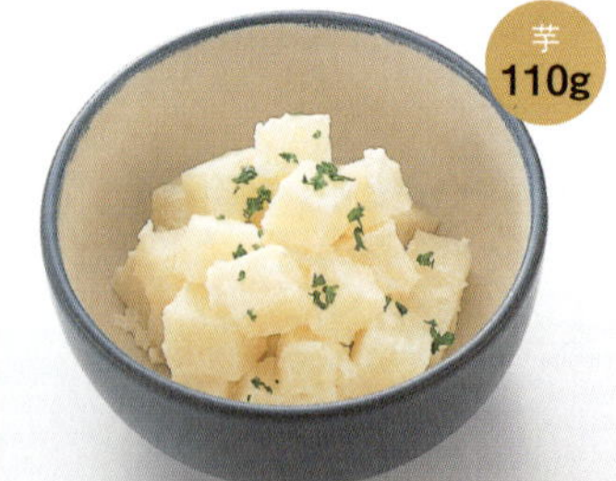

213 じゃが芋のクリーム煮 159 kcal

じゃが芋 1.0 点（110g）分

たんぱく質 5.4g	カリウム 618mg	2.0 点	
脂質 4.2g	コレステロール 13mg	♠	0.9
炭水化物 25.2g	食物繊維 1.5g	♥	0
食塩相当量 1.1g	添加糖分 0g	♣	1.0
		♦	+

野菜のおかず

いため煮

新鮮な野菜の選び方⑤

れんこん

太めででこぼこが少ない、しっかりとして重量感がある、皮の色むらが少ない、少し黄味がかったものがおすすめです。保存は、乾燥しないようにぬらした新聞紙で包んでからポリ袋に入れ、冷蔵庫の野菜室や涼しい所で。

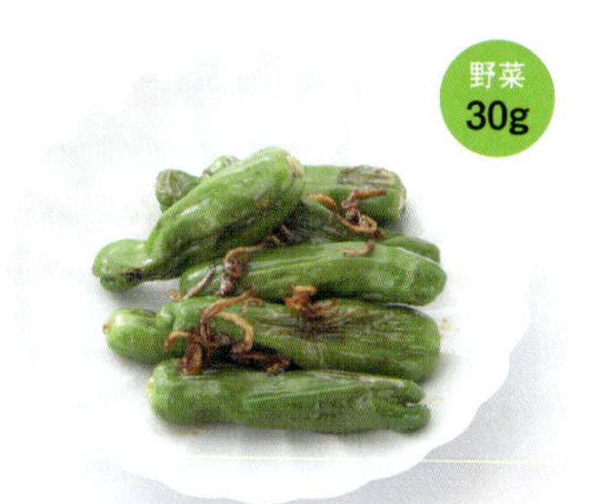

野菜 30g

214 ししとうがらしのきんぴら 56 kcal

ししとうがらし 0.1 点（30g）分

たんぱく質 1.2g	カリウム 117mg	0.7点
脂質 4.1g	コレステロール 4mg	♠0 ♥0
炭水化物 3.3g	食物繊維 1.1g	♣0.1
食塩相当量 0.5g	添加糖分 1.0g	♦0.6

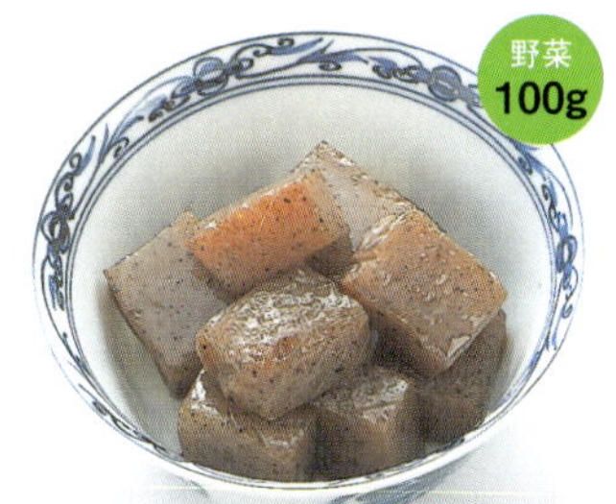

野菜 100g

215 こんにゃくのいため煮 58 kcal

板こんにゃく 0.1 点（100g）分

たんぱく質 0.7g	カリウム 75mg	0.7点
脂質 4.0g	コレステロール 0mg	♠0 ♥0
炭水化物 6.0g	食物繊維 2.2g	♣0.1
食塩相当量 0.9g	添加糖分 3.0g	♦0.7

野菜 20g※

216 ひじきの煮物 68 kcal

ひじき（乾）0.2 点（10g）分

たんぱく質 4.2g	カリウム 754mg	0.9点
脂質 2.1g	コレステロール 14mg	♠0 ♥0.4
炭水化物 10.8g	食物繊維 5.5g	♣0.2
食塩相当量 1.6g	添加糖分 3.0g	♦0.3

※もどして約 80g

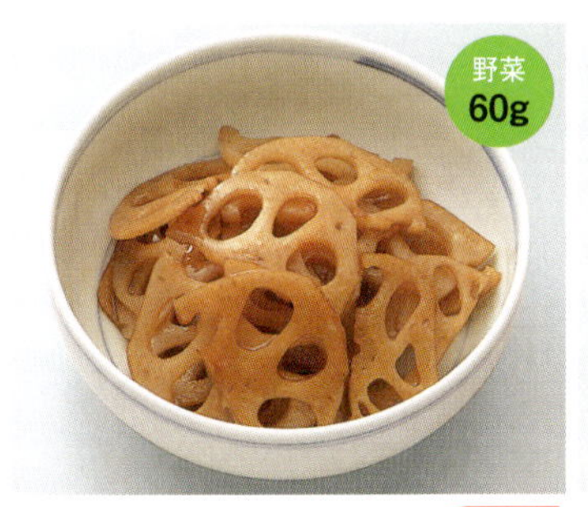

野菜 60g

217 れんこんのきんぴら 90 kcal

れんこん 0.5 点（60g）分

たんぱく質 1.5g	カリウム 287mg	1.1点
脂質 4.1g	コレステロール 0mg	♠0 ♥0
炭水化物 11.6g	食物繊維 1.2g	♣0.5
食塩相当量 0.6g	添加糖分 1.3g	♦0.6

野菜 60g

218 きんぴらごぼう 92 kcal

ごぼう 0.5 点（60g）分

たんぱく質 1.6g	カリウム 222mg	1.2点
脂質 4.1g	コレステロール 0mg	♠0 ♥0
炭水化物 11.7g	食物繊維 3.4g	♣0.5
食塩相当量 0.9g	添加糖分 1.5g	♦0.7

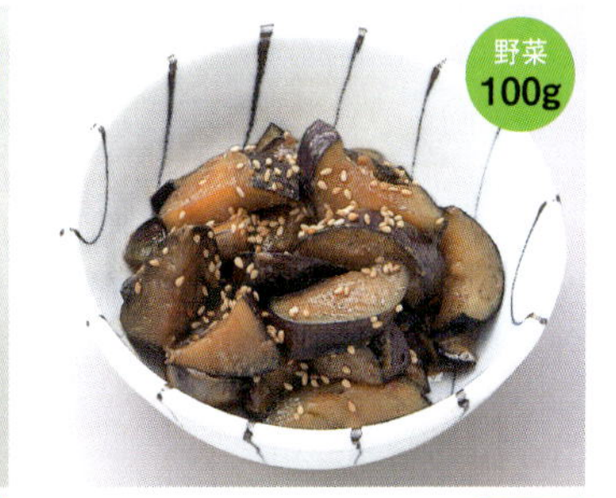

野菜 100g

219 なすのいため煮 103 kcal

なす 0.3 点（100g）分

たんぱく質 1.9g	カリウム 252mg	1.3点
脂質 6.6g	コレステロール 1mg	♠0 ♥0
炭水化物 8.6g	食物繊維 2.3g	♣0.3
食塩相当量 1.0g	添加糖分 2.0g	♦1.0

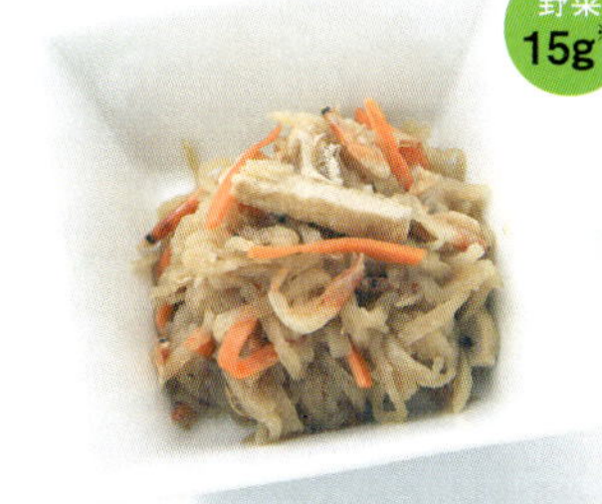

野菜 15g※

220 切り干し大根の煮物 129 kcal

切り干し大根（乾）0.3 点（10g）分

たんぱく質 5.1g	カリウム 483mg	1.6点
脂質 5.9g	コレステロール 21mg	♠0 ♥0.4
炭水化物 13.2g	食物繊維 2.3g	♣0.4
食塩相当量 1.5g	添加糖分 4.5g	♦0.8

※もどして約 40g

レシピは 176・177 ページ

野菜のおかず

いため物

野菜のじょうずな保存法②

もやし

もやしはいたみやすいので、できるだけ早く使うか、保存する場合は密閉容器に入れて水を張ってから冷蔵庫で。毎日水をとりかえれば3〜4日はもちます。時間があれば、ひげ根を除いてから保存すると日もちします。

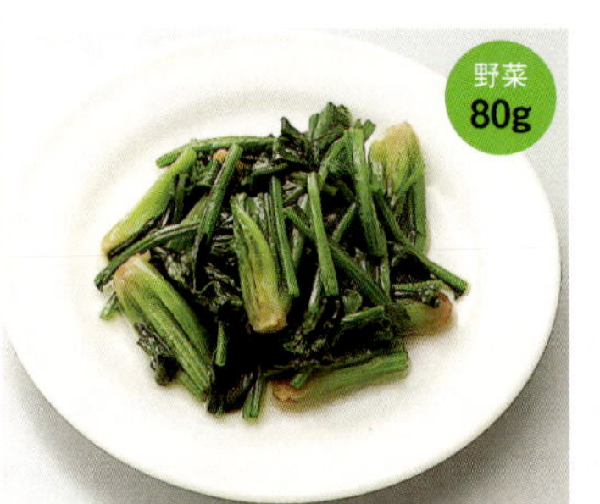

221 ほうれん草のバターソテー
46 kcal
ほうれん草 0.2 点（80g）分

たんぱく質 1.8g	カリウム 555mg	0.6点
脂質 3.6g	コレステロール 8mg	♠0 ♥0
炭水化物 2.6g	食物繊維 2.2g	♣0.2
食塩相当量 0.4g	添加糖分 0g	♦0.4

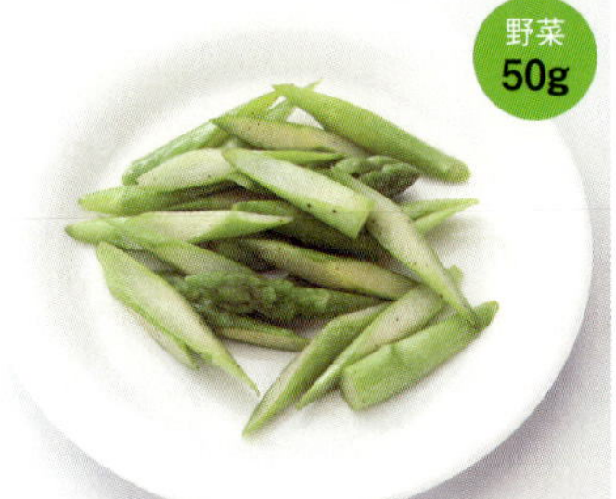

222 アスパラのソテー
48 kcal
グリーンアスパラガス 0.1 点（50g）分

たんぱく質 1.3g	カリウム 137mg	0.6点
脂質 4.1g	コレステロール 0mg	♠0 ♥0
炭水化物 2.0g	食物繊維 0.9g	♣0.1
食塩相当量 0.4g	添加糖分 0g	♦0.5

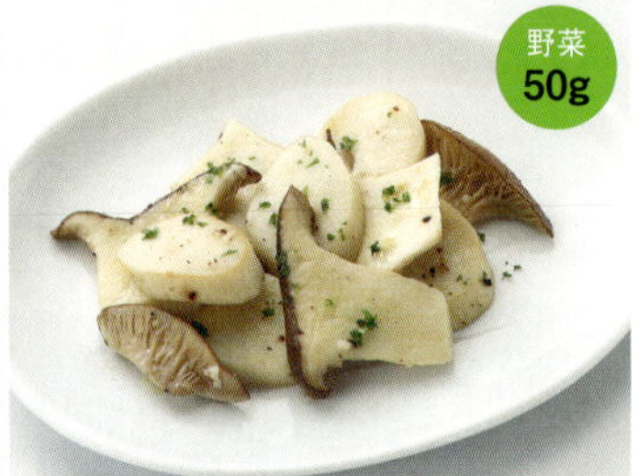

223 エリンギのにんにくいため
50 kcal
エリンギ 0.2 点（50g）分

たんぱく質 1.6g	カリウム 189mg	0.6点
脂質 4.2g	コレステロール 0mg	♠0 ♥0
炭水化物 3.8g	食物繊維 1.9g	♣0.2
食塩相当量 0.3g	添加糖分 0g	♦0.4

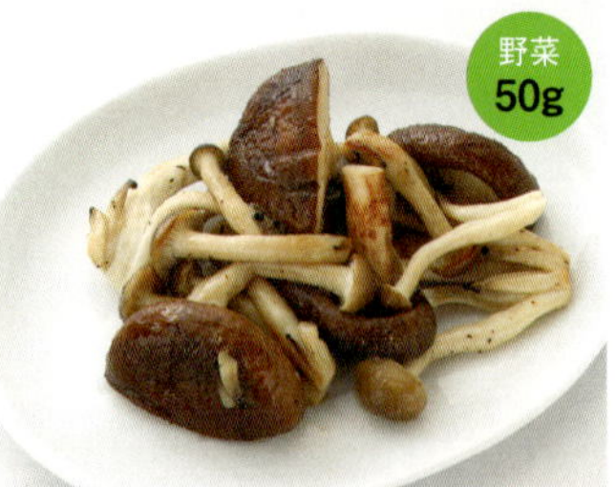

224 しいたけとしめじのバターソテー
55 kcal
しいたけ・しめじ 0.1 点（50g）分

たんぱく質 1.5g	カリウム 170mg	0.7点
脂質 5.1g	コレステロール 13mg	♠0 ♥0
炭水化物 3.0g	食物繊維 2.2g	♣0.1
食塩相当量 0.4g	添加糖分 0g	♦0.6

225 ほうれん草のにんにくいため
57 kcal
ほうれん草 0.2 点（80g）分

たんぱく質 1.9g	カリウム 567mg	0.7点
脂質 4.3g	コレステロール 0mg	♠0 ♥0
炭水化物 3.2g	食物繊維 2.4g	♣0.2
食塩相当量 0.5g	添加糖分 0g	♦0.5

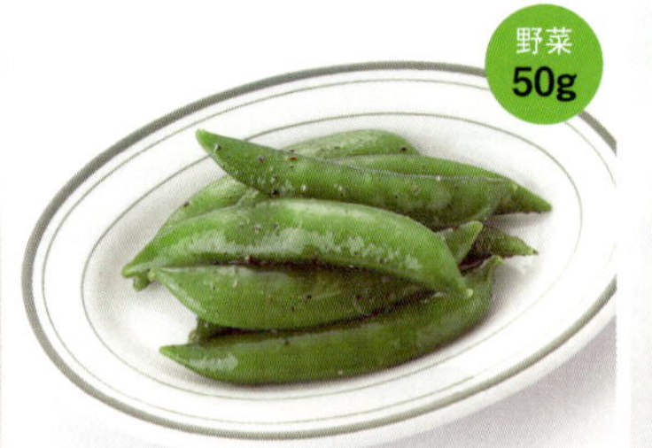

226 スナップえんどうのソテー
59 kcal
スナップえんどう 0.3 点（50g）分

たんぱく質 1.5g	カリウム 82mg	0.7点
脂質 4.1g	コレステロール 0mg	♠0 ♥0
炭水化物 5.0g	食物繊維 1.3g	♣0.3
食塩相当量 0.3g	添加糖分 0g	♦0.5

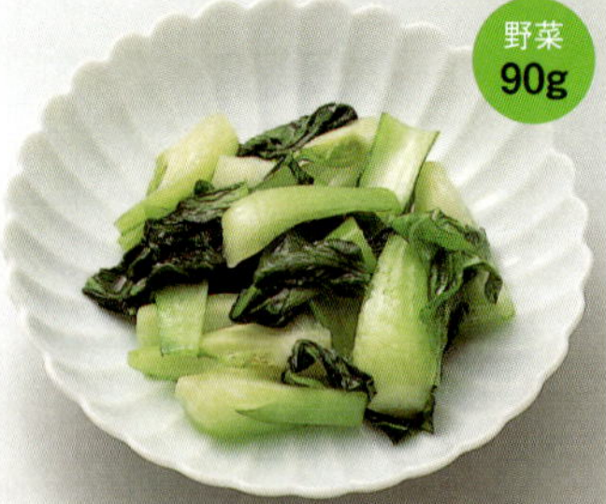

227 青梗菜のソテー
64 kcal
青梗菜 0.1 点（90g）分

たんぱく質 0.6g	カリウム 236mg	0.8点
脂質 6.1g	コレステロール 0mg	♠0 ♥0
炭水化物 1.9g	食物繊維 1.1g	♣0.1
食塩相当量 0.7g	添加糖分 0g	♦0.7

野菜 30g

228 ししとうがらしのみそいため
65 kcal

ししとうがらし 0.1 点（30g）分

たんぱく質 1.2g	カリウム 126mg	0.8 点
脂質 4.3g	コレステロール 0mg	♠0 ♥0
炭水化物 4.4g	食物繊維 1.2g	♣0.1
食塩相当量 0.7g	添加糖分 1.5g	♦0.7

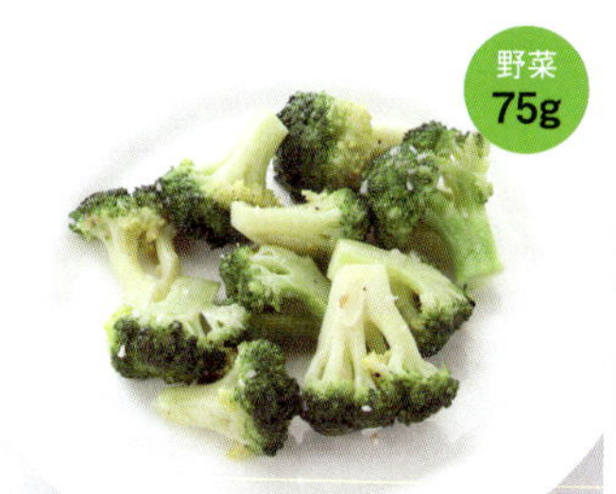

野菜 75g

229 ブロッコリーのにんにくいため
66 kcal

ブロッコリー 0.3 点（75g）分

たんぱく質 3.4g	カリウム 291mg	0.8 点
脂質 4.4g	コレステロール 0mg	♠0 ♥0
炭水化物 4.8g	食物繊維 3.5g	♣0.4
食塩相当量 0.4g	添加糖分 0g	♦0.4

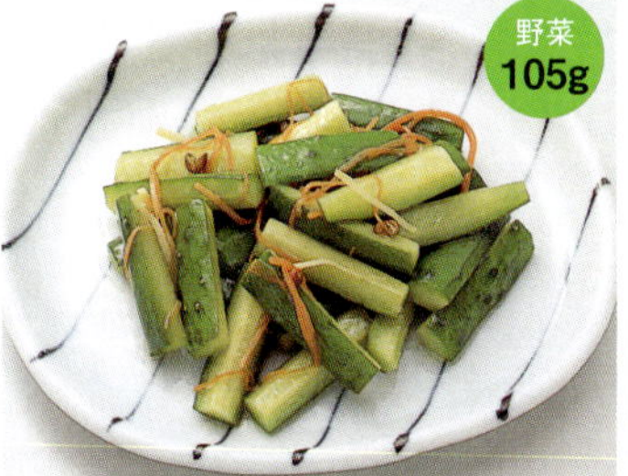

野菜 105g

230 きゅうりの甘酢いため
68 kcal

きゅうり 0.2 点（100g）分

たんぱく質 1.1g	カリウム 227mg	0.8 点
脂質 4.1g	コレステロール 0mg	♠0 ♥0
炭水化物 6.9g	食物繊維 1.3g	♣0.2
食塩相当量 0.8g	添加糖分 3.0g	♦0.6

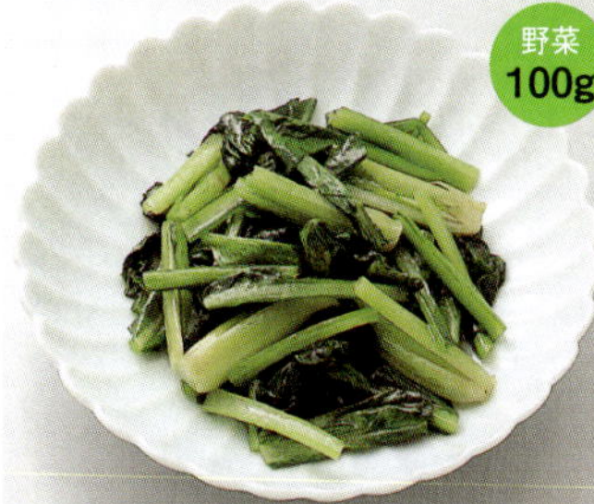

野菜 100g

231 小松菜のソテー
70 kcal

小松菜 0.2 点（100g）分

たんぱく質 1.5g	カリウム 502mg	0.9 点
脂質 6.2g	コレステロール 0mg	♠0 ♥0
炭水化物 2.5g	食物繊維 1.9g	♣0.2
食塩相当量 0.7g	添加糖分 0g	♦0.7

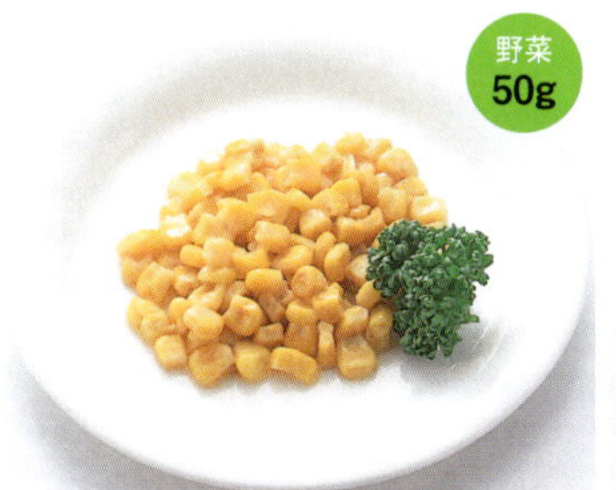

野菜 50g

232 バターコーン
71 kcal

とうもろこし（缶詰め）0.5 点（50g）分

たんぱく質 1.2g	カリウム 73mg	0.9 点
脂質 3.5g	コレステロール 8mg	♠0 ♥0
炭水化物 9.0g	食物繊維 1.7g	♣0.5
食塩相当量 0.4g	添加糖分 0g	♦0.4

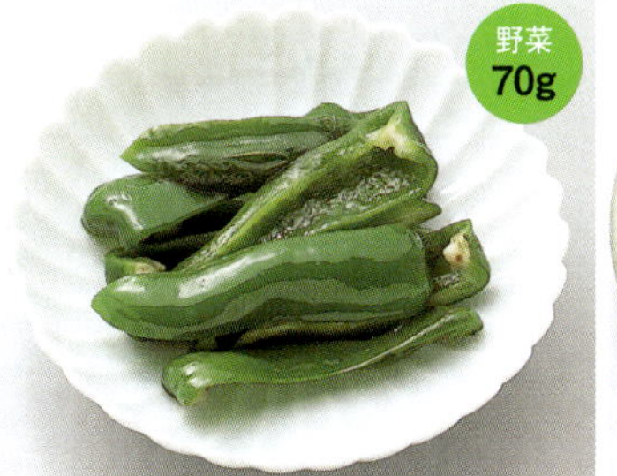

野菜 70g

233 ピーマンのソテー
71 kcal

ピーマン 0.2 点（70g）分

たんぱく質 0.6g	カリウム 135mg	0.9 点
脂質 6.1g	コレステロール 0mg	♠0 ♥0
炭水化物 3.6g	食物繊維 1.6g	♣0.2
食塩相当量 0.5g	添加糖分 0g	♦0.7

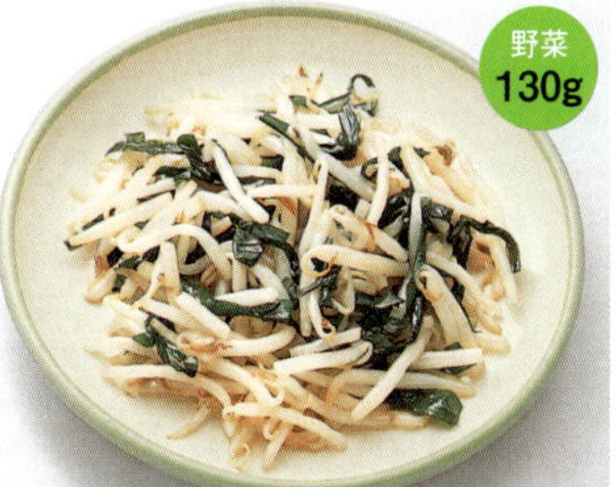

野菜 130g

234 もやしとにらのいため物
77 kcal

もやし 0.2 点（100g）分

たんぱく質 2.5g	カリウム 226mg	1.0 点
脂質 6.1g	コレステロール 0mg	♠0 ♥0
炭水化物 4.0g	食物繊維 2.2g	♣0.3
食塩相当量 0.8g	添加糖分 0g	♦0.7

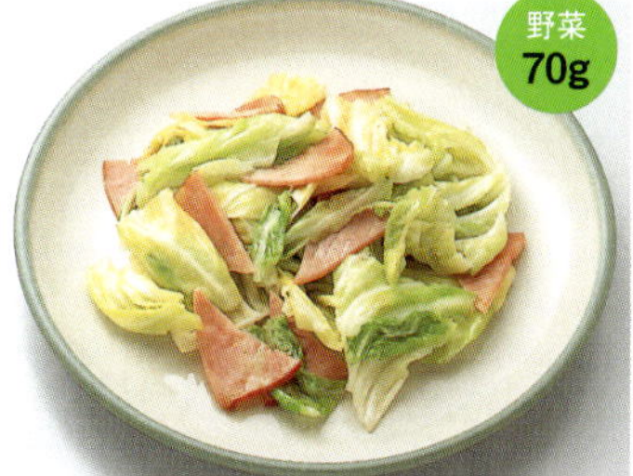

野菜 70g

235 キャベツとハムのいため物
77 kcal

キャベツ 0.2 点（70g）分

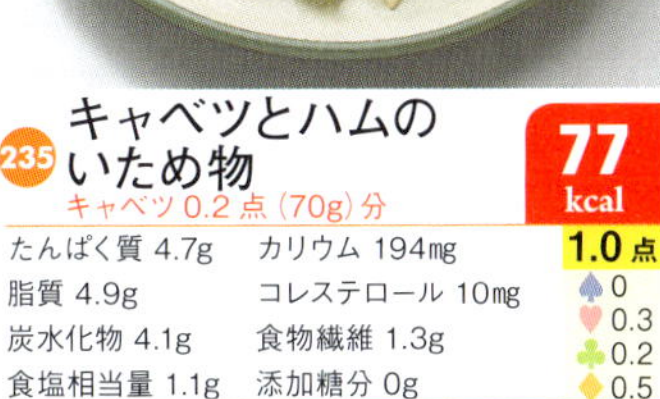

たんぱく質 4.7g	カリウム 194mg	1.0 点
脂質 4.9g	コレステロール 10mg	♠0 ♥0.3
炭水化物 4.1g	食物繊維 1.3g	♣0.2
食塩相当量 1.1g	添加糖分 0g	♦0.5

レシピは 178・179 ページ

野菜のおかず

揚げ物

おいしく仕上げるコツ④

天ぷら

じょうずに揚げるポイントは2つ。
①衣は粘りが出ないように、練らないようにさっくりと混ぜる。小麦粉のだまが少し残る程度が目安。
②1回に揚げる具の量は、揚げ油の表面積の ⅔ 程度までにすること。

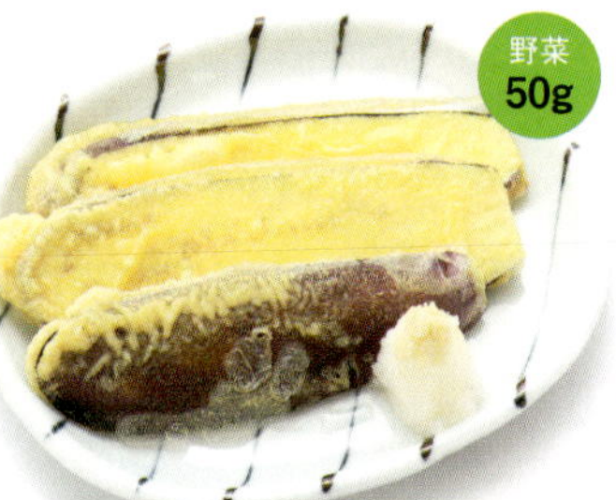

236 なすの天ぷら 150 kcal

なす 0.1 点（50g）分

たんぱく質 2.8g	カリウム 188mg	1.9 点
脂質 9.0g	コレステロール 36mg	♠0.2 ♥0
炭水化物 13.8g	食物繊維 1.8g	♣0.2
食塩相当量 0g	添加糖分 0g	♦1.5

※天つゆは 97 ページ参照

237 なすの素揚げ 152 kcal

なす 0.3 点（100g）分

たんぱく質 1.2g	カリウム 232mg	1.9 点
脂質 14.1g	コレステロール 1mg	♠0 ♥0
炭水化物 5.3g	食物繊維 2.3g	♣0.3
食塩相当量 0g	添加糖分 0g	♦1.6

※天つゆは 97 ページ、つけじょうゆは 93 ページ参照

238 しいたけの天ぷら 172 kcal

しいたけ 0.1 点（45g）分

たんぱく質 3.9g	カリウム 151mg	2.1 点
脂質 11.9g	コレステロール 46mg	♠0.2 ♥0
炭水化物 13.7g	食物繊維 2.8g	♣0.1
食塩相当量 0g	添加糖分 0g	♦1.8

※天つゆは 97 ページ参照

239 さつま芋の天ぷら 230 kcal

さつま芋 1.0 点（60g）分

たんぱく質 3.1g	カリウム 293mg	2.9 点
脂質 11.2g	コレステロール 46mg	♠0.2 ♥0
炭水化物 27.8g	食物繊維 1.5g	♣0.9
食塩相当量 0.1g	添加糖分 0g	♦1.7

※天つゆは 97 ページ参照

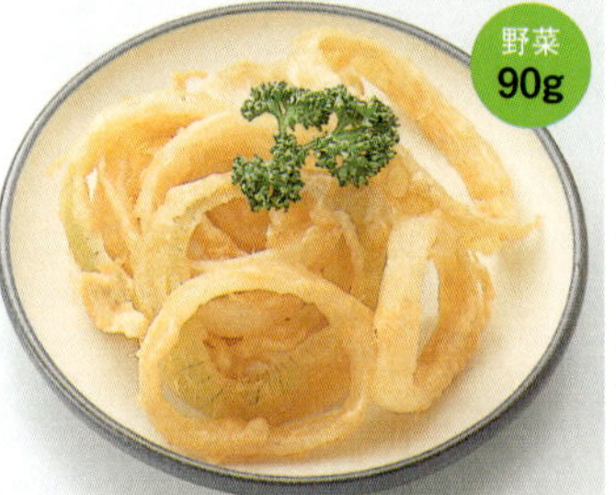

240 玉ねぎのリング揚げ 267 kcal

玉ねぎ 0.4 点（90g）分

たんぱく質 3.4g	カリウム 174mg	3.3 点
脂質 13.7g	コレステロール 1mg	♠0 ♥0
炭水化物 31.2g	食物繊維 2.2g	♣0.4
食塩相当量 0.8g	添加糖分 0g	♦2.9

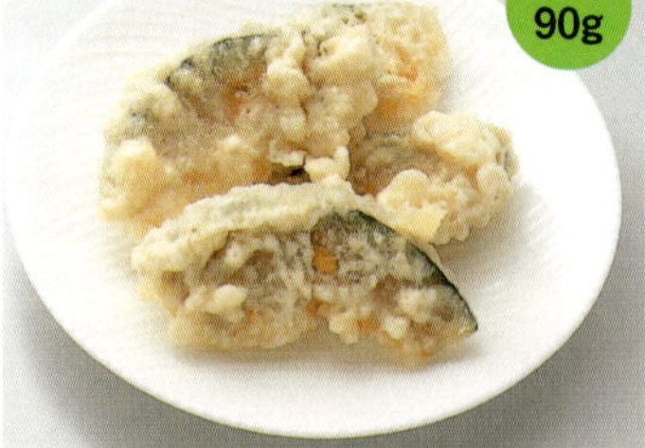

241 かぼちゃの天ぷら 332 kcal

かぼちゃ 1.0 点（90g）分

たんぱく質 5.4g	カリウム 449mg	4.1 点
脂質 17.3g	コレステロール 58mg	♠0.3 ♥0
炭水化物 36.8g	食物繊維 3.8g	♣1.0
食塩相当量 0.1g	添加糖分 0g	♦2.9

※天つゆは 97 ページ参照

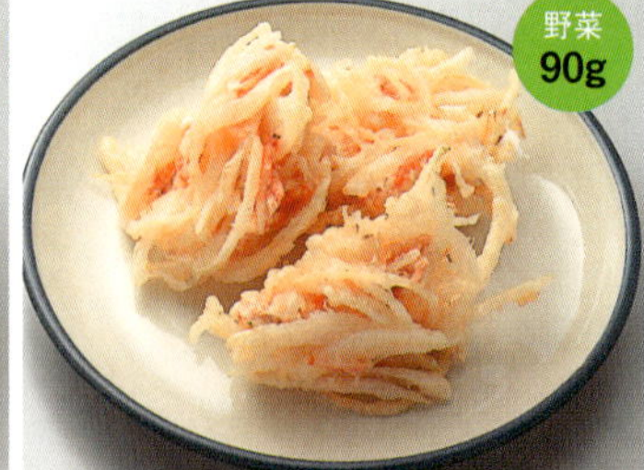

242 玉ねぎとサクラエビのかき揚げ 379 kcal

玉ねぎ 0.4 点（90g）分

たんぱく質 8.1g	カリウム 243mg	4.7 点
脂質 24.9g	コレステロール 94mg	♠0.3 ♥0.2
炭水化物 28.4g	食物繊維 2.1g	♣0.4
食塩相当量 0.2g	添加糖分 0g	♦3.9

※天つゆは 97 ページ参照

なべ料理

おいしく仕上げるコツ⑤

なべ料理の塩分を抑えるには

なべ料理の塩分を抑えるには、あらかじめ煮汁を少なめに、具材を一度に加えずに食べながら加え、煮詰まってきたら水かだしでのばすようにしましょう。また、つけだれは薬味や柑橘類の搾り汁の割合を増やして、しょうゆなどを減らせば塩分控えめになります。

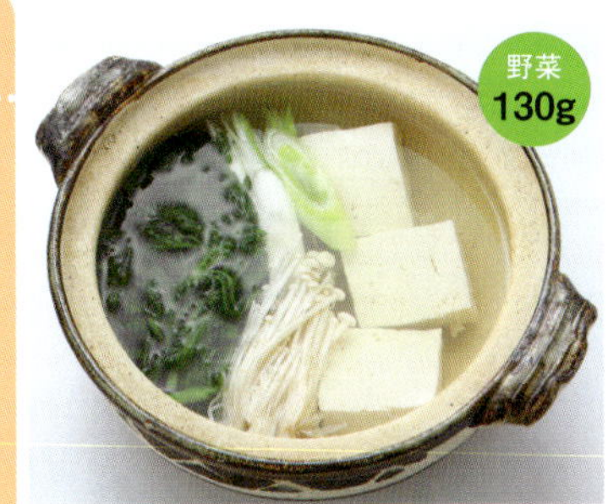

243 湯豆腐　128 kcal

もめん豆腐 1.0 点（110g）分

たんぱく質 11.1g	カリウム 783mg	1.6点
脂質 5.0g	コレステロール 1mg	♠ 0
炭水化物 12.9g	食物繊維 5.3g	♥ 1.0
食塩相当量 1.6g	添加糖分 0g	♣ 0.5
		♦ 0.1

※つけだれ（ポン酢しょうゆ大さじ1、97ページ参照）含む

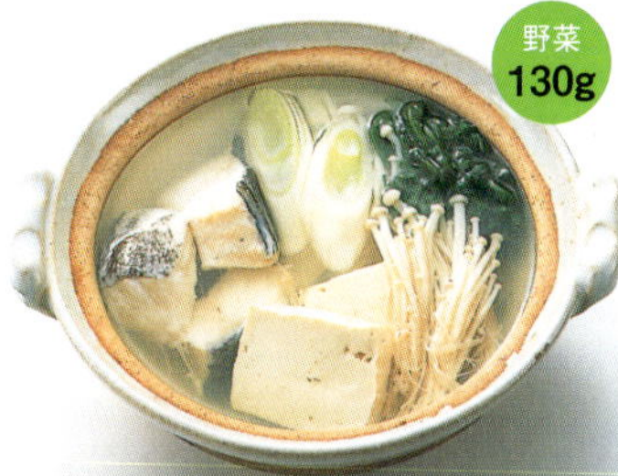

244 タラちり　192 kcal

タラ 1.0 点（100g）分

たんぱく質 27.9g	カリウム 1230mg	2.4点
脂質 3.7g	コレステロール 65mg	♠ 0
炭水化物 13.5g	食物繊維 5.3g	♥ 1.7
食塩相当量 2.1g	添加糖分 0g	♣ 0.5
		♦ 0.1

※つけだれ（ポン酢しょうゆ大さじ1、97ページ参照）含む

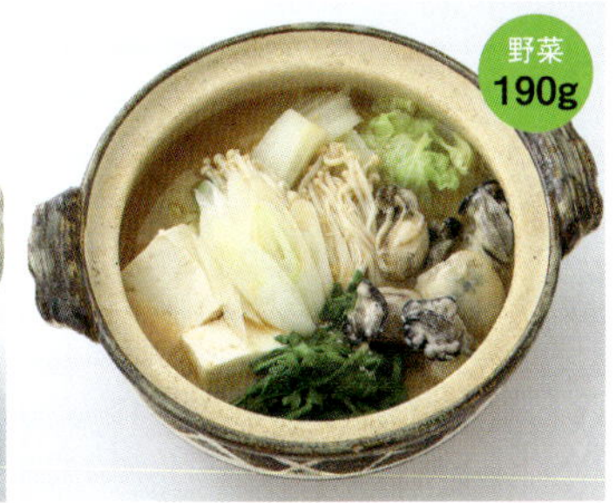

245 カキなべ　227 kcal

カキ 0.7 点（90g）分

たんぱく質 16.5g	カリウム 988mg	2.8点
脂質 5.7g	コレステロール 47mg	♠ 0
炭水化物 26.8g	食物繊維 5.1g	♥ 1.4
食塩相当量 3.9g	添加糖分 6.0g	♣ 0.5
		♦ 1.0

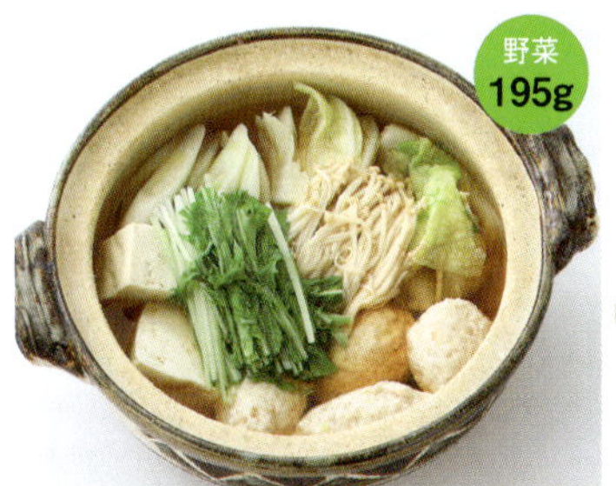

246 つくねなべ　244 kcal

鶏胸ひき肉 1.0 点（75g）分

たんぱく質 28.2g	カリウム 1163mg	3.0点
脂質 6.1g	コレステロール 107mg	♠ 0.2
炭水化物 19.3g	食物繊維 4.6g	♥ 1.8
食塩相当量 3.9g	添加糖分 2.0g	♣ 0.5
		♦ 0.5

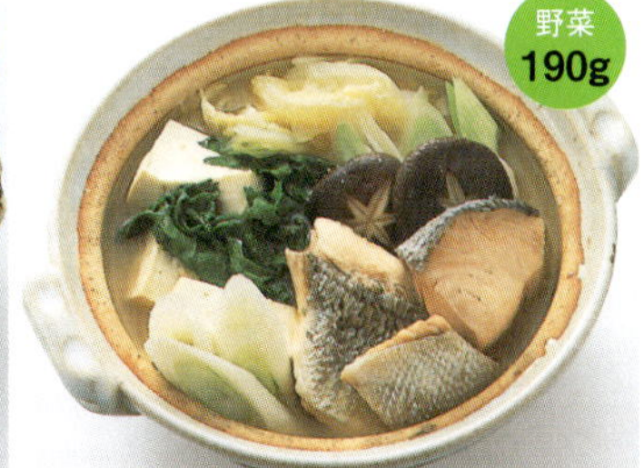

247 石狩なべ　301 kcal

サケ 1.5 点（90g）分

たんぱく質 33.1g	カリウム 1309mg	3.8点
脂質 8.6g	コレステロール 54mg	♠ 0
炭水化物 24.5g	食物繊維 6.7g	♥ 2.2
食塩相当量 3.9g	添加糖分 0g	♣ 0.5
		♦ 1.1

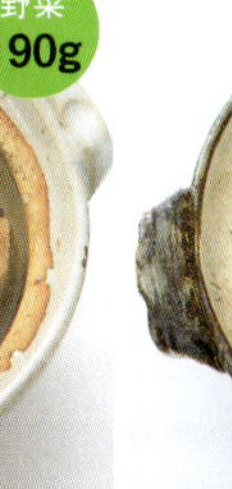

248 水たき　344 kcal

鶏骨つき肉 3.0 点（正味 120g）分

たんぱく質 28.3g	カリウム 1007mg	4.3点
脂質 20.5g	コレステロール 107mg	♠ 0
炭水化物 11.2g	食物繊維 4.5g	♥ 3.7
食塩相当量 1.7g	添加糖分 0g	♣ 0.5
		♦ 0.1

※つけだれ（ポン酢しょうゆ大さじ1、97ページ参照）含む

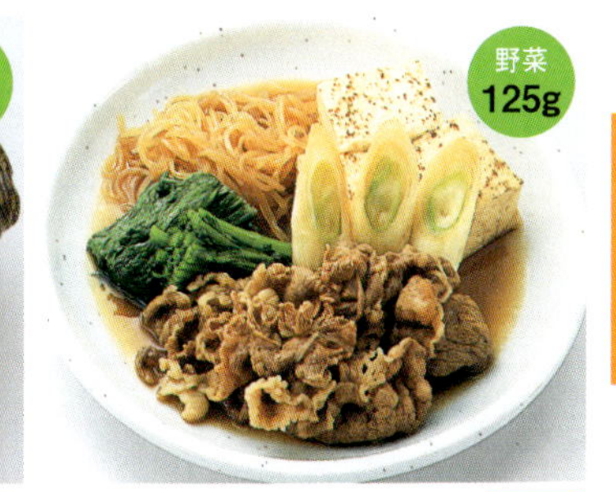

249 すき焼き　389 kcal

牛肩肉 2.5 点（75g）分

たんぱく質 22.1g	カリウム 659mg	4.9点
脂質 20.1g	コレステロール 49mg	♠ 0
炭水化物 24.9g	食物繊維 4.1g	♥ 3.2
食塩相当量 4.1g	添加糖分 13.5g	♣ 0.2
		♦ 1.4

レシピは 181・182 ページ

汁物

おいしく仕上げるコツ⑥

市販だしを使うとき

手作りだしにくらべて、市販だしは塩分高め。市販だしを利用する場合は、加える調味料を控えめに。

だしの種類	塩分%
市販のカツオだし（顆粒）	0.28%*
市販のこんぶだし（顆粒）	0.27%*
手作りだし（削りガツオとこんぶ）	0.09%

*水 600mℓ に顆粒だし小さじ1を溶いた場合。

みそ汁

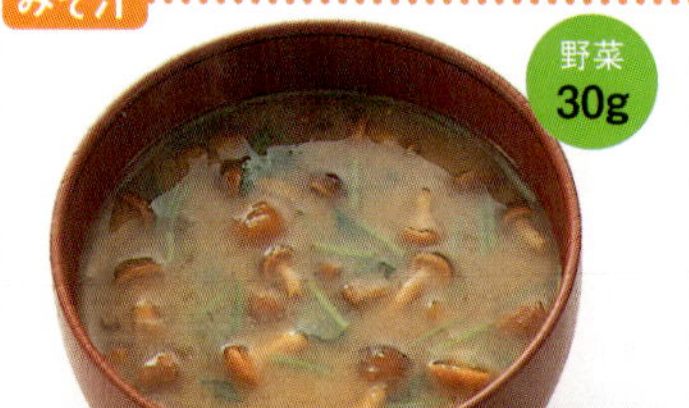

250 なめこ汁 26 kcal

なめこ 0.1 点（30g）分

		0.3 点
たんぱく質 2.3g	カリウム 227mg	♠ 0
脂質 0.6g	コレステロール 0mg	♥ 0
炭水化物 4.2g	食物繊維 1.3g	♣ 0.1
食塩相当量 1.4g	添加糖分 0g	♦ 0.3

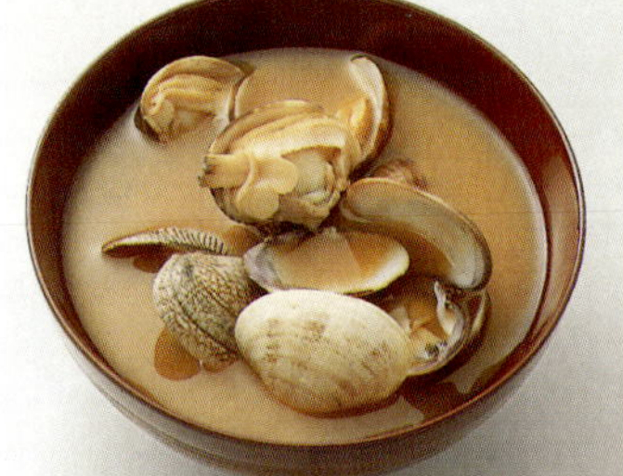

251 アサリのみそ汁 27 kcal

アサリ 0.1 点（正味 27g）分

		0.3 点
たんぱく質 2.9g	カリウム 82mg	♠ 0
脂質 0.6g	コレステロール 11mg	♥ 0.1
炭水化物 2.2g	食物繊維 0.4g	♣ 0
食塩相当量 1.9g	添加糖分 0g	♦ 0.2

※アサリ殻つき 70g

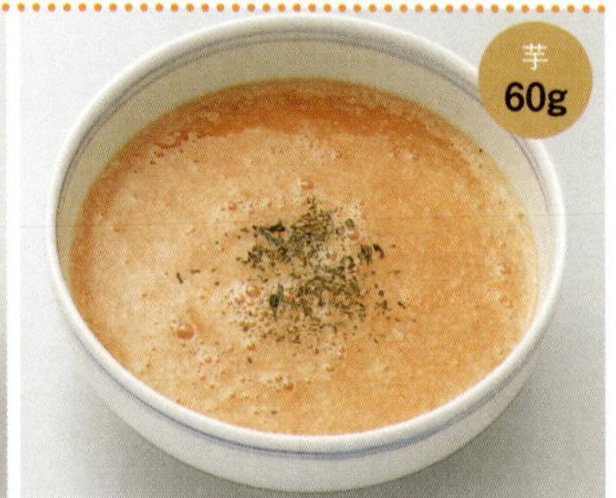

252 とろろ汁 43 kcal

長芋 0.5 点（60g）分

		0.5 点
たんぱく質 1.9g	カリウム 339mg	♠ 0
脂質 0.2g	コレステロール 0mg	♥ 0
炭水化物 9.0g	食物繊維 0.8g	♣ 0.5
食塩相当量 1.0g	添加糖分 0g	♦ +

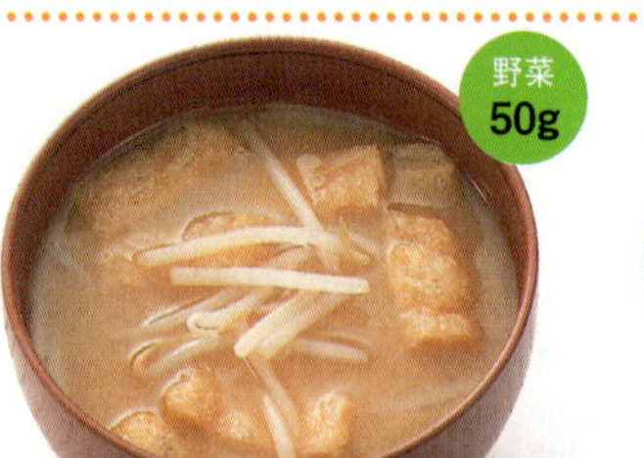

253 もやしと油揚げのみそ汁 53 kcal

もやし 0.1 点（50g）分

		0.7 点
たんぱく質 4.2g	カリウム 187mg	♠ 0
脂質 2.4g	コレステロール 0mg	♥ 0.3
炭水化物 4.4g	食物繊維 1.3g	♣ 0.1
食塩相当量 1.7g	添加糖分 0g	♦ 0.3

野菜 35g　芋 50g

254 豆乳入りみそ汁 126 kcal

豆乳 0.5 点（85g）分

		1.6 点
たんぱく質 6.7g	カリウム 628mg	♠ 0
脂質 2.6g	コレステロール 0mg	♥ 0.5
炭水化物 19.3g	食物繊維 2.5g	♣ 0.6
食塩相当量 1.8g	添加糖分 0g	♦ 0.5

野菜 115g

255 豚汁 169 kcal

豚バラ肉 1.0 点（21g）分

		2.1 点
たんぱく質 6.3g	カリウム 526mg	♠ 0
脂質 10.7g	コレステロール 14mg	♥ 1.0
炭水化物 11.6g	食物繊維 3.1g	♣ 0.4
食塩相当量 2.2g	添加糖分 0g	♦ 0.7

スープ

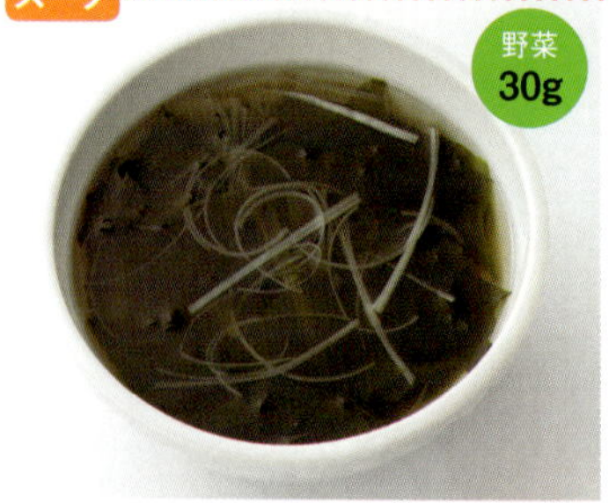

256 わかめスープ 9 kcal

わかめ＋点（20g）分

		0.1 点
たんぱく質 0.7g	カリウム 33mg	♠ 0
脂質 0.1g	コレステロール 0mg	♥ 0
炭水化物 2.0g	食物繊維 0.9g	♣ 0.1
食塩相当量 0.9g	添加糖分 0g	♦ +

スープ

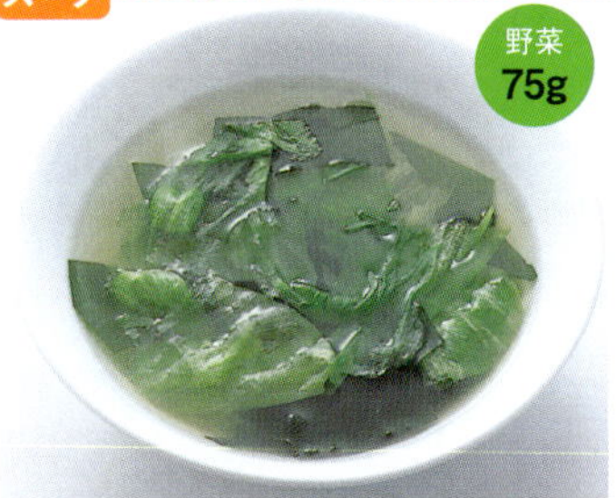

257 レタスとわかめのスープ　10 kcal

レタス 0.1 点（60g）分

たんぱく質 0.5g	カリウム 124mg	0.1点
脂質 0.1g	コレステロール 0mg	♠0 ♥0
炭水化物 2.2g	食物繊維 0.8g	♣0.1
食塩相当量 0.7g	添加糖分 0g	♦+

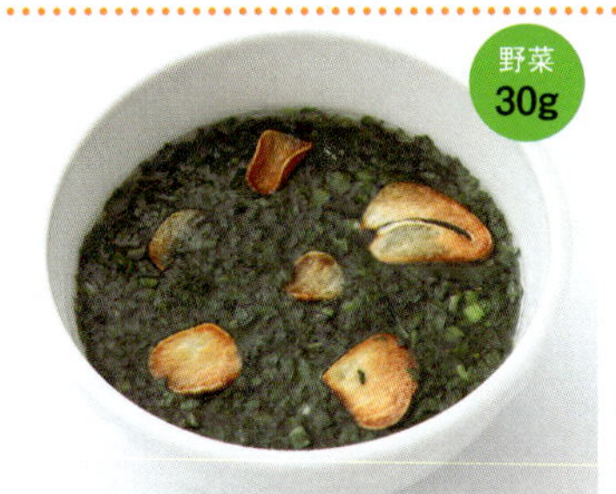

258 モロヘイヤスープ　54 kcal

モロヘイヤ 0.1 点（30g）分

たんぱく質 1.7g	カリウム 176mg	0.7点
脂質 4.2g	コレステロール 0mg	♠0 ♥0
炭水化物 3.1g	食物繊維 1.9g	♣0.2
食塩相当量 1.0g	添加糖分 0g	♦0.5

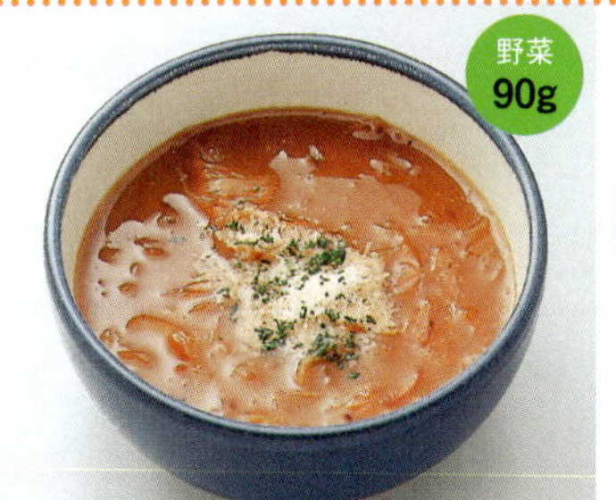

259 オニオンスープ　109 kcal

玉ねぎ 0.4 点（90g）分

たんぱく質 2.0g	カリウム 154mg	1.4点
脂質 5.4g	コレステロール 14mg	♠0.1 ♥0
炭水化物 13.2g	食物繊維 1.6g	♣0.4
食塩相当量 0.8g	添加糖分 0g	♦0.9

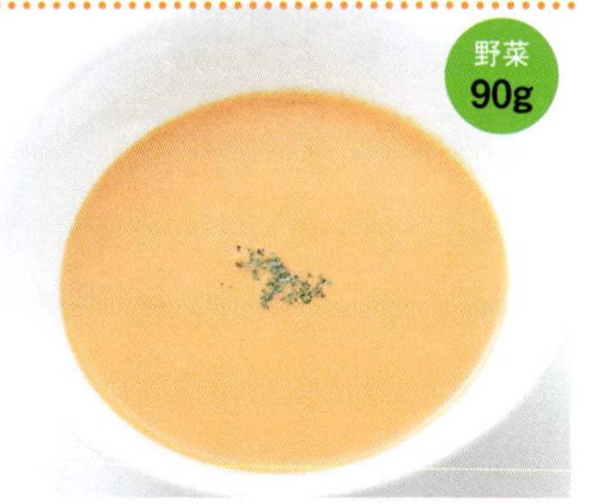

260 にんじんのポタージュ　138 kcal

にんじん 0.3 点（70g）分

たんぱく質 4.5g	カリウム 396mg	1.7点
脂質 7.4g	コレステロール 21mg	♠0.9 ♥0
炭水化物 13.9g	食物繊維 2.2g	♣0.4
食塩相当量 1.0g	添加糖分 0g	♦0.4

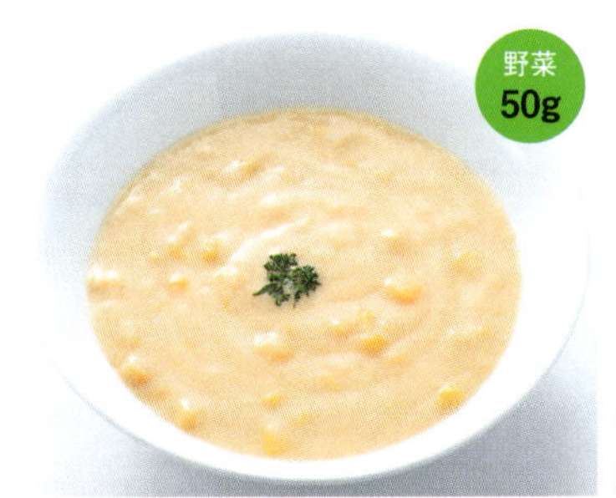

261 コーンスープ　150 kcal

とうもろこし（缶詰め）0.5 点（50g）分

たんぱく質 6.2g	カリウム 317mg	1.9点
脂質 6.3g	コレステロール 19mg	♠1.3 ♥0
炭水化物 17.2g	食物繊維 1.1g	♣0.5
食塩相当量 0.9g	添加糖分 0g	♦+

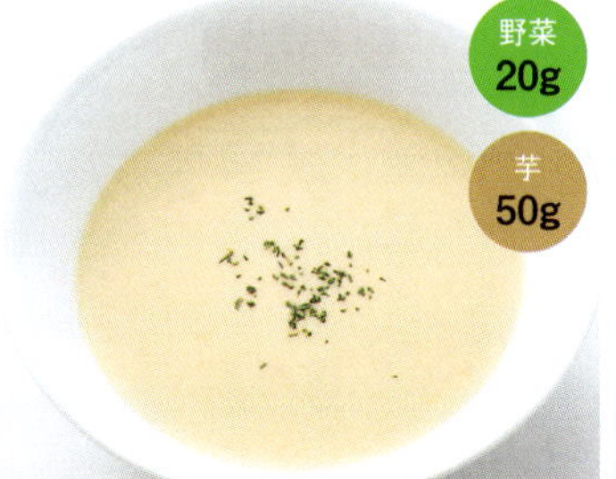

262 じゃが芋のポタージュ　191 kcal

じゃが芋 0.5 点（50g）分

たんぱく質 3.2g	カリウム 338mg	2.4点
脂質 13.4g	コレステロール 37mg	♠0.4 ♥0
炭水化物 14.1g	食物繊維 1.0g	♣0.6
食塩相当量 1.0g	添加糖分 0g	♦1.4

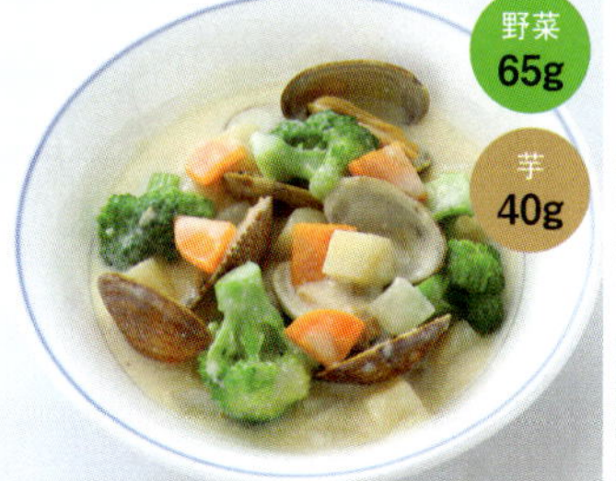

263 アサリの豆乳チャウダー　210 kcal

豆乳 0.5 点（85g）分

たんぱく質 8.2g	カリウム 570mg	2.6点
脂質 11.0g	コレステロール 29mg	♠0 ♥0.6
炭水化物 18.5g	食物繊維 2.8g	♣0.7
食塩相当量 1.8g	添加糖分 0g	♦1.3

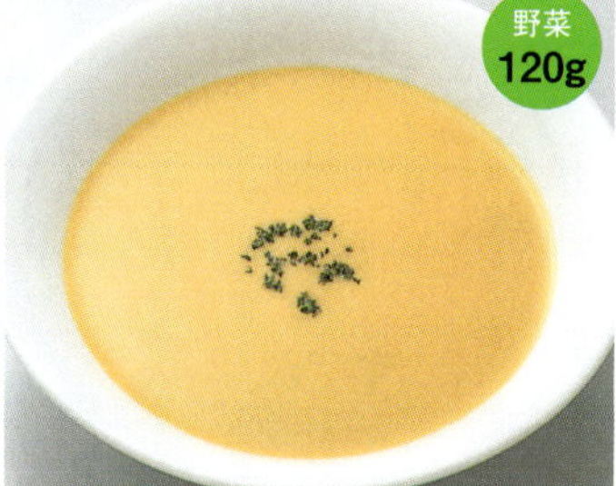

264 かぼちゃのポタージュ　229 kcal

かぼちゃ 1.0 点（90g）分

たんぱく質 5.8g	カリウム 623mg	2.9点
脂質 11.0g	コレステロール 30mg	♠0.9 ♥0
炭水化物 27.0g	食物繊維 3.7g	♣1.2
食塩相当量 0.9g	添加糖分 0g	♦0.8

レシピは 183・184 ページ

ごはん

食材メモ①

ビタミンB群とEが豊富な胚芽精米がおすすめです

毎日食べるごはん。栄養のバランスを考えるなら胚芽精米がおすすめです。精白米に比べてビタミンB群とEがかなり豊富で、そのほかのビタミンやミネラルも多く含まれています。かみごたえがあるので、満足感も得られます。

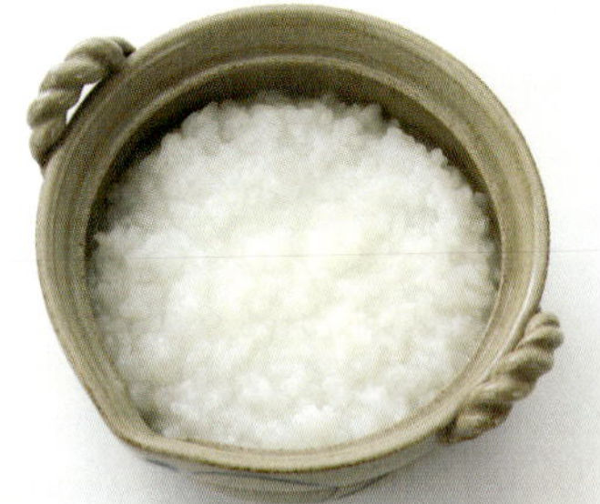

265 おかゆ　161 kcal

精白米約2点（45g）分

たんぱく質 2.7g	カリウム 41mg	2.0 点
脂質 0.4g	コレステロール 0mg	♠ 0
炭水化物 34.9g	食物繊維 0.2g	♥ 0 / ♣ 0
食塩相当量 0.6g	添加糖分 0g	♦ 2.0

でき上がり約440g

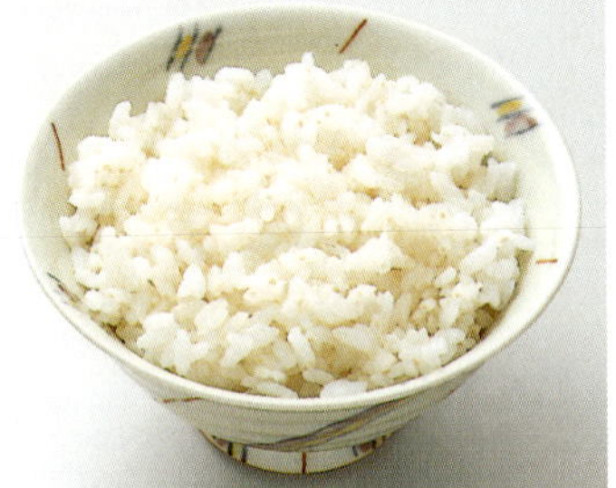

266 ごはん（胚芽精米）　232 kcal

胚芽精米 3.0 点（69g）分

たんぱく質 4.2g	カリウム 98mg	2.9 点
脂質 1.3g	コレステロール 0mg	♠ 0
炭水化物 49.3g	食物繊維 0.8g	♥ 0 / ♣ 0
食塩相当量 0g	添加糖分 0g	♦ 2.9

でき上がり約150g

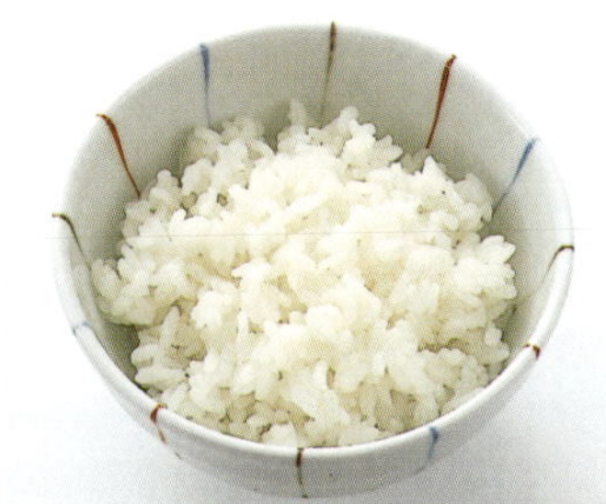

267 ごはん（精白米）　236 kcal

精白米3.0点（66g）分

たんぱく質 4.0g	カリウム 59mg	3.0 点
脂質 0.6g	コレステロール 0mg	♠ 0
炭水化物 51.2g	食物繊維 0.3g	♥ 0 / ♣ 0
食塩相当量 0g	添加糖分 0g	♦ 3.0

でき上がり約150g

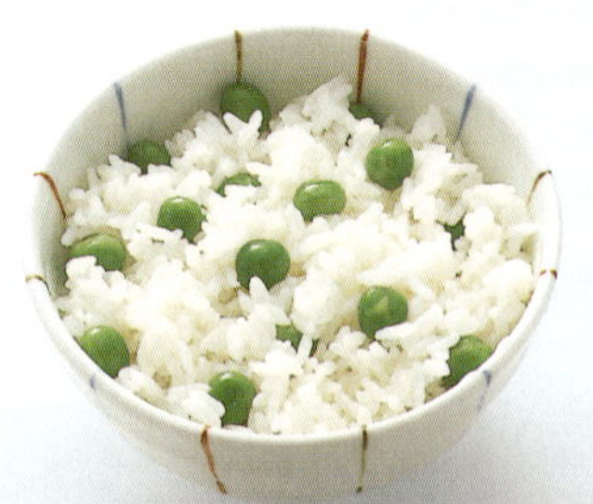

268 グリーンピースごはん　255 kcal

精白米3.0点（66g）分

たんぱく質 5.2g	カリウム 115mg	3.2 点
脂質 0.7g	コレステロール 0mg	♠ 0
炭水化物 53.8g	食物繊維 1.6g	♥ 0 / ♣ 0.2
食塩相当量 0.9g	添加糖分 0g	♦ 3.0

でき上がり約165g

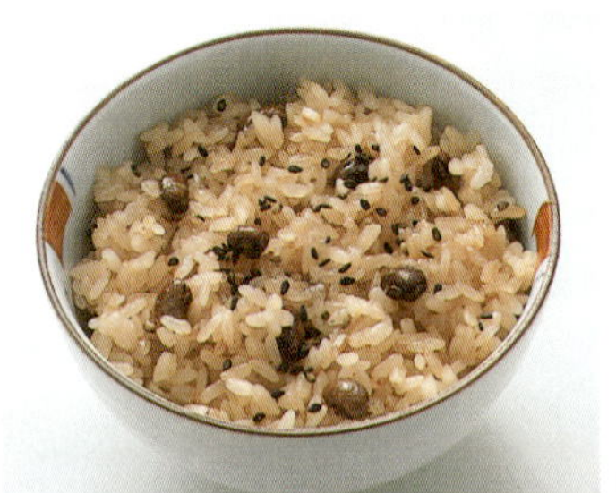

269 赤飯　276 kcal

もち米 3.0 点（65g）分

たんぱく質 6.5g	カリウム 228mg	3.4 点
脂質 1.3g	コレステロール 0mg	♠ 0
炭水化物 56.7g	食物繊維 2.3g	♥ 0.5 / ♣ 0
食塩相当量 1.1g	添加糖分 0g	♦ 3.0

でき上がり約135g

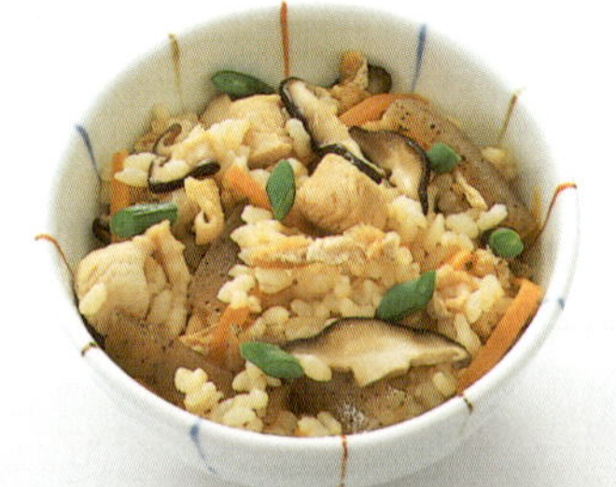

270 五目炊き込みごはん　316 kcal

精白米3.0点（66g）分

たんぱく質 12.1g	カリウム 312mg	3.9 点
脂質 2.8g	コレステロール 18mg	♠ 0
炭水化物 57.7g	食物繊維 2.4g	♥ 0.6 / ♣ 0.2
食塩相当量 1.0g	添加糖分 4.0g	♦ 3.1

でき上がり約230g

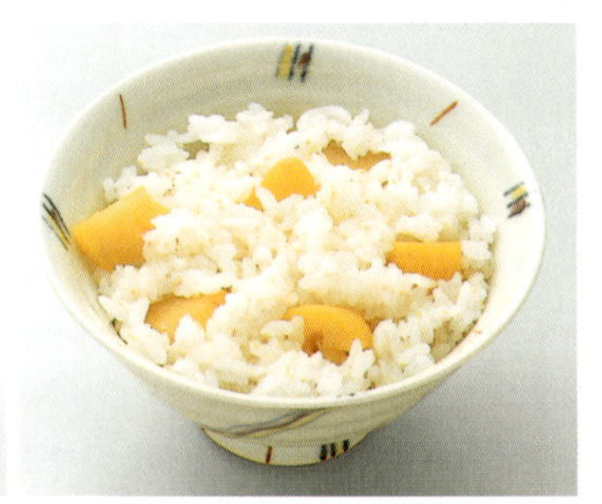

271 栗ごはん　353 kcal

精白米3.0点（66g）分

たんぱく質 5.9g	カリウム 339mg	4.4 点
脂質 0.9g	コレステロール 0mg	♠ 0
炭水化物 76.1g	食物繊維 3.1g	♥ 0 / ♣ 0
食塩相当量 0.8g	添加糖分 0g	♦ 4.4

でき上がり約215g

レシピは 184～186 ページ

272 チーズリゾット　372 kcal

精白米 2.5 点（55g）分

			4.7点
たんぱく質	10.2g	カリウム 230mg	♠ 1.1
脂質	12.0g	コレステロール 17mg	♥ 0
炭水化物	50.9g	食物繊維 0.8g	♣ 0.1
食塩相当量	4.1g	添加糖分 0g	♦ 3.4

でき上がり約180g

273 ちらしずし　455 kcal

精白米ごはん 4.0 点（200g）分

			5.7点
たんぱく質	13.3g	カリウム 310mg	♠ 0.5
脂質	4.6g	コレステロール 146mg	♥ 0.2
炭水化物	87.2g	食物繊維 3.0g	♣ 0.2
食塩相当量	2.7g	添加糖分 7.0g	♦ 4.7

でき上がり約320g

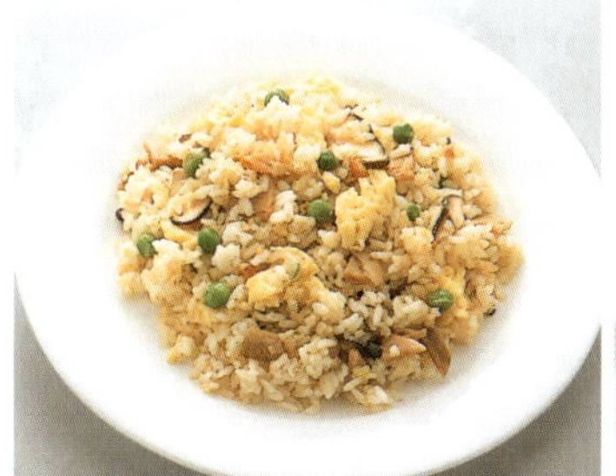

274 チャーハン　542 kcal

精白米ごはん 4.0 点（200g）分

			6.8点
たんぱく質	15.1g	カリウム 279mg	♠ 0.5
脂質	15.7g	コレステロール 128mg	♥ 0.5
炭水化物	81.4g	食物繊維 2.7g	♣ 0.3
食塩相当量	2.2g	添加糖分 0g	♦ 5.4

でき上がり約300g

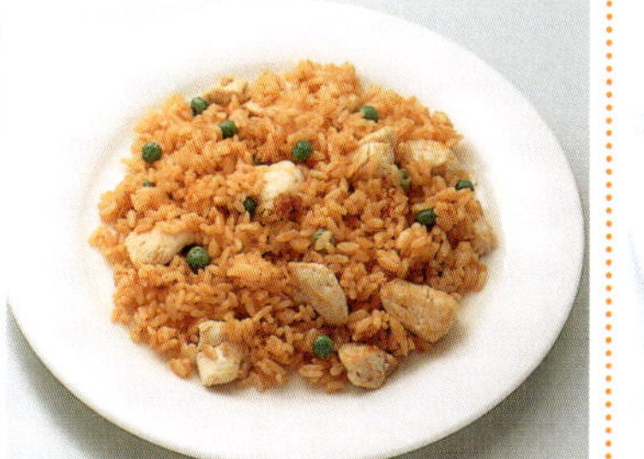

275 いためピラフ　557 kcal

精白米ごはん 4.0 点（200g）分

			7.0点
たんぱく質	17.3g	カリウム 389mg	♠ 0
脂質	14.6g	コレステロール 49mg	♥ 0.9
炭水化物	84.5g	食物繊維 2.4g	♣ 0.3
食塩相当量	2.2g	添加糖分 0g	♦ 5.7

でき上がり約300g

もち

食材メモ②

雑煮のもちの形と汁

雑煮は、家庭にもよりますが、一般的に東日本は角もちですまし汁が多く、西日本は丸もちで地域によってすまし汁や白みそ、赤みそ、あずき汁と異なります。さらに、もちを焼いて加えるか、そのまま煮るか、地域によって異なります。

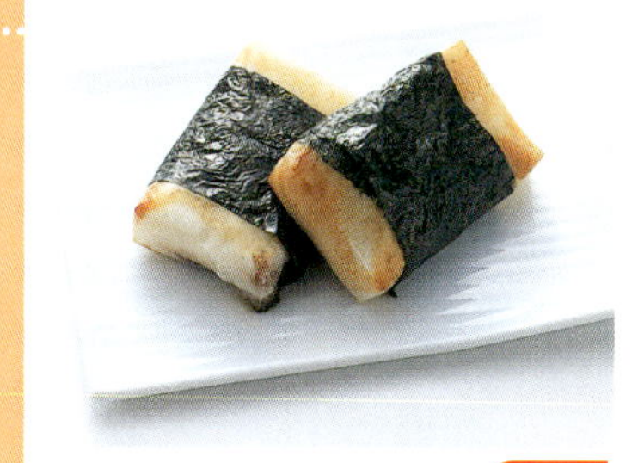

276 磯辺焼き　252 kcal

もち 3.0 点（105g）分

			3.1点
たんぱく質	5.1g	カリウム 81mg	♠ 0
脂質	0.7g	コレステロール 0mg	♥ 0
炭水化物	54.4g	食物繊維 0.9g	♣ 0
食塩相当量	0.9g	添加糖分 0g	♦ 3.1

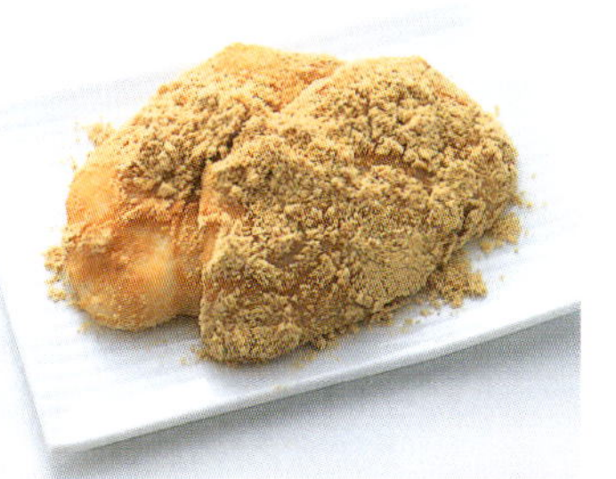

277 安倍川　317 kcal

もち 3.0 点（105g）分

			4.0点
たんぱく質	8.6g	カリウム 274mg	♠ 0
脂質	3.7g	コレステロール 0mg	♥ 0.7
炭水化物	61.2g	食物繊維 2.7g	♣ 0
食塩相当量	0.2g	添加糖分 4.5g	♦ 3.3

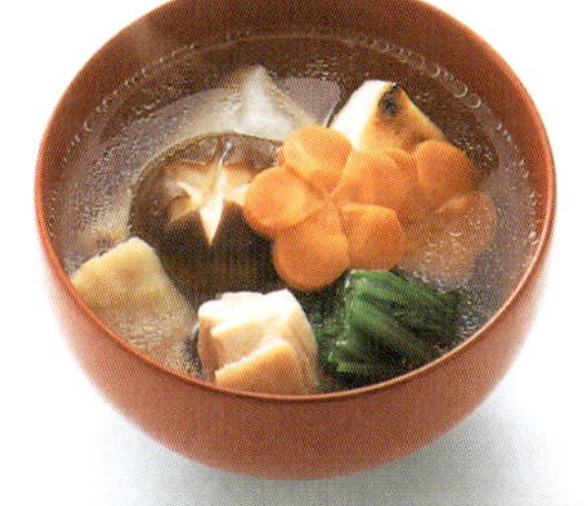

278 雑煮　331 kcal

もち 3.0 点（105g）分

			4.1点
たんぱく質	11.2g	カリウム 563mg	♠ 0
脂質	5.0g	コレステロール 27mg	♥ 0.8
炭水化物	57.3g	食物繊維 2.3g	♣ 0.2
食塩相当量	1.2g	添加糖分 0g	♦ 3.2

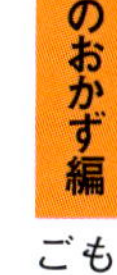

レシピは 186・187 ページ

そば・うどん

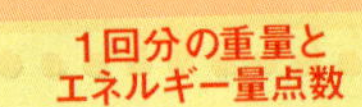

1回分の重量と
エネルギー量点数

● そば（乾）
70g＝3.0 点

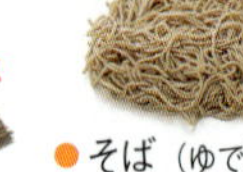

● そば（ゆで）
180g＝3.0 点

● うどん（乾）
70g＝3.0 点

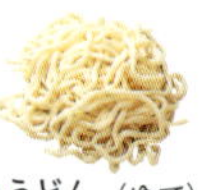

● うどん（ゆで）
225g＝3.0 点

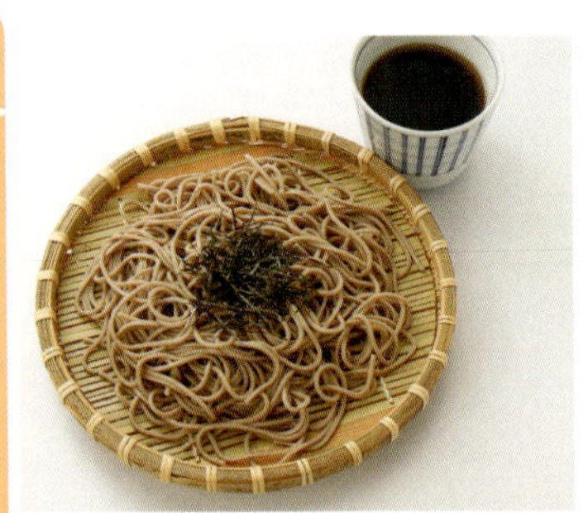

279 ざるそば　299 kcal

そば（乾）3.0 点（70g）分

		3.7 点
たんぱく質 12.2g	カリウム 186mg	♠ 0
脂質 1.5g	コレステロール 0mg	♥ 0
炭水化物 56.7g	食物繊維 3.5g	♣ 0
食塩相当量 3.0g	添加糖分 0g	♦ 3.7

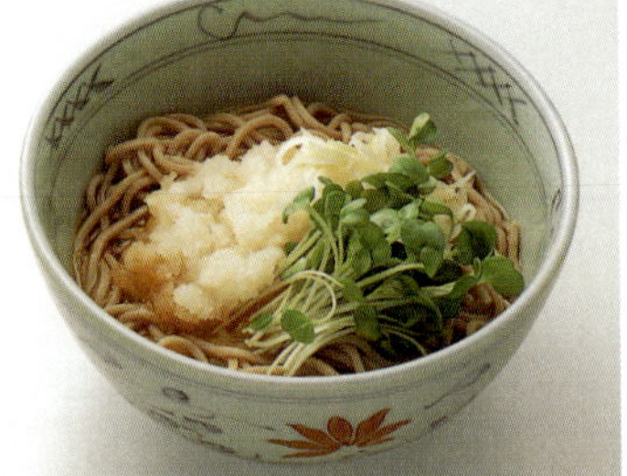

280 おろしそば　317 kcal

そば（乾）3.0 点（70g）分

		4.0 点
たんぱく質 12.3g	カリウム 397mg	♠ 0
脂質 1.6g	コレステロール 0mg	♥ 0
炭水化物 60.6g	食物繊維 4.5g	♣ 0.2
食塩相当量 3.0g	添加糖分 6.0g	♦ 3.7

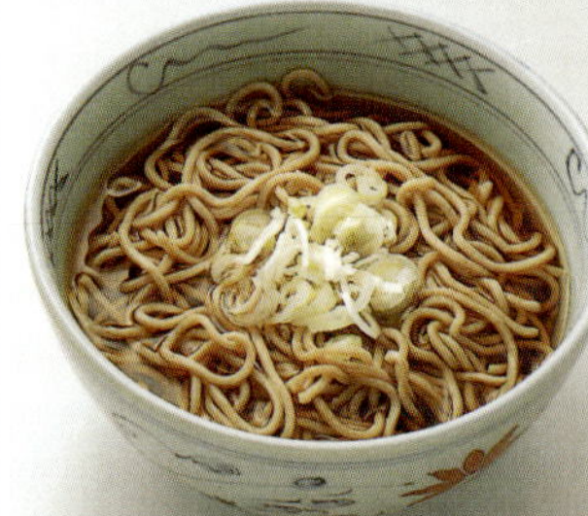

281 かけそば　324 kcal

そば（乾）3.0 点（70g）分

		4.0 点
たんぱく質 13.0g	カリウム 332mg	♠ 0
脂質 1.5g	コレステロール 0mg	♥ 0
炭水化物 60.9g	食物繊維 3.4g	♣ 0
食塩相当量 4.0g	添加糖分 8.0g	♦ 4.0

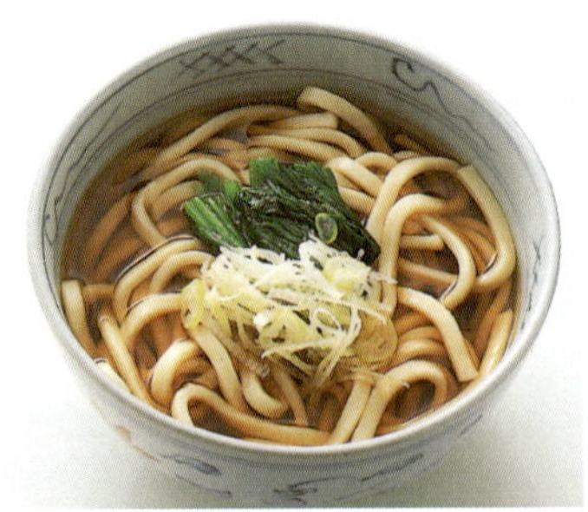

282 かけうどん　327 kcal

うどん（ゆで）3.0 点（225g）分

		4.1 点
たんぱく質 9.5g	カリウム 532mg	♠ 0
脂質 1.0g	コレステロール 0mg	♥ 0
炭水化物 64.1g	食物繊維 2.9g	♣ 0.1
食塩相当量 4.4g	添加糖分 8.0g	♦ 4.0

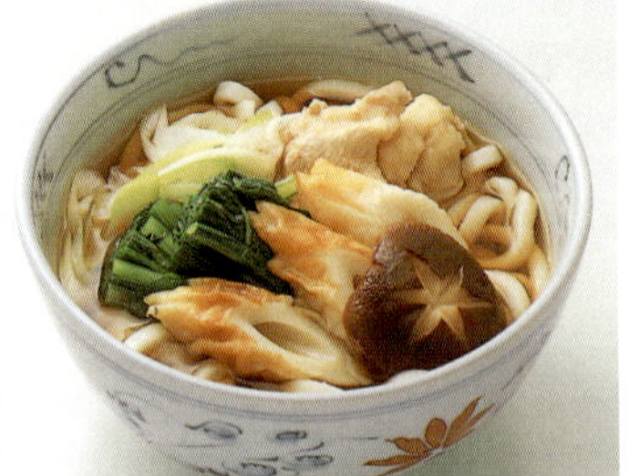

283 煮込みうどん　395 kcal

うどん（ゆで）3.0 点（225g）分

		4.9 点
たんぱく質 18.5g	カリウム 670mg	♠ 0
脂質 3.2g	コレステロール 27mg	♥ 0.8
炭水化物 67.1g	食物繊維 3.3g	♣ 0.1
食塩相当量 4.9g	添加糖分 8.0g	♦ 4.0

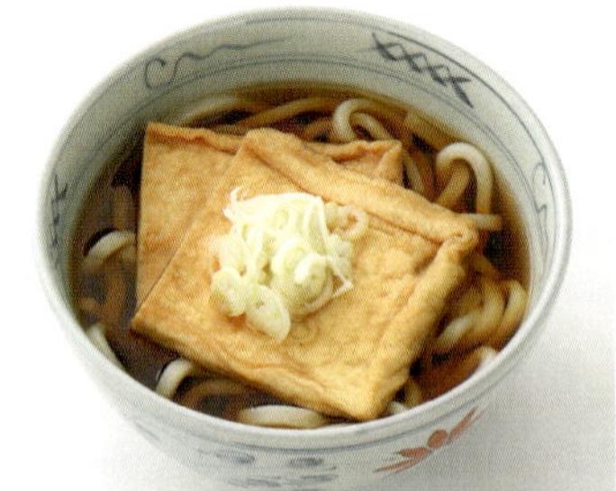

284 きつねうどん　419 kcal

うどん（ゆで）3.0 点（225g）分

		5.2 点
たんぱく質 13.9g	カリウム 385mg	♠ 0
脂質 7.8g	コレステロール 0mg	♥ 1.0
炭水化物 66.4g	食物繊維 2.3g	♣ 0
食塩相当量 4.9g	添加糖分 10.5g	♦ 4.2

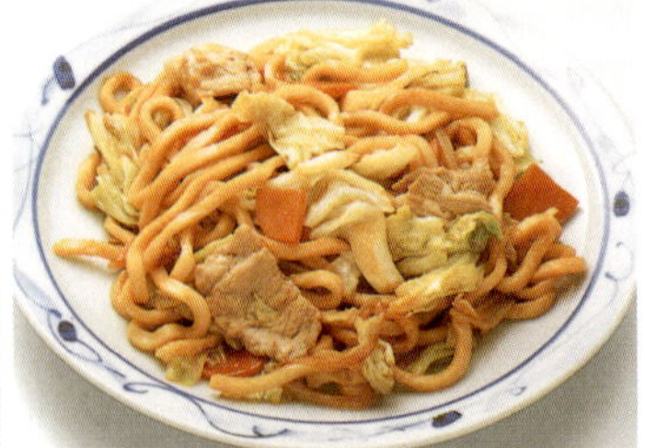

285 焼きうどん　444 kcal

うどん（ゆで）3.0 点（225g）分

		5.6 点
たんぱく質 18.6g	カリウム 456mg	♠ 0
脂質 14.2g	コレステロール 34mg	♥ 1.1
炭水化物 56.9g	食物繊維 3.6g	♣ 0.3
食塩相当量 3.6g	添加糖分 0g	♦ 4.1

ラーメン・焼きそばなど

1回分の重量とエネルギー量点数

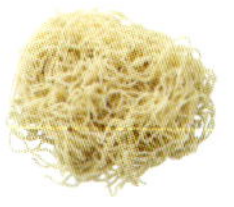

● 中華めん（生）
110g＝4.0点

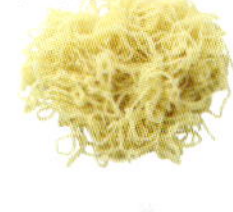

● 中華めん（焼きそば用）
160g＝4.0点

● ビーフン（乾）
63g＝3.0点

めん類をゆでると何倍になる?

倍率はいずれも目安です。めんの乾燥度や太さによって倍率は変わります。

そば・うどん（乾）➡ 2.5～3.0倍
中華めん（生）➡ 1.9～2.0倍
ビーフン（乾）➡ 約3倍
スパゲティ（乾）➡ 2.4～2.5倍
マカロニ（乾）➡ 2.4倍

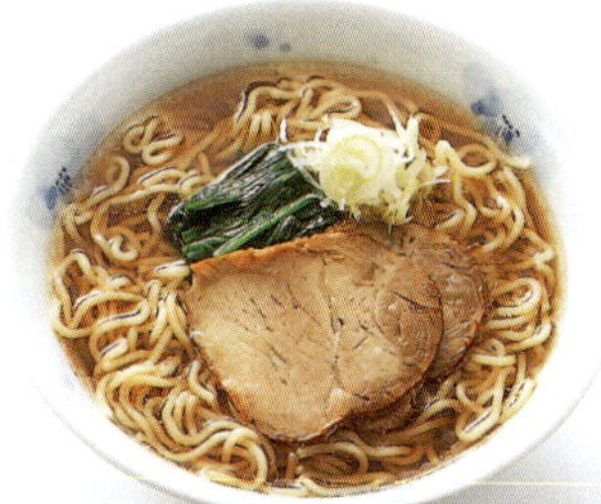

286 ラーメン　434 kcal

中華めん（生）4.0点（110g）分

たんぱく質 18.4g	カリウム 631mg	5.4点
脂質 8.0g	コレステロール 14mg	♠0 ♥0.6
炭水化物 67.6g	食物繊維 4.4g	♣0.2
食塩相当量 3.9g	添加糖分 0g	♦4.6

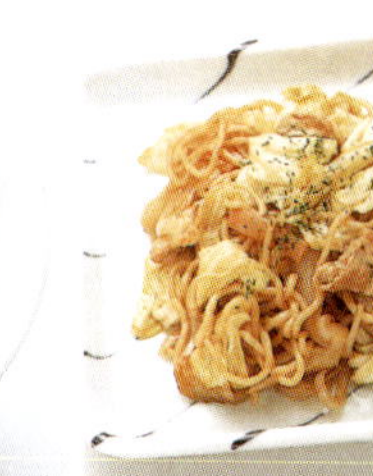

287 ソース焼きそば　466 kcal

中華めん（焼きそば用）4.0点（160g）分

たんぱく質 16.1g	カリウム 499mg	5.8点
脂質 16.2g	コレステロール 21mg	♠0 ♥0.7
炭水化物 60.8g	食物繊維 4.2g	♣0.4
食塩相当量 3.1g	添加糖分 0g	♦4.8

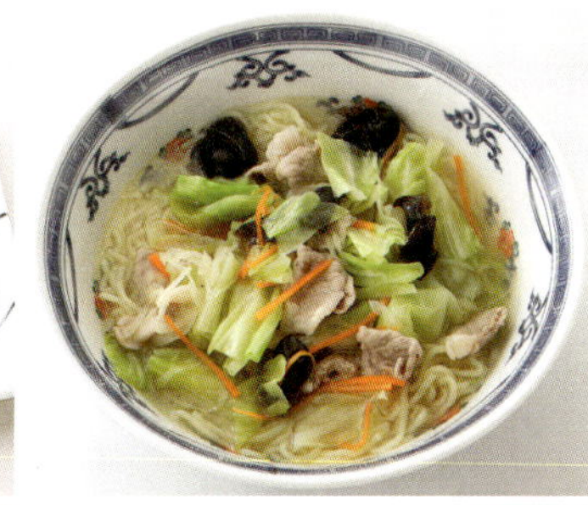

288 タンメン　471 kcal

中華めん（生）4.0点（110g）分

たんぱく質 22.3g	カリウム 497mg	5.9点
脂質 10.4g	コレステロール 34mg	♠0 ♥0.9
炭水化物 67.7g	食物繊維 4.9g	♣0.3
食塩相当量 4.7g	添加糖分 0g	♦4.7

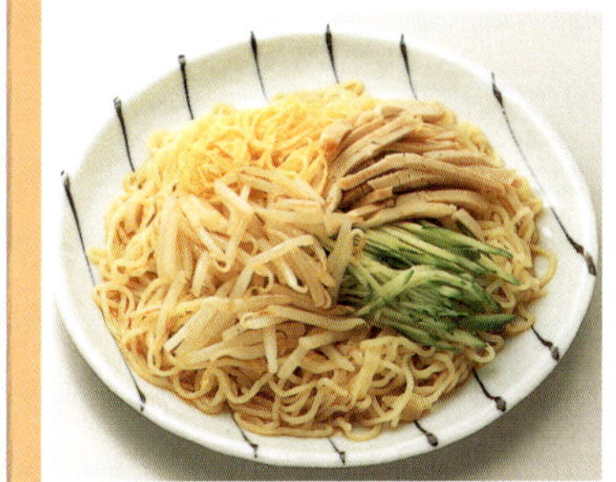

289 冷やし中華　472 kcal

中華めん（生）4.0点（110g）分

たんぱく質 19.5g	カリウム 408mg	5.9点
脂質 11.0g	コレステロール 124mg	♠0.5 ♥0.5
炭水化物 69.4g	食物繊維 3.7g	♣0.1
食塩相当量 4.1g	添加糖分 3.0g	♦4.7

※かけ汁含む

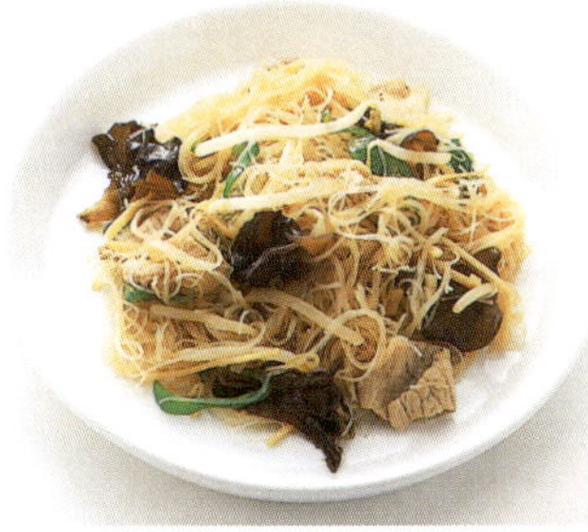

290 焼きビーフン　520 kcal

ビーフン（乾）3.0点（63g）分

たんぱく質 17.8g	カリウム 454mg	6.5点
脂質 22.3g	コレステロール 34mg	♠0 ♥1.1
炭水化物 57.8g	食物繊維 3.2g	♣0.2
食塩相当量 3.0g	添加糖分 0g	♦5.1

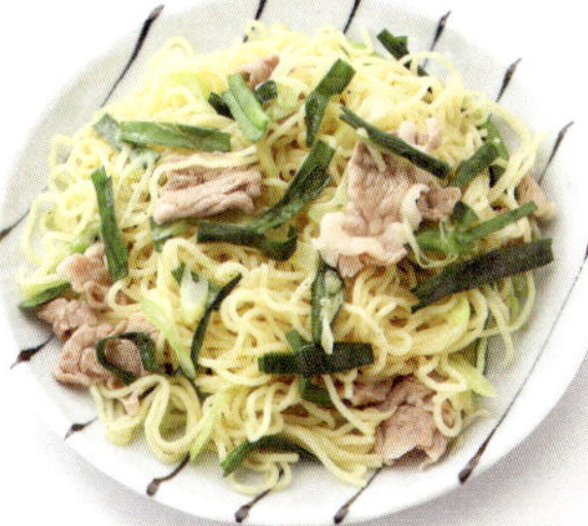

291 塩焼きそば　541 kcal

中華めん（焼きそば用）4.0点（160g）分

たんぱく質 21.7g	カリウム 493mg	6.8点
脂質 17.9g	コレステロール 41mg	♠0 ♥1.4
炭水化物 65.6g	食物繊維 4.1g	♣0.1
食塩相当量 3.8g	添加糖分 0g	♦5.2

レシピは 189・190 ページ

スパゲティ・グラタン

おいしく仕上げるコツ⑦

スパゲティをゆでる

スパゲティをゆでるときに加える塩は、塩味を少し感じる0.9%塩分が目安。水5カップに対して塩大さじ½です。ゆで塩はいくらかスパゲティに入るので、味つけにもひと役。ソースとあえたとき味がうすまらず、おいしく仕上がります。

スパゲティ

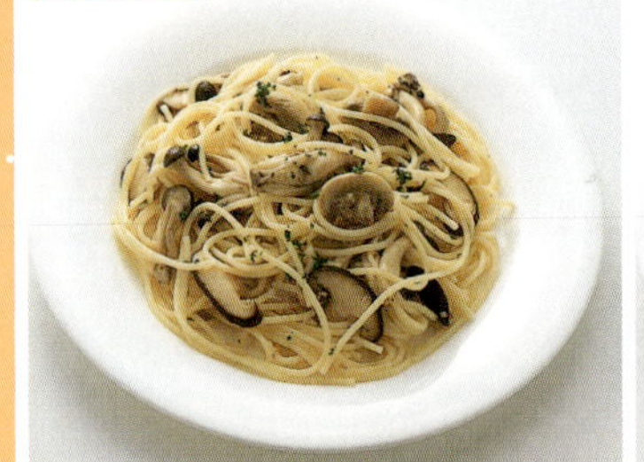

292 きのこスパゲティ 395 kcal

スパゲティ（乾）4.0 点（85g）分

		4.9 点
たんぱく質 12.9g	カリウム 464mg	♠ 0
脂質 8.0g	コレステロール 0mg	♥ 0
炭水化物 67.3g	食物繊維 5.3g	♣ 0.2
食塩相当量 2.3g	添加糖分 0g	♦ 4.7

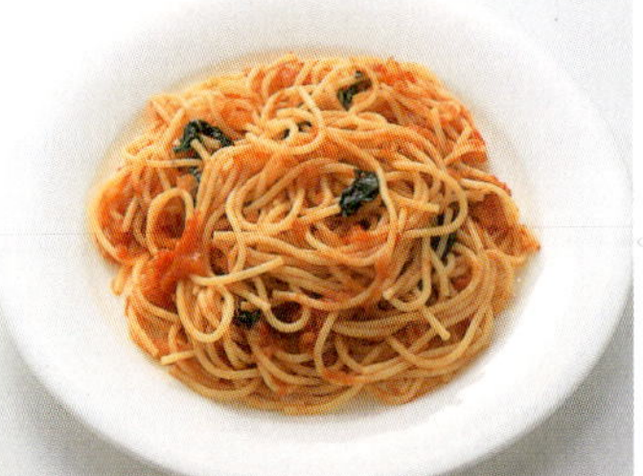

293 トマトソーススパゲティ 419 kcal

スパゲティ（乾）4.0 点（85g）分

		5.2 点
たんぱく質 11.9g	カリウム 484mg	♠ 0
脂質 8.0g	コレステロール 0mg	♥ 0
炭水化物 71.9g	食物繊維 4.3g	♣ 0.4
食塩相当量 2.6g	添加糖分 1.0g	♦ 4.8

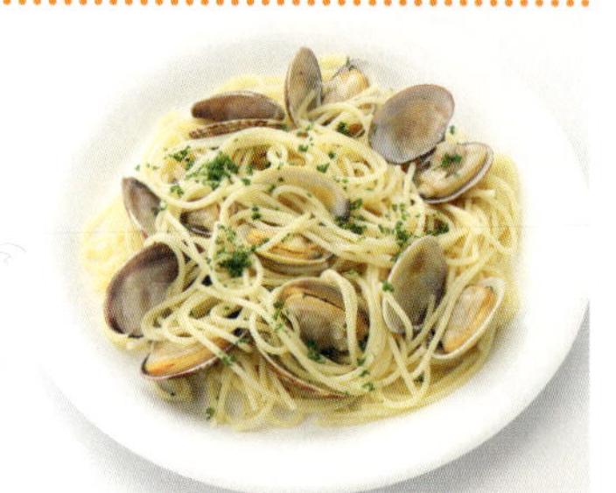

294 ボンゴレスパゲティ 469 kcal

スパゲティ（乾）4.0 点（85g）分

		5.9 点
たんぱく質 14.3g	カリウム 291mg	♠ 0
脂質 13.8g	コレステロール 24mg	♥ 0.2
炭水化物 64.8g	食物繊維 2.6g	♣ 0.1
食塩相当量 2.4g	添加糖分 0g	♦ 5.5

295 ナポリタンスパゲティ 532 kcal

スパゲティ（乾）4.0 点（85g）分

		6.6 点
たんぱく質 15.4g	カリウム 483mg	♠ 0
脂質 16.5g	コレステロール 9mg	♥ 0.5
炭水化物 77.0g	食物繊維 4.4g	♣ 0.2
食塩相当量 3.0g	添加糖分 0g	♦ 5.9

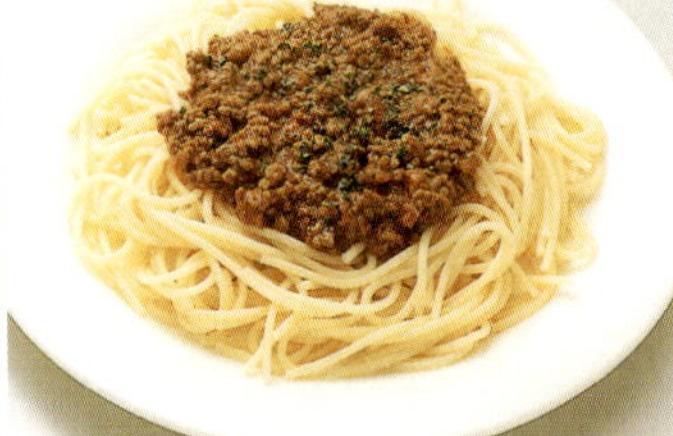

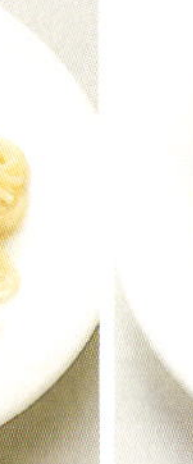

296 ミートソーススパゲティ 637 kcal

スパゲティ（乾）4.0 点（85g）分

		8.0 点
たんぱく質 23.9g	カリウム 750mg	♠ 0
脂質 22.7g	コレステロール 45mg	♥ 2.4
炭水化物 73.1g	食物繊維 4.7g	♣ 0.5
食塩相当量 2.1g	添加糖分 0g	♦ 5.1

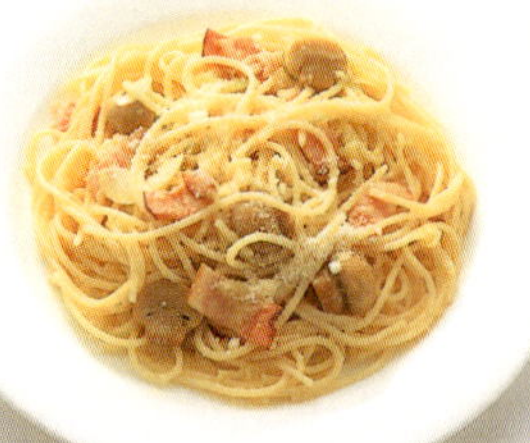

297 カルボナーラスパゲティ 649 kcal

スパゲティ（乾）4.0 点（85g）分

		8.1 点
たんぱく質 20.1g	カリウム 318mg	♠ 1.2
脂質 31.5g	コレステロール 290mg	♥ 1.0
炭水化物 67.1g	食物繊維 3.6g	♣ 0.2
食塩相当量 2.2g	添加糖分 0g	♦ 5.7

グラタン

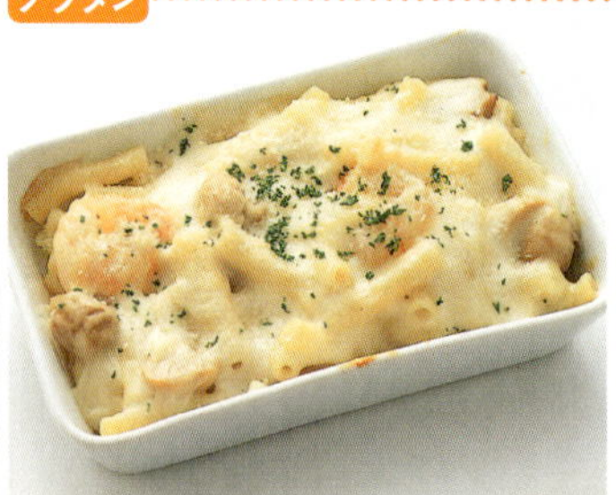

298 マカロニグラタン 490 kcal

マカロニ（乾）2.0 点（42g）分

		6.1 点
たんぱく質 21.0g	カリウム 451mg	♠ 1.0
脂質 21.6g	コレステロール 115mg	♥ 0.5
炭水化物 50.1g	食物繊維 2.8g	♣ 0.2
食塩相当量 1.7g	添加糖分 0g	♦ 4.4

パン

1回分の重量とエネルギー量点数

- 食パン 6 枚切り1枚 60g＝2.0 点
- 食パン 8 枚切り1枚 45g＝1.5 点
- 食パン10枚切り1枚 35g＝1.2 点
- ロールパン1個 30g＝1.0 点
- フランスパン 58g＝2.0 点

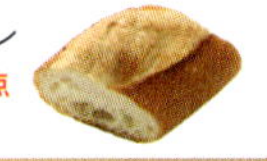

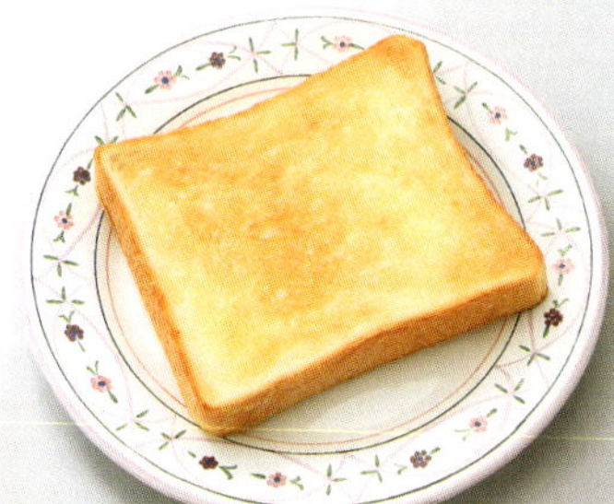

299 バタートースト　203 kcal

食パン 2.0 点（60g）分

		2.5点
たんぱく質 5.6g	カリウム 60mg	♠0
脂質 7.5g	コレステロール 13mg	♥0
炭水化物 28.0g	食物繊維 1.4g	♣0
食塩相当量 0.9g	添加糖分 0g	♦2.5

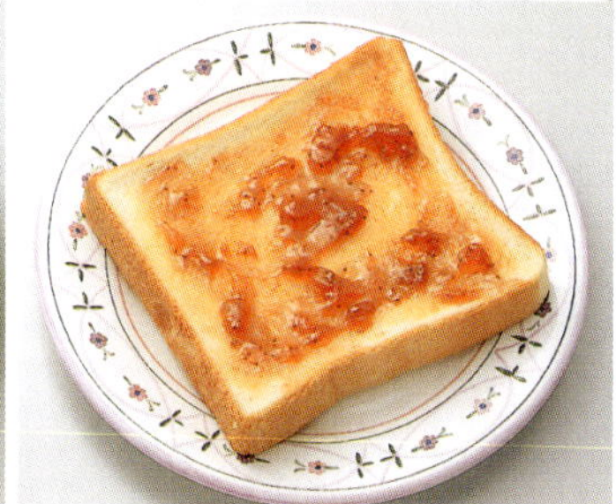

300 ジャムトースト　212 kcal

食パン 2.0 点（60g）分

		2.7点
たんぱく質 5.7g	カリウム 72mg	♠0
脂質 2.7g	コレステロール 0mg	♥0
炭水化物 41.3g	食物繊維 1.7g	♣0
食塩相当量 0.8g	添加糖分 14.0g	♦2.7

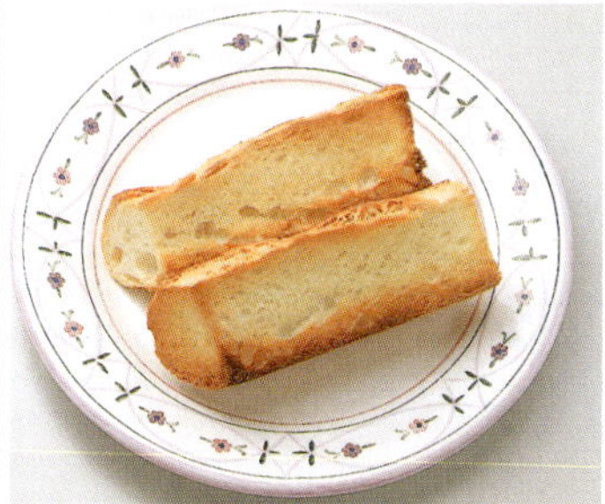

301 ガーリックトースト　223 kcal

フランスパン 2.0 点（58g）分

		2.8点
たんぱく質 5.6g	カリウム 71mg	♠0
脂質 7.2g	コレステロール 17mg	♥0
炭水化物 33.6g	食物繊維 1.6g	♣0
食塩相当量 1.1g	添加糖分 0g	♦2.8

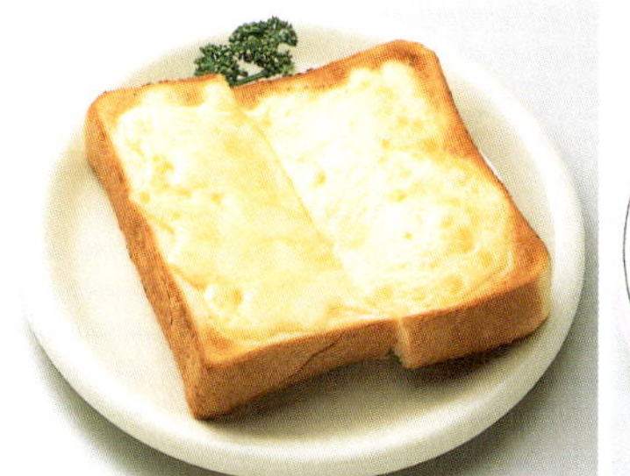

302 チーズトースト　240 kcal

食パン 2.0 点（60g）分

		3.0点
たんぱく質 11.0g	カリウム 78mg	♠1.0
脂質 8.9g	コレステロール 19mg	♥0
炭水化物 28.4g	食物繊維 1.4g	♣0
食塩相当量 1.4g	添加糖分 0g	♦2.0

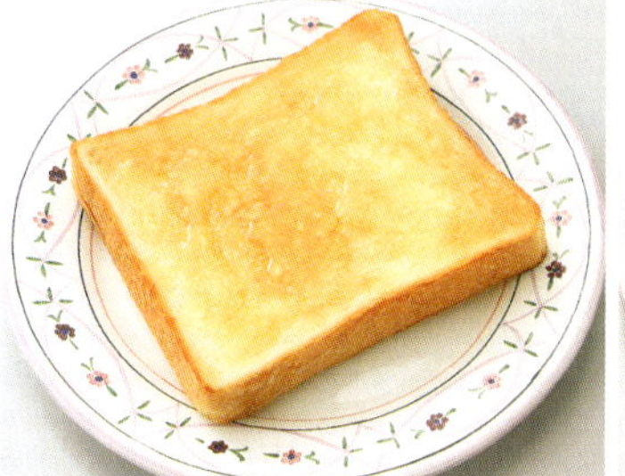

303 はちみつバタートースト　265 kcal

食パン 2.0 点（60g）分

		3.3点
たんぱく質 5.7g	カリウム 64mg	♠0
脂質 7.5g	コレステロール 13mg	♥0
炭水化物 44.8g	食物繊維 1.4g	♣0
食塩相当量 0.9g	添加糖分 16.7g	♦3.3

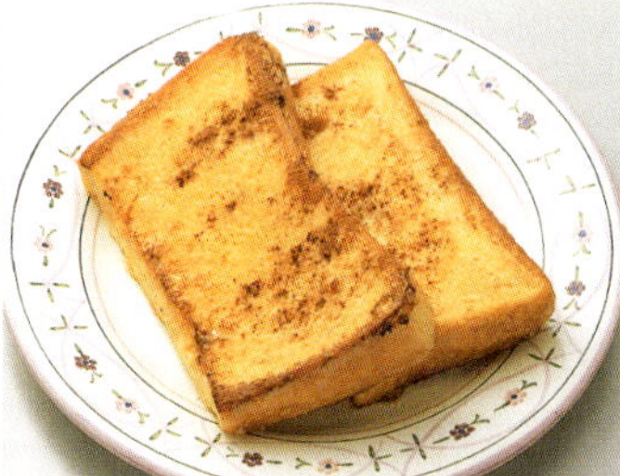

304 フレンチトースト　324 kcal

食パン 2.0 点（60g）分

		4.1点
たんぱく質 11.3g	カリウム 201mg	♠1.1
脂質 14.6g	コレステロール 141mg	♥0
炭水化物 35.9g	食物繊維 1.4g	♣0
食塩相当量 1.1g	添加糖分 4.5g	♦3.0

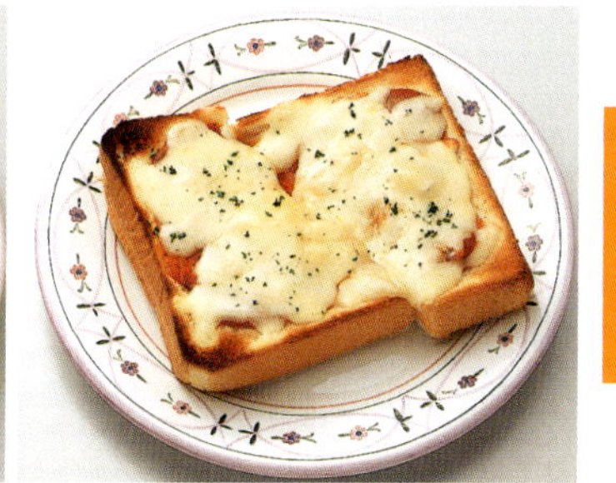

305 ピザトースト　341 kcal

食パン 2.0 点（60g）分

		4.3点
たんぱく質 16.6g	カリウム 307mg	♠1.2
脂質 12.6g	コレステロール 8mg	♥0.5
炭水化物 40.1g	食物繊維 2.3g	♣0.1
食塩相当量 2.9g	添加糖分 0g	♦2.5

レシピは 191・192 ページ

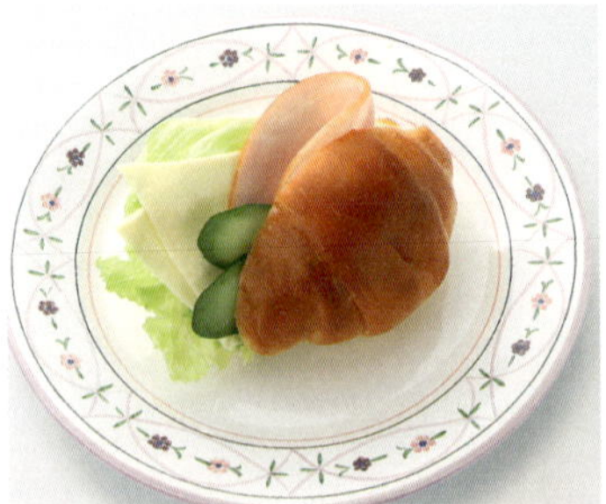

306 ハムチーズサンド 275 kcal

ロールパン 1.0 点（30g）分

たんぱく質 10.7g	カリウム 148mg	3.4点
脂質 18.6g	コレステロール 39mg	♠0.7 ♥0.5
炭水化物 16.0g	食物繊維 0.9g	♣0
食塩相当量 1.6g	添加糖分 0g	♦2.2

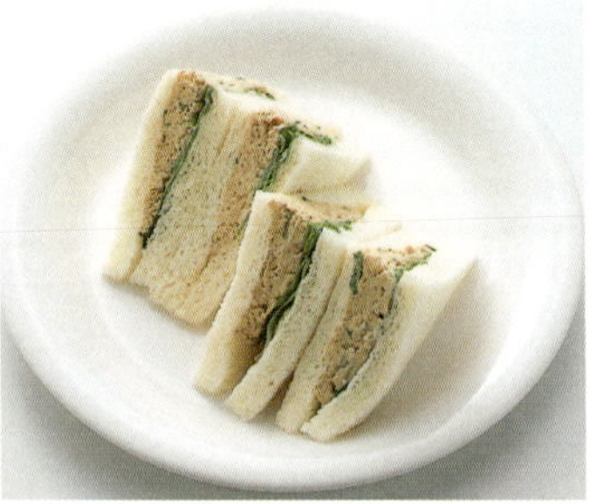

307 ツナサンドイッチ 350 kcal

食パン 2.4 点（70g）分

たんぱく質 15.1g	カリウム 304mg	4.4点
脂質 21.3g	コレステロール 58mg	♠0 ♥0.7
炭水化物 24.5g	食物繊維 1.9g	♣0.1
食塩相当量 2.2g	添加糖分 0g	♦3.6

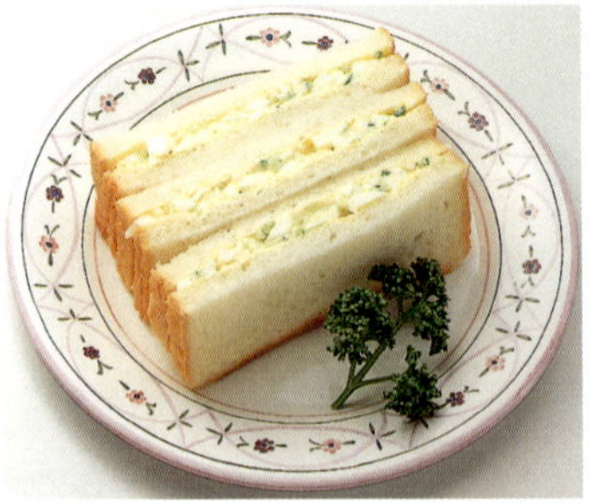

308 卵サンドイッチ 387 kcal

食パン 2.0 点（60g）分

たんぱく質 12.9g	カリウム 141mg	4.8点
脂質 24.0g	コレステロール 266mg	♠1.0 ♥0
炭水化物 28.6g	食物繊維 1.5g	♣0
食塩相当量 1.5g	添加糖分 0g	♦3.8

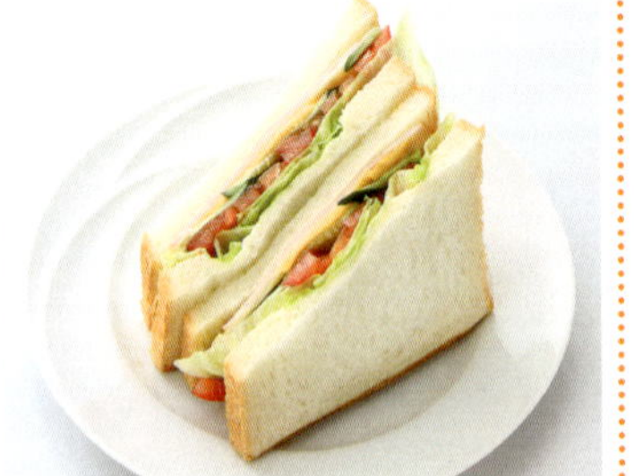

309 チーズ野菜サンドイッチ 406 kcal

食パン 2.4 点（70g）分

たんぱく質 15.4g	カリウム 302mg	5.1点
脂質 22.1g	コレステロール 52mg	♠1.0 ♥0.5
炭水化物 36.1g	食物繊維 2.5g	♣0.2
食塩相当量 2.0g	添加糖分 0g	♦3.4

軽食

おいしく仕上げるコツ⑧

ホットケーキを手軽に失敗なく作るには

ホットケーキは小麦粉やベーキングパウダーを合わせて作るのが基本ですが、市販のミックス粉を使えばより手軽に作れます。失敗なくふんわりと仕上げるには、卵と牛乳を混ぜたところにミックス粉を加え、泡立て器で混ぜるのがポイントです。

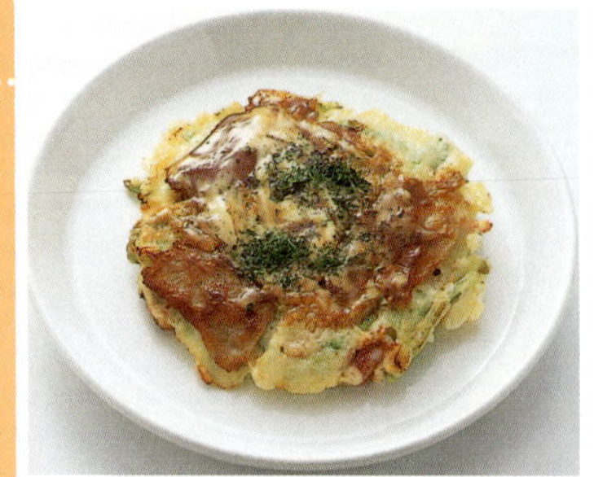

310 お好み焼き 517 kcal

小麦粉 2.0 点（45g）分

たんぱく質 27.3g	カリウム 622mg	6.5点
脂質 25.3g	コレステロール 339mg	♠1.0 ♥2.0
炭水化物 41.0g	食物繊維 2.8g	♣0.2
食塩相当量 2.0g	添加糖分 0g	♦3.2

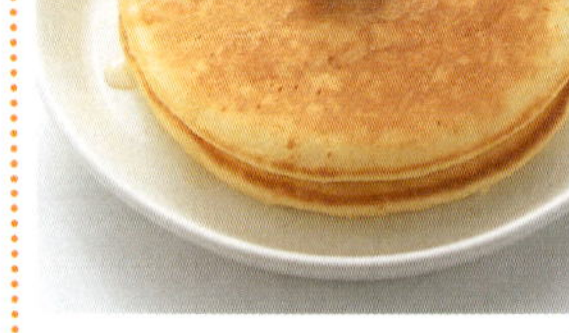

311 ホットケーキ 518 kcal

小麦粉 2.0 点（45g）分

たんぱく質 7.3g	カリウム 280mg	6.5点
脂質 28.4g	コレステロール 117mg	♠0.7 ♥0
炭水化物 55.7g	食物繊維 1.1g	♣0
食塩相当量 0.9g	添加糖分 18.4g	♦5.8

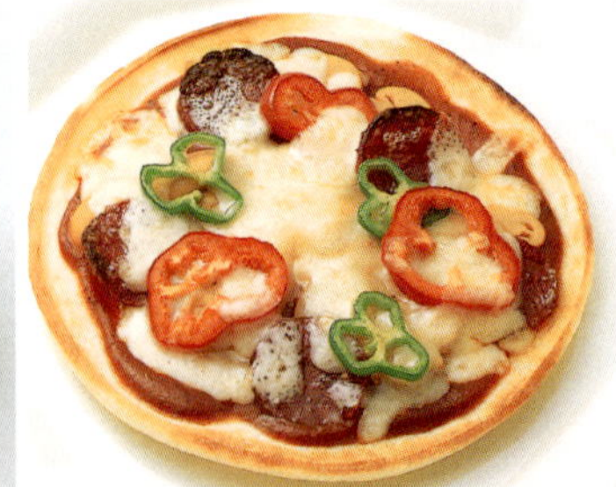

312 ピザ 593 kcal

ピザ生地 5.0 点（150g）分

たんぱく質 25.0g	カリウム 223mg	7.4点
脂質 18.8g	コレステロール 37mg	♠1.5 ♥0.6
炭水化物 80.6g	食物繊維 4.0g	♣0.1
食塩相当量 3.7g	添加糖分 0g	♦5.0

乳製品のおやつと飲み物

1回分の重量とエネルギー量点数

- 普通牛乳 180g（1カップ弱）＝1.5 点
- 濃厚乳 180g（1カップ弱）＝1.6 点
- 低脂肪乳 180g（1カップ弱）＝1.0 点
- プロセスチーズ 24g＝1.0 点
- カテージチーズ 38g＝0.5 点

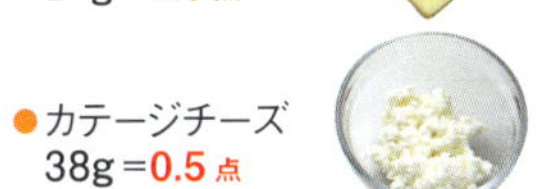

- クリームチーズ 23g＝1.0 点
- クリーム（乳脂肪）18g＝1.0 点
- ヨーグルト（全脂無糖）130g＝1.0 点

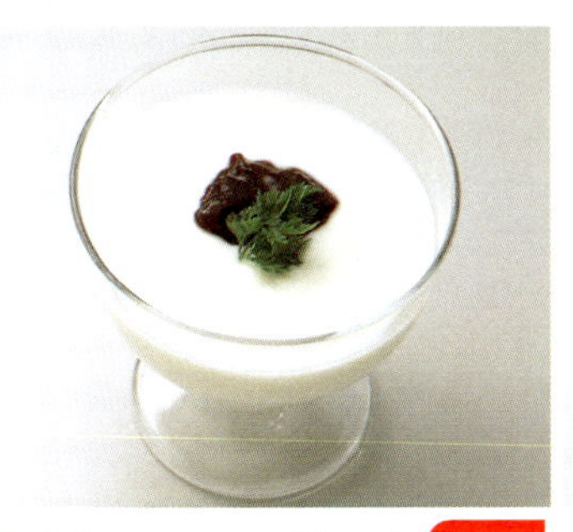

313 ジャムヨーグルト　100 kcal

ヨーグルト（全脂無糖）1.0 点（130g）分

たんぱく質 4.8g	カリウム 234mg	1.2点
脂質 3.9g	コレステロール 16mg	♠1.0 ♥0
炭水化物 11.0g	食物繊維 0.5g	♣+
食塩相当量 0.2g	添加糖分 7.0g	♦0.2

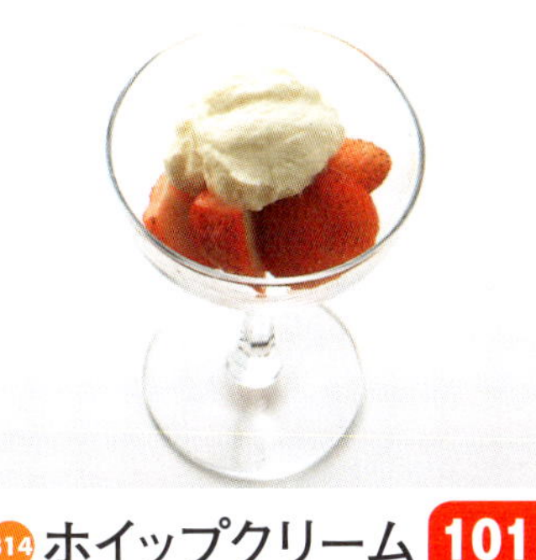

314 ホイップクリーム　101 kcal

クリーム乳脂肪 1.0 点（18g）分

たんぱく質 0.8g	カリウム 99mg	1.3点
脂質 8.2g	コレステロール 22mg	♠0 ♥0
炭水化物 6.3g	食物繊維 0.7g	♣0.2
食塩相当量 0g	添加糖分 1.5g	♦1.1

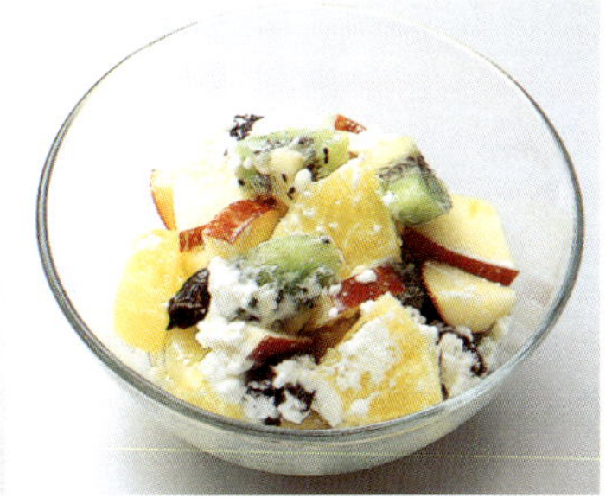

315 フルーツサラダ　128 kcal

カテージチーズ 0.5 点（38g）分

たんぱく質 6.0g	カリウム 296mg	1.6点
脂質 1.9g	コレステロール 8mg	♠0.5 ♥0
炭水化物 24.0g	食物繊維 2.9g	♣1.1
食塩相当量 0.4g	添加糖分 0g	♦0

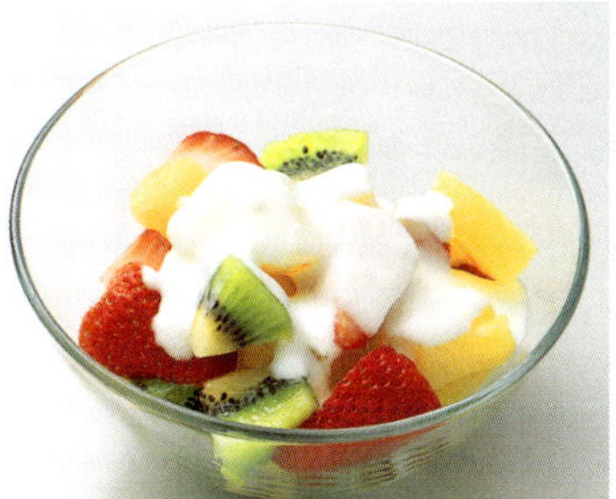

316 ヨーグルトフルーツサラダ　164 kcal

ヨーグルト（全脂無糖）1.0 点（130g）分

たんぱく質 5.9g	カリウム 526mg	2.0 点
脂質 4.1g	コレステロール 16mg	♠1.0 ♥0
炭水化物 27.0g	食物繊維 2.7g	♣0.9
食塩相当量 0.2g	添加糖分 3.0g	♦0.2

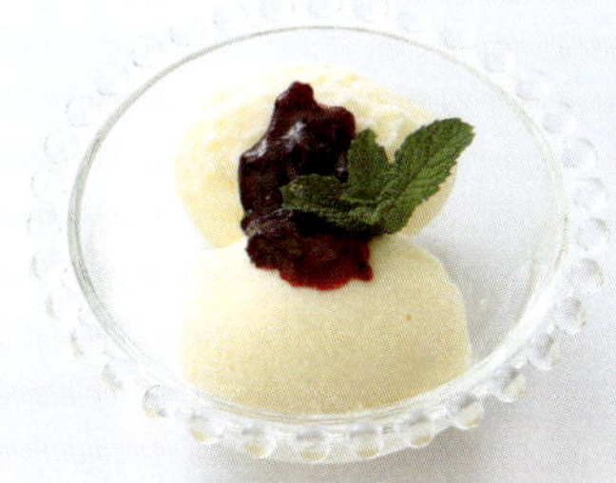

317 ヨーグルトアイスクリーム　190 kcal

ヨーグルト（全脂無糖）0.5 点（65g）分

たんぱく質 4.5g	カリウム 214mg	2.4点
脂質 9.2g	コレステロール 27mg	♠0.5 ♥0
炭水化物 21.6g	食物繊維 0.5g	♣+
食塩相当量 0.2g	添加糖分 13.7g	♦1.9

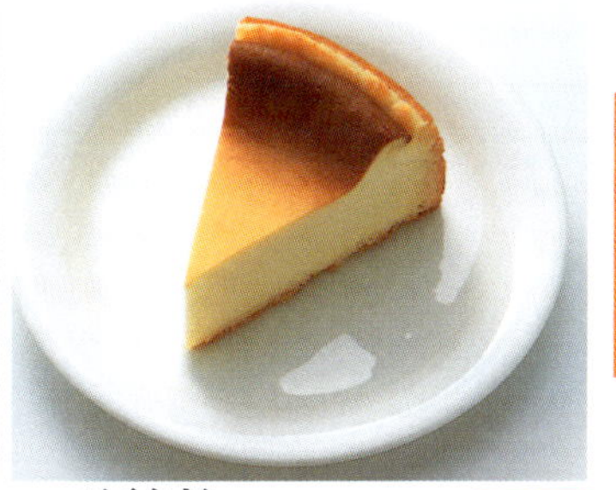

318 ベイクドチーズケーキ　284 kcal

クリームチーズ 1.0 点（23g）分

たんぱく質 4.7g	カリウム 50mg	3.6 点
脂質 18.4g	コレステロール 90mg	♠1.8 ♥0
炭水化物 24.1g	食物繊維 0.3g	♣+
食塩相当量 0.2g	添加糖分 13.8g	♦1.8

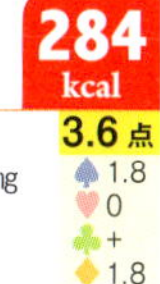

レシピは 193 ページ

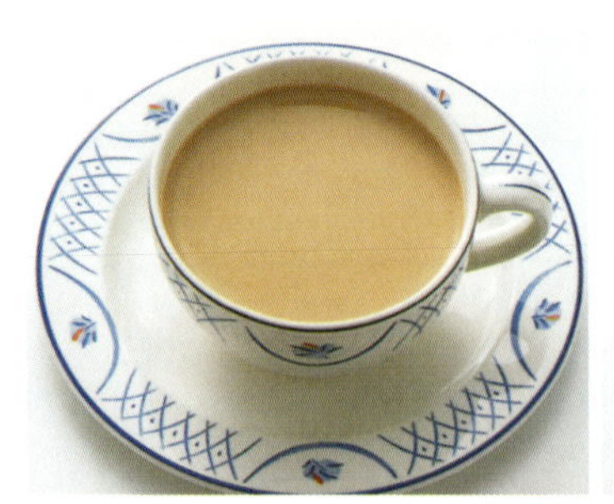

319 カフェオレ

126 kcal

普通牛乳 1.5 点（180g）分

たんぱく質 6.2g	カリウム 356mg	1.6点
脂質 6.8g	コレステロール 22mg	♠1.5 ♥0
炭水化物 9.6g	食物繊維 0g	♣0
食塩相当量 0.2g	添加糖分 0g	♦0.1

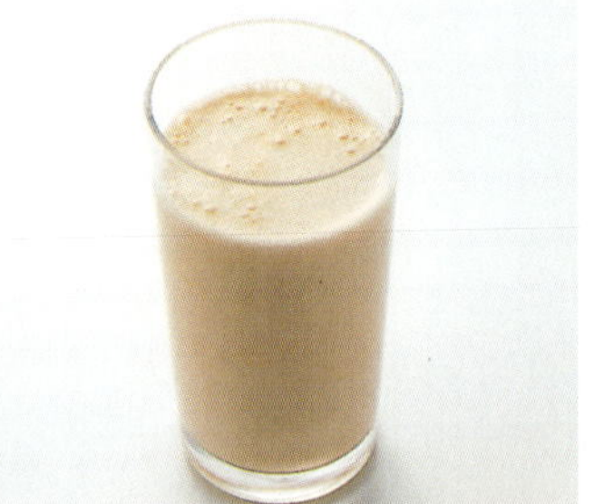

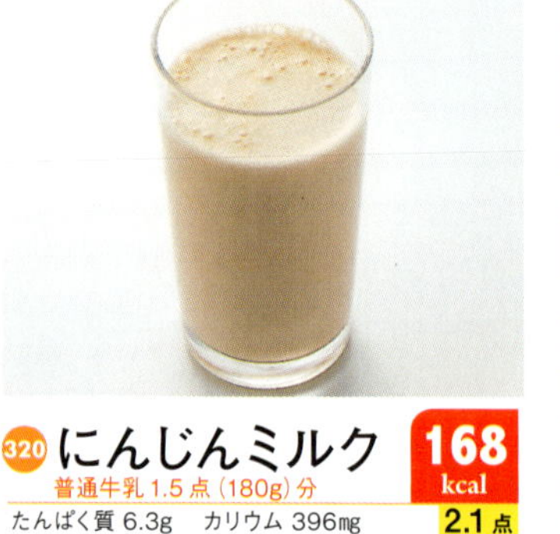

320 にんじんミルク

168 kcal

普通牛乳 1.5 点（180g）分

たんぱく質 6.3g	カリウム 396mg	2.1点
脂質 6.9g	コレステロール 22mg	♠1.5 ♥0
炭水化物 21.1g	食物繊維 1.1g	♣0.2
食塩相当量 0.2g	添加糖分 8.4g	♦0.4

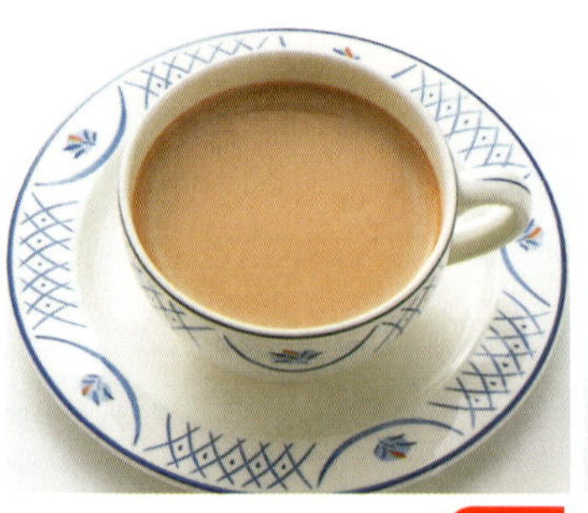

321 ミルクココア

171 kcal

普通牛乳 1.5 点（180g）分

たんぱく質 7.1g	カリウム 438mg	2.1点
脂質 8.1g	コレステロール 22mg	♠1.5 ♥0
炭水化物 20.1g	食物繊維 1.4g	♣0
食塩相当量 0.2g	添加糖分 9.0g	♦0.6

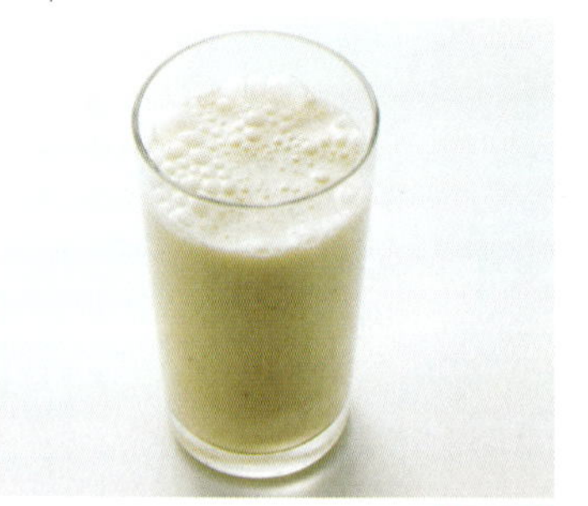

322 バナナミルク

181 kcal

普通牛乳 1.5 点（180g）分

たんぱく質 6.5g	カリウム 450mg	2.3点
脂質 6.9g	コレステロール 22mg	♠1.5 ♥0
炭水化物 24.4g	食物繊維 0.6g	♣0.5
食塩相当量 0.2g	添加糖分 4.5g	♦0.2

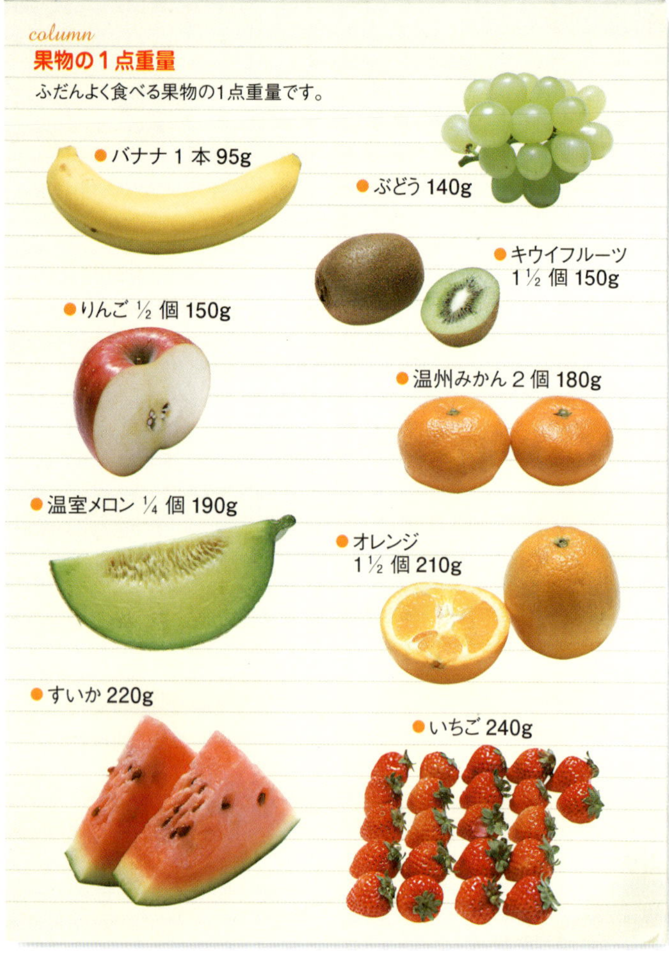

column

果物の１点重量

ふだんよく食べる果物の1点重量です。

- バナナ 1 本 95g
- ぶどう 140g
- キウイフルーツ 1½ 個 150g
- りんご ½ 個 150g
- 温州みかん 2 個 180g
- 温室メロン ¼ 個 190g
- オレンジ 1½ 個 210g
- すいか 220g
- いちご 240g

家庭のおかず編　レシピ

92～138ﾍﾟｰｼﾞの料理のレシピを、料理番号順に掲載してあります。材料の分量は基本的に１人分で表示しましたが、２人分、４人分など、作りやすい分量で作ってください。

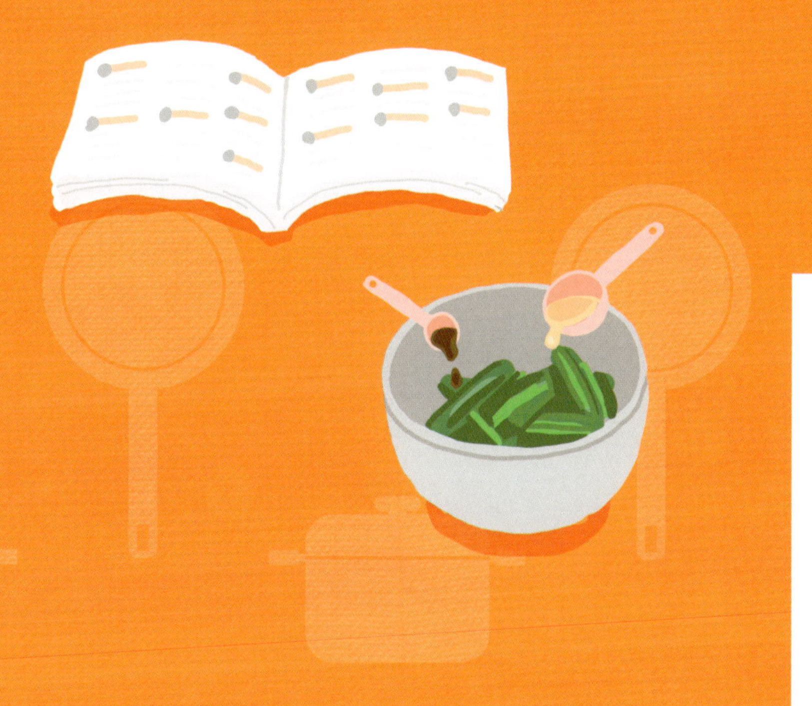

- 材料表の重量は、特に記載のない限り、皮や骨など食べられない部分（廃棄分）を除いた正味重量です。
- 材料表にあるミニスプーンは、小さじ（5mℓ）の⅕容量で、ミニスプーン1＝1mℓです。
- 塩は「小さじ1＝6ｇ」のものを使用しました。
- 塩の分量はできる限り小さじやミニスプーンなどの計量器具で計った量を明記しました。
- 電子レンジはすべて600Wを使用しています。他のW数の電子レンジを使用する場合は加熱時間を適宜加減してください。
- 「だし」は昆布と削りガツオからとったものを使用しています。
- 「小麦粉」はすべて薄力粉を使っています。

魚介のおかず 刺し身

1 イワシの刺し身

写真は 92 ページ

材料（1人分）

イワシ……1尾(正味45g)　青じそ…………1枚
大根…………30g　おろししょうが………適量

作り方

❶イワシはうろこをこそげとり、頭を落とす。はらわたを除いて水洗いし、水けをふきとって三枚におろす。
❷腹骨をそぎとって小骨をていねいに除く。頭側から尾に向かって皮をむき、一口大のそぎ切りにする。
❸大根はかつらむきにし、きっちりと巻き戻して端からせん切りにする。冷水に放ってパリッとさせ、水けをきる。
❹皿に③の大根を盛り、青じそを敷いて②のイワシを盛る。
❺食べるときにおろししょうがを添える。

2 イカの刺し身

写真は 92 ページ

材料（1人分）

スルメイカの胴………95g　青じそ…………1枚
大根…………30g　わさび…………適量

作り方

❶イカは皮をむく。4cm長さの帯状に切り、さらに5mm幅の細切りにする。
❷大根はかつらむきにし、きっちりと巻き戻して端からせん切りにする。冷水に放ってパリッとさせ、水けをきる。
❸皿に②の大根と青じそ、①のイカを形よく盛り、わさびを添える。

3 タコの刺し身

写真は 92 ページ

材料（1人分）

タコ(ゆで、刺し身用)…80g　青じそ…………1枚
大根…………30g　わさび…………適量

作り方

❶タコは5mm厚さに切る。
❷大根はかつらむきにし、きっちりと巻き戻して端からせん切りにする。冷水に放ってパリッとさせ、水けをきる。
❸皿に②、青じそ、①を盛り、わさびを添える。

4 ホタテの刺し身

写真は 92 ページ

材料（1人分）

ホタテ貝(貝柱、生食用)…………90g　青じそ…………1枚
大根…………30g　わさび…………適量

作り方

❶ホタテ貝は厚みを2～3等分に切る。
❷大根はかつらむきにし、きっちりと巻き戻して端からせん切りにする。冷水に放ってパリッとさせ、水けをきる。
❸皿に②と青じそ、①のホタテを盛り、わさびを添える。

ポイント! 冷凍品は冷蔵庫で自然解凍する。半解凍の状態のときに切るときれいにそぎ切りにすることができる。

5 マグロ（赤身）の刺し身

写真は 92 ページ

材料（1人分）

マグロ赤身(刺し身用)…65g　青じそ…………1枚
大根…………30g　わさび…………適量

作り方

❶マグロは6～7mm厚さに切る。
❷大根はかつらむきにし、きっちりと巻き戻して端からせん切りにする。冷水に放ってパリッとさせ、水けをきる。
❸皿に②、青じそ、①を盛り、わさびを添える。

6 アジのたたき

写真は 92 ページ

材料（1人分）

アジ………1尾(正味65g)　大根…………30g
小ねぎ…………少量　青じそ…………1枚
しょうが…………½かけ

作り方

❶アジは三枚におろして腹骨をそぎとり、骨抜きで小骨をていねいに除く。
❷頭側から尾に向かって皮をむき、身を細かく刻む。
❸小ねぎは小口切りにし、しょうがはすりおろす。
❹大根はかつらむきにし、きっちりと巻き戻して端からせん切りにする。冷水に放ってパリッとさせ、水けをきる。
❺皿に④の大根を盛り、青じそを敷いて②のアジを盛る。③の小ねぎを散らしてしょうがをのせる。

7 ねぎとろ

写真は 92 ページ

材料（1人分）

マグロとろのすき身(刺し身用)…………45g　小ねぎ(小口切り)……少量
青じそ…………1枚　わさび…………適量

作り方

❶マグロは包丁で軽くたたく。
❷器に青じそ、①のマグロを盛り、小ねぎをのせる。わさびを添える。

8 マグロ（とろ）の刺し身

写真は 93 ページ

材料（1人分）

マグロとろ(刺し身用)…45g　青じそ…………1枚
大根…………30g　わさび…………適量

作り方

❶マグロのとろは6～7mm厚さに切る。
❷大根はかつらむきにし、きっちりと巻き戻して端からせん切りにする。冷水に放ってパリッとさせ、水けをきる。

ん切りにする。冷水に放ってパリッとさせ、水けをきる。
❸皿に②、青じそ、①を盛り、わさびを添える。

9 タイの刺し身

写真は 93 ページ

材料（1人分）

タイ(刺し身用)……… 90g
大根……………………… 30g
青じそ………………… 1枚
小菊…………………… 1輪
わさび…………………適量

作り方

❶タイは薄切りにする。
❷大根はかつらむきにし、きっちりと巻き戻して端からせん切りにする。冷水に放ってパリッとさせ、水けをきる。
❸皿に②と青じそ、①を盛り、小菊とわさびを添える。

10 カツオのたたき

写真は 93 ページ

材料（1人分）

カツオ(秋獲り、刺し身用)
…………………… 105g
おろししょうが…¼かけ分
小ねぎ…………………少量
a ポン酢……………小さじ½
a しょうゆ…………小さじ1

作り方

❶焼き網を熱して、カツオの表面をさっと焼き、冷水に入れて手早くさまし、6～7㎜厚さに切る。
❷小ねぎは小口切りにする。
❸皿に①を盛り、しょうが、小ねぎをのせ、aを混ぜ合わせてかける。

11 しめサバ

写真は 93 ページ

材料（1人分）

サバ…………………… 75g
塩…………………大さじ½
a しょうゆ…………小さじ1
a 砂糖………………小さじ1
a 酢…………………大さじ¾
a みりん……………小さじ1
a だし………………小さじ1
大根……………………… 30g
青じそ………………… 1枚
わさび…………………適量

作り方

❶サバは三枚におろし、両面に塩をふってざるにのせ、しばらくおく。表面の塩がとけてきたら冷蔵庫に入れて半日ほどおき、身をしめる。
❷①のサバの塩を洗い流し、ひたひたの酢（分量外）に30分浸す。aを合わせた中にサバをくぐらせて、6～7㎜厚さに切る。
❸大根はかつらむきにし、きっちりと巻き戻して端からせん切りにする。冷水に放ってパリッとさせ、水けをきる。
❹皿に③を盛り、青じそを敷いて②のサバを盛る。食べるときにわさびを添える。

12 ブリの刺し身

写真は 93 ページ

材料（1人分）

ブリ………… 1切れ(90g)
大根……………………… 30g
青じそ………………… 1枚
わさび…………………適量

作り方

❶ブリは 7㎜厚さに切る。
❷大根はかつらむきにし、きっちりと巻き戻して端からせん切りにする。冷水に放ってパリッとさせ、水けをきる。
❸皿に②、青じそ、①を盛り、わさびを添える。

13 サンマの刺し身

写真は 93 ページ

材料（1人分）

サンマ…… 1尾(正味 95g)
大根……………………… 30g
青じそ………………… 1枚
すだち(くし形切り)…¼個
おろししょうが………適量

作り方

❶サンマは三枚におろし、皮をむいて食べやすい大きさに切る。
❷大根はかつらむきにし、きっちりと巻き戻して端からせん切りにする。冷水に放ってパリッとさせ、水けをきる。
❸皿に②と青じそ、①を盛り、すだちを添える。食べるときにおろししょうがを添える。

魚介のおかず 焼き魚

14 サケの照り焼き

写真は 94 ページ

材料（1人分）

生ザケ…… 1切れ(90g)
しょうゆ………小さじ1強
みりん…………小さじ1強
油……………………小さじ1
青じそ………………… 1枚

作り方

❶しょうゆとみりんを合わせ、サケを浸す。途中裏返しながら 20 分ほどおき、味をしみ込ませる。
❷①のサケをとり出して汁けをふく。つけ汁はとりおく。
❸フライパンに油を熱し、②のサケを盛りつけたとき表になるほうを下にして入れ、焼く。きれいな焼き色がついたら裏返して中まで火を通す。
❹仕上がりぎわに②のつけ汁を加えて味をからめる。
❺皿に青じそを敷いて④のサケを盛る。

15 メカジキの照り焼き

写真は94ページ

材料（1人分）

メカジキ……1切れ(100g)
a［しょうゆ…………大さじ½
　みりん……………大さじ½
油……………………小さじ1
青じそ…………………1枚
おろし大根……………20g

作り方

❶カジキをaにつける。
❷フライパンに油を熱し、カジキを入れ（つけ汁は残しておく）、両面に焼き色がついたら弱火にし、中まで火を通す。フライパンの余分な油をふき、とっておいたつけ汁を加えてカジキにからめる。
❸皿に青じそを敷いて②のカジキを盛り、おろし大根を添える。

16 ブリの照り焼き

写真は94ページ

材料（1人分）

ブリ…………1切れ(90g)
a［しょうゆ…………小さじ1
　みりん……………小さじ1
油……………………小さじ1
青じそ…………………1枚
おろし大根……………20g

作り方

❶ブリをaにつける。
❷フライパンに油を熱し、ブリを盛りつけたとき表になるほうを下にして入れ（つけ汁は残しておく）、焼き色がついたら裏返し、火を弱めて中まで火を通す。
❸最後につけ汁をまわし入れて味をからめる。
❹皿に青じそを敷いてブリを盛り、おろし大根を添える。

17 イワシの塩焼き

写真は94ページ

材料（1人分）

［イワシ…1尾(正味45g)
　塩………………ミニスプーン⅓
青じそ…………………1枚
おろし大根……………20g
レモン(くし形切り)…⅛個

作り方

❶イワシはうろこをこそげとって、盛りつけたとき裏になるほうの腹に切り目を入れてはらわたを除く。腹の中までよく洗い、水けをふきとって塩をふる。
❷焼き網を火にかけて熱し、イワシを盛りつけたとき表（頭を右、腹を手前）になるほうから焼く。焼き目がついたら、裏返してさらに焼き、中まで火を通す。
❸皿に青じそを敷いて②のイワシをのせ、おろし大根とレモンを添える。食べるときにレモンを搾りかける。

ポイント！ イワシは脂肪が多いので、焼くときに火加減が強すぎると焦げやすいので注意。

18 サワラの塩焼き

写真は94ページ

材料（1人分）

［サワラ……1切れ(70g)
　塩………………ミニスプーン¼強
青じそ…………………1枚
おろし大根……………20g

作り方

❶サワラは塩をふり、5分おく。焼き網を熱して、両面をこんがりと焼く。
❷皿に青じそを敷いて①を盛り、おろし大根を添える。

19 アジの塩焼き

写真は94ページ

材料（1人分）

［アジ……1尾(正味100g)
　塩………………ミニスプーン½弱
青じそ…………………1枚
おろし大根……………20g
レモン(くし形切り)…⅛個

作り方

❶アジはうろことぜいご、えらを除き、盛りつけたとき裏になるほうの腹に切り目を入れてはらわたを出す。腹の中まで流水でよく洗う。
❷①の水けを腹の中までよくふきとって、身の部分に塩をふる。5～30分おいて出てきた汁けを軽くふきとる。
❸焼き網を火にかけて充分に熱し、②のアジを盛りつけたとき表（頭を左、腹を手前）になるほうから強火で焼く。
❹3～4分焼き、きれいな焼き色がついたら裏返す。中火にして中まで火を通す。
❺皿に青じそを敷いて④のアジをのせ、おろし大根とレモンを添える。

20 サンマの塩焼き

写真は94ページ

材料（1人分）

［サンマ…1尾(正味90g)
　塩………………ミニスプーン⅔
おろし大根……………20g
すだち(くし形切り)…¼個

作り方

❶サンマははらわたを除いて水洗いし、半分に切る。塩をふり、5～30分おく。焼き網を熱して、両面をこんがりと焼く。
❷皿に①を盛り、おろし大根とすだちを添える。

魚介のおかず 煮魚

21 イワシの梅煮

写真は95ページ

材料（1人分）

イワシ……1尾(正味45g)
ねぎ……………………15g
梅干し…………………½個
a［しょうゆ…………小さじ1
　酒……………………小さじ1
　砂糖…………………小さじ⅔

作り方

❶イワシはうろこをこそげとって頭を切り落とす。はらわたを除き、腹の中までていねいに洗って水けをふきとる。
❷ねぎはぶつ切りにし、梅干しは細かくちぎる。
❸なべに水¼カップとa、②を入れて火にかけ、煮立ったら①を盛りつけたとき表になるほうを上にして入れる。
❹再び煮立ったら落としぶたをして火を弱め、汁がごく少量になるまで煮る。

❺あら熱がとれたら④のイワシを皿に盛り、手前にねぎを置き、梅干しをのせる。

22 カレイの煮つけ

写真は 95 ページ

材料（1人分）

- カレイ… 小1尾(正味85g)
- しょうが……………¼かけ
- こんぶ………………5cm角
- a
  - 水……………………¼カップ
  - しょうゆ…………大さじ½
  - 酒…………………大さじ½
  - 砂糖………………大さじ½

作り方

❶カレイはうろこをこそげとり、盛りつけたとき裏になるほうの腹に切り目を入れてはらわたを除く。よく洗って水けをふきとり、表になるほうに十文字の切り目を入れる。
❷しょうがは皮ごと薄切りにする。
❸なべにａ、②のしょうが、こんぶを入れて火にかける。
❹煮立ったら①のカレイを表になるほうを上にして入れ、再び煮立ったら落としぶたをし、火を弱めて10分ほど煮る。ときどき煮汁をすくいかけながら、さらに10分ほど煮る。

23 タラの煮つけ

写真は 95 ページ

材料（1人分）

- タラ………　1切れ(110g)
- しょうが……………¼かけ
- こんぶ………………3cm角
- a
  - 水……………………½カップ
  - 砂糖………………大さじ½
  - しょうゆ…………大さじ½
  - 酒…………………大さじ½

作り方

❶しょうがは薄切りにする。
❷なべに①のしょうが、こんぶ、ａを入れて煮立て、タラを盛りつけたとき表になるほうを上にして入れる。
❸再び煮立ったら火を弱め、煮汁をかけながら15分ほど煮、皿に盛る。

24 アジの筒煮

写真は 95 ページ

材料（1人分）

- アジ……　1尾(正味100g)
- ねぎ……………………15g
- しょうが……………¼かけ
- a
  - しょうゆ…………大さじ⅔
  - 酒…………………大さじ½弱
  - 砂糖………………大さじ½弱

作り方

❶アジはうろことぜいごを除き、頭を切り落として切り口からはらわたを除く。腹の中までよく水洗いしてから食べやすい大きさの筒切りにする。
❷ねぎは3～4cm長さのぶつ切り、しょうがは薄切りにする。
❸浅なべに水¼カップ、ａを入れて火にかけ、煮立ったら①のアジと②のねぎとしょうがを加える。
❹中火にして再び煮立ったら火を弱め、落としぶたをして約10分、煮汁がごく少量になるまで煮る。

ポイント! 落としぶたをすることで、少ない煮汁でも全体にまわすことができる。

25 サバのみそ煮

写真は 95 ページ

材料（1人分）

- サバ…………　1切れ(75g)
- a
  - 酒…………………大さじ½
  - 砂糖………………大さじ½
  - しょうゆ…………小さじ⅔
  - しょうがの薄切り………………¼かけ分
- みそ…………………小さじ⅔
- ししとうがらし…　2本(7g)

作り方

❶サバは皮に十文字の切り目を入れる。
❷浅なべに水¼カップとａを入れて火にかけ、煮立ったら①のサバを皮を上にして入れる。
❸再び煮立ったら落としぶたをし、中火にして10分ほど煮る。途中、なべを傾けて煮汁をすくってはサバにまわしかける。みそを少量の煮汁でといて加え、さらに4～5分煮る。
❹器に盛り、焼き網で焼いたししとうがらしを添える。

ポイント! みそは長い時間煮ると香りがとんでしまうので、ほかの調味料とは別に、仕上げ直前に加える。

26 ブリ大根

写真は 95 ページ

材料（1人分）

- ブリのあら…120g(正味90g)
- 大根…………………　100g
- しょうがの薄切り…¼かけ分
- a
  - しょうゆ・酒…各大さじ⅔
  - 砂糖………………大さじ½
  - 水……………………1カップ

作り方

❶ブリは食べやすい大きさに切り、熱湯をかける。
❷大根は大きめのそぎ切りにして下ゆでしておく。
❸なべにａ、しょうがを入れて煮立て、①と②を加え、再び煮立ったら弱火にし、25～30分煮る。

27 サンマの甘酢煮

写真は 95 ページ

材料（1人分）

- サンマ……　1尾(正味95g)
- ねぎ……………………15g
- しょうが……………¼かけ
- こんぶ………………5cm角
- a
  - 酢…………………大さじ1
  - 水……………………½カップ
  - 砂糖………………小さじ1
  - しょうゆ…………大さじ½
  - みりん……………大さじ½

作り方

❶サンマは頭とはらわたを除いて水洗いし、半分に切る。
❷ねぎは4cm長さに切り、しょうがは皮をつけたまま薄切りにする。
❸浅なべにａを中火で煮立て、こんぶ、ねぎ、しょうがを入れる。
❹③に①のサンマを盛りつけたとき表になるほうを上にして入れ、再び煮立ったら火を弱め、ときどき煮汁をかけながら15～20分煮る。

魚介のおかず　いため物など

28 イカのバター焼き

写真は 96 ページ

材料（1人分）

スルメイカの胴……95g
塩……ミニスプーン⅓
こしょう……少量
酒……小さじ1
バター……大さじ½
サニーレタス……10g
ミニトマト……1個(10g)

作り方

❶イカは皮をむく。表側に細かい斜め格子の切り目を入れて、さらに3～4㎝角に切る。
❷①のイカに塩、こしょう、酒で下味をつける。
❸フライパンにバターを熱し、②のイカを入れ、両面をさっと焼く。
❹皿にサニーレタス、ミニトマトを縦半分に切って盛り、手前に③のイカを盛る。

ポイント! イカは①のように切り目を入れると、見た目がよくなるだけでなく、味が入りやすく、食べやすくなる。また、イカは加熱しすぎると身が縮んでかたくなるので、強火で両面をさっと焼く。

29 イワシのかば焼き風

写真は 96 ページ

材料（1人分）

イワシ……1尾(正味45g)
小麦粉……大さじ½
油……小さじ1
しょうゆ……小さじ⅔
みりん……小さじ⅔
青じそ……1枚

作り方

❶イワシはうろこをこそげとって頭を切り落とす。はらわたを除いて水洗いし、水けをふきとる。手開きにして中骨を除き、腹骨をすきとる。
❷両面に小麦粉をまぶしつけ、余分な粉を払い落とす。
❸フライパンに油を熱し、②を入れて両面を焼く。焼き色がついて中まで火が通ったらしょうゆとみりんをまわし入れてからめる。
❹皿に青じそを敷いて③のイワシを盛る。

ポイント! さめてもおいしいので弁当にも向く。温かいごはんにのせてかば焼き丼にしてもおいしい。好みでさんしょうをふってもよい。

30 エビチリソースいため

写真は 96 ページ

材料（1人分）

エビ…　5尾(正味100g)
塩……ミニスプーン¼
酒……小さじ1
油……大さじ½
ねぎ……10g
しょうが……¼かけ
にんにく……¼かけ
かたくり粉……小さじ⅓
a トマトケチャップ…大さじ⅔
a 酒……大さじ⅔
a しょうゆ……小さじ1
a 砂糖……小さじ1
a 豆板醤……小さじ⅙

作り方

❶エビは背に切り目を入れて背わたを除き、尾の1節を残して殻をむく。
❷①のエビの腹側から切り目を入れて開き、長さを半分に切る。塩と酒で下味をつける。
❸ねぎ、しょうが、にんにくはみじん切りにする。
❹中華なべに油を熱し、火を弱めて③の香味野菜を入れて香りが立つまでいためる。強火にして②のエビを加え、色が変わるまでいためる。
❺④にaを加え、ひと混ぜして味をからめる。
❻かたくり粉を倍容量の水でとき、⑤にまわし入れてとろみをつける。火から下ろして皿に盛る。

ポイント! エビは火が通りすぎると身が縮んでかたくなってしまうので、手早くいためる。

31 エビと枝豆のいため煮

写真は 96 ページ

材料（1人分）

枝豆(さやつき)
……　110g(正味60g)
むきエビ……80g
塩……ミニスプーン¼
酒……小さじ1
ねぎ……15g
しょうが……¼かけ
油……大さじ½
a 水……大さじ3
a 顆粒鶏がらだし……小さじ⅓
塩……ミニスプーン¼
こしょう……少量
かたくり粉……小さじ1

作り方

❶枝豆は沸騰湯に塩少量（分量外）を入れ、かためにゆでてさやから出しておく。むきエビは背わたを除いて塩、酒で下味をつける。
❷ねぎは1㎝幅の斜め切り、しょうがはせん切りにする。
❸フライパンに油と②のしょうがを熱し、①のエビを入れていためる。色が変わったら、①の枝豆、②のねぎを加えてさっといため、さらにaを加えて煮立ったら、塩、こしょうで調味する。
❹かたくり粉を倍容量の水でとき、③にまわし加えてとろみをつける。

32 サケのムニエル

写真は 96 ページ

材料（1人分）

生ザケ……1切れ(90g)
塩……ミニスプーン⅓強
こしょう……少量
小麦粉……大さじ½
油……大さじ¼
バター……大さじ¼
じゃが芋……50g
クレソン……1本
レモン(くし形切り)…⅛個

作り方

❶サケは塩とこしょうをふって5分おく。出てきた汁けをふきとり、小麦粉をまぶす。
❷フライパンに油とバターを熱し、サケを盛りつけたとき表になるほうを下にして入れ、フライパンを揺すりながら

焼く。焼き色がついたら、裏返して中まで火を通す。
❸じゃが芋は皮をむいて一口大に切る。なべに水と塩少量(分量外)を入れ、じゃが芋を加えて火にかけ、やわらかくなるまでゆでる。湯を捨てて再度火にかけ、なべを揺すりながら水けをとばして粉吹き芋にする。
❹皿に②のサケを盛り、③の粉吹き芋とクレソン、レモンを添える。

33 メカジキのソテー

写真は96ページ

材料(1人分)

メカジキ…1切れ(100g)
塩…ミニスプーン⅓
こしょう…少量
小麦粉…大さじ½
油…大さじ½
キャベツ…30g
パセリ…少量

作り方

❶メカジキは塩、こしょうをふり、小麦粉を薄くまぶす。
❷キャベツはせん切りにし、冷水に放ってパリッとさせる。
❸フライパンに油を熱し、①を盛りつけたとき表になるほうを下にして入れ、焼き色がついたら裏返して両面をこんがりと焼き、火を弱めて中まで火を通す。
❹皿に水けをきった②、③を盛り、パセリを添える。

34 サンマのかば焼き風

写真は96ページ

材料(1人分)

サンマ…1尾(正味95g)
塩…ミニスプーン¼
小麦粉…大さじ½
油…大さじ½
a しょうゆ…小さじ1
a みりん…小さじ1

作り方

❶サンマは頭を落として、腹から中骨に沿って尾まで開き、はらわたを除く。水洗いして水けをふき、小骨をとり除き、半分に切って塩をふる。
❷①の汁けをふいて、小麦粉を薄くまぶす。
❸フライパンに油を熱し、②を皮のほうを下にして入れ、焼き色がついたら裏返し、火を弱めて中まで火を通し、一度とり出す。
❹フライパンの余分な油をふきとり、aを入れて煮立て、③を戻し入れて手早く味をからめる。

魚介のおかず 天ぷら

35 イカの天ぷら

写真は97ページ

材料(1人分)

コウイカ…90g
とき卵…⅑個分(6g)
冷水…とき卵と合わせて⅛カップ
小麦粉…大さじ1½
揚げ油…適量
おろし大根…20g
おろししょうが…¼かけ分

作り方

❶イカは鹿の子に切り目を入れ、大きめの短冊切りにする。衣の小麦粉から小さじ1分をイカにまぶす。
❷卵と冷水を混ぜ合わせ、残りの小麦粉を加え混ぜて衣を作り、①にからめる。
❸170℃の揚げ油で②をカラリと揚げる。
❹皿に③を盛り、おろし大根とおろししょうがを添える。

36 エビの天ぷら

写真は97ページ

材料(1人分)

エビ…5尾(正味100g)
とき卵…⅙個分(9g)
冷水…とき卵と合わせて⅛カップ
小麦粉…大さじ1½
揚げ油…適量
おろし大根…20g
おろししょうが…¼かけ分

作り方

❶エビは背わたを除き、尾を残して殻をむき、腹側に切り目を入れて筋を伸ばす。衣の小麦粉小さじ1分をまぶす。
❷ボールに卵と冷水を合わせ、残りの小麦粉を加え混ぜて衣を作る。エビの尾の部分を持って衣をからめる。170℃の揚げ油でカラリと揚げる。
❸皿に②を盛り、おろし大根とおろししょうがを添える。

37 ちくわの磯辺揚げ

写真は97ページ

材料(1人分)

ちくわ…30g
とき卵…⅙個分(11g)
冷水…大さじ1
小麦粉…大さじ1½
青のり…適量
揚げ油…適量

作り方

❶ちくわは長さを半分に切り、さらに縦半分にする。
❷卵と冷水を合わせ、小麦粉、青のりを加え混ぜて衣を作り、①にからめる。
❸170℃の揚げ油で②をカラリと揚げる。

38 エビのかき揚げ

写真は97ページ

材料(1人分)

エビ…5尾(正味100g)
ねぎ…10g
糸三つ葉…5g
小麦粉…小さじ1
とき卵…¼個分(14g)
冷水…大さじ2
小麦粉…¼カップ
塩…ミニスプーン¼
揚げ油…適量
おろし大根…20g
おろししょうが…¼かけ分

作り方

❶エビは殻と尾を取って、背わたを除き、1cm長さのぶつ切りにする。
❷ねぎは小口切りにする。三つ葉は2cm長さに切る。
❸ボールに①と②を入れて、小麦粉小さじ1を加え混ぜる。
❹卵と冷水を合わせて、小麦粉¼カップ、塩を加え混ぜて衣を作り、③にからめる。

❺ 170℃の揚げ油にスプーンで④の½量ずつをすくって落とし入れる。ときどき返しながら色よくからりと揚げる。
❻器に⑤を盛り、おろし大根とおろししょうがを添える。

魚介のおかず　フライ

39 カキフライ

写真は 98 ページ

材料（1人分）

カキ……65g
塩……ミニスプーン¼
こしょう……少量
小麦粉……大さじ½
とき卵……¼個分(14g)
パン粉……大さじ2
揚げ油……適量
キャベツ……50g
レモン(半月切り)……⅛個

作り方

❶カキは水洗いして水けをきり、塩、こしょうをふる。
❷①に小麦粉をまぶし、とき卵、パン粉の順に衣をつける。
❸ 170℃の揚げ油で②のカキを4～5分かけてカラリと色よく揚げる。
❹キャベツはせん切りにし、冷水に放ってパリッとさせ、水けをきる。
❺皿に④のキャベツ、③を盛り、レモンを添える。

40 ホタテフライ

写真は 98 ページ

材料（1人分）

ホタテ貝(ゆで)……80g
塩……ミニスプーン¼
こしょう……少量
小麦粉……大さじ½
とき卵……¼個分(14g)
パン粉……⅕カップ
揚げ油……適量
キャベツ……30g
クレソン……少量
レモン(くし形切り)…⅛個

作り方

❶ホタテ貝は塩、こしょうをふってしばらくおき、下味をつける。ペーパータオルなどで出てきた汁けをふく。
❷①に小麦粉、とき卵、パン粉の順に衣をつけ、180℃の揚げ油でカラリと揚げる。
❸キャベツはせん切りにし、水に放ってパリッとさせる。
❹皿に③と②を盛り、クレソン、レモンを添える。

41 エビフライ

写真は 98 ページ

材料（1人分）

エビ…　5尾(正味100g)
塩……ミニスプーン⅓
こしょう……少量
小麦粉……大さじ½
とき卵……¼個分(14g)
パン粉……⅕カップ
揚げ油……適量
キャベツ……30g
パセリ……少量
レモン(くし形切り)…⅛個

作り方

❶エビは背わたを除き、尾の1節を残して殻をむく。腹側に2～3か所切り目を入れて筋をのばし、塩、こしょうで下味をつける。
❷①のエビに小麦粉、とき卵、パン粉の順に衣をつけ、180℃の揚げ油でカラリと揚げる。
❸キャベツはせん切りにし、冷水に放ってパリッとさせ、ざるにあげて水けをきる。
❹皿に③のキャベツ、②のエビを盛り、パセリ、レモンを添える。

ポイント! エビの腹側に切り目を入れると加熱したときに身が丸まりにくい。

42 アジフライ

写真は 98 ページ

材料（1人分）

アジ……1尾(正味100g)
塩……ミニスプーン⅓
こしょう……少量
小麦粉……大さじ½
とき卵……¼個分(14g)
パン粉……大さじ2
揚げ油……適量
キャベツ……30g
パセリ……少量
レモン(くし形切り)…⅛個

作り方

❶アジは頭とはらわたを除いて水洗いし、開いて塩、こしょうをふる。小麦粉を薄くまぶし、とき卵、パン粉の順に衣をつける。
❷ 170℃の揚げ油で、①を4～5分かけてカラリと色よく揚げる。
❸キャベツはせん切りにし、冷水に放ってパリッとさせる。
❹③のキャベツの水けをきって皿に盛り、②をのせ、パセリ、レモンを添える。

43 サケフライ

写真は 98 ページ

材料（1人分）

生ザケ……1切れ(90g)
塩……ミニスプーン⅓強
こしょう……少量
小麦粉……大さじ½
とき卵……¼個分(14g)
パン粉……¼カップ
揚げ油……適量
レタス……15g
パセリ……少量
レモン(くし形切り)…⅛個

作り方

❶サケは塩とこしょうをふって5分おき、出てきた汁けをふきとる。小麦粉、とき卵、パン粉の順に衣をつけ、180℃の揚げ油でカラリと揚げる。
❷レタスは一口大にちぎる。
❸皿に①のサケを盛り、②、パセリ、レモンを添える。

44 カニクリームコロッケ

写真は 98 ページ

材料（1人分）

ベシャメルソース
- バター……大さじ⅔
- 小麦粉……大さじ⅔
- 牛乳……¼カップ
- 生クリーム……大さじ1
- 塩……ミニスプーン⅓
- こしょう……少量

玉ねぎのみじん切り……⅛個分(25g)
バター……小さじ½

a
- タラバガニ水煮缶…45g
- タラバガニ水煮缶の汁……少量
- 白ワイン……大さじ½

小麦粉……大さじ1
とき卵……¼個分(14g)
パン粉……¼カップ
揚げ油……適量
キャベツのせん切り…30g
パセリ……少量

作り方

❶ベシャメルソースを作る。なべにバターを熱し、小麦粉を加えてさらりとするまでいためる。温めた牛乳を一度に加えてかき混ぜ、生クリームと塩、こしょうを加えて煮詰め、火からおろす。表面に膜がはらないようにラップをかける。
❷なべにバターを熱し、玉ねぎを加えていため、しんなりしたらaを加えてさらにいためる。汁けがなくなったら火からおろし、あら熱をとって①に加え混ぜる。冷蔵庫か冷凍庫に入れて扱いやすいかたさになるまで冷やす。
❸②を½量ずつ俵形にまとめ、小麦粉、とき卵、パン粉の順に衣をつける。160～170℃の揚げ油でカラリと揚げる。
❹器に③を盛り、キャベツのせん切りとパセリを添える。

魚介のおかず から揚げなど

45 カレイのから揚げ

写真は 99 ページ

材料（1人分）

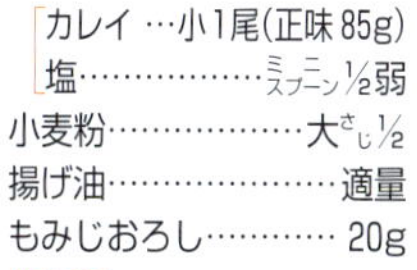

- カレイ…小1尾(正味85g)
- 塩……ミニスプーン½弱

小麦粉……大さじ½
揚げ油……適量
もみじおろし……20g
小ねぎ……少量

a
- ポン酢……小さじ½
- しょうゆ……小さじ⅔
- だし……大さじ1

作り方

❶カレイはうろこをこそげとり、盛りつけたとき裏になるほうの腹に切り目を入れてはらわたを除く。よく洗って水けをふきとり、表になるほうに十文字の切り目を入れる。塩をふり、軽く水けをふいて、小麦粉を薄くまぶしておく。
❷170～180℃の揚げ油で①をカラリと揚げる。
❸小ねぎは小口切りにする。
❹皿に②を盛り、③ともみじおろしを添える。食べるときにaをつける。

46 タコのから揚げ

写真は 99 ページ

材料（1人分）

タコ(ゆで、刺し身用)…80g

a
- しょうが……¼かけ
- にんにく……¼かけ
- しょうゆ……小さじ¾
- 酒……小さじ1
- 砂糖……小さじ⅓

上新粉(またはかたくり粉)…大さじ⅔
揚げ油……適量
レタス……15g

作り方

❶aのしょうがとにんにくはみじん切りにし、残りのaと混ぜ合わせる。
❷タコは2cm幅のぶつ切りにし、①で下味をつける。
❸②の汁けを軽くふきとり、薄く上新粉をまぶし、170～180℃の揚げ油でカラリと揚げる。
❹皿にレタスを敷いて③を盛る。

ポイント! 上新粉を使うとカラリと揚がる。なければ小麦粉かかたくり粉にしてもよい（エネルギーは同じ）。

47 サワラ甘酢あんかけ

写真は 99 ページ

材料（1人分）

- サワラ……1切れ(68g)
- 酒……小さじ½
- 塩……ミニスプーン¼強

小麦粉……大さじ½
揚げ油……適量
ねぎ……15g
にんじん……5g
三つ葉……10g

a
- しょうゆ……小さじ¼
- 酢……大さじ½
- 顆粒鶏がらだし……小さじ¼
- 砂糖……小さじ1
- 水……大さじ3

塩……少量
こしょう……少量
かたくり粉……小さじ½

作り方

❶サワラは、酒と塩で下味をつける。
❷ねぎは白髪ねぎにし、にんじんはせん切りにする。三つ葉は1.5cm長さに切っておく。
❸①に小麦粉を薄くまぶし、170～180℃の揚げ油でカラリと揚げる。
❹なべにaを煮立て②を加え、再び煮立ったら火を弱め、塩、こしょうで調味する。
❺かたくり粉を倍容量の水でとき、④にまわし入れ、とろみをつける。
❻皿に③のサワラを盛り、⑤をかける。

48 アジ南蛮漬け

写真は 99 ページ

材料（1人分）

- アジ……1尾(正味100g)
- 小麦粉……大さじ½
- 揚げ油……適量
- ねぎ……30g
- 赤とうがらし……少量
- 水……大さじ2
- a
  - しょうゆ……大さじ½
  - 砂糖……大さじ½
  - 酒……大さじ½
  - 酢……大さじ½

作り方

❶アジはうろことぜいご、えらを除き、盛りつけたとき裏になるほうの腹に切り目を入れてはらわたを出す。腹の中まで流水でよく洗い、水けをふきとる。
❷ねぎはせん切りにし、赤とうがらしは種を除いて小口切りにする。なべに入れ、水とa、②を加えて中火にかけ、ひと煮立ちさせる。
❸①のアジに小麦粉をまぶしつけ、180℃の揚げ油で揚げる。揚げたての熱いうちに②のつけ汁に浸す。
❹ときどき返しながら30分ほどおいて味をなじませる。

49 サバ立田揚げ

写真は 99 ページ

材料（1人分）

- サバ……1切れ(75g)
- しょうゆ……小さじ1
- 酒……小さじ1
- しょうがの搾り汁……少量
- かたくり粉……大さじ½
- 揚げ油……適量
- 青じそ……1枚

作り方

❶サバは三等分のそぎ切りにする。
❷しょうゆ、酒、しょうがの搾り汁を合わせてつけ汁を作る。①のサバを浸し、ときどき上下を返しながら、20～30分おいて味をなじませる。
❸②のサバの汁けをふきとってかたくり粉を全体にまぶしつけ、180℃の揚げ油でカラリと揚げる。
❹皿に青じそを敷いて、揚げたての③を盛る。

ポイント! 立田揚げに使った揚げ油には、においが残りやすいので、新しいものでなく天ぷらなどに2～3度使用した油を使うと経済的。

50 イカリング揚げ

写真は 99 ページ

材料（1人分）

- イカの胴……90g
- a
  - 小麦粉……大さじ2弱
  - かたくり粉……小さじ¼
  - 塩……ミニスプーン⅓
  - ベーキングパウダー……ミニスプーン½
- 水……大さじ1⅔
- 揚げ油……適量
- パセリ……少量

作り方

❶イカは皮をむいて輪切りにする。
❷aを混ぜ合わせ、分量の水を少しずつ加え混ぜて、衣を作る。
❸①のイカに②の衣をつけ、180℃の揚げ油でカラリと揚げる。皿に盛り、パセリを添える。

ポイント! イカの皮は薄皮と裏の皮もていねいにむき、水けをふきとると揚げたときに油がはねにくい。食べるときに好みでレモンの搾り汁をかけてもよい。

51 サバ甘酢あんかけ

写真は 99 ページ

材料（1人分）

- サバ……1切れ(75g)
- 塩……ミニスプーン⅓
- 酒……小さじ1
- かたくり粉……大さじ½
- 揚げ油……適量
- 甘酢あん
  - ねぎ……20g
  - にんじん……5g
  - さやえんどう……少量
  - しょうゆ……小さじ⅔
  - 砂糖……小さじ½
  - 酒……小さじ¾
  - 酢……小さじ¾
  - かたくり粉……小さじ½

作り方

❶サバは塩と酒をふって下味をつける。
❷サバの汁けをふきとってかたくり粉をまぶし、180℃の揚げ油でカラリと揚げる。
❸ねぎとにんじん、さやえんどうはせん切りにする。
❹甘酢あんを作る。なべに水¼カップ弱、しょうゆ、砂糖、酒を入れて火にかけ、③のねぎとにんじんを加えひと煮する。酢を加え、かたくり粉を倍容量の水でといてまわし入れ、とろみをつける。さやえんどうを加えて火を消す。
❺皿に②のサバを盛り、④の甘酢あんをかける。

肉のおかず　ソテー・ステーキ

52 豚もも肉のソテー

写真は 100 ページ

材料（1人分）

- 豚もも肉……90g
- 塩……ミニスプーン½
- こしょう……少量
- 油……小さじ1
- キャベツ……30g
- トマト……40g
- クレソン……1本

作り方

❶豚肉は筋切りをし、塩とこしょうで下味をつける。
❷フライパンに油を熱して①を入れ、初めは強火で20～30秒焼き、弱火にしてきれいな焼き色がつくまで焼く。裏返して同様に火が通るまで焼く。
❸キャベツはせん切りにし、冷水に放ってパリッとさせ、水けをきる。トマトはくし形切りにする。
❹皿にキャベツのせん切り、②の肉を盛り、トマト、クレソンを添える。

53 鶏胸肉のソテー

写真は 100 ページ

材料（1人分）

- 鶏胸肉(皮つき)……80g
- 塩……ミニスプーン½
- こしょう……少量
- 油……大さじ½
- キャベツ……30g
- クレソン……1本

作り方

❶鶏肉は塩、こしょうで下味をつける。
❷キャベツはせん切りにし、冷水に放ってパリッとさせ、水けをきる。
❸フライパンに油を熱して①の鶏肉を入れ、両面色よく焼き、火を弱めて中まで火を通す。
❹皿に②のキャベツのせん切り、③の肉を盛り、クレソンを添える。

54 鶏もも肉のソテー

写真は 100 ページ

材料（1人分）

鶏もも肉(皮つき)…80g	油……大さじ½
塩……ミニスプーン½	キャベツ……30g
こしょう……少量	クレソン……1本

作り方

❶鶏肉は塩、こしょうで下味をつけておく。
❷キャベツはせん切りにし、冷水に放ってパリッとさせ、水けをきる。
❸フライパンに油を熱して①を入れ、両面を色よく焼き、火を弱めて中まで火を通す。
❹皿に②のキャベツのせん切り、③の肉を盛り、クレソンを添える。

55 洋風ヒレステーキ

写真は 100 ページ

材料（1人分）

牛ヒレ肉……135g	油……大さじ½
塩……ミニスプーン½	クレソン……1本
こしょう……少量	ミニトマト……1個(10g)

作り方

❶牛肉は塩、こしょうで下味をつけておく。
❷フライパンに油を熱し、①の牛肉を入れて焼き、好みの焼き加減に火を通す。
❸皿に②を盛り、クレソンと半分に切ったトマトを添える。

56 和風ヒレステーキ

写真は 100 ページ

材料（1人分）

牛ヒレ肉……135g	油……大さじ½
塩……ミニスプーン½	しょうゆ……小さじ⅔
こしょう……少量	酒……小さじ1
おろし大根……50g	クレソン……1本

作り方

❶牛肉は塩、こしょうで下味をつけておく。
❷フライパンに油を熱し、①の牛肉を入れて焼き、好みの焼き加減に火を通す。しょうゆ小さじ⅓と酒をフライパンの端から入れ、香りをからめる。
❸皿に②を盛り、おろし大根をのせ、クレソンを添える。残りのしょうゆをかけて食べる。

57 ハンバーグステーキ

写真は 100 ページ

材料（1人分）

牛豚ひき肉……70g	b トマトケチャップ…大さじ½
玉ねぎ……30g	b ウスターソース…大さじ½
a パン粉……大さじ1	ブロッコリー……50g
a とき卵……¼個分(14g)	にんじん……30g
a 塩……ミニスプーン½	c バター……小さじ½
a ナツメグ……少量	c 砂糖……小さじ½
油……大さじ½	c 水……¼カップ弱

作り方

❶玉ねぎはみじん切りにし、ラップに包んで電子レンジで1分加熱し、あら熱をとっておく。沸騰湯に塩少量（分量外）を入れ、ブロッコリーを小房に分けてさっとゆで、水けをきっておく。
❷にんじんはシャトーにむき、cとともに小なべに入れて火にかける。煮立ったら弱火でにんじんがやわらかくなるまで煮る。
❸ボールに①の玉ねぎ、a、ひき肉を入れて粘りが出るまでよく混ぜ、小判形にまとめる。
❹フライパンに油を熱し、③を入れて焼き、中まで火を通し、とり出す。
❺④のあいたフライパンにbを煮立ててソースを作る。
❻皿に④、①のブロッコリー、②のにんじんを盛る。ハンバーグに⑤のソースをかける。

58 サーロインステーキ

写真は 100 ページ

材料（1人分）

牛サーロイン肉…155g	油……大さじ½
塩……ミニスプーン⅔	a 赤ワイン……小さじ1
こしょう……少量	a しょうゆ……小さじ1
にんにく……½かけ	ベビーリーフ……15g

作り方

❶牛肉は塩とこしょうをふる。にんにくは薄切りにする。
❷フライパンに油を熱し、牛肉の表面ににんにくを並べて入れ、強火で30秒、弱火で2分焼き、裏返して同様に焼く。aをふり、香りをつけて仕上げる。
❸器に②を盛り、ベビーリーフを添える。

肉のおかず 焼き物

59 つくね

写真は 101 ページ

材料（1人分）

a 鶏ひき肉……75g	油……大さじ½
a とき卵……¼個分(14g)	b しょうゆ……小さじ1
a ねぎのみじん切り…10g	b みりん……小さじ1
a おろししょうが…¼かけ分	小松菜……30g
a 酒……大さじ¼	
a 塩……ミニスプーン⅓	
a かたくり粉……大さじ½	

作り方

❶ａを粘りが出るまでよく混ぜ、３個の丸形にまとめる。
❷フライパンに油を熱し、①を両面色よく焼き、中まで火を通し、皿にとり出す。
❸②のフライパンの余分な油をふき取り、ｂを加えて温め、②のつくねを戻し入れて味をからめる。
❹器に③を盛り、ゆでて３㎝長さに切った小松菜を添える。

60 ピーマン肉詰め

写真は101ページ

材料（１人分）

牛豚ひき肉……………70g
玉ねぎ…………1/10個(20g)
パン粉……………大さじ1½
塩…………………ミニスプーン⅓強
こしょう………………少量
ピーマン………１個(30g)
小麦粉………………小さじ1
油……………………大さじ½

作り方

❶玉ねぎはみじん切りにする。
❷ひき肉に①とパン粉、塩、こしょうを加えてよく混ぜる。
❸ピーマンは縦半分に切って、種を除く。内側に小麦粉をふって②を½量ずつ詰める。
❹フライパンに油を熱し、ひき肉のほうを下にして中火で焼き、焼き色がついたら裏返して焼き色をつける。弱火にしてふたをし、５～６分焼く。

61 焼きギョーザ

写真は101ページ

材料（１人分）

豚赤身ひき肉…………45g
おろししょうが…¼かけ分
にら……………………10g
白菜…………………100g
a 酒…………………小さじ½
a 顆粒鶏がらだし…小さじ⅓
a かたくり粉………小さじ⅔
a ごま油……………小さじ1
a こしょう……………少量
a 塩…………………ミニスプーン½
ギョーザの皮…………６枚
油……………………小さじ1

作り方

❶にらは５㎜幅に切る。白菜はみじん切りにし、塩少量（分量外）をふってしんなりしたら水けをよく絞る。
❷ひき肉とおろししょうが、①、ａを粘りが出るまでよく混ぜ合わせてたねを作る。
❸ギョーザの皮１枚に②のたねを⅙量包み、残りも同様に包む。
❹フライパンに油を熱し、③を並べ、底がきつね色になってきたら水¼カップを加えてふたをし、蒸し焼きにする。水分が少なくなってきたらふたを取り、パリッとするまで焼く。
❺器に④を盛る。

62 鶏胸肉の照り焼き

写真は101ページ

材料（１人分）

鶏胸肉(皮つき)………80g
a しょうゆ…………大さじ½
a みりん……………大さじ½
油……………………小さじ1
しめじ…………………30g
ししとうがらし… ３本(10g)

作り方

❶ａを混ぜ合わせ、鶏肉を浸して１～２時間くらいおき、汁けを軽くふく。つけ汁はとっておく。
❷しめじは石づきを除き、小房に分ける。ししとうがらしは縦に１本切り目を入れる。
❸フライパンに油を熱し、①の肉を両面色よく焼き、火を弱めて中まで火を通す。
❹③に火が通ったら、フライパンのあいている所で②のしめじとししとうがらしをいためる。①のつけ汁を加えて味をからめる。
❺④の鶏肉を食べやすい大きさに切って皿に盛り、しめじ、ししとうがらしを添える。

63 鶏もも肉の照り焼き

写真は101ページ

材料（１人分）

鶏もも肉(皮つき)……80g
a しょうゆ…………大さじ½
a みりん……………大さじ½
油……………………小さじ1
しめじ…………………30g
ししとうがらし… ３本(10g)

作り方

❶ａを混ぜ合わせ、鶏肉を浸して１～２時間くらいおき、汁けを軽くふく。つけ汁はとっておく。
❷しめじは石づきを除き、小房に分ける。ししとうがらしは縦に１本切り目を入れる。
❸フライパンに油を熱し、①の肉を入れ両面色よく焼き、火を弱めて中まで火を通す。
❹③に火が通ったら、フライパンのあいている所で②をいため、①のつけ汁を加えて味をからめる。
❺④の肉を食べやすい大きさに切って皿に盛り、しめじ、ししとうがらしを添える。

64 豚肩ロース肉のしょうが焼き

写真は101ページ

材料（１人分）

豚肩ロース薄切り肉……90g
a しょうゆ…………小さじ1
a 酒…………………小さじ1
a しょうがの搾り汁…小さじ½
油……………………大さじ½
キャベツ………………30g
トマト…………………50g
パセリ…………………少量

作り方

❶ａを混ぜ合わせ、豚肉をからめるようにもみ込んで10分ほどおき、下味をつける。
❷フライパンに油を熱し、肉を汁けを軽くきって（つけ汁は捨てずにとっておく）入れる。最初は強火で焼き、焼き色がついたら中火にして中まで火を通す。とっておいたつけ汁をまわし入れて肉にからめる。
❸キャベツはせん切りにし、冷水に放ってパリッとさせ、水けをきる。トマトはくし形切りにする。
❹皿にキャベツと②を盛り、トマト、パセリを添える。

家庭のおかず編
肉のおかず

65 豚ロース肉のしょうが焼き

写真は 101 ページ

材料（1人分）

豚ロース薄切り肉……90g
a［しょうゆ…………小さじ1
　 酒…………………小さじ1
　 しょうがの搾り汁…小さじ½］
油……………………大さじ½
キャベツ………………30g
トマト…………………50g
パセリ…………………少量

作り方

❶ a を混ぜ合わせ、豚肉にからめるようにもみ込んで 10 分ほどおき、下味をつける。
❷フライパンに油を熱し、肉を汁けを軽くきって（つけ汁は捨てずにとっておく）入れる。最初は強火で焼き、焼き色がついたら中火にして中まで火を通す。とっておいたつけ汁をまわし入れて肉にからめる。
❸キャベツはせん切りにし、冷水に放ってパリッとさせ、水けをきる。トマトはくし形切りにする。
❹皿にキャベツと②を盛り、トマト、パセリを添える。

肉のおかず　和風の煮物

66 牛すじ煮込み

写真は 102 ページ

材料（1人分）

牛すじ…………………50g
大根……………………60g
にんじん………………⅛本
ごぼう…………………⅛本
こんにゃく……⅛枚(30g)
水……………………2カップ
a［砂糖…………………小さじ½
　 しょうゆ……………小さじ1
　 酒……………………大さじ½
　 赤みそ………………大さじ½］
ねぎ(小口切り)………10g

作り方

❶牛すじは食べやすい大きさに切る。熱湯にねぎの青い部分としょうがの皮（分量外）を入れ、牛すじを加えて下ゆでする。よく水洗いして水けをきる。
❷大根とにんじんはいちょう切りにする。
❸ごぼうは5㎜幅の斜め切りにし、水につけてアクを除く。こんにゃくは短冊切りにする。
❹なべに分量の水と①の牛すじを入れて火にかけ、沸騰したら弱火にして3～4時間煮る。途中煮汁が少なくなったら水を加える。
❺④に②と③を加え、アクを除いてから火を弱める。a の½量を加え、20 ～ 30 分ほど煮る。
❻野菜がやわらかくなってきたら残りの a を加え、味がなじむまで煮る。
❼器に⑥を盛り、ねぎをのせる。

ポイント! 牛すじはまとめて下処理し、小分けにして冷凍しておくと便利です。

67 手羽先の煮物

写真は 102 ページ

材料（1人分）

手羽先……3本(正味 80g)
ねぎ……………………15g
しょうが………………¼かけ
油……………………小さじ1
a［しょうゆ…………小さじ1
　 酒…………………小さじ1
　 砂糖………………小さじ⅔
　 水…………………½カップ］

作り方

❶ねぎは 3㎝長さのぶつ切り、しょうがは薄切りにする。
❷なべに油を熱し、手羽先の表面に焼き色をつける。
❸手羽先から出た余分な脂をペーパータオルでふきとり、①のねぎ、しょうがを加え、a を加えて汁けがなくなるまで煮る。

68 肉豆腐

写真は 102 ページ

材料（1人分）

豚ロース薄切り肉……50g
もめん豆腐…………110g
玉ねぎ…………¼個(50g)
しらたき………………30g
さやえんどう…3枚(8g)
油……………………小さじ1
だし(または水)………¼カップ
a［しょうゆ…………大さじ½
　 砂糖………………大さじ½
　 酒…………………小さじ1］

作り方

❶豆腐は食べやすい大きさに切り、豚肉は 3㎝幅に切る。
❷玉ねぎは繊維に直角に 1㎝幅に切り、しらたきは沸騰湯でさっとゆでてアクを除き、食べやすい長さに切る。
❸沸騰湯に塩少量（分量外）を入れてさやえんどうを筋を除いてゆでる。
❹なべに油を熱し、②の玉ねぎを入れていため、しんなりしたら豚肉を加えていためる。
❺肉の色が変わったら、だしを加える。煮立ったらアクを除き、a、②のしらたき、①の豆腐を加え、火を弱めて 10 ～ 15 分煮る。
❻器に⑤を盛り、③のさやえんどうを彩りよく飾る。

69 鶏骨つき肉の煮物

写真は 102 ページ

材料（1人分）

鶏骨つきぶつ切り肉
　………170g(正味 120g)
ねぎ……………………15g
しょうが………………¼かけ
油……………………小さじ1
a［しょうゆ…………大さじ½
　 酒…………………小さじ1
　 砂糖………………小さじ1
　 水…………………1カップ］
八角……………………1個

作り方

❶ねぎは 3㎝長さに切る。しょうがは薄切りにする。
❷なべに油を熱し、①のしょうが、ねぎを入れていためる。香りが立ったら鶏肉を加え、表面に焼き色をつける。
❸②に a を加え、煮立ったら八角を加えて火を弱める。アクを除き、鶏肉がやわらかくなるまで煮る。

70 じゃが芋のそぼろ煮

写真は 102 ページ

材料（1人分）

じゃが芋……………100g
豚ひき肉………………70g
さやいんげん… 1本(5g)
油……………………小さじ1
だし……………………1カップ
a しょうゆ…………大さじ½
a 砂糖………………大さじ½
a 酒…………………大さじ½
かたくり粉…………小さじ½

作り方

❶じゃが芋は皮をむき、一口大に切って水にさらしてアクを抜く。さやいんげんは筋を除いて下ゆでし、5㎜幅の斜め切りにする。
❷なべに油を熱し、ひき肉をいため、パラパラになったらじゃが芋を加えていためる。
❸じゃが芋の表面が透明になったらだしを加え、沸騰したら火を弱めてアクを除き、じゃが芋がやわらかくなるまで煮る。
❹aを加えて味がなじむまで10～15分煮る。かたくり粉を倍容量の水でといて加えてとろみをつけ、①のいんげんを加えて火を消す。

71 肉じゃが

写真は 102 ページ

材料（1人分）

じゃが芋…………150g
牛バラ肉……………36g
玉ねぎ……… ⅐個(30g)
にんじん……………25g
さやえんどう… 2枚(7g)
油……………………小さじ1
だし(または水)………⅓カップ
砂糖…………………大さじ½
酒……………………小さじ1
しょうゆ……………大さじ½

作り方

❶じゃが芋は皮をむいて一口大に切る。玉ねぎはくし形切り、にんじんは乱切りにする。
❷沸騰湯に塩少量（分量外）を入れ、さやえんどうを筋を除いてゆでて、1㎝幅の斜め切りにする。
❸牛肉は一口大に切る。
❹なべに油を熱し、①を玉ねぎ、じゃが芋、にんじんの順に入れていため、③の肉を加える。
❺肉の色が変わったらだしを加える。煮立ったら火を弱めてアクをすくって除き、ふたをして4～5分煮る。砂糖、酒を加えてじゃが芋に火が通るまで煮る。
❻しょうゆを加え、煮汁がほとんどなくなるまで煮、②のさやえんどうを加え、火を消す。

72 角煮

写真は 102 ページ

材料（1人分）

豚バラかたまり肉… 105g
油……………………小さじ1
a しょうゆ…………大さじ⅔
a 砂糖………………大さじ⅔
a 酒…………………大さじ½
a ねぎのぶつ切り……20g
a しょうがの薄切り…1枚
ときがらし……………少量

作り方

❶フライパンに油を熱して豚肉を入れ、表面全体に焼き色をつける。
❷たっぷりの熱湯を沸かし、①の肉をさっとゆで、水けをふきとる。
❸厚手のなべに②を入れて、aを加え、水をひたひたに注いで中火にかける。煮立ったらアクをこまめに除きながら、肉が充分にやわらかくなるまで煮る。
❹器に盛ってときがらしをのせる。

肉のおかず 洋風の煮物

73 ミートソース

写真は 103 ページ

材料（作りやすい量／4人分）

牛豚ひき肉…………280g
玉ねぎ……… ¾個(150g)
にんじん………………70g
セロリ…………………50g
にんにく……………1かけ
赤ワイン………………⅔カップ
トマト水煮缶詰め……300g
顆粒ブイヨン………小さじ½
ロリエ…………………1枚
水……………………1½カップ
塩……………………小さじ⅔
こしょう………………少量
油……………………大さじ2

作り方

❶玉ねぎとにんじん、セロリ、にんにくはみじん切りにする。トマトの水煮は種を除いてあらく刻む。
❷なべに油とにんにく、玉ねぎを入れて弱火にかけ、香りが出たらにんじんとセロリを加えてよくいためる。
❸ひき肉を加えてさらにいため、肉がパラパラになったら、ワインを加え、汁けがなくなるまで煮る。
❹①のトマトと顆粒ブイヨン、ロリエを加え、水を加える。アクを除きながら、弱めの中火で煮詰め、塩とこしょうで調味する。

ポイント! ミートソースは1人分ずつ小分けにして冷凍しておくと便利です。

家庭のおかず編
肉のおかず

74 鶏もも肉のトマト煮

写真は103ページ

材料（1人分）

- 鶏もも肉（皮つき）…80g
- 塩…ミニスプーン½弱
- こしょう…少量
- 小麦粉…大さじ½
- 油…大さじ½
- 玉ねぎ…⅙個（30g）
- にんにく…¼かけ
- オリーブ油…小さじ1
- トマト水煮缶詰め…150g
- ロリエ…½枚
- 塩…ミニスプーン⅔
- クレソン…1本

作り方

❶鶏肉は食べやすい大きさに切り、塩、こしょうで下味をつけ、小麦粉を薄くまぶす。
❷玉ねぎ、にんにくはみじん切りにし、トマトの水煮は種を除く。
❸フライパンに油を熱して①を入れ、焼き色がついたら裏返してこんがりと焼く。
❹なべにオリーブ油と②のにんにくを入れて弱火で熱し、香りが立ったら玉ねぎを加えていためる。
❺玉ねぎがしんなりしたら②のトマト、ロリエ、塩を加える。煮立ったら火を弱め、10分くらい煮て③の肉を加え、さらに5分ほど煮る。
❻皿に⑤を盛り、クレソンを添える。

75 鶏骨つき肉のスープ煮

写真は103ページ

材料（1人分）

- 鶏骨つきぶつ切り肉……170g（正味120g）
- 塩…ミニスプーン⅓
- こしょう…少量
- キャベツ…100g
- 玉ねぎ…¼個（50g）
- にんじん…30g
- 油…小さじ1
- a 水…1カップ
- a 白ワイン…大さじ½
- a ロリエ…¼枚
- 塩…ミニスプーン1
- こしょう…少量

作り方

❶鶏肉は塩とこしょうで下味をつける。
❷キャベツと玉ねぎはくし形切りにし、にんじんはシャトーにむく。
❸なべに油を熱し、①の肉を入れて焼き、色が変わったら玉ねぎを加えていためる。aを加え、沸騰したら火を弱め、アクを除く。
❹キャベツとにんじんを加え、塩とこしょうで調味する。野菜がやわらかくなるまで15～20分煮る。

76 ポークカレー

写真は103ページ

材料（1人分）

- 豚肩ロース肉…60g
- 塩…ミニスプーン⅓
- こしょう…少量
- 玉ねぎ…¼個（50g）
- にんじん…30g
- じゃが芋…50g
- 油…大さじ½
- a 水…1カップ弱
- a ロリエ…¼枚
- カレールー（市販品）…20g

作り方

❶豚肉は4cm幅に切り、塩とこしょうをふる。
❷玉ねぎはくし形切りにし、にんじんは乱切りにする。じゃが芋は一口大に切る。
❸なべに油を熱し、①を入れていため、色が変わったら玉ねぎ、にんじん、じゃが芋の順に加えいためる。
❹aを加えて野菜がやわらかくなるまで弱火で煮る。
❺カレールーを加え、とろみがつくまで煮込む。

77 ビーフストロガノフ

写真は103ページ

材料（1人分）

- 牛肩薄切り肉…75g
- 玉ねぎ…⅓個（70g）
- マッシュルーム水煮缶詰め…30g
- バター…小さじ1
- 油…小さじ1
- 塩…ミニスプーン½弱
- こしょう…少量
- 赤ワイン…大さじ1
- a ドミグラスソース（市販品）…大さじ2
- a トマトケチャップ…大さじ1
- a 塩…ミニスプーン¼
- a こしょう…少量
- ディル…少量

作り方

❶牛肉は一口大に切る。
❷玉ねぎは繊維に直角に5mm幅に切る。マッシュルームは汁けをきって薄切りにする。
❸フライパンにバターと油を熱し、玉ねぎを入れていためる。しんなりとしたら牛肉を加え、塩とこしょうをふる。
❹肉の色が変わったらマッシュルームを加え、赤ワインをまわし入れる。
❺aで調味し、全体がしんなりとしてきたら火を消す。
❻皿に盛って、ディルを飾る。

78 鶏胸肉のクリーム煮

写真は103ページ

材料（1人分）

- 鶏胸肉（皮つき）…80g
- 塩…ミニスプーン½弱
- こしょう…少量
- 小麦粉…大さじ½
- 油…大さじ½
- ブロッコリー…50g
- 玉ねぎ…⅙個（30g）
- ホールコーン缶詰め…30g
- a 牛乳…⅓カップ
- a 塩…ミニスプーン½弱
- a 顆粒ブイヨン…小さじ⅓
- バター…小さじ1
- 小麦粉…小さじ1

作り方

❶ブロッコリーは小房に分け、沸騰湯に塩少量（分量外）を入れてかためにゆで、水けをきる。玉ねぎはくし形切りにして長さを半分にする。
❷バターと小麦粉を混ぜ合わせてブールマニエを作る。
❸鶏肉は一口大に切り、塩、こしょうで下味をつけ、小麦粉を薄くまぶす。
❹フライパンに油を熱して③を入れ、焼き色がついたら裏返して同じようにこんがりと焼く。
❺④に玉ねぎを加え、しんなりしたらaを加える。煮立ったら火を弱め、ブロッコリー、汁けをきったコーンを加え、ブールマニエをとかし入れ、とろみがつくまで煮る。

79 ビーフシチュー

写真は 103 ページ

材料（1人分）

牛バラ肉(角切り)…90g
塩…ミニスプーン⅓
こしょう…少量
にんじん…40g
ブロッコリー…50g
ヤングコーン水煮缶…20g
マッシュルーム水煮缶…30g
油…小さじ1
赤ワイン…大さじ2
水…1½カップ
ロリエ…¼枚
ドミグラスソース(市販品)…⅕カップ
塩…ミニスプーン½弱
こしょう…少量

作り方

❶牛肉は塩、こしょうで下味をつける。
❷にんじんは縦に4〜6つ割りにし、シャトーにむく。沸騰湯に塩少量（分量外）を入れ、ブロッコリーを小房に分けて色よくゆでる。
❸なべに油を熱して①の肉を入れ、表面に焼き色をつける。肉から出てきた余分な脂を捨て、赤ワイン、水、ロリエを加える。アクを除きながら30〜40分、肉がやわらかくなるまで煮る。
❹③に②のにんじんを加え、ヤングコーンを汁けをきって加え、さらにマッシュルームを汁けをきって加える。にんじんがやわらかくなるまで煮る。
❺ドミグラスソースを加え、塩、こしょうで調味する。
❻②のブロッコリーを加えてひと煮し、器に盛る。

肉のおかず いため物

80 砂肝のにんにくいため

写真は 104 ページ

材料（1人分）

砂肝…85g
にんにく…¼かけ
油…大さじ½
塩…ミニスプーン½弱
こしょう…少量

作り方

❶砂肝はかたい部分を除き、食べやすい大きさに切る。
❷にんにくはあらみじんに切る。
❸フライパンに油を入れ、②のにんにくを加えて熱し、香りが立ったら①を加えいため、中まで火を通す。
❹仕上げに塩、こしょうで調味する。

81 レバーにらいため

写真は 104 ページ

材料（1人分）

豚レバー…65g
しょうがの搾り汁…少量
酒…少量
にら…20g
もやし…80g
油…小さじ1・大さじ½
しょうゆ…大さじ½
砂糖…小さじ⅓
酒…小さじ1

作り方

❶レバーは薄切りにして、流水にしばらくさらして血抜きし、しょうがの搾り汁と酒で下味をつける。
❷にらは3cm長さに切り、もやしはひげ根をとる。
❸フライパンに油小さじ1を熱し、①のレバーを入れていためる。レバーに火を通し、皿にとり出す。
❹フライパンをきれいにし、残りの油大さじ½を熱し、②のにらともやしを手早くさっといためる。
❺レバーを戻し入れ、ひと混ぜしてしょうゆ、砂糖、酒で調味する。

ポイント! 野菜をシャッキリと仕上げるには、強火で手早くいためる。

82 肉野菜いため

写真は 104 ページ

材料（1人分）

豚もも薄切り肉…90g
塩…ミニスプーン⅓
こしょう…少量
ピーマン…½個(15g)
キャベツ…60g
油…大さじ½
玉ねぎ…⅐個(30g)
にんじん…20g
a 塩…ミニスプーン⅔
a 酒…小さじ1

作り方

❶豚肉は食べやすい大きさに切り、塩とこしょうをふる。
❷玉ねぎは薄切りにし、にんじん、ピーマンはせん切りにする。キャベツは3cm角に切る。
❸フライパンに油を熱して①の肉を入れていため、肉の色が変わったら②を玉ねぎ、にんじん、ピーマン、キャベツの順に加えていためる。
❹全体に油がまわったら、aを加えて調味する。

83 青椒肉絲

写真は 104 ページ

材料（1人分）

牛もも薄切り肉…80g
しょうゆ…小さじ½
酒…小さじ½
かたくり粉…小さじ½
ピーマン…1個(30g)
ゆで竹の子…50g
油…大さじ½
にんにく(みじん切り)…¼かけ
a しょうゆ…小さじ1
a 酒…小さじ1
a 砂糖…小さじ¼
a 甜麺醤…小さじ1

作り方

❶牛肉は細切りにし、しょうゆ、酒で下味をつけ、かたくり粉をまぶす。
❷ピーマンと竹の子はせん切りにする。
❸フライパンに油小さじ⅔を熱し、②のピーマンを入れてさっといためてとり出す。
❹③のあいたフライパンに残りの油を入れて、にんにくをいため、①の牛肉をほぐすようにいためる。肉がほぐれたら②の竹の子を加えいためる。全体に油がまわったら、aをまわし入れてさらにいため、ピーマンを戻し入れてひと混ぜする。

84 カキ油いため

写真は 104 ページ

材料（1人分）

- 牛肩薄切り肉………75g
- しょうゆ…………小さじ½
- 酒…………………小さじ½
- かたくり粉…………小さじ½
- 青梗菜………………100g
- 油……………………大さじ½
- a
  - カキ油……………大さじ½
  - しょうゆ…………小さじ½
  - 砂糖………………小さじ⅓
  - おろしにんにく…¼かけ分

作り方

❶青梗菜は3cmの長さに切り、根元の部分は6つ割りに、芯の部分は斜めに切り落とす。
❷牛肉は一口大に切り、しょうゆ、酒で下味をつけ、かたくり粉をまぶす。
❸aを混ぜ合わせる。
❹フライパンに油小さじ1を熱し、①の青梗菜を根元のほうから順に入れて火が通るまでいため、とり出す。
❺④のあいたフライパンに残りの油を熱し、②の牛肉をほぐしながらいためる。肉の色が変わったら④の青梗菜を戻し入れ、③をまわし入れてひといためする。

85 回鍋肉

写真は 104 ページ

材料（1人分）

- a
  - 豚肩ロース薄切り肉…90g
  - 酒・水………各大さじ1½
  - しょうが薄切り…½かけ分
- キャベツ………………70g
- ねぎ……………………25g
- しょうが……………¼かけ
- にんにく……………¼かけ
- b
  - 甜麺醤……………小さじ1
  - しょうゆ…………大さじ½
  - aの蒸し汁………大さじ½
  - 豆板醤……………小さじ⅓
- 油……………………小さじ1

作り方

❶豚肉は4cm幅に切り、酒と水、しょうがの薄切りとともになべに入れて火にかける。沸騰したら弱火にし、ふたをして蒸し煮にする。肉をとり出し、蒸し汁をとり置く。
❷キャベツは塩少量（分量外）を加えた熱湯でゆで、3cm角に切る。ねぎは斜めに切る。しょうがとにんにくはみじん切りにする。
❸フライパンに油としょうが、にんにくを熱し、香りが出たら①の肉、ねぎの順に加えいためる。bを加え、香りが立ったらキャベツを加えてさっといため合わせる。

86 酢豚

写真は 104 ページ

材料（1人分）

- 豚ロース肉切り身……………1枚(90g)
- しょうゆ…………小さじ⅔
- 酒…………………小さじ½
- かたくり粉…………大さじ½
- 揚げ油…………………適量
- 玉ねぎ…………⅕個(40g)
- にんじん………………30g
- ゆで竹の子……………30g
- 干ししいたけ　1枚(2.5g)
- ピーマン………………15g
- 油……………………大さじ½
- a
  - トマトケチャップ……………大さじ1⅓
  - 砂糖………………小さじ1
  - しょうゆ…………小さじ1
  - しいたけのもどし汁……………大さじ1
  - 酢…………………小さじ1
- かたくり粉…………小さじ½

作り方

❶豚肉は2cm角に切る。しょうゆと酒をふって15分ほどおき、下味をつける。
❷①の肉の汁けを軽くふきとり、かたくり粉大さじ½をまぶす。180℃の揚げ油で肉をきつね色に揚げる。
❸玉ねぎはくし形切りにする。にんじんと竹の子は乱切りにし、にんじんは下ゆでする。しいたけはもどして一口大のそぎ切りにする。ピーマンは角切りにする。
❹aを混ぜ合わせる。
❺中華なべに油を熱し、③の玉ねぎ、にんじん、竹の子、しいたけの順に加えいためる。
❻⑤に③のピーマンを加えてひといためし、④を加える。煮立ったら、かたくり粉小さじ½を倍容量の水でとき、まわし入れる。全体にとろみがついたら②の肉を加えてからめ、皿に盛る。

肉のおかず　フライ

87 ささ身フライ

写真は 105 ページ

材料（1人分）

- 鶏ささ身……………75g
- 塩……………ミニスプーン⅓
- こしょう……………少量
- 小麦粉……………大さじ½
- とき卵……¼個分(14g)
- パン粉…………大さじ3弱
- 揚げ油…………………適量
- ミニトマト……1個(10g)
- レタス…………………10g
- クレソン………………少量

作り方

❶鶏ささ身は筋を除き、塩とこしょうで下味をつける。
❷①のささ身に小麦粉、とき卵、パン粉の順に衣をつける。
❸170℃の揚げ油で②をきつね色にカラリと揚げる。
❹皿に③を盛り、縦半分に切ったミニトマト、大きくちぎったレタス、クレソンを添える。

88 ヒレカツ

写真は 105 ページ

材料（1人分）

- 豚ヒレ肉…………105g
- 塩……………ミニスプーン⅔
- こしょう……………少量
- 小麦粉……………大さじ½
- とき卵……⅕個分(11g)
- パン粉……………大さじ2
- 揚げ油…………………適量
- キャベツ………………30g
- パセリ…………………少量

作り方

❶豚肉は1.5cm厚さに切り、塩、こしょうで下味をつける。
❷①に小麦粉、とき卵、パン粉の順に衣をつけ、170℃の揚げ油で4～5分かけてカラリと揚げる。
❸キャベツはせん切りにし、冷水に放ってパリッとさせ、水けをきる。

❹皿に③のキャベツのせん切り、②のヒレカツを盛り、パセリを添える。

89 チキンカツ

写真は 105 ページ

材料（1人分）

鶏もも肉(皮つき)…80g
塩……ミニスプーン½
こしょう……少量
小麦粉……大さじ½
とき卵……⅕個分(11g)
パン粉……大さじ2
揚げ油……適量
キャベツ……30g
パセリ……少量

作り方

❶鶏肉は塩、こしょうで下味をつける。
❷キャベツはせん切りにし、冷水に放ってパリッとさせ、水けをきる。
❸①に小麦粉を薄くまぶし、とき卵、パン粉の順に衣をつけ、170～180℃の揚げ油でカラリと揚げる。
❹皿に②のキャベツのせん切り、③のチキンカツを盛り、パセリを添える。

90 メンチカツ

写真は 105 ページ

材料（1人分）

a
牛豚ひき肉……70g
玉ねぎ……¼個(50g)
生パン粉……大さじ1½
牛乳……大さじ½
砂糖……小さじ½
ウスターソース…小さじ¼
塩……ミニスプーン⅔
こしょう……少量

小麦粉……大さじ½
とき卵……¼個分(14g)
パン粉……¼カップ
揚げ油……適量
キャベツ(せん切り)…30g
パセリ……少量

作り方

❶玉ねぎはみじん切りにし、aのほかの材料とよく混ぜる。
❷円盤形に丸め、真ん中を少しくぼませ、小麦粉、とき卵、パン粉の順に衣をつける。
❸165～175℃の揚げ油で4～5分かけてゆっくりと、中まで火を通す。
❹器に盛り、キャベツとパセリを添える。

91 ポテトコロッケ

写真は 105 ページ

材料（1人分）

豚赤身ひき肉……45g
玉ねぎ……⅒個(20g)
油……小さじ1
塩……ミニスプーン⅓
こしょう……少量
じゃが芋……100g
a
塩……ミニスプーン⅙
こしょう……少量
ナツメグ……少量

小麦粉……大さじ1
とき卵……¼個分(14g)
パン粉……¼カップ
揚げ油……適量
キャベツ……30g
パセリ……少量

作り方

❶じゃが芋は一口大に切って水につけてアクを除く。玉ねぎはみじん切りにする。
❷フライパンに油を熱し、ひき肉を加えていため、色が変わったら玉ねぎを加えていため、塩とこしょうをふる。
❸じゃが芋にひたひたの水を加えてゆでる。やわらかくなったらゆで汁を捨て、水けを飛ばして粉吹き芋にし、マッシャーなどでつぶしてあら熱をとる。
❹③にaと②を加え混ぜる。あら熱がとれたら小判形にまとめ、小麦粉、とき卵、パン粉の順に衣をつける。
❺170～180℃の油で④をカラリと揚げる。
❻キャベツはせん切りにし、冷水に放ってパリッとさせ、水けをきる。
❼器に⑤のコロッケを盛り、⑥のキャベツのせん切りとパセリを添える。

92 ロースカツ

写真は 105 ページ

材料（1人分）

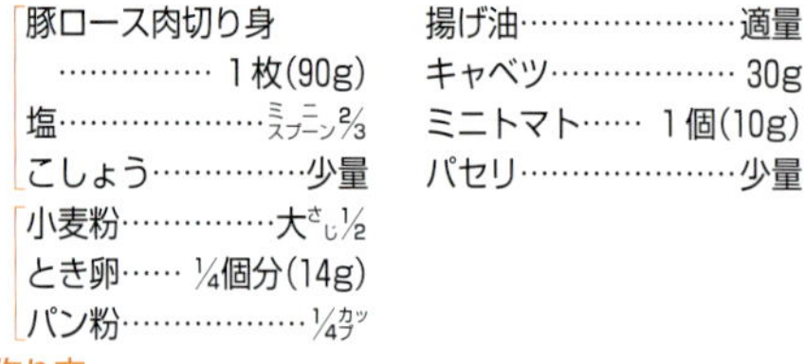

豚ロース肉切り身……1枚(90g)
塩……ミニスプーン⅔
こしょう……少量
小麦粉……大さじ½
とき卵……¼個分(14g)
パン粉……¼カップ
揚げ油……適量
キャベツ……30g
ミニトマト……1個(10g)
パセリ……少量

作り方

❶豚肉は筋切りをし、肉たたきなどでたたく。肉の形を元どおりにし、塩とこしょうで下味をつける。
❷①に小麦粉、とき卵、パン粉の順に衣をつけ、170℃の揚げ油でカラリと揚げる。
❸キャベツはせん切りにし、冷水に放ってパリッとさせ、水けをきる。
❹皿に③のキャベツのせん切り、②の豚カツを盛り、半分に切ったミニトマト、パセリを添える。

肉のおかず から揚げなど

93 レバーの香り揚げ

写真は 106 ページ

材料（1人分）

豚レバー……65g
a
おろししょうが…¼かけ分
おろしにんにく…¼かけ分
しょうゆ……大さじ½
酒……小さじ⅔
砂糖……小さじ½

かたくり粉……大さじ⅔
揚げ油……適量
サニーレタス……15g
ミニトマト……1個(10g)

作り方

❶レバーは薄切りにして、流水にしばらくさらして血抜き

し、aを混ぜ合わせたものに浸す。
❷①のレバーの汁けをきってかたくり粉をまぶし、170℃の揚げ油でカラリと揚げる。
❸皿に②を盛り、サニーレタス、縦半分に切ったミニトマトを添える。

94 豚ヒレ肉の立田揚げ

写真は 106 ページ

材料（1人分）

豚ヒレ肉…………105g
しょうゆ…………大さじ½
酒…………………小さじ1
かたくり粉…………大さじ⅔
揚げ油…………………適量
パセリ…………………少量

作り方

❶豚肉は1cm厚さに切り、しょうゆ、酒で下味をつけて5分くらいおく。
❷①の汁けをふいてかたくり粉を薄くまぶす。
❸ 170～180℃の揚げ油で②をカラリと揚げる。
❹皿に③を盛り、パセリを添える。

95 鶏胸肉の立田揚げ

写真は 106 ページ

材料（1人分）

鶏胸肉（皮つき）………80g
a しょうゆ…………大さじ½
a 酒…………………小さじ½
a おろししょうが…¼かけ分
かたくり粉…………大さじ½
揚げ油…………………適量
サニーレタス………… 15g
ミニトマト…… 1個（10g）

作り方

❶鶏肉は一口大に切り、aをからめて下味をつける。
❷①の汁けを軽くふきとり、かたくり粉を薄くまぶし、170～180℃の揚げ油でカラリと揚げる。
❸皿に②を盛り、サニーレタスと縦半分に切ったミニトマトを添える。

96 豚もも肉の立田揚げ

写真は 106 ページ

材料（1人分）

豚もも肉……………… 90g
a しょうゆ…………小さじ1
a 酒…………………小さじ¾
a しょうがの搾り汁…小さじ¼
かたくり粉…………大さじ½
揚げ油…………………適量
レタス………………… 20g
パセリ…………………少量

作り方

❶豚肉は一口大に切る。
❷aを合わせ、①の肉を30分ほど漬けて下味をつける。
❸②の汁けをよくふきとり、かたくり粉をまぶしつける。
❹ 170～180℃の揚げ油で③をカラリと揚げる。
❺皿に④を盛り、手でちぎったレタスとパセリを添える。

ポイント! 下味のしょうゆが焦げやすいので油の温度には注意する。かたくり粉は薄くまんべんなくつけるときれいに揚がる。肉の汁けをよくふきとり、余分についた粉ははたき落とす。

97 肉団子

写真は 106 ページ

材料（1人分）

a 豚ひき肉…………… 70g
a おろししょうが…¼かけ
a ねぎ（みじん切り）… 10g
a かたくり粉………小さじ1
a しょうゆ………ミニスプーン1
a とき卵……⅛個分（7g）
a 塩…………………ミニスプーン¼
揚げ油…………………適量
b しょうゆ…………小さじ½
b 酢…………………小さじ1
b 砂糖………………小さじ1
b かたくり粉………小さじ¼
b 水…………………大さじ1
ねぎ（白髪ねぎ）……… 10g
レタス………………… 10g

作り方

❶aを粘りが出るまでよく混ぜ、3等分にして丸める。
❷ 160～170℃の揚げ油で①を揚げ、中まで火を通す。
❸bをよく混ぜて火にかけ、とろみがついたら②の団子を加えて味をからめる。
❹器にレタスを敷き、③を盛り、白髪ねぎをのせる。

98 鶏もも肉のから揚げ

写真は 106 ページ

材料（1人分）

鶏もも肉（皮つき）…… 80g
a しょうがの搾り汁…小さじ½
a おろしにんにく……ミニスプーン⅔
a しょうゆ…………小さじ1
a 酒…………………小さじ½
b 小麦粉……………大さじ1
b かたくり粉………大さじ¼
揚げ油…………………適量
レタス………………… 15g

作り方

❶鶏肉は一口大に切り、aにつけて30分ほどおく。
❷bを混ぜたものを①に加え、全体にからめる。
❸ 170～180℃に熱した油で②を揚げる。揚がりぎわに温度を上げてカラリと仕上げる。
❹器に③を盛り、レタスを添える。

99 手羽先のから揚げ

写真は 106 ページ

材料（1人分）

手羽先… 3本（正味 80g）
塩…………………ミニスプーン⅓
こしょう……………少量
小麦粉………………大さじ⅔
揚げ油…………………適量

作り方

❶手羽先は塩、こしょうをふり、小麦粉を薄くまぶす。
❷ 170～180℃の揚げ油で①の手羽先をカラリと揚げる。

大豆と豆のおかず

100 枝豆

写真は 107 ページ

材料（1人分）

枝豆（さやつき）
……… 110g（正味 60g）
塩…………………ミニスプーン½弱

作り方

❶枝豆はさやの端を切り、沸騰湯に塩少量（分量外）を入れてゆでる。
❷器に①を盛り、塩をふる。

101 にら納豆

写真は 107 ページ

材料（1人分）

納豆……………………40g
にら……………………20g
しょうゆ…………小さじ⅔

作り方

❶にらは沸騰湯に塩少量（分量外）を入れ、さっとゆでて冷水にとり、水けを絞って1cm長さに切る。
❷納豆は包丁でたたき、よく混ぜ、粘りが出たらしょうゆをかけ、さらに混ぜる。
❸①のにらと②の納豆を混ぜ合わせて器に盛る。

102 いんげん豆の甘煮

写真は 107 ページ

材料（1人分）

いんげん豆(ゆで)……55g
a［水……………………¼カップ
　 砂糖…………………大さじ1
　 酒……………………大さじ½
　 塩……………………ミニスプーン⅙］

作り方

なべにaを入れて煮立て、いんげん豆を加え20～30分煮て、味をなじませる。

103 五目豆

写真は 107 ページ

材料（1人分）

大豆(ゆで)……………45g
れんこん………………25g
ごぼう…………………25g
にんじん………………20g
こんぶ…………3～4cm角
砂糖……………………大さじ⅔
しょうゆ………………大さじ½

作り方

❶れんこんとごぼうは乱切りにして、水にさらしてアクを除き、さっと下ゆでする。
❷にんじんは8mm角に切り、こんぶはぬれぶきんで表面をふいて1cm角に切る。
❸なべに大豆、①、②を入れる。かぶるくらいの水を入れ、砂糖を加えて中火から弱火で20分ほど煮る。
❹③にしょうゆを加えて煮汁がなくなるまで煮る。

ポイント! 乾燥大豆を使う場合は4倍容量の水につけて一晩おき、つけ水ごとなべに入れて中火でやわらかくなるまでゆでる。途中豆が水から出ないよう差し水をする。

104 ポークビーンズ

写真は 107 ページ

材料（1人分）

大豆(ゆで)……………45g
豚ヒレ肉………………25g
玉ねぎ…………⅙個(30g)
にんじん………………30g
にんにく………………¼かけ
油………………………小さじ1
トマト水煮缶詰め…100g
a［砂糖…………………小さじ¼
　 塩……………………ミニスプーン½弱］
パセリ(みじん切り)…少量

作り方

❶玉ねぎ、にんじん、豚肉は8mm～1cm角に切る。
❷トマトの水煮は種を除いて一口大に切る。
❸なべに油を熱し、たたいてつぶしたにんにくを入れていため、香りが立ったら①を玉ねぎ、にんじん、豚肉の順に加えてはいためる。
❹③に②のトマト、aを加える。
❺煮立ったら大豆を加え、火を弱めて汁けがほとんどなくなるまで煮る。
❻器に⑤を盛り、パセリを散らす。

105 ひよこ豆のトマトカレー煮

写真は 107 ページ

材料（1人分）

ひよこ豆(ゆで)………45g
ロースハム……1枚(20g)
玉ねぎ…………⅙個(30g)
にんじん………………20g
にんにく………………¼かけ
油………………………大さじ½
カレー粉………………小さじ½
トマト水煮缶詰め……100g
a［顆粒ブイヨン……小さじ¼
　 ロリエ………………½枚
　 塩……………………ミニスプーン⅔
　 水……………………¼カップ］

作り方

❶ハムは短冊に切る。玉ねぎはくし形切りにして長さを半分に切る。
❷にんじんは斜め切りに、にんにくはみじん切りにする。トマトの水煮は種を除いておく。
❸なべに油とにんにくを熱し、香りが出たらハム、玉ねぎ、にんじん、ひよこ豆の順に加えていためる。
❹全体に油がまわったら、カレー粉を加えて香りが立つまでいため、aを加える。煮立ちかけたらトマトを加え弱火で15分ほど煮る。

106 チリコンカーン

写真は 107 ページ

材料（1人分）

きんとき豆(ゆで)……55g
牛豚ひき肉……………40g
玉ねぎ…………⅙個(30g)
にんにく………………¼かけ
油………………………大さじ½
a［トマト水煮缶詰め…100g
　 ロリエ………………½枚
　 顆粒ブイヨン……小さじ¼
　 砂糖…………………小さじ¼
　 チリパウダー………少量］
塩………………………ミニスプーン¼
こしょう………………少量
パセリ(みじん切り)…少量

作り方

❶玉ねぎ、にんにくはみじん切りにし、トマトの水煮は種を除く。
❷なべに油を熱し、にんにくを入れ、香りが立ったらひき

家庭のおかず編
大豆と豆のおかず

肉を加えいため、色が変わったら、玉ねぎを加えいためる。玉ねぎがしんなりしたらaを加え、煮立ったら火を弱め、きんとき豆を加え、10～15分ほど煮、塩、こしょうで調味する。
❸器に②を盛り、パセリを散らす。

大豆製品のおかず

107 冷ややっこ

写真は108ページ

材料（1人分）

絹ごし豆腐………… 140g
ねぎ……………………… 10g
しょうが……………1/4かけ
削りガツオ……………少量

作り方

豆腐は冷やして器に盛る。ねぎを小口切り、しょうがをすりおろしてのせ、削りガツオをのせる。

108 豆腐ステーキ

写真は108ページ

材料（1人分）

もめん豆腐………… 110g
塩……………………小さじ1/6
こしょう………………少量
にんにく……………1/4かけ
赤とうがらし…………1/4本
オリーブ油…………大さじ1/2
バジル…………………… 2枚

作り方

❶豆腐はペーパータオルで包み、電子レンジで1分半加熱して水きりする。厚みを半分に切る。
❷豆腐に塩とこしょうをふる。にんにくは薄切りに、赤とうがらしは小口切りにする。
❸オリーブ油とにんにくを弱火にかけ、にんにくがきつね色になったらとり出し、赤とうがらしを入れてさっといためる。
❹③に豆腐を加え、両面をこんがりと焼き、仕上がりぎわに手でちぎったバジルを加える。
❺器に④を盛り、③のにんにくを散らす。

109 ピータン豆腐

写真は108ページ

材料（1人分）

もめん豆腐………… 100g
ピータン……………… 35g
ねぎ……………………少量
しょうが……………1/4かけ
a しょうゆ…………小さじ2/3
a 酢……………………小さじ2/3
a ごま油……………小さじ1/2
a 砂糖………………小さじ1/4
香菜(しゃんつぁい)………適量

作り方

❶ピータンはぬるま湯に15～30分つけて泥を落とし、殻をむく。
❷①をくし形切りにし、さらに長さを半分にし、10分ほどおいて特有のにおいを抜く。
❸ねぎ、しょうがはみじん切りにし、aと混ぜ合わせる。
❹豆腐を食べやすい大きさに切って②のピータンとともに皿に盛る。③をかけ、香菜を散らす。

110 揚げ出し豆腐

写真は108ページ

材料（1人分）

絹ごし豆腐………… 140g
かたくり粉…………大さじ1
揚げ油…………………適量
a だし…………………大さじ3
a しょうゆ…………小さじ1
a みりん……………小さじ1
小ねぎ…………………少量
おろししょうが…1/4かけ分

作り方

❶豆腐はペーパータオルに包んで、電子レンジで1分半加熱して水きりをし、2つに切る。
❷小ねぎは小口切りにする。
❸①の水けをふきとり、全体にかたくり粉をまぶしつけ、170～180℃の揚げ油でうっすらと色づくまで揚げる。
❹小なべにaを合わせて入れ、火にかけて煮立てる。
❺器に③の揚げ豆腐を盛り、②とおろししょうがをのせる。熱い④の汁をかける。

111 麻婆豆腐

写真は108ページ

材料（1人分）

もめん豆腐………… 110g
豚ひき肉……………… 40g
ねぎ…………………… 15g
しょうが……………1/4かけ
にんにく……………1/4かけ
油……………………大さじ1/2
a 水……………………大さじ2
a 顆粒鶏がらだし…小さじ1/3
a みそ…………………小さじ1/2
a しょうゆ…………小さじ2/3
a 砂糖…………………小さじ1/2
a 豆板醤…………ミニスプーン1
かたくり粉…………小さじ1/3

作り方

❶豆腐はペーパータオルに包んで、電子レンジで1分加熱して水きりをし、一口大に切る。
❷ねぎ、しょうが、にんにくはみじん切りにする。
❸aを混ぜ合わせる。
❹フライパンに油を熱して②をいため、香りが立ったら豚ひき肉を加える。肉がパラパラになったら③を加え、煮立ったら①の豆腐を加えて1～2分煮る。かたくり粉を倍容量の水でとき、まわし加えてとろみをつける。

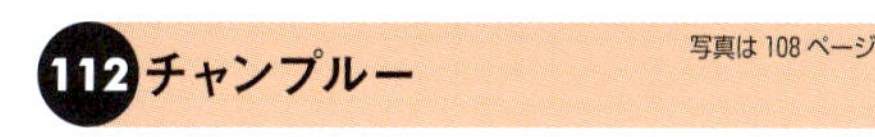

112 チャンプルー

写真は108ページ

材料（1人分）

もめん豆腐………… 100g
豚もも薄切り肉…… 30g
塩………………ミニスプーン1/4
酒………………………少量
ゴーヤ………………… 70g
ねぎ…………………… 25g
にんじん……………… 10g
卵…………………………1/2個
油……………………大さじ1/2
a しょうゆ…………小さじ1
a 酒……………………小さじ1
a 塩……………………小さじ1/5
a こしょう……………少量
削りガツオ… 1/4袋(1.25g)

作り方

❶豚肉は食べやすい大きさに切り、塩と酒をふる。ゴーヤは縦半分に切って斜め5㎜幅に切る。にんじんはせん切りにし、ねぎは小口切りにする。
❷豆腐はペーパータオルに包んで水切りし、手であらくほぐす。
❸卵はときほぐしておく。
❹フライパンに油を熱し、豚肉をいため、肉の色が変わったらゴーヤ、にんじん、ねぎ、豆腐の順に加えて全体に油がまわるまでいためる。
❺aを加えて調味し、とき卵を流し入れて大きくかき混ぜ、さっと火を通す。仕上げに削りガツオを加える。

113 油揚げの網焼き

写真は108ページ

材料（1人分）

油揚げ………… 1枚(20g)
青じそ…………………… 1枚
おろししょうが………少量

作り方

❶焼き網を熱した上に油揚げをのせて両面を焼く。
❷①の油揚げを食べやすい大きさに切り、青じそを敷いた皿に盛り、おろししょうがを添える。

114 凍り豆腐の含め煮

写真は109ページ

材料（1人分）

凍り豆腐……… 1枚(15g)
にんじん………………… 10g
小松菜…………………… 30g
a
- だし……………………½カップ
- 砂糖………………小さじ1
- しょうゆ…………小さじ¼
- 塩…………………ミニスプーン½

作り方

❶凍り豆腐はボールに入れ、たっぷりの熱湯をかけて落としぶたをし、中心がやわらかくなるまでもどす。水けをきっちりと絞り、食べやすい大きさに切る。
❷にんじんはねじり梅にする。
❸沸騰湯に塩少量（分量外）を入れ、小松菜をゆでて冷水にとり、水けを絞って3㎝長さに切る。
❹なべにaを入れて火にかけ、煮立ったら①の凍り豆腐と②のにんじんを加える。
❺再び煮立ったら火を弱めて20分煮、味を含ませる。③を加えてひと煮する。

ポイント! ねじり梅は、梅型で抜いた花弁と花弁の間から中央に向かって切り込みを入れ、1つの切り込みから隣まで斜めに浅くそぎとる切り方。これを5回くり返す。

115 厚揚げの煮物

写真は109ページ

材料（1人分）

厚揚げ………… ¼枚(55g)
にんじん………………… 10g
小松菜…………………… 30g
a
- だし……………………⅓カップ
- しょうゆ…………小さじ1
- みりん……………小さじ1

作り方

❶厚揚げは熱湯をかけて油抜きをし、1㎝厚さに切る。
❷にんじんは梅型で抜いてねじり梅(**114** **ポイント!**参照)にする。
❸沸騰湯に塩少量（分量外）を入れ、小松菜をゆでて冷水にとり、水けを絞って3㎝長さに切る。
❹なべにaを入れて火にかけ、①の厚揚げと②のにんじんを加え、中火で10分ほど煮る。
❺③の小松菜を加えてひと煮する。
❻器に⑤を彩りよく盛り合わせる。

116 油揚げと小松菜の煮浸し

写真は109ページ

材料（1人分）

油揚げ………… 1枚(20g)
小松菜…………………… 80g
a
- だし……………………¼カップ
- しょうゆ…………小さじ1
- みりん……………小さじ1

作り方

❶油揚げは熱湯をかけて油抜きをし、一口大に切る。
❷小松菜は3㎝長さに切る。
❸なべにaを入れて煮立て、①の油揚げと②の小松菜を入れてさっと煮る。

117 サクラエビ入りおから

写真は109ページ

材料（1人分）

おから…………………… 35g
サクラエビ…………大さじ1
にんじん………………… 10g
しょうが……………¼かけ
生しいたけ…… 1枚(10g)
ねぎ……………………… 10g
油……………………小さじ1
a
- だし……………………¼カップ
- 砂糖………………大さじ½
- しょうゆ…………小さじ1
- 酒…………………小さじ1

さやいんげん………… 1本

作り方

❶にんじん、しょうがはせん切りにし、しいたけは石づきを除いて薄切りにする。ねぎは小口切りにする。
❷沸騰湯に塩少量（分量外）を入れ、さやいんげんをゆで、水けをきって斜め5㎜幅に切る。
❸なべに油を熱し、しょうがを入れ、香りが立ったらねぎ、にんじん、しいたけ、サクラエビの順に加えいため、全体に油がまわってしんなりしたら、おからを加え、いためる。
❹③にa、②を加え、汁けをとばすように煮る。

118 袋煮

写真は109ページ

材料（1人分）

油揚げ………… ½枚(10g)
卵………………… 1個(55g)
a
- だし……………………½カップ
- しょうゆ…………小さじ1
- 砂糖………………小さじ1
- 塩…………………ミニスプーン⅓
- 酒…………………大さじ½

ほうれん草…………… 40g

作り方

❶油揚げは熱湯をかけて油抜きをし、袋に開く。
❷油揚げの中に卵を割り入れ、つまようじで口をとめる。

家庭のおかず編 大豆製品のおかず

❸小なべにaを入れて煮立て、②を入れて火を弱めて静かに10分ほど煮る。
❹沸騰湯に塩少量（分量外）を入れ、ほうれん草をゆでて冷水にとり、水けを絞って3cm長さに切る。③に加え、ひと煮立ちしたら火を消して器に盛る。

119 がんもどきの含め煮

写真は109ページ

材料（1人分）

- がんもどき…小3個(70g)
- 小松菜…30g
- a
  - だし…1/3カップ
  - しょうゆ…小さじ1
  - 砂糖…大さじ1/2
  - 酒…大さじ1/2

作り方

❶がんもどきは熱湯をかけて油抜きをする。
❷沸騰湯に塩少量（分量外）を入れ、小松菜をゆでて冷水にとり、水けを絞って3cm長さに切る。
❸なべにaを入れて煮立て、①のがんもどきを加え、再び煮立ったら弱火にし、約10分煮る。
❹器に③のがんもどき、②の小松菜を盛り、煮汁をかける。

120 厚揚げの中国風いため物

写真は109ページ

材料（1人分）

- 厚揚げ…1/4枚(55g)
- 玉ねぎ…20g
- キャベツ…70g
- にんじん…10g
- ピーマン…1/2個(15g)
- きくらげ…少量
- 油…大さじ1/2
- a
  - みそ…大さじ1
  - しょうゆ…小さじ2/3
  - 酒…小さじ1
  - 砂糖…小さじ1/3

作り方

❶厚揚げは熱湯をかけて油抜きをし、一口大に切る。
❷玉ねぎはくし形切り、キャベツは一口大に切り、にんじんとピーマンはそれぞれ7～8mm幅の短冊切りにする。
❸きくらげは水につけてもどし、石づきを除いて一口大に切る。
❹aは混ぜ合わせておく。
❺フライパンに油を熱し、②の玉ねぎ、キャベツ、にんじん、ピーマン、③のきくらげの順に入れていため合わせ、厚揚げを加えてひと混ぜする。④をまわし入れ、やや強火でいためる。

121 凍り豆腐の卵とじ

写真は109ページ

材料（1人分）

- 凍り豆腐…1枚(15g)
- 鶏ささ身…30g
- 三つ葉…10g
- a
  - だし…1/2カップ
  - 砂糖…小さじ1
  - しょうゆ…大さじ1/2
- とき卵…1個分

作り方

❶凍り豆腐はボールに入れ、たっぷりの熱湯をかけて落としぶたをし、中心がやわらかくなるまでもどす。水けをきっちりと絞り、食べやすい大きさに切る。
❷鶏ささ身は筋を除いてそぎ切りにする。
❸三つ葉は3～4cm長さに切る。
❹なべにaを入れて火にかけ、煮立ったら①の凍り豆腐と②の鶏ささ身を入れる。再び煮立ったら火を弱め、10分ほど煮る。
❺三つ葉を散らし入れ、とき卵をまわし入れる。火を弱めてふたをし、卵を半熟状に仕上げる。

卵のおかず

122 茶わん蒸し

写真は110ページ

材料（1人分）

- 卵…1/2個(28g)
  - だし…1/3カップ
  - 塩…ミニスプーン1/3
  - しょうゆ…ミニスプーン1
- 鶏ささ身…10g
- エビ…小1尾(15g)
- 塩…ミニスプーン1/12
- 酒…小さじ1/4
- 生しいたけ…1/2枚
- 三つ葉…少量

作り方

❶だしに塩としょうゆを加えて調味する。
❷ボールに卵を割りほぐして、①を加え混ぜ、万能こし器を通してこす。
❸鶏ささ身は筋を除き、そぎ切りにする。エビは背わたと殻を除く。それぞれに塩と酒をふる。
❹しいたけは石づきを除いて薄切りにし、三つ葉は2cm長さに切る。
❺蒸し茶わんに③と④のしいたけを入れて②の卵液を注ぐ。蒸気の上がった蒸し器に入れ、中火で1～2分、弱火にしてさらに12分ほど蒸す。火を消す前に④の三つ葉を散らして、ひと蒸しする。

123 ゆで卵（塩）

写真は110ページ

材料（1人分）

- 卵…1個(55g)
- 塩…ミニスプーン1/4

作り方

❶卵は室温にもどしておく。なべに水、塩少量（分量外）、卵を入れて火にかけ、沸騰したら火を弱め、約10分ゆでる。
❷塩をふって食べる。

124 温泉卵

写真は110ページ

材料（1人分）

卵……………… 1個(55g)

- だし………………大さじ2
- しょうゆ…………ミニスプーン1
- みりん……………ミニスプーン1
- 塩…………………ミニスプーン⅙

作り方

❶卵は室温にもどしておく。
❷大きめのなべに80℃前後の湯をたっぷりと入れ、塩少量（分量外）を加え、卵を静かに入れて湯温を保ちながらふたをして25分くらいおく。
❸別なべにだしとしょうゆ、みりん、塩を合わせて中火にかけ、ひと煮して火を消す。
❹器に②の卵をそっと割り入れ、③をかける。

ポイント！ 卵をほどよい半熟状に仕上げるには湯温を80℃前後に保つことがたいせつ。冷蔵庫から出したばかりの冷たい卵や少ない湯量では湯温が下がってしまいやすく、卵がかたまりにくい。

125 いり卵

写真は110ページ

材料（1人分）

卵……………… 1個(55g)
塩…………………ミニスプーン¼
砂糖………………小さじ⅔

作り方

❶ボールに卵を割り入れ、箸で卵白を切るように混ぜ、塩と砂糖を加える。
❷なべに①を入れて中火にかけ、卵がかたまりかけてきたら弱火にし、箸4〜5本でよく混ぜながらぽろぽろになるまでいる。

126 目玉焼き

写真は110ページ

材料（1人分）

卵……………… 1個(55g)
油…………………小さじ½
塩…………………ミニスプーン¼
パセリ……………少量

作り方

❶フライパンに油を入れて熱する。
❷小さなボールに卵を割り入れ、卵黄をこわさないように静かにフライパンに移し入れる。
❸火加減を中火から弱火にする。卵白がかたまってきたら、箸で周囲をはがし、卵黄が好みのかたさになるまで焼く。皿に盛り、塩をふって、パセリを添える。

ポイント！ 卵黄を半熟状にしたいときには、卵白がおおむねかたまってきたところで湯少量を加え、すぐにふたをして1〜2分蒸し焼きにする方法もある。こうすると卵黄の表面に白い膜ができる。

途中、一度フライ返しでひっくり返し、両面に焼き色をつける料理を、ターンオーバーエッグという。

127 にらの卵とじ

写真は110ページ

材料（1人分）

卵……………… 1個(55g)
にら…………………… 40g
サクラエビ…………大さじ1

a
- だし…………………¼カップ
- しょうゆ…………小さじ1
- みりん……………小さじ1

作り方

❶卵は割りほぐす。にらは3cm長さに切る。
❷フライパンにaを入れて煮立て、①のにらを加える。
❸再び煮立ったら、サクラエビを加え、①の卵をまわし入れ、ふたをして火を弱め、半熟状に仕上げる。

128 ポーチドエッグ

写真は111ページ

材料（1人分）

卵……………… 1個(55g)
ほうれん草……………70g
バター………………小さじ1
塩…………………ミニスプーン½弱
こしょう……………少量

作り方

❶深めの小なべにたっぷりの湯を静かに煮立て、塩と酢各少量（分量外）を入れる。
❷ボールに卵を割り入れ、卵黄をこわさないように静かに①の湯の中に落とし入れる。軽く煮立つ程度の火加減にし、卵白を箸で寄せるようにまとめながらゆでる。
❸卵黄が半熟状になったら穴じゃくしですくい、ふきんを敷いたざるにとる。
❹沸騰湯に塩少量（分量外）を入れ、ほうれん草をゆでて冷水にとり、水けを絞って3cm長さに切る。フライパンにバターを熱してほうれん草を軽くいため、塩とこしょうで調味する。
❺皿に④のほうれん草を盛り、③の卵をのせる。

129 オムレツ

写真は111ページ

材料（1人分）

卵……………… 1個(55g)
牛乳…………………大さじ½
塩…………………ミニスプーン¼
バター………………大さじ½
クレソン……………少量

作り方

❶ボールに卵を割りほぐし、牛乳と塩を加え混ぜる。
❷フライパンにバターを熱し、①の卵液を一度に流し入れる。周囲が少しかたまり始めたら大きく混ぜ、半熟状になるまでさらに焼く。
❸フライパンを手前に傾けて卵を折りたたむようにして寄せ、合わせ目が下になるようにして形を整える。
❹皿に③を盛ってクレソンを添える。

ポイント！ 最初から最後まで強火で、卵液を入れてからでき上がりまで30〜40秒くらいで手早く焼くようにすると、表面はきれいな焼き色がつき、中は半熟状にふんわりと仕上がる。

130 スクランブルエッグ

写真は111ページ

材料（1人分）

卵……………… 1個(55g)
バター……………大さじ½
a 塩………………ミニスプーン¼
a 牛乳……………大さじ½
a こしょう…………少量

作り方

❶ボールに卵を割りほぐし、aを加え混ぜる。
❷フライパンを火にかけ、バターを熱してとかし、①の卵液を流し入れる。周囲がかたまり始めたらスプーンなどで大きくすくい混ぜるようにしていためる。
❸卵が半熟状になったところですぐに火から下ろし、皿に盛る。

ポイント! 和風のいり卵と違い、洋風のスクランブルエッグはふんわりとやわらかな状態にしたいので、卵液をフライパンに流し入れたら手早く混ぜ、半熟状に仕上げる。でき上がったらすぐに皿に盛りつけないとフライパンの余熱でかたまってしまうので注意。

131 厚焼き卵

写真は111ページ

材料（1人分）

卵……………… 1個(55g)
だし……………大さじ1
砂糖……………小さじ1
塩………………ミニスプーン¼
しょうゆ………ミニスプーン½
油………………小さじ1
おろし大根………… 20g
青じそ………………… 1枚

作り方

❶ボールに卵を割りほぐし、だし、砂糖、塩、しょうゆを加えて泡立てないように混ぜる。
❷卵焼き器に油を入れて火にかけ、すみずみまで油を行きわたらせてから、余分な油をふきとる。
❸卵焼き器をいったんぬれぶきんの上に下ろし、①の卵液の⅓量を流し入れる。中火にかけて卵が半熟状になるまで焼き、向こう側から手前に向けてきっちりと巻き込む。
❹卵焼きを向こう側に移動させ、手前のあいたところに油を塗る。残りの卵液の½量を流し入れて焼き、先に巻いた卵を芯にして手前に巻く。
❺④の手順をくり返して残りの卵液も同様に焼く。卵焼きの表面に焼き色がついたら、熱いうちにすだれかアルミ箔で巻いて形を整える。あら熱がとれるまでおき、食べやすい大きさに切り分ける。
❻皿に青じそを敷き、卵焼きを盛る。おろし大根を添える。

ポイント! 一度に卵を4個くらい使って焼いたほうがきれいに仕上がる。

132 カニたま

写真は111ページ

材料（1人分）

卵………… 1½個(83g)
塩………………ミニスプーン¼
酒………………小さじ1
カニ水煮缶詰め……… 15g
ねぎ……………………… 10g
生しいたけ…………… ½枚
ゆで竹の子…………… 10g
油………………………大さじ½
あん スープ…………大さじ3
あん しょうゆ………小さじ⅓
あん 砂糖……………小さじ¼
あん 酢………………小さじ½
あん かたくり粉……小さじ⅓

作り方

❶カニは汁けをきり軟骨を除いてほぐす。
❷ねぎは斜め薄切り、しいたけは軸を除いてせん切り、竹の子もせん切りにする。
❸ボールに卵を割りほぐし、塩と酒で調味して①、②を加え混ぜる。
❹中華なべに油を熱し、③を一度に流し入れる。手早く混ぜて、半熟状に丸く形を整え、裏返してさっと焼き、皿に盛る。
❺別なべにあんのスープと調味料を煮立てる。かたくり粉を倍容量の水でとき、まわし入れてとろみをつけ、④にかける。

133 ハムエッグ

写真は111ページ

材料（1人分）

卵……………… 1個(55g)
ロースハム薄切り
……………… 2枚(40g)
塩………………ミニスプーン⅙
こしょう…………少量
油………………小さじ1

作り方

❶フライパンに油を熱し、ハムを焼く。焼き色が少しついたらハムの上に卵を割り入れる。
❷周囲がかたまってきたらフライ返しで形を整え、塩とこしょうをふり、好みのかたさになるまで火を通す。

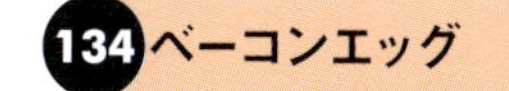

134 ベーコンエッグ

写真は111ページ

材料（1人分）

卵……………… 1個(55g)
ベーコン……… 2枚(40g)
油………………小さじ1
塩………………ミニスプーン⅙
こしょう…………少量

作り方

❶フライパンに油を熱してベーコンを入れ、こんがりとしてきたら卵を割り入れる。
❷卵を好みのかたさに焼き、塩、こしょうをふる。

135 ウナギの卵とじ

写真は111ページ

材料（1人分）

卵……………… 1個(55g)
ウナギかば焼き……… 55g
ねぎ……………………… 15g
a だし……………⅓カップ
a しょうゆ………小さじ1
a 酒………………小さじ½
a 砂糖……………小さじ1
a 塩………………ミニスプーン¼

作り方

❶ウナギは1cm幅の短冊切りにする。
❷ねぎは斜め切りにし、卵は割りほぐす。
❸フライパンにaを入れて煮立て、②のねぎを加え煮る。
❹③に①のウナギを加えて再び煮立ったら、とき卵をまわし入れ、ふたをして火を弱め、半熟状に仕上げる。

野菜のおかず　塩もみなど

136 きゅうりの塩もみ

写真は112ページ

材料（1人分）

きゅうり……1本(100g)
塩……………ミニスプーン1弱

作り方

❶きゅうりは小口から薄切りにして、塩をふり、しばらくおいてしんなりとさせる。
❷①をさっと水で流してかたく絞り、器に盛る。

ポイント！ 塩もみしてから水で流すと、塩分は40％くらい減る。

137 きゅうりの梅肉あえ

写真は112ページ

材料（1人分）

きゅうり………1本(100g)　しょうゆ…………ミニスプーン1弱
梅干し…………………½個

作り方

❶きゅうりはまな板にのせ、塩少量（分量外）をふってころがし、板ずりにする。包丁の柄でたたき、手で食べやすい大きさに割る。
❷梅干しは手であらくちぎってしょうゆと混ぜ、①のきゅうりをあえる。

138 キャベツの浅漬け風

写真は112ページ

材料（1人分）

キャベツ………………70g
しょうが……………¼かけ
青じそ…………………2枚
a 酢…………………小さじ½
a だし(または水)…大さじ1
a 塩……………ミニスプーン½弱

作り方

❶キャベツは太めのせん切りにして、塩少量（分量外）をふる。しんなりしたら水洗いして水けを絞る。青じそとしょうがはせん切りにする。
❷aの調味料を混ぜ、①を加え混ぜ、しばらくおいて味をなじませる。

139 しめじのおろしあえ

写真は112ページ

材料（1人分）

しめじ…………………50g
a おろし大根…………50g
a だし………………大さじ½
a 酢…………………小さじ½
a 塩……………ミニスプーン⅓

作り方

❶しめじは石づきを除き、小房に分け、沸騰湯でさっとゆでてあら熱をとる。
❷aを混ぜ合わせておく。
❸①のしめじを②であえて器に盛る。

140 刻みオクラ

写真は112ページ

材料（1人分）

オクラ…………5本(55g)　だし…………………大さじ½
しょうゆ……………小さじ½　いり白ごま…………小さじ⅓

作り方

❶オクラは塩少量（分量外）をふって板ずりし、沸騰湯でさっとゆでる。冷水にとってさまし、小口切りにしてしょうゆとだしと合わせておく。
❷器に①を盛り、いり白ごまを散らす。

141 じゃこおろし

写真は112ページ

材料（1人分）

大根…………………90g　青じそ…………………1枚
ちりめんじゃこ………10g

作り方

❶大根はおろし金でおろして軽く汁けを絞る。
❷①のおろし大根にちりめんじゃこを加え混ぜ、青じそを敷いた器に盛る。

142 長芋のたたき

写真は112ページ

材料（1人分）

長芋…………………60g　みりん………………小さじ½
梅干し………………¼個分　青じそ…………………2枚
しょうゆ……………小さじ½

作り方

❶長芋は皮をむき、包丁の柄でたたき、食べやすい大きさに割る。
❷梅干しは種を除いて包丁で細かくたたき、しょうゆとみりんを混ぜる。
❸器に①を盛り、②をかけ、青じそのせん切りを飾る。

野菜のおかず　あえ物

143 小松菜のからしあえ

写真は113ページ

材料（1人分）

小松菜………………100g　だし…………………小さじ1
練りがらし…………小さじ⅓　しょうゆ……………小さじ1

作り方

❶小松菜は根を除き、根元の太いものには十文字の切り込みを入れる。
❷たっぷりの沸騰湯に塩少量（分量外）を入れ、①を根元のほうから入れてゆでる。
❸②をざるにあげてから冷水にとり、手早くさまして水けを絞り、3cm長さに切る。
❹練りがらしにだしとしょうゆを加えて混ぜる。
❺④の½量を③にかけて軽くあえ混ぜ、汁けを絞る。残りの④をかけてあえ、器に盛る。

144 いんげんのごまあえ

写真は 113 ページ

材料（1人分）

さやいんげん………… 50g
黒ごま………………大さじ½
しょうゆ……………小さじ⅔
砂糖…………………小さじ½
だし…………………大さじ½

作り方

❶沸騰湯に塩少量（分量外）を入れ、さやいんげんを筋を除いてからゆでる。ざるにとって手早くさまし、3cm長さに切る。
❷黒ごまは香ばしくいってすり（少量とりおく）、しょうゆと砂糖、だしを加えてさらにすり混ぜる。
❸②で①をあえて器に盛り、残しておいたごまをふる。

145 もやしのナムル

写真は 113 ページ

材料（1人分）

もやし………………… 100g
a しょうゆ…………小さじ⅔
a 砂糖………………小さじ⅕
a ごま油……………小さじ½
しょうが………………少量
にんにく………………少量
グリーンリーフ……… 10g

作り方

❶もやしはひげ根をとり除き、沸騰湯に塩少量（分量外）を入れて、さっとゆでる。ざるにあげて手早くあおいでさます。
❷しょうがとにんにくはすりおろす。
❸aと②を混ぜ合わせる。
❹①のもやしを③であえ、しばらくおいて味をなじませる。
❺皿にグリーンリーフを敷いて④を盛る。

146 ほうれん草のごまあえ

写真は 113 ページ

材料（1人分）

ほうれん草…………… 80g
白ごま………………大さじ½
しょうゆ……………小さじ⅔
砂糖…………………小さじ⅔
だし…………………大さじ½

作り方

❶ほうれん草は根元の太いものには十文字の切り込みを入れる。
❷たっぷりの沸騰湯に、塩少量（分量外）を入れ、①のほうれん草を根元のほうから入れてゆでる。
❸②を冷水にとり、水けを絞って 3cm長さに切る。
❹白ごまは香ばしくいり、包丁で刻むか、すり鉢であらくする。少量とりおく。
❺④にしょうゆと砂糖、だしを加えて混ぜ、③のほうれん草をあえ、器に盛る。とりおいたごまをふる。

147 春菊のごまあえ

写真は 113 ページ

材料（1人分）

春菊…………………… 75g
a 練り白ごま………小さじ1
a 砂糖………………小さじ⅓
a しょうゆ…………小さじ⅔
a だし………………大さじ⅔
いり白ごま…………小さじ⅓

作り方

❶沸騰湯に塩少量（分量外）を入れ、春菊の葉先を手でちぎって入れ、さっとゆでる。冷水にとってさまし、水けを絞って 3cm長さに切る。
❷練りごまはよくすり混ぜて香りを出し、残りのaを加えて混ぜ合わせ、①を加えてあえる。
❸器に②を盛り、いり白ごまをふる。

148 きゅうりのごま酢あえ

写真は 113 ページ

材料（1人分）

きゅうり……1本(100g)
塩…………………ミニスプーン½
a 練り白ごま………小さじ1
a 砂糖………………小さじ½
a 酢…………………小さじ1
いり白ごま…………小さじ¼

作り方

❶きゅうりは縦４つ割りにして種を除く。斜め薄切りにして塩をふり、しんなりとしたら汁けをかたく絞る。
❷aを混ぜ合わせる。
❸①を②であえて器に盛り、いり白ごまをふる。

ポイント! あえてから時間をおくと水っぽくなりやすいので、食べる直前にあえる。

149 ほうれん草の白あえ

写真は 113 ページ

材料（1人分）

ほうれん草…………… 80g
もめん豆腐…………… 50g
練り白ごま…………小さじ1
砂糖…………………小さじ⅔
しょうゆ……………ミニスプーン¼
塩……………………ミニスプーン½
だし…………………大さじ½

作り方

❶ほうれん草は根元の太いものには十文字の切り込みを入れる。
❷たっぷりの沸騰湯に、塩少量（分量外）を入れ、①のほうれん草を根元のほうから入れてゆでる。
❸②を冷水にとり、水けを絞って 3cm長さに切る。
❹豆腐はゆでて水けを絞り、練りごま、砂糖、しょうゆ、塩、だしを加えてよくすり混ぜ、③をあえる。

野菜のおかず 酢の物

150 きゅうりとわかめの酢の物

写真は114ページ

材料（1人分）

- きゅうり…… ½本(50g)
- 塩……………………ミニスプーン⅔
- 水…………………………少量
- わかめ……（もどして)40g
- a
  - 酢……………………大さじ½
  - だし…………………大さじ½
  - 砂糖…………………小さじ⅙
  - 塩……………………ミニスプーン¼

作り方

❶きゅうりは薄い輪切りにし、塩と水をふってしんなりとしたら汁けを絞る。
❷わかめは一口大に切る。
❸①のきゅうりと②のわかめを混ぜ、aを混ぜ合わせたものをかける。

151 もやしとわかめの酢の物

写真は114ページ

材料（1人分）

- もやし………………… 100g
- わかめ……（もどして)10g
- a
  - 酢……………………大さじ½
  - 砂糖…………………小さじ¼
  - 塩……………………ミニスプーン⅓

作り方

❶もやしはひげ根をとり除き、沸騰湯でさっとゆでる。ざるにあげて手早くあおいでさます。
❷わかめは筋を除いて一口大に切る。
❸aを混ぜ合わせる。
❹①と②を合わせて器に盛り、③をかける。

ポイント! もやしはひげ根をとり除いて使うと上品に仕上がる。ゆでたあと、水をかけ、ざるに広げてさますとよい。

152 かぶとわかめの酢の物

写真は114ページ

材料（1人分）

- かぶ………………………80g
- 塩…………………ミニスプーン½
- わかめ……（もどして)10g
- a
  - 酢……………………大さじ½
  - 砂糖…………………小さじ⅔
  - 塩……………………ミニスプーン⅓

作り方

❶かぶは茎を除いて皮をむき、薄切りにする。塩をふってしんなりとしたら汁けを絞る。わかめは一口大に切る。
❷aを混ぜ合わせて、①のかぶとわかめをあえる。

153 菊花かぶ

写真は114ページ

材料（1人分）

- かぶ………………………80g
- 2%の塩水…………適量
- a
  - だし…………………大さじ½
  - 酢……………………大さじ½
  - 砂糖…………………小さじ½
  - 赤とうがらし………少量
  - こんぶ(せん切り)…少量

作り方

❶かぶは茎を除いて皮をむき、葉つき側を下にして切り離さないように細かい格子状の深い切り込みを入れる。上下を返し、葉つき側にも十文字に包丁目を入れる。
❷①のかぶを塩水につけてしばらくおき、しんなりとしたら汁けをかたく絞る。
❸赤とうがらしは種を除いて小口切りにし、残りのaと混ぜ合わせる。
❹③に②のかぶをつけ、20～30分おいて味をなじませる。

ポイント! 2%の塩水は、水1カップに対して塩小さじ⅔を加えたもの。

154 紅白なます

写真は114ページ

材料（1人分）

- 大根………………………90g
- にんじん…………………10g
- a
  - 酢……………………大さじ⅔
  - 砂糖…………………小さじ1
  - 塩……………………ミニスプーン½弱

作り方

❶大根とにんじんはせん切りにする。塩少量（分量外）をふり、しんなりとしたら水洗いして水けを絞る。
❷aを混ぜて合わせ酢を作り、①をあえる。

155 長芋とわかめの酢の物

写真は114ページ

材料（1人分）

- 長芋………………………60g
- わかめ……（もどして)20g
- a
  - 酢……………………大さじ½
  - だし…………………大さじ½
  - 塩……………………ミニスプーン⅓

作り方

❶長芋は皮をむいてせん切りにし、わかめは一口大に切る。
❷aを混ぜ合わせて合わせ酢を作る。
❸器に①の長芋とわかめを盛り、②の合わせ酢をかける。

156 酢ばす

写真は114ページ

材料（1人分）

- れんこん…………………60g

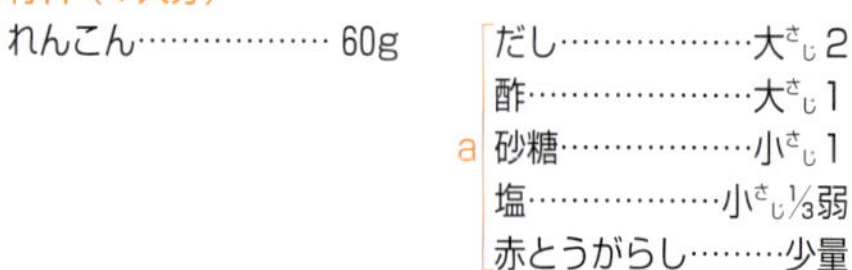

- a
  - だし…………………大さじ2
  - 酢……………………大さじ1
  - 砂糖…………………小さじ1
  - 塩……………………小さじ⅓弱
  - 赤とうがらし………少量

作り方

❶れんこんは皮をむいて2～3㎜厚さの輪切りにし、酢水（分量外）にさらしてアクを除き、水けをきる。
❷赤とうがらしは種を除いて小口切りにする。
❸沸騰湯に酢少量（分量外）を入れ、れんこんを加える。

れんこんが透き通ってきたらざるにあげて水けをきる。
❹③のれんこんが熱いうちに混ぜ合わせたａに漬ける。
ポイント! 漬け汁をできるだけ残せば、砂糖と塩の吸収量は半分ほどになる。

野菜のおかず お浸し

157 青梗菜のお浸し

写真は115ページ

材料（1人分）
青梗菜……90g
a だし……大さじ⅔
　しょうゆ……小さじ⅔

作り方
❶青梗菜は3㎝長さに切り、根元の部分は6つ割りにし、芯の部分は斜めに切り落とす。沸騰湯に塩少量（分量外）を入れ、青梗菜を根元のほうから入れてゆでる。冷水にとって水けを絞る。
❷①の青梗菜をａの割りじょうゆであえて器に盛る。

158 にらのお浸し

写真は115ページ

材料（1人分）
にら……40g
しょうゆ……小さじ½
だし……大さじ½
削りガツオ……少量

作り方
❶沸騰湯に塩少量（分量外）を入れ、にらをさっとゆでる。冷水にとって水けを絞り、3㎝長さに切る。
❷器に①を盛り、しょうゆとだしを合わせたものをかけ、削りガツオをのせる。

159 いんげんのお浸し

写真は115ページ

材料（1人分）
さやいんげん……50g
だし……大さじ½
しょうゆ……小さじ½
削りガツオ……少量

作り方
❶沸騰湯に塩少量（分量外）を入れ、さやいんげんを筋を除いてからゆでる。ざるにとって手早くさまし、3㎝長さに切る。
❷だしとしょうゆを合わせた中に①を加えて混ぜ、器に盛って削りガツオをのせる。

160 オクラのお浸し

写真は115ページ

材料（1人分）
オクラ……5本(55g)
a だし……大さじ½
　しょうゆ……小さじ½

作り方
❶オクラは塩少量（分量外）をふって板ずりし、沸騰湯でさっとゆでる。冷水にとってさまし、3等分に切る。
❷ａを合わせ、①をあえる。

161 ほうれん草のお浸し

写真は115ページ

材料（1人分）
ほうれん草……80g
だし……大さじ½
しょうゆ……小さじ⅔
削りガツオ……少量

作り方
❶ほうれん草は根元の太いものには十文字の切り込みを入れる。
❷たっぷりの沸騰湯に、塩少量（分量外）を入れ、①のほうれん草を根元のほうから入れてゆでる。
❸②を冷水にとり、水けを絞って3㎝長さに切る。
❹だしとしょうゆを合わせて割りじょうゆを作り、½量を③のほうれん草にかけて軽く汁けを絞る。
❺器に④を盛って削りガツオをのせ、残りの割りじょうゆをかける。

162 モロヘイヤのお浸し

写真は115ページ

材料（1人分）
モロヘイヤ……70g
a しょうゆ……小さじ⅔
　だし……大さじ⅔
削りガツオ……1g

作り方
❶モロヘイヤは塩少量（分量外）を加えた熱湯でさっとゆで、冷水にとって水けを絞り、3㎝長さに切る。
❷①をａであえて器に盛り、削りガツオをかける。

163 小松菜とまいたけの煮浸し

写真は115ページ

材料（1人分）
小松菜……80g
まいたけ……50g
a だし……¼カップ
　しょうゆ……大さじ½弱
　みりん……小さじ1

作り方
❶沸騰湯に塩少量（分量外）を入れ、小松菜をかためにゆで、冷水にとってさまし、水けを絞って3㎝長さに切る。
❷まいたけは石づきを除き、小房に分ける。
❸なべにａを入れて煮立て、②のまいたけを加える。しんなりしたら①の小松菜を加え、ひと煮する。

野菜のおかず サラダ①

164 レタスサラダ

写真は 116 ページ

材料（1人分）

レタス…………………… 60g
きゅうり……… ¼本(25g)
ミニトマト…… 2個(20g)

a
酢…………………大さじ½
油…………………大さじ½
塩……………ミニスプーン½弱
こしょう……………少量

作り方

❶レタスは手でちぎる。きゅうりは3㎜厚さの輪切りに、ミニトマトはへたを除いてくし形切りにする。
❷器に①を盛り、混ぜ合わせたaをかける。

165 ミニトマトのバジルマリネ

写真は 116 ページ

材料（1人分）

ミニトマト…5～6個(60g)
バジル…………………… 1枚
にんにく……………¼かけ
オリーブ油…………大さじ½
塩……………………ミニスプーン⅓

作り方

❶バジルとにんにくはみじん切りにする。オリーブ油と塩と混ぜ合わせる。
❷トマトはへたを除いて十字に切り目を入れ、①に加えて味をなじませる。

166 コールスローサラダ

写真は 116 ページ

材料（1人分）

キャベツ…………… 70g
にんじん…………… 10g
塩…………………ミニスプーン1
酢……………………小さじ1
油……………………大さじ½
こしょう………………少量

作り方

❶キャベツ、にんじんはせん切りにし、塩をふってしばらくおき、汁けを絞る。
❷①に酢、油、こしょうを加えて混ぜ、器に盛る。

ポイント! 汁を絞ると、塩分は 40%ぐらい減る。

167 大根サラダ

写真は 116 ページ

材料（1人分）

大根………………………90g
貝割れ菜……………… 10g

a
酢…………………大さじ½
油…………………大さじ½
しょうゆ…………小さじ⅓
塩……………………ミニスプーン⅓
こしょう……………少量

作り方

❶大根はせん切りにし、貝割れ菜は根を切り除く。
❷aを合わせてドレッシングを作る。
❸①の大根と貝割れ菜を混ぜて器に盛り、②をかける。

168 わかめサラダ

写真は 116 ページ

材料（1人分）

わかめ……（もどして)40g
トマト………………… 50g
きゅうり……… ¼本(25g)
レタス………………… 25g

a
酢…………………大さじ½
油…………………大さじ½
しょうゆ…………小さじ½
塩……………………ミニスプーン⅙
こしょう……………少量

作り方

❶わかめは、食べやすい大きさに切る。トマトはくし形切りにし、きゅうりは斜め薄切りにする。レタスは食べやすい大きさにちぎって、冷水に放ってパリッとさせておく。
❷器に①のわかめと野菜を彩りよく盛る。食べるときにaを混ぜ合わせたものをかける。

169 トマトのマリネ

写真は 116 ページ

材料（1人分）

トマト……………… 125g

a
玉ねぎ(みじん切り) … 20g
酢…………………大さじ½
油…………………大さじ½
白ワイン…………小さじ½
塩……………ミニスプーン½弱
こしょう……………少量

パセリ(みじん切り)…少量

作り方

❶トマトは包丁の刃先でへたをくりぬくようにして除き、乱切りにする。
❷aを混ぜ合わせてマリネ液を作る。
❸トマトにマリネ液をからめ、味がなじんだら器に盛り、パセリを散らす。

170 ごぼうサラダ

写真は 116 ページ

材料（1人分）

ごぼう…………………… 60g
にんじん……………… 15g
マヨネーズ………大さじ⅔
しょうゆ…………小さじ⅓
チャービル……………少量

作り方

❶ごぼうはたわしでよくこすって洗い、皮をこそげとる。4㎝長さの太めのせん切りにし、酢水（分量外）にさらしてアクを除く。
❷にんじんは 4㎝長さのせん切りにする。

❸ごぼうの水けをきり、沸騰湯ににんじんとともに入れてゆで、ざるにあげて水けをきる。
❹③がさめたら、マヨネーズとしょうゆであえる。
❺器に④を盛り、チャービルをのせる。

野菜のおかず サラダ②

171 豆腐サラダ

写真は 117 ページ

材料（1人分）

もめん豆腐……… 110g
貝割れ菜……………… 5g
海藻(わかめなど)…… 10g
グリーンリーフ……… 20g

a
酢…………………大さじ½
しょうゆ…………小さじ1
ごま油……………小さじ½
こしょう……………少量
砂糖………………小さじ¼

作り方

❶豆腐はペーパータオルに包んで水けをきり、食べやすい大きさに切る。
❷貝割れ菜は根を切り除く。海藻は水につけてもどし、水けをきって食べやすい大きさに切る。グリーンリーフは冷水に放ってパリッとさせ、水けをきって食べやすい大きさにちぎる。
❸器に①、②を彩りよく盛り、aを合わせてかける。

172 コーンサラダ

写真は 117 ページ

材料（1人分）

ホールコーン缶詰め… 50g
レタス………………… 25g
きゅうり……… ¼本(25g)
トマト………………… 50g

a
酢…………………大さじ½
油…………………大さじ½
塩……………ミニスプーン½弱
こしょう……………少量

パセリ………………少量

作り方

❶レタスは手でちぎり、冷水に放ってパリッとさせる。きゅうりは斜め薄切りにし、トマトはくし形切りにする。
❷器に①を彩りよく盛り、ホールコーンを汁けをきって盛る。aを混ぜ合わせてかけ、パセリを添える。

173 カニ入りサラダ

写真は 117 ページ

材料（1人分）

レタス………………… 25g
きゅうり……… ¼本(25g)
タラバガニ水煮缶…… 45g
マヨネーズ…………大さじ1
チャービル……………少量

作り方

❶カニは食べやすい大きさにほぐす。レタスは手でちぎって冷水に放ってパリッとさせる。きゅうりは斜め薄切りにする。
❷器に①のカニと野菜を彩りよく盛り、マヨネーズ、チャービルを添える。

174 水菜とじゃこのサラダ

写真は 117 ページ

材料（1人分）

水菜………………… 30g
ちりめんじゃこ…… 10g
油…………………小さじ1

a
油…………………大さじ½
しょうゆ…………小さじ½
酢…………………大さじ½
塩……………ミニスプーン¼

作り方

❶水菜は5㎝長さに切る。
❷フライパンに油を熱し、ちりめんじゃこをカリカリになるまでいため、aと混ぜ合わせる。
❸器に水菜を盛り、②をかける。

175 チーズドレッシングのサラダ

写真は 117 ページ

材料（1人分）

レタス………………… 30g
玉ねぎ………………… 10g
クレソンの葉先……… 10g
カテージチーズ…… 38g
酢……………… 大さじ⅔
油……………… 大さじ⅔
塩………… ‥ミニスプーン½弱

作り方

❶レタスは一口大にちぎる。玉ねぎは薄切りにし、水にさらして辛味をとり、水けを充分にきる。
❷カテージチーズに酢、油、塩を加えてよく混ぜ合わせ、ドレッシングを作る。
❸器に①とクレソンの葉先を盛り、②のチーズドレッシングをかける。

ポイント! 野菜は好みのものでよいが、チーズドレッシングにこくがあるので、香りの強い野菜を組み合わせるとおいしい。酢と油を各大さじ½にすると25kcal ほどエネルギーカットできる。

176 ほうれん草とベーコンのサラダ

写真は 117 ページ

材料（1人分）

ほうれん草…………… 80g
ベーコン……… 1枚(20g)
油……………………小さじ1
酢……………………小さじ1
塩………………ミニスプーン⅙
こしょう………………少量

作り方

❶ほうれん草は葉先のやわらかい部分を摘み、冷水に放って、水けを充分にきって器に盛る。
❷ベーコンは細切りにする。
❸フライパンに油を熱して②のベーコンを入れ、焦がさないように弱火でカリカリになるまでいためる。
❹③を火から下ろし、酢と塩、こしょうを加えて混ぜ、手早く①のほうれん草にかける。

177 チェダーチーズ入りサラダ

写真は 117 ページ

材料（1人分）

ベビーリーフ………… 20g
トマト…………………… 20g
チェダーチーズ……… 19g
a［オリーブ油………大さじ½
酢…………………小さじ1
塩…………………ミニスプーン⅓
こしょう……………少量］

作り方

❶ベビーリーフは水に放ってパリッとさせる。
❷トマトはくし形切りにする。
❸チェダーチーズは角切りにする。
❹①と②をaであえて器に盛り、③を散らす。

野菜のおかず サラダ③

178 シーザーサラダ

写真は 118 ページ

材料（1人分）

レタス………………… 30g
サニーレタス………… 30g
フランスパン………… 10g
オリーブ油…………小さじ1
粉チーズ…………大さじ1½
a［オリーブ油………小さじ½
ウスターソース…小さじ¼
粒マスタード……小さじ½
にんにくのみじん切り
………………¼かけ分
塩…………………ミニスプーン¼
レモン汁…………小さじ1
こしょう……………少量］

作り方

❶レタスとサニーレタスは手でちぎる。
❷フランスパンは角切りにし、オリーブ油を吸わせてフライパンできつね色にいため、粉チーズ小さじ1をまぶす。
❸aの材料をよく混ぜ、①をあえて器に盛る。②を散らし、残りの粉チーズをかける。

179 ハム入りサラダ

写真は 118 ページ

材料（1人分）

レタス………………… 20g
トマト………………… 40g
きゅうり……… ¼本(25g)
ロースハム…… 2枚(40g)
クレソン……………… 1本
a［酢…………………大さじ½
油…………………大さじ½
塩…………………ミニスプーン½弱］

作り方

❶ハムは半分に切る。レタスは手でちぎり、トマトはくし形切り、きゅうりは薄切りにする。
❷器に①を盛り合わせ、クレソンを添える。aを混ぜ合わせてドレッシングを作り、かける。

180 カマンベールチーズ入りサラダ

写真は 118 ページ

材料（1人分）

ミニトマト…… 3個(30g)
きゅうり……… ¼本(25g)
ブロッコリー………… 50g
カマンベールチーズ… 26g
a［酢…………………大さじ½
油…………………大さじ½
塩…………………ミニスプーン⅔
こしょう……………少量］

作り方

❶ミニトマトは縦半分に切り、きゅうりは縦4等分に切って2cm長さに切る。沸騰湯に塩少量（分量外）を入れ、小房に分けたブロッコリーをゆで、水けをきっておく。カマンベールチーズはくし形切りにする。
❷器に①を彩りよく盛る。aを混ぜ合わせて、かける。

181 ツナ入りサラダ

写真は 118 ページ

材料（1人分）

ツナ油漬け缶………… 28g
トマト………………… 50g
きゅうり……… ¼本(25g)
レタス………………… 25g
ブロッコリー………… 40g
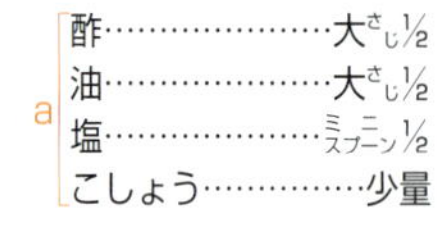
a［酢…………………大さじ½
油…………………大さじ½
塩…………………ミニスプーン½
こしょう……………少量］

作り方

❶トマトはくし形切りにし、きゅうりは斜め薄切りにする。レタスは食べやすい大きさに手でちぎり、冷水に放ってパリッとさせ、水けをきる。ブロッコリーは小房に分け、沸騰湯に塩少量（分量外）を加えてゆで、水けをきっておく。
❷ツナの油をきり、①とともに器に彩りよく盛り、aを混ぜ合わせてかける。

182 アボカドとエビのサラダ

写真は 118 ページ

材料（1人分）

アボカド……… ¼個(40g)
［むきエビ…………… 30g
酒…………………小さじ1］
ベビーリーフ………… 20g
a［マヨネーズ………大さじ½
粒マスタード……小さじ⅓
塩…………………ミニスプーン⅓
レモン汁…………小さじ½
こしょう……………少量］

作り方

❶アボカドは種と皮を除き、乱切りにする。ベビーリーフは水につけてパリッとさせる。
❷むきエビは酒をふって、酒いりして火を通し、さます。
❸aの材料をよく混ぜ合わせる。
❹器に①と②を彩りよく盛り、aをかける。

183 ポテトサラダ

写真は 118 ページ

材料（1人分）

じゃが芋…………… 110g
にんじん……………… 10g
a［油…………………小さじ1
酢…………………小さじ1］
きゅうり……… ⅕本(20g)
マヨネーズ…………大さじ⅔

作り方

❶じゃが芋は皮をむいて一口大に切り、水にさらしてアクを除く。
❷にんじんは 2mm厚さのいちょう切りにする。
❸なべに水けをきった①のじゃが芋を入れ、水をひたひた

になるまで加える。塩少量（分量外）を加えて中火にかけ、煮立ったら火を弱め、にんじんを加えじゃが芋がやわらかくなるまでゆでる。
❹湯を捨てて再度中火にかけ、なべを揺すりながら芋やにんじんを焦がさないようにして残った水けをとばし、芋に粉を吹かせる。aをからめてさます。
❺きゅうりは小口から薄切りにし、塩少量（分量外）をふってしんなりとさせる。水で流し、汁けを絞る。
❻④と⑤を混ぜ、マヨネーズであえる。

184 かぼちゃとツナのサラダ

写真は118ページ

材料（1人分）

かぼちゃ……70g
ツナ油漬け缶……28g
a マヨネーズ……大さじ2/3
a 塩……ミニスプーン1/6
a こしょう……少量
レタス……15g

作り方

❶かぼちゃは1cm厚さのいちょう切りにし、ラップに包んで電子レンジで3〜4分加熱する。
❷熱いうちにかぼちゃをつぶし、あら熱がとれたら、油をきったツナ缶、aと混ぜ合わせる。
❸器に②を盛り、手でちぎったレタスを添える。

野菜のおかず 焼き物

185 焼きししとうがらし

写真は119ページ

材料（1人分）

ししとうがらし…8本(30g)　塩……ミニスプーン1/6

作り方

❶ししとうがらしはへたを除いて切り目を入れる。4本ずつ串に刺し、熱した焼き網でこんがりと焼く。
❷器にししとうがらしを盛る。食べるときに塩をふる。

186 しいたけの網焼き

写真は119ページ

材料（1人分）

生しいたけ……4枚(45g)　おろし大根……20g
青じそ……1枚　しょうゆ……小さじ1/3

作り方

❶しいたけは石づきを除き、焼き網を充分に熱した上にのせて両面を焼く。
❷皿に青じそを敷いてしいたけを盛り、おろし大根を添え、しょうゆをかける。

187 松たけのホイル焼き

写真は119ページ

材料（1人分）

松たけ……70g　すだち……1/4個
酒……小さじ1/2

作り方

❶松たけは石づきを除く。
❷アルミ箔に①の松たけをのせ、酒をふって包む。焼き網を熱した上にのせて焼く。
❸皿に②を盛り、松たけを手で裂き、すだちを添える。

188 ピーマンの網焼き

写真は119ページ

材料（1人分）

ピーマン……大2個(70g)　しょうゆ……小さじ1/2
削りガツオ……少量

作り方

❶ピーマンは縦半分に切ってへたと種を除く。
❷焼き網を充分に熱した上に①のピーマンをのせ、強火で手早く両面を焼く。
❸器に②を盛って削りガツオをのせる。しょうゆをかける。

189 焼きなす

写真は119ページ

材料（1人分）

なす……1/2本(100g)　おろししょうが…1/4かけ分
削りガツオ……少量

作り方

❶なすは焼いたあとに皮がむきやすいように、皮に少し切り目を入れる。焼き網を充分に熱した上にのせる。熱が逃げないようになすにアルミ箔をかぶせ、箸でまめにひっくり返しながら強火で焼く。
❷なすの皮がすっかり焦げ、箸で押してやわらかくなり、中まで火が通ったら冷水にさっとつける。へたの側から皮を手早くむき、水けを軽く絞る。へたを落として食べやすい大きさに切る。
❸皿に盛り、削りガツオをかけ、おろししょうがをのせる。

ポイント! 食べるときにかける調味料をしょうゆではなく、酢じょうゆにするとおいしく減塩できる。

190 えのきたけとしめじのホイル焼き

写真は119ページ

材料（1人分）

えのきたけ……35g　バター……大さじ1/2
しめじ……45g　レモン(くし形切り)…1/8個
塩……ミニスプーン1/3

作り方

❶えのきたけとぶなしめじはそれぞれ石づきを除き、小房に分ける。
❷アルミ箔に①をのせ、塩とバターを散らしてぴっちりと包む。焼き網で約5分焼き、皿に盛ってレモンを添える。

191 トマトのチーズ焼き

写真は 119 ページ

材料（1人分）

トマト………………125g
チーズ(ミックスチーズ)…15g
油……………………少量
パセリ………………少量

作り方

❶トマトはへたを包丁の刃先でくりぬくようにして除き、1cm厚さの輪切りにする。
❷アルミ箔に薄く油を塗り、①のトマトを並べる。チーズとパセリをちぎってのせ、200℃のオーブンでチーズがとけるまで焼く。

野菜のおかず 和風の煮物

192 かぶの煮物

写真は 120 ページ

材料（1人分）

かぶ……………………80g
だし……………………1/3カップ
しょうゆ…………小さじ1
みりん…………小さじ1強

作り方

❶かぶは茎を少し残して皮をむき、縦半分に切る。
❷なべにだし、しょうゆ、みりんを入れて火にかけ、煮立ったら①のかぶを加える。中火にして、かぶがやわらかくなるまで15分ほど煮る。

193 こんにゃくの土佐煮

写真は 120 ページ

材料（1人分）

板こんにゃく… 1/3枚(100g)
だし……………………1/2カップ
a みりん…………大さじ1/2弱
a しょうゆ………大さじ1/2弱
削りガツオ……………少量

作り方

❶こんにゃくは沸騰湯でゆでてアクを除き、一口大にスプーンでちぎる。
❷なべにだしを煮立て、①とaを入れて煮、味を含ませる。
❸煮汁がほとんどなくなるまで煮とばし、削りガツオを加え混ぜる。

194 干ししいたけの含め煮

写真は 120 ページ

材料（1人分）

干ししいたけ… 4枚(10g)
a 干ししいたけのもどし汁+水……………………1/2カップ
a しょうゆ…………小さじ1
a 砂糖………………小さじ1
a 酒…………………小さじ1

作り方

❶干ししいたけは水につけてもどし、4等分に切る。
❷なべにa、①を入れて煮立ったら火を弱め、煮汁がほとんどなくなるまで煮る。

195 にんじんの甘煮

写真は 120 ページ

材料（1人分）

にんじん………………70g
a だし……………………1/3カップ
a しょうゆ…………小さじ1/4
a 砂糖………………小さじ1
a 塩…………………ミニスプーン1/6

作り方

❶にんじんは5～6mm厚さの輪切りにする。
❷なべに①のにんじんとaを入れて中火にかける。
❸煮立ったら火を弱め、15～20分、汁けが少なくなるまで煮る。

196 若竹煮

写真は 120 ページ

材料（1人分）

ゆで竹の子……………80g
わかめ……（もどして）20g
a しょうゆ…………小さじ1/3
a みりん……………大さじ1/2
a 塩…………………ミニスプーン1/2弱
a だし………………1/4カップ
木の芽………………適量

作り方

❶竹の子、わかめは食べやすい大きさに切る。
❷なべにaを煮立て、①を加えて味がなじむまで煮る。
❸器に②を盛り、木の芽を飾る。

197 大根の煮物

写真は 120 ページ

材料（1人分）

大根……………………150g
a だし……………………1/2カップ
a 砂糖………………大さじ1/2
a しょうゆ…………大さじ1/2
さやいんげん…………少量

作り方

❶大根は1.5cm厚さに切り、厚めに皮をむき、半月切りにする。
❷たっぷりの沸騰湯で①を5分ほどゆで、湯をきる。
❸②にaを加えて中火にかけ、煮立ったら弱火にして大根がやわらかくなるまで煮る。
❹沸騰湯に塩少量（分量外）を入れ、さやいんげんを筋を除いてゆで、斜め切りにする。
❺③に④を散らし入れてひと煮し、器に盛る。

198 竹の子のじか煮

写真は 120 ページ

材料（1人分）

ゆで竹の子……………… 80g
a［しょうゆ…………小さじ1
　 砂糖…………………小さじ1
　 だし……………………¼カップ］
削りガツオ……………少量

作り方

❶竹の子は 1㎝厚さのいちょう切りにする。
❷なべにａを煮立て、①を加えて煮汁がほとんどなくなるまで煮る。
❸②をいった削りガツオであえる。

199 ふろふき大根

写真は 121 ページ

材料（1人分）

大根…………………… 150g
こんぶ…………………少量
a［赤みそ……………大さじ½
　 砂糖…………………小さじ1
　 みりん………………小さじ½］
けしの実………………少量

作り方

❶大根は 3㎝厚さの輪切りにし、厚めに皮をむき、面とりし、裏側に十文字の隠し包丁を入れる。
❷なべにこんぶを敷いて①をのせ、かぶるくらいの水を注ぐ。米少量（分量外）を加えて弱火にかけ、落としぶたをして 30 ～ 40 分、大根がやわらかくなるまで煮る。
❸別なべにａを入れて弱火にかけ、木じゃくしで混ぜながらぽってりとなるまで練り混ぜる。
❹皿に②の大根を盛って③のみそをかけ、けしの実をふる。

200 刻みこんぶの煮物

写真は 121 ページ

材料（1人分）

刻みこんぶ(生)……… 45g
にんじん……………… 30g
油揚げ………… ¼枚(5g)
だし(または水)……… ½カップ
a［しょうゆ…………大さじ½
　 砂糖…………………小さじ1
　 酒……………………小さじ1］

作り方

❶刻みこんぶは水洗いして水けをきり、食べやすい長さに切る。
❷にんじんはせん切りにし、油揚げは熱湯をかけて油抜きをし、7 ～ 8㎜幅の短冊切りにする。
❸なべにだし、ａを入れて煮立て、①の刻みこんぶ、②を加えて煮る。煮立ったら弱火にし、味がなじむまで煮る。

201 里芋の含め煮

写真は 121 ページ

材料（1人分）

里芋…………………… 140g
だし……………………… ½カップ
a［砂糖………………大さじ½
　 酒……………………小さじ1
　 塩……………………ミニスプーン½
　 しょうゆ…………小さじ⅓］
さやえんどう… 3枚(8g)

作り方

❶里芋は皮をむき､大きいものは２つに切って水洗いする｡
❷たっぷりの沸騰湯で①の里芋を３分くらいゆで、水でぬめりを洗い流す。
❸なべに②の里芋とだしを入れて中火にかけ、煮立ったらａを加えて中火から弱火で煮汁がごく少量になり、里芋がやわらかくなるまでゆっくりと煮含める。
❹沸騰湯に塩少量（分量外）を入れ、さやえんどうを筋を除いてゆでる。
❺器に③の里芋を盛り、④のさやえんどうを添える。

ポイント! 里芋のぬめりが好きならば、下ゆでせずに煮てもよい。里芋は下ゆでするときに吹きこぼれやすいので、火加減に注意する。

202 里芋の煮ころがし

写真は 121 ページ

材料（1人分）

里芋…………………… 140g
だし……………………… ½カップ
砂糖……………………大さじ½
しょうゆ…………小さじ1強
酒………………………小さじ1

作り方

❶里芋は皮をむき､大きいものは２つに切って水洗いする｡
❷たっぷりの沸騰湯で①の里芋を３分くらいゆで、水でぬめりを洗い流す。
❸なべに②の里芋とだしを入れて中火にかけ、煮立ったら砂糖としょうゆ、酒を２度に分けて加え、中火から弱火で煮汁がごく少量になり、里芋がやわらかくなるまでゆっくりと煮含める。
❹やや強火にして煮汁を煮つめ、里芋にからめるようにして照りをつける。

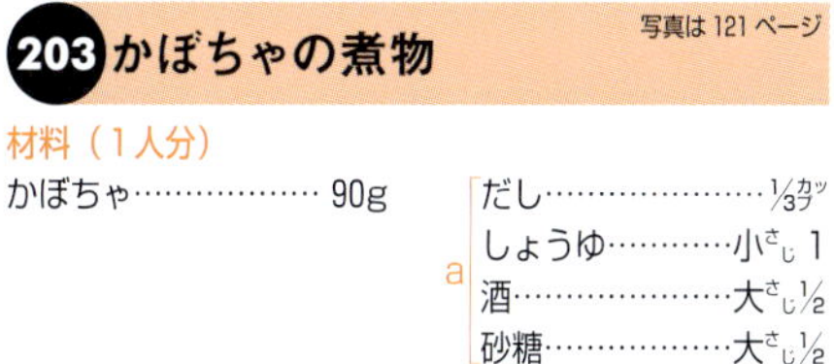

203 かぼちゃの煮物

写真は 121 ページ

材料（1人分）

かぼちゃ……………… 90g
a［だし………………⅓カップ
　 しょうゆ…………小さじ1
　 酒……………………大さじ½
　 砂糖…………………大さじ½］

作り方

❶かぼちゃは種をスプーンでくりぬいて除き、食べやすい大きさに切って面とりをする。
❷なべにａを入れ､①を皮を下にして並べる｡中火にかけ､煮立ったら火を弱めて汁がごく少量になるまで煮る。

家庭のおかず編

204 じゃが芋の甘辛煮

写真は 121 ページ

材料（1人分）

じゃが芋…………… 110g
だし…………………… ⅓カップ
a［しょうゆ………大さじ½弱
　 みりん……………大さじ½］
さやいんげん…………少量

作り方

❶じゃが芋は皮をむいて一口大に切り、水にさらしてアクを除く。
❷沸騰湯に塩少量（分量外）を入れ、さやいんげんを筋を除いてゆで、3㎜幅の斜め切りにする。
❸なべにだし、水けをきった①のじゃが芋を入れ、中火にかける。
❹煮立ったらアクを除き、じゃが芋が少しやわらかくなったらａを加え、汁けがなくなるまで中火から弱火で煮る。
❺煮汁がなくなり、じゃが芋に火が通ったら強火にして焦がさないようになべを揺すりながら汁けをとばし、芋に粉を吹かせる。
❻②のさやいんげんを散らし入れて器に盛る。

205 さつま芋の甘煮

写真は 121 ページ

材料（1人分）

さつま芋……………… 80g
だし…………………… ⅓カップ
砂糖…………………大さじ½
しょうゆ……………小さじ½
酒…………………… 小さじ1

作り方

❶さつま芋はよく洗って皮つきのまま1㎝厚さの輪切りにし、水にさらしてアクを除く。
❷なべに①のさつま芋とだしを入れて中火にかけ、煮立ったら砂糖としょうゆ、酒を加えて弱火にし、煮汁がごく少量になるまで煮る。

206 里芋とイカの煮物

写真は 121 ページ

材料（1人分）

里芋…………………… 140g
スルメイカ…………… 50g
だし…………………… ½カップ
砂糖…………………大さじ⅔
しょうゆ……………大さじ⅔
酒……………………大さじ½
さやいんげん…………少量

作り方

❶里芋は皮をむき、大きいものは2つに切って水洗いする。
❷たっぷりの沸騰湯で①の里芋を3分くらいゆで、水でぬめりを洗い流す。
❸イカはわたを除いて水洗いし、胴は1㎝幅の輪切りにし、げそは3㎝長さに切る。
❹なべに②の里芋とだしを入れて中火にかけ、煮立ったら③のイカを加えてひと混ぜする。砂糖としょうゆ、酒を2度に分けて加え、中火から弱火で里芋がやわらかくなるまでゆっくりと煮る。
❺やや強火にして煮汁を煮つめ、里芋にからめるようにして照りをつける。
❻沸騰湯に塩少量（分量外）を加え、さやいんげんを筋を除いてゆで、7～8㎜幅の斜め切りにする。⑤に散らし入れ、さっと煮て器に盛る。

野菜のおかず　洋風・中国風の煮物

207 カリフラワーのスープ煮

写真は 122 ページ

材料（1人分）

カリフラワー………… 60g
ロースハム…… ½枚(10g)
a［水……………………¼カップ
　 顆粒ブイヨン……小さじ¼
　 塩………………ミニスプーン¼
　 こしょう……………少量］

作り方

❶ハムは6等分に切る。
❷カリフラワーは小房に分け、塩少量（分量外）を加えた熱湯でかためにゆで、ざるにとって水けをきる。
❸なべにａを煮立て、カリフラワーとハムを加え、再び煮立ったら火を弱めてさっと煮る。

208 にんじんのグラッセ

写真は 122 ページ

材料（1人分）

にんじん……………… 70g
a［水……………………⅓カップ
　 バター……………小さじ½
　 砂糖………………小さじ1
　 塩………………ミニスプーン⅙］

作り方

❶にんじんは縦に4～6つに割り、シャトーにむく。
❷なべにａと①のにんじんを入れて中火にかける。
❸煮立ったら火を弱め、15～20分、汁けが少なくなるまで煮る。

209 キャベツのスープ煮

写真は 122 ページ

材料（1人分）

キャベツ……………… 70g
玉ねぎ………… ¼個(50g)
ロースハム…… ½枚(10g)
a［水……………………½カップ
　 顆粒ブイヨン……小さじ⅓
　 塩……………ミニスプーン½弱
　 こしょう……………少量］

作り方

❶キャベツ、玉ねぎはくし形切り、ハムは4等分に切る。
❷なべに①、ａを入れ、ふたをして中火にかけ、煮立ったら弱火にして15分煮る。

210 カポナータ

写真は 122 ページ

材料（1人分）

ズッキーニ……60g
なす……½本(30g)
玉ねぎ……10g
にんにく……¼かけ
a トマト水煮缶詰め…50g
a ロリエ……¼枚
a 砂糖……小さじ¼
a 顆粒ブイヨン……小さじ¼
オリーブ油……大さじ⅔
塩……ミニスプーン⅔
こしょう……少量

作り方

❶玉ねぎとにんにくはみじん切りにし、トマトの水煮は種を除いておく。
❷ズッキーニは5㎜厚さの輪切りにする。なすは5㎜厚さの輪切りにして塩少量（分量外）をふり、ペーパータオルで水分をふき取る。
❸なべにオリーブ油小さじ1とにんにく、玉ねぎを入れて弱火にかける。にんにくの香りが出たらaを加え、煮立ったら火を弱め、10～15分煮る。
❹残りのオリーブ油をフライパンに熱し、なすとズッキーニに焼き色をつけて火を通す。③に加えてひと煮し、塩とこしょうで味をととのえる。

211 白菜のミルク煮

写真は 122 ページ

材料（1人分）

白菜……100g
ロースハム……½枚(10g)
油……小さじ1
a 牛乳……¼カップ
a 塩……ミニスプーン½
a 砂糖……小さじ½
a 酒……小さじ½
かたくり粉……小さじ½

作り方

❶白菜は大きめのそぎ切りにする。
❷ハムは一口大に切る。
❸なべに油を熱し、白菜を軸、葉の順に入れていためる。
❹白菜がしんなりとしてきたら②のハムを加えていため合わせる。
❺aを加え、煮立ったら火をやや弱めて白菜がやわらかくなるまで煮る。
❻かたくり粉を倍容量の水でといて⑤にまわし入れ、大きく混ぜてとろみがついたら火から下ろす。

212 青梗菜のミルク煮

写真は 122 ページ

材料（1人分）

青梗菜……90g
ロースハム……1枚(20g)
油……小さじ1
牛乳……⅓カップ
塩……ミニスプーン½弱
砂糖……小さじ½
かたくり粉……小さじ⅔

作り方

❶青梗菜は3㎝長さに切り、根元の部分は6つ割りにし、芯の部分は斜めに切り落とす。
❷ハムは食べやすい大きさに切る。
❸フライパンに油を熱し、青梗菜を根元のほうから入れていためる。全体に油がまわったら牛乳、塩、砂糖、②のハムを加え、中火で青梗菜がやわらかくなるまで煮る。
❹かたくり粉を倍容量の水でといてまわし入れ、とろみがついたら火を消して器に盛る。

213 じゃが芋のクリーム煮

写真は 122 ページ

材料（1人分）

じゃが芋……110g
a 牛乳……½カップ
a 顆粒ブイヨン……小さじ½
塩……ミニスプーン¼
ナツメグ……少量
パセリ(みじん切り)…少量

作り方

❶じゃが芋は皮をむいて1.5㎝角に切り、水にさらしてアクを除く。なべにじゃが芋、ひたひたの水を入れて火にかけ、芋の周囲が透き通ったらゆで汁を捨て、aを加える。
❷煮立ちかけたら火を弱め、じゃが芋がやわらかくなり、煮汁がほとんどなくなるまで煮、塩、ナツメグで調味する。器に盛り、パセリを散らす。

野菜のおかず いため煮

214 ししとうがらしのきんぴら

写真は 123 ページ

材料（1人分）

ししとうがらし…8本(30g)
ちりめんじゃこ……小さじ1
油……小さじ1
a しょうゆ……小さじ½
a みりん……小さじ½

作り方

❶ししとうがらしはへたを除いて切り目を入れる。
❷フライパンに油とちりめんじゃこを入れて弱火にかける。ちりめんじゃこがカリカリになったら、①とaを加え味をからめるようにいためる。

215 こんにゃくのいため煮

写真は 123 ページ

材料（1人分）

板こんにゃく…⅓枚(100g)
油……小さじ1
a しょうゆ……小さじ1
a 砂糖……小さじ1
a だし……大さじ2

作り方

❶こんにゃくは沸騰湯でゆでてアクを除き、細かい格子状に切り目を入れ、食べやすい大きさの角切りにする。
❷なべに油を熱し、①のこんにゃくを入れていため、全体に油がまわったら、aを加えて煮汁がなくなるまで煮る。

216 ひじきの煮物

写真は 123 ページ

材料（1人分）

ひじき(乾)……10g
にんじん……10g
油揚げ……¼枚(5g)
a［だし……¼カップ
しょうゆ……小さじ1強
砂糖……小さじ1
酒……小さじ1］
サクラエビ……2g

作り方

❶ひじきは水につけてもどし、水けをきる。
❷にんじんは5㎜幅の短冊切りにする。
❸油揚げは熱湯をかけて油抜きをし、にんじんと同様の大きさに切る。
❹なべにaを入れて煮立て、①のひじきと②のにんじん、③の油揚げを加えて煮汁がごく少量になるまで煮る。
❺④にサクラエビを加えてひと煮する。

217 れんこんのきんぴら

写真は 123 ページ

材料（1人分）

れんこん……60g
油……小さじ1
a［砂糖……小さじ½
しょうゆ……小さじ⅔
みりん……小さじ⅔
赤とうがらし……少量］

作り方

❶れんこんは皮をむいて2～3㎜厚さの半月切りにし、酢水（分量外）にさらしてアクを除き、水けをきる。
❷赤とうがらしは種を除いて小口切りにする。
❸なべに油を熱し、①のれんこんを入れていため、油がまわったらaを加えて汁けがなくなるまでいためる。

218 きんぴらごぼう

写真は 123 ページ

材料（1人分）

ごぼう……60g
油……小さじ1
a［砂糖……小さじ½
しょうゆ……小さじ1
酒……小さじ1
赤とうがらし……少量］

作り方

❶ごぼうはたわしでこすって洗い、皮をこそげとる。太めのせん切りにし、酢水（分量外）にさらしてアクを除き、水けをきる。
❷赤とうがらしは種を除いて小口切りにする。
❸なべに油を熱し、ごぼうを入れていため、しんなりとしたらaを加えて汁けがなくなるまでいためる。

219 なすのいため煮

写真は 123 ページ

材料（1人分）

なす……1½本(100g)
油……大さじ½
しょうゆ……小さじ1強
みりん……小さじ1
いり白ごま……小さじ½

作り方

❶なすはへたを除いて縦半分に切り、1㎝幅の斜め切りにする。水にさらしてアクを除き、水けをふきとる。
❷しょうゆとみりんは混ぜ合わせる。
❸フライパンに油を熱し、なすを入れていためる。しんなりとして少し焦げ色がついてきたら、②をまわし入れて味をからめる。
❹器に③を盛り、いり白ごまをふる。

ポイント! なすは少し多めの油で少し焦げ色がつくくらいまでしっかりといためてから、調味料を加える。

220 切り干し大根の煮物

写真は 123 ページ

材料（1人分）

切り干し大根……10g
にんじん……5g
油揚げ……¼枚(5g)
サクラエビ……3g
油……小さじ1
だし……⅓カップ
a［しょうゆ……大さじ½
砂糖……大さじ½
酒……小さじ1］

作り方

❶切り干し大根は水につけてもどし、水けを絞り、食べやすい長さに切る。
❷にんじんはせん切りにし、油揚げは熱湯をかけて油抜きをし、短冊に切る。
❸なべに油を熱し、にんじんと油揚げをいため、全体に油がまわったら切り干し大根とサクラエビを加えていためる。だしを加えて煮立ったらaを加え、弱火にして10～15分、汁けがほとんどなくなるまで煮る。

野菜のおかず　いため物

221 ほうれん草のバターソテー

写真は 124 ページ

材料（1人分）

ほうれん草……80g
バター……小さじ1
塩……ミニスプーン¼
こしょう……少量

作り方

❶ほうれん草は根元の太いものには十文字の切り込みを入れる。
❷たっぷりの沸騰湯に、塩少量（分量外）を入れ、①のほうれん草を根元のほうから入れてゆでる。
❸②を冷水にとり、水けを絞って3㎝長さに切る。
❹フライパンにバターを熱し、③のほうれん草を入れてさっといためる。

❺全体にバターがまわったら、塩、こしょうで調味して皿に盛る。

222 アスパラのソテー

写真は 124 ページ

材料（1人分）

グリーンアスパラガス… 3本(50g)　塩………ミニスプーン⅓
油………小さじ1　こしょう………少量

作り方

❶グリーンアスパラガスは根元のかたい部分とはかまを除き、乱切りにする。
❷フライパンに油を熱し、アスパラの根元に近い部分から順に入れて強火でいため、塩とこしょうで味をととのえる。

223 エリンギのにんにくいため

写真は 124 ページ

材料（1人分）

エリンギ…… 小2本(50g)　塩………ミニスプーン¼
にんにく………¼かけ　こしょう………少量
オリーブ油………小さじ1　パセリのみじん切り…少量

作り方

❶エリンギは斜めに5㎜厚さに切る。にんにくはみじん切りにする。
❷フライパンにオリーブ油とにんにくを熱し、香りが出たらエリンギを加えいため、しんなりしたら塩とこしょうをふっていため上げる。
❸器に②を盛り、パセリのみじん切りを散らす。

224 しいたけとしめじのバターソテー

写真は 124 ページ

材料（1人分）

しいたけ……… 2枚(20g)　塩………ミニスプーン¼
しめじ……… 30g　こしょう………少量
バター………大さじ½

作り方

❶しいたけは石づきを除いて縦半分に切る。しめじは石づきを除いて小房に分ける。
❷フライパンにバターを熱し、バターがとけかけたら①を入れていため、火が通ったら塩とこしょうで調味する。

225 ほうれん草のにんにくいため

写真は 124 ページ

材料（1人分）

ほうれん草……… 80g　塩………ミニスプーン½弱
にんにく………¼かけ　こしょう………少量
油………小さじ1

作り方

❶ほうれん草は根元の太いものには十文字の切り込みを入れる。
❷たっぷりの沸騰湯に、塩少量（分量外）を入れ、①のほうれん草を根元のほうから入れてゆでる。
❸②を冷水にとり、水けを絞って3㎝長さに切る。
❹にんにくはみじん切りにする。
❺フライパンに油とにんにくを熱し、香りが立ったら③のほうれん草を加えていため、塩、こしょうで調味する。

226 スナップえんどうのソテー

写真は 124 ページ

材料（1人分）

スナップえんどう… 8本(50g)　塩………ミニスプーン¼
油………小さじ1　こしょう………少量

作り方

❶スナップえんどうはへたと筋を除き、塩少量（分量外）を加えた熱湯でゆで、ざるにあげて手早くさます。
❷フライパンに油を熱し、スナップえんどうをさっといためる。全体に油がまわったら塩とこしょうで調味する。

227 青梗菜のソテー

写真は 124 ページ

材料（1人分）

青梗菜……… 90g　塩………ミニスプーン½
油………大さじ½　こしょう………少量

作り方

❶青梗菜は3㎝長さに切り、根元の部分は4つ割りにし、芯の部分は斜めに切り落とす。
❷フライパンに油を熱し、青梗菜を根元のほうから入れる。強火で手早くいため、塩とこしょうで調味する。

228 ししとうがらしのみそいため

写真は 125 ページ

材料（1人分）

ししとうがらし… 8本(30g)
油………小さじ1

a
みそ………小さじ⅔
しょうゆ………小さじ¼
酒………小さじ1
砂糖………小さじ½

作り方

❶ししとうがらしはへたを除いて切り目を入れておく。
❷aは混ぜ合わせておく。
❸フライパンに油を熱し、ししとうがらしを加える。全体に油がまわったらaを加え、汁けを飛ばすようにいためる。

229 ブロッコリーのにんにくいため

写真は 125 ページ

材料（1人分）

ブロッコリー……… 75g　油………小さじ1
にんにく………¼かけ　塩………ミニスプーン⅓
しょうが………¼かけ　こしょう………少量

作り方

❶沸騰湯に塩少量（分量外）を入れ、ブロッコリーを小房に切り分け、ゆでる。ざるにとり、手早くさます。
❷にんにくとしょうがはみじん切りにする。
❸フライパンに油とにんにく、しょうがを入れて弱火にか

け、香りが出てきたら火を強めてブロッコリーを加えていため、塩とこしょうで味をととのえる。

230 きゅうりの甘酢いため

写真は 125 ページ

材料（1人分）

きゅうり……1本(100g)
にんじん…… 5g
しょうが……少量
油……小さじ1
a
酢……大さじ½
砂糖……小さじ½
塩……ミニスプーン⅔
赤とうがらし……少量

作り方

❶きゅうりは縦4つ割りにして種を除き、3cm長さに切る。
❷にんじんとしょうがはせん切りにする。
❸赤とうがらしは種を除いて小口切りにし、残りのaと混ぜ合わせる。
❹フライパンに油を熱し、②のしょうがを入れていためる。香りが立ったら②のにんじん、①のきゅうりを加えて大きく混ぜながらいためる。③をまわし入れて強火でいため合わせる。

231 小松菜のソテー

写真は 125 ページ

材料（1人分）

小松菜…… 100g
油……大さじ½
塩……ミニスプーン½強
こしょう……少量

作り方

❶小松菜は根を除き、3cm長さに切る。
❷フライパンに油を熱し、小松菜を根元のほうから入れて強火でいためる。
❸全体に油がまわったら塩、こしょうで調味する。

232 バターコーン

写真は 125 ページ

材料（1人分）

ホールコーン缶詰め… 50g
バター……小さじ1
塩……ミニスプーン1/12
こしょう……少量
パセリ……少量

作り方

❶フライパンにバターを熱し、バターがとけかけたら汁けをきったホールコーンを入れる。
❷全体にバターがまわったら塩、こしょうで調味する。
❸皿に②を盛り、パセリを添える。

233 ピーマンのソテー

写真は 125 ページ

材料（1人分）

ピーマン…… 2個(70g)
油……大さじ½
塩……ミニスプーン½弱
こしょう……少量

作り方

❶ピーマンは縦半分に切ってへたと種を除き、さらに縦に2～4つに切る。
❷フライパンに油を熱し、ピーマンを入れて手早くいためる。全体に油がまわったら塩とこしょうで調味する。

234 もやしとにらのいため物

写真は 125 ページ

材料（1人分）

もやし…… 100g
にら…… 30g
油……大さじ½
塩……ミニスプーン⅔
こしょう……少量

作り方

❶もやしはひげ根をとり除き、にらは3cm長さに切る。
❷フライパンに油を熱し、①のもやしとにらを入れ、強火でさっといため合わせる。
❸全体に油がまわったら塩とこしょうで調味し、皿に盛る。

235 キャベツとハムのいため物

写真は 125 ページ

材料（1人分）

キャベツ…… 70g
ロースハム…… 1枚(20g)
油……小さじ1
塩……ミニスプーン½弱
こしょう……少量

作り方

❶キャベツとハムはそれぞれ食べやすい大きさに切る。
❷フライパンに油を熱して①を入れていため、全体に油がまわったら、塩とこしょうで調味する。

野菜のおかず 揚げ物

236 なすの天ぷら

写真は 126 ページ

材料（1人分）

なす…… ⅔本(50g)
揚げ油……適量
とき卵…… ⅙個分(9g)
冷水……卵と合わせて⅛カップ
小麦粉……大さじ1½
おろし大根…… 20g
おろししょうが… ¼かけ分

作り方

❶なすはへたを除いて7mm厚さに切り、水にさらしてアクを除く。
❷とき卵と冷水を合わせた中に小麦粉をふり入れ、さっくりと混ぜて衣を作り、①のなすにからめる。
❸170℃の揚げ油で②をカラリと揚げる。
❹器に③を盛り、おろし大根とおろししょうがを添える。

237 なすの素揚げ

写真は 126 ページ

材料（1人分）

なす…………1½本(100g)　青じそ…………………… 1枚
揚げ油…………………適量　おろししょうが……¼かけ分

作り方

❶なすはへたを除いて縦半分に切り、皮に細かい格子状の切り目を入れる。水にさらしてアクを除き、水けをふきとる。
❷170℃の揚げ油で①のなすを2～3分揚げる。
❸皿に青じそを敷いて②のなすを盛り、おろししょうがを添える。

238 しいたけの天ぷら

写真は 126 ページ

材料（1人分）

生しいたけ……4枚(45g)　揚げ油…………………適量
［とき卵……⅕個分(11g)
　冷水………………大さじ1
　小麦粉…………大さじ1½］

作り方

❶しいたけは石づきを除く。
❷とき卵と冷水を合わせ、小麦粉を加えて混ぜ、衣を作る。①のしいたけのかさの裏の部分に衣をつける。
❸170℃の揚げ油で②のしいたけをときどき返しながらカラリと揚げる。

239 さつま芋の天ぷら

写真は 126 ページ

材料（1人分）

さつま芋………………60g　揚げ油…………………適量
［とき卵……⅕個分(11g)
　冷水…………　大さじ1½
　小麦粉………　大さじ1½］

作り方

❶さつま芋はよく洗って皮つきのまま5～6㎜厚さの輪切りにする。水にさらしてアクを除き、水けをふきとる。
❷とき卵と冷水を合わせた中に小麦粉をふり入れ、さっくりと混ぜて衣を作る。
❸①のさつま芋に衣をつけ、170℃の揚げ油でときどき返しながらうすいきつね色に色づくまでゆっくりと揚げる。

240 玉ねぎのリング揚げ

写真は 126 ページ

材料（1人分）

玉ねぎ…………………90g　水………………………¼カップ
a［小麦粉………………30g　揚げ油…………………適量
　かたくり粉………大さじ¼　パセリ…………………少量
　塩………………ミニスプーン⅔
　砂糖……………ミニスプーン⅔
　ベーキングパウダー……ミニスプーン1
　油…………………小さじ1］

作り方

❶玉ねぎは1㎝厚さの輪切りにし、バラバラにする。
❷aを混ぜ合わせ、分量の水を少しずつ加え混ぜ、①の玉ねぎにからめる。
❸180℃の揚げ油で②を1つずつ揚げる。皿に盛り、パセリを飾る。

241 かぼちゃの天ぷら

写真は 126 ページ

材料（1人分）

かぼちゃ………………90g　揚げ油…………………適量
［とき卵……¼個分(14g)
　冷水………………大さじ2
　小麦粉…………大さじ3弱］

作り方

❶かぼちゃは種をスプーンでくり抜いて除き、8㎜くらいの厚さに切る。
❷①のかぼちゃの水けをふきとって少量の小麦粉(分量外)をまぶす。
❸とき卵と冷水を合わせた中に小麦粉をふり入れ、さっくりと混ぜて衣を作る。
❹かぼちゃに衣をつけ、170℃の揚げ油で中まで火が通るように揚げる。

242 玉ねぎとサクラエビのかき揚げ

写真は 126 ページ

材料（1人分）

玉ねぎ……… ½個弱(90g)　［とき卵……¼個分(14g)
サクラエビ……………　5g　冷水………………大さじ2
小麦粉………………大さじ½　小麦粉…………大さじ2½］
揚げ油…………………適量

作り方

❶玉ねぎは薄切りにし、サクラエビを加え、小麦粉大さじ½をまぶす。
❷とき卵と冷水を合わせた中に小麦粉をふり入れ、さっくりと混ぜて衣を作り、①に加え混ぜる。
❸180℃の揚げ油に②を⅓量ずつまとめ入れ、カラリと揚げる。
❹皿に③を盛る。

なべ料理

243 湯豆腐

写真は 127 ページ

材料（1人分）

- もめん豆腐…………110g
- ねぎ……………………40g
- 春菊……………………50g
- えのきたけ……………20g
- こんぶ………………5cm角
- 水……………………2カップ
- もみじおろし…………20g
- 小ねぎ(小口切り)……少量
- a ポン酢……………小さじ1
- a しょうゆ…………大さじ½

作り方

❶豆腐は食べやすい大きさに切る。
❷ねぎは 1cm幅の斜め切りにし、春菊は葉先を手でちぎっておく。えのきたけは根元を切り落としてほぐす。
❸土なべにこんぶを敷き、分量の水を入れて火にかける。煮立ったら①と②を入れて火が通るまで煮る。
❹aを合わせてもみじおろしと小ねぎを加える。
❺③を④につけて食べる。

244 タラちり

写真は 127 ページ

材料（1人分）

- タラ…………1切れ(100g)
- もめん豆腐……………75g
- えのきたけ……………20g
- ねぎ……………………40g
- 春菊……………………50g
- こんぶ………………5cm角
- 水……………………2カップ
- a ポン酢……………大さじ½
- a しょうゆ…………大さじ½
- a もみじおろし………20g
- a 小ねぎ(小口切り)…少量

作り方

❶豆腐は食べやすい大きさに切る。えのきたけは根元を切り落として、ほぐす。ねぎは 1cm幅の斜め切りにする。春菊は葉先を手でちぎる。
❷こんぶはぬれぶきんで汚れをふきとり、なべに敷き、分量の水を加えて火にかける。
❸②が煮立ったら、タラを食べやすい大きさに切って入れ、①をえのきたけ、豆腐、ねぎ、春菊の順に加え、火を通す。aを混ぜ合わせて、タラちりにつけて食べる。

245 カキなべ

写真は 127 ページ

材料（1人分）

- カキ……………………90g
- もめん豆腐……¼丁(75g)
- 白菜…………………100g
- ねぎ……………………40g
- えのきたけ……………20g
- 春菊……………………30g
- だし…………………2カップ
- みそ…………………大さじ2
- みりん………………大さじ1

作り方

❶カキはざるに入れてふり洗いする。豆腐はやっこに切る。
❷白菜はそぎ切りにし、ねぎは1cm幅の斜め切りにする。えのきたけは根元を切り落として小房に分ける。春菊は食べやすい長さに切る。
❸なべにだしを入れて煮立て、白菜を入れ、少し火が通ってきたらみそをとき入れ、みりんを加える。残りの材料を加え、火が通ったところから食べる。

246 つくねなべ

写真は 127 ページ

材料（1人分）

- a 鶏胸ひき肉…………75g
- a 卵…………¼個(14g)
- a おろししょうが…¼かけ分
- a ねぎのみじん切り… 5g
- a 酒…………………大さじ¼
- a 塩………………ミニスプーン⅓
- a かたくり粉………大さじ½
- b だし……………1½カップ
- b しょうゆ…………大さじ½
- b みりん……………小さじ1
- b 塩…………………小さじ¼
- もめん豆腐……¼丁(75g)
- 水菜・えのきたけ…各30g
- ねぎ……………………30g
- 白菜…………………100g

作り方

❶豆腐はやっこに切る。水菜は 10cm長さに切る。えのきたけは根元を切り落として小房に分ける。ねぎは 1cm幅の斜め切りにし、白菜は食べやすい大きさに切る。
❷aをよく混ぜ合わせてつくねを作る。
❸bをなべに入れて煮立て、②をスプーンで落として煮、中まで火を通す。①を加え、火が通ったところから食べる。

247 石狩なべ

写真は 127 ページ

材料（1人分）

- 生ザケ……1切れ(90g)
- もめん豆腐……………75g
- ねぎ……………………40g
- 春菊……………………30g
- 生しいたけ……2枚(20g)
- 白菜…………………100g
- 赤みそ……………大さじ⅔
- 白みそ……………大さじ1½
- だし…………………2カップ

作り方

❶サケ、豆腐は食べやすい大きさに切る。ねぎは斜め切りにし、春菊は葉先を手でちぎっておく。しいたけはかさに放射状に切り目を入れ、白菜はそぎ切りにする。
❷だしにみそをとかし、なべに全部の材料を入れて中火にかけ、煮立ったら火を弱めてアクをすくい除く。

248 水たき

写真は 127 ページ

材料（1人分）

- 鶏骨つきぶつ切り肉 ………170g(正味 120g)
- もめん豆腐……¼丁(75g)
- ねぎ……………………30g
- 春菊……………………30g
- 白菜…………………100g
- 生しいたけ……1枚(10g)
- えのきたけ……………20g
- ポン酢……………大さじ½
- しょうゆ…………大さじ½

作り方

❶なべに鶏肉を入れ、たっぷりの水を加えて中火にかける。沸騰したら火を弱めてアクを除きながら鶏肉がやわらかくなるまで 15 ～ 20 分煮る。

❷豆腐は食べやすい大きさに切る。
❸ねぎは1cm幅の斜め切り、春菊は葉だけとって水にさらす。白菜はそぎ切り、しいたけは石づきを除いて飾り包丁を入れる。えのきたけは根元を除いて小房に分ける。
❹①のなべに②と③を加えて煮る。ポン酢としょうゆを混ぜ合わせたものにつけて食べる。

249 すき焼き

写真は127ページ

材料（1人分）

牛肩薄切り肉…………75g
焼き豆腐………………75g
しらたき………………60g
ねぎ……………………15g
春菊……………………50g
a［しょうゆ………大さじ1½
　みりん…………大さじ1½
　砂糖………………大さじ½
　水…………………⅓カップ］
牛脂……………………少量

作り方

❶牛肉は食べやすい大きさに切り、豆腐は一口大に切る。
❷しらたきは熱湯でさっとゆでてから、食べやすく切る。
❸ねぎは1cm幅の斜め切りにし、春菊は茎のかたい部分を除き、食べやすい長さに切る。
❹なべにaを入れてひと煮立ちさせ、わりしたを作る。
❺すき焼きなべに牛脂を熱して脂を出し、①の牛肉をさっと焼く。④のわりしたを加えて煮立て、①の豆腐、②のしらたき、③の野菜を加えてひと煮する。

ポイント！ 牛脂は油に代えてもよい。材料はほかに生しいたけ、白菜なども合う。焼き豆腐は豆腐にしてもよい。

汁物

250 なめこ汁

写真は128ページ

材料（1人分）

なめこ…………………30g
三つ葉…………………少量
だし……………………⅔カップ
みそ……………………大さじ½強

作り方

❶三つ葉は1.5cm長さに切る。
❷なべにだしを入れて煮立て、なめこを加え、みそをとき入れる。①の三つ葉を散らし入れて火を消す。

251 アサリのみそ汁

写真は128ページ

材料（1人分）

アサリ(殻つき)
　…………70g(正味27g)
水(またはだし)………¾カップ
みそ……………………大さじ½強

作り方

❶アサリは薄い塩水（0.7～1.0%、分量外）に浸してしばらくおき、砂を吐かせる。
❷なべに分量の水と①のアサリを入れて中火にかける。
❸煮立ってアサリの口が開いたら、火を弱めてアクをすくい取り、みそをとき入れて火を消す。

ポイント！ 0.7～1.0%の塩水は、水1カップに対して、塩小さじ¼～⅓。

252 とろろ汁

写真は128ページ

材料（1人分）

長芋……………………60g
a［だし………………½カップ弱
　塩…………………ミニスプーン½
　しょうゆ…………小さじ⅓］
青のり…………………少量

作り方

❶長芋は皮をむいて目の細かいおろし金ですりおろす。
❷①の長芋にaを加えて混ぜ、調味する。
❸器に②を盛り、青のりをふる。

253 もやしと油揚げのみそ汁

写真は128ページ

材料（1人分）

もやし…………………50g
油揚げ…………¼枚(5g)
だし……………………¾カップ
赤みそ…………………大さじ⅔

作り方

❶もやしはひげ根をとり除く。油揚げは熱湯をかけて油抜きをし、短冊切りにする。
❷なべにだしを入れて火にかけ、煮立ちかけたら①を加え、ひと煮立ちしたらみそをとき入れる。沸騰する直前に火を消し、器に盛る。

254 豆乳入りみそ汁

写真は128ページ

材料（1人分）

無調整豆乳……………85g
じゃが芋………………50g
玉ねぎ…………⅒個(20g)
ほうれん草……………15g
だしまたは水…………½カップ
白みそ…………………大さじ½
赤みそ…………………大さじ½

作り方

❶ほうれん草は塩少量（分量外）を加えた熱湯でゆで、水にとって冷まし水けを絞って3cm長さに切る。じゃが芋は食べやすい大きさに切り、水につけてアクを除く。玉ねぎは薄切りにする。
❷なべにだしとじゃが芋、玉ねぎを入れて火にかける。じゃが芋がやわらかくなったら、豆乳を加えて2～3分煮、みそをとき入れる。ほうれん草を加え、沸騰する直前に火を消す。

255 豚汁

写真は 128 ページ

材料（1人分）

- 豚バラ薄切り肉……21g
- 大根……70g
- にんじん……20g
- ごぼう……15g
- ねぎ……10g
- 油……小さじ⅔
- だし……1カップ強
- みそ……大さじ1弱

作り方

❶大根とにんじんはそれぞれ 3mm厚さのいちょう切りにする。ごぼうはたわしで皮をこそげるようにして洗い、斜め薄切りにして水にさらす。
❷ねぎは 5mm幅の斜め切りにする。
❸豚肉は 3cm幅に切る。
❹なべに油を熱して③の豚肉を入れていためる。肉の色が変わったら①の大根、にんじん、ごぼうを加えていためる。
❺全体に油がまわったらだしを加え、アクをこまめに除きながら煮る。みそ大さじ½をとき入れ、さらに野菜がやわらかくなるまで煮る。
❻残りのみそをとき入れ、②のねぎを加えて火を消す。

256 わかめスープ

写真は 128 ページ

材料（1人分）

- わかめ……（もどして）20g
- ねぎ……10g
- a
  - 顆粒ブイヨン……小さじ¼
  - 水……⅔カップ
  - しょうゆ……小さじ⅓
  - こしょう……少量

作り方

❶わかめは食べやすい長さに切る。ねぎはせん切りにする。
❷なべにａを入れて煮立て、①を加えてひと煮立ちさせる。

257 レタスとわかめのスープ

写真は 129 ページ

材料（1人分）

- レタス……60g
- わかめ……（もどして）15g
- 水……⅔カップ
- 顆粒ブイヨン……小さじ¼
- 塩……ミニスプーン¼
- こしょう……少量

作り方

❶レタスは手でちぎり、わかめは一口大に切る。
❷なべに分量の水、顆粒ブイヨンを入れて煮立て、①をわかめ、レタスの順に加える。ひと煮立ちしたら、塩、こしょうで調味する。

258 モロヘイヤスープ

写真は 129 ページ

材料（1人分）

- モロヘイヤ……30g
- にんにく……½かけ
- 油……小さじ1
- 水……⅔カップ
- 顆粒ブイヨン……小さじ⅓
- 塩……ミニスプーン½
- こしょう……少量

作り方

❶モロヘイヤは塩少量（分量外）を加えた熱湯でゆでて、冷水にとってさまし、水けを絞って細かく切る。
❷にんにくは薄切りにする。
❸なべに油とにんにくを入れて弱火にかけ、にんにくがきつね色になったらとり出す。
❹③のなべに分量の水と顆粒ブイヨンを加え、中火にする。沸騰したらモロヘイヤを加え、塩とこしょうで味をととのえる。③のにんにくチップを加えて火を消す。

259 オニオンスープ

写真は 129 ページ

材料（1人分）

- 玉ねぎ……½個弱（90g）
- バター……大さじ½
- 小麦粉……大さじ⅔
- 湯……1カップ
- 顆粒ブイヨン……小さじ½
- こしょう……少量
- 粉チーズ……小さじ½
- パセリ（みじん切り）…少量

作り方

❶玉ねぎは薄切りにする。
❷なべにバターを熱して①の玉ねぎを入れ、弱火で焦がさないように混ぜながらじっくりといためる。
❸全体が褐色に色づいてきたら小麦粉をふり入れて、粉っぽさがなくなるまでさらにいためる。
❹湯に顆粒ブイヨンをとかす。
❺③に④を少しずつ混ぜながら注ぎ入れる。中火にして煮立ったらアクを除き、火を弱めて⅔量になるまで煮る。こしょうで調味する。
❻器に⑤を盛り、粉チーズ、パセリをふる。

260 にんじんのポタージュ

写真は 129 ページ

材料（1人分）

- にんじん……70g
- 玉ねぎ……1/10個（20g）
- にんにく……少量
- バター……小さじ1
- a
  - 水……½カップ
  - 顆粒ブイヨン……小さじ¼
  - 牛乳……½カップ
- 塩……ミニスプーン⅓
- こしょう……少量
- パセリ（みじん切り）…少量

作り方

❶にんじんは輪切りにする。
❷玉ねぎは薄切りにし、にんにくはみじん切りにする。
❸なべにバターを熱し、②のにんにく、玉ねぎを入れていため、玉ねぎが透き通ったら、①のにんじんを加える。
❹全体にバターがまわったらａを加え、にんじんがやわらかくなるまで煮る。

❺④をミキサーにかけてなめらかにする。なべに戻して火にかけ、煮立つ直前に塩、こしょうで調味する。
❻器に⑤を盛り、パセリを散らす。

261 コーンスープ

写真は 129 ページ

材料（1人分）

コーンクリーム缶詰め……40g
ホールコーン缶詰め…10g
牛乳……3/4カップ
顆粒ブイヨン……小さじ1/4
塩……ミニスプーン1/12
こしょう……少量
パセリ……少量

作り方

❶なべに牛乳、顆粒ブイヨン、コーンクリームを入れ、ホールコーンを汁けをきって加える。火にかけ、煮立ったら火を弱めて2～3分煮る。塩、こしょうで調味する。
❷器に盛り、パセリをちぎってのせる。

262 じゃが芋のポタージュ

写真は 129 ページ

材料（1人分）

じゃが芋……50g
玉ねぎ……1/10個(20g)
バター……小さじ1
a［水……1/2カップ
　顆粒ブイヨン……小さじ1/4
　塩……ミニスプーン1/2弱
　こしょう……少量］
b［クリーム乳脂肪……18g
　牛乳……1/4カップ］
パセリ……少量

作り方

❶じゃが芋は皮をむいて小さめの角切りにする。
❷玉ねぎはみじん切りにする。
❸なべにバターをとかして玉ねぎをいため、玉ねぎが透き通ってきたら、じゃが芋を加える。
❹全体にバターがまわったらａを加え、じゃが芋がやわらかくなるまで煮る。
❺ミキサーに④を入れ、なめらかにし、ｂを加える。なべにもどして温める。
❻器に⑤を盛り、パセリをみじん切りにして散らす。

263 アサリの豆乳チャウダー

写真は 129 ページ

材料（1人分）

無調整豆乳……85g
［アサリ(殻つき)…100g(正味40g)
　酒……小さじ1］
じゃが芋……40g
玉ねぎ……1/10個(20g)
にんじん……15g
ブロッコリー……30g
油……小さじ1
a［顆粒ブイヨン……小さじ1/4
　水……1/3カップ
　ロリエ……1/4枚］
塩……ミニスプーン1/3
こしょう……少量
b［小麦粉……大さじ1/2
　バター……大さじ1/2］

作り方

❶アサリは塩水（分量外）につけて砂抜きする。よく洗ってなべに入れ、酒をふって蒸し煮にする。アサリと蒸し汁を分けておく。
❷じゃが芋と玉ねぎは角切りにし、にんじんはいちょう切りにする。
❸ブロッコリーは小房に分け、塩少量（分量外）を加えた熱湯でかためにゆでる。
❹ｂはよく混ぜ合わせる。
❺なべに油を熱し、じゃが芋と玉ねぎ、にんじんをいため、しんなりしたらａとアサリの蒸し汁を加えて、野菜がやわらかくなるまで煮る。
❻豆乳を加えて煮立ちかけたら、④を加えてとろみをつけ、アサリとブロッコリーを加え、塩とこしょうで味をととのえる。

264 かぼちゃのポタージュ

写真は 129 ページ

材料（1人分）

かぼちゃ……90g
玉ねぎ……1/7個(30g)
バター……小さじ1
水……1/2カップ
牛乳……1/2カップ
顆粒ブイヨン……小さじ1/3
塩……ミニスプーン1/4
こしょう……少量
生クリーム……大さじ1/2
パセリ(みじん切り)…少量

作り方

❶かぼちゃは種をスプーンでくりぬいて除き、皮をそぎ落とし、一口大に切る。玉ねぎは薄切りにする。
❷なべにバターを熱し、玉ねぎをいためる。しんなりとしたらかぼちゃを加え、周囲がやわらかくなるまでいためる。
❸分量の水と牛乳、顆粒ブイヨンを加え、煮立ったらアクを除き、火を弱める。かぼちゃがやわらかくなるまで煮る。
❹③を煮汁ごとミキサーに入れ、なめらかになるまで撹拌する。
❺④をなべに戻して火にかけ、煮立つ直前に塩とこしょうで味をととのえ、生クリームを加える。器に盛り、パセリを散らす。

ごはん

265 おかゆ

写真は 130 ページ

材料（1人分）

精白米……45g
（1/4合強または1/4カップ）
水……1 1/2～2カップ
塩……ミニスプーン2/3

作り方

❶米は炊く1時間ほど前にといで水けをきっておく。
❷なべに米と水を入れて強火にかけ、沸騰したらとろ火にして50分から1時間炊く。塩を加えて調味する。

266 ごはん（胚芽精米）

写真は 130 ページ

材料（1人分）

胚芽精米……………… 69g
（½合弱または⅓カップ＋大さじ1）

作り方

米は炊く30分以上前にといでざるにあげて水けをきる。炊飯釜に入れ、普通に水加減して炊く。

267 ごはん（精白米）

写真は 130 ページ

材料（1人分）

精白米………………… 66g
（½合弱または⅓カップ＋大さじ⅔）

作り方

米は炊く30分以上前にといでざるにあげ、水けをきる。炊飯釜に入れ、普通に水加減して炊く。

268 グリーンピースごはん

写真は 130 ページ

材料（4人分）

精白米……………… 265g
（1⅔合弱または2½カップ弱）
酒……………………大さじ1
グリーンピース…… 65g
塩…………………小さじ½

作り方

❶なべに水2カップと塩を入れて煮立たせ、グリーンピースを入れてゆで、水けをきっておく。ゆで汁はとっておく。
❷米は炊く30分以上前にといでざるにあげ、水けをきる。
❸②の米に①のグリーンピースのゆで汁、酒を加えて普通に水加減し、炊き上げる。
❹炊き上がったら①のグリーンピースを加えて蒸らす。

269 赤飯

写真は 130 ページ

材料（6人分）

もち米……390g（2⅕カップ強）
あずき……… ⅖カップ（65g）
水……………… 2¾カップ弱
a 塩…………………大さじ⅓強
a 酒…………………大さじ1
いり黒ごま…………小さじ1

作り方

❶あずきはさっと洗い、分量の水に浸して半日ほどおく。
❷①をつけ汁ごと火にかけ、煮立ったら5～6分ゆでてさます。ゆで汁と水を合わせて270mlにする。
❸もち米は炊く30分以上前にといでざるにあげ、水けをきっておく。
❹炊飯器に③を入れ、②のあずきとゆで汁、aを加えて、炊き上げる。
❺器に④を盛り、いり黒ごまをふる。

270 五目炊き込みごはん

写真は 130 ページ

材料（4人分）

精白米……………… 265g
（1⅔合弱または2½カップ）
油揚げ………… 1枚（20g）
にんじん……………… 30g
こんにゃく…… ¼枚（60g）
ごぼう…………………… 80g
生しいたけ……………2枚
鶏胸肉（皮なし）…… 100g
a しょうゆ…………大さじ⅔
a みりん……………大さじ⅔
a だし…………………1カップ
a 塩…………………小さじ⅓
a 酒…………………小さじ1
さやいんげん………… 15g

作り方

❶米はといでざるにあげ、水けをきる。
❷油揚げは熱湯をかけて油抜きし、5mm幅の短冊切りにする。にんじんも5mm幅の短冊に切る。こんにゃくは沸騰湯でゆで、5mm幅の短冊切りにする。
❸ごぼうは笹がきにし、水にさらしてアクを除く。しいたけは薄切りにし、鶏肉は食べやすい大きさに切る。
❹沸騰湯に塩少量（分量外）を加え、さやいんげんを筋を除いてゆで、5mm幅の斜め切りにする。
❺なべにaと鶏肉を入れて火にかけ、沸騰したらアクを除き、②、③のごぼうとしいたけを加えて根菜がやわらかくなるまで煮る。具と煮汁を別々にする。
❻①の米に、⑤の煮汁に水を加えて2½カップにして注ぎ、普通に炊く。炊き上がったら⑤の具を加えて蒸らす。全体が均一になるように混ぜる。
❼器に⑥を盛り、④のさやいんげんを散らす。

271 栗ごはん

写真は 130 ページ

材料（4人分）

精白米……………… 265g
（1⅔合弱または2½カップ弱）
栗………18～20個（265g）
塩…………………小さじ½強
酒……………………大さじ2

作り方

❶米は炊く30分以上前にといでざるにあげ、水けをきる。
❷栗は鬼皮と渋皮をむき、大きいものは2つに切り、水にさらす。
❸①の米に塩と酒を加えて普通に水加減し、②の栗を加えて普通に炊く。

272 チーズリゾット

写真は 131 ページ

材料（1人分）

米……………… 55g（⅓カップ）
粉チーズ…………大さじ1½
玉ねぎ………… ⅛個（25g）
にんにく……………¼かけ
白ワイン……………大さじ1
顆粒ブイヨン………小さじ⅓
オリーブ油…………大さじ½
牛乳……………………⅓カップ
塩……………………ミニスプーン⅔
こしょう……………………少量
パセリのみじん切り…少量

作り方

❶玉ねぎとにんにくはみじん切りにする。
❷小なべに水⅔カップ、白ワインと顆粒ブイヨンを入れて火にかけ、温めておく。
❸別のなべにオリーブ油、にんにく、玉ねぎを入れて弱火

にかけ、香りが出るまでいためる。米を加えて焦がさないようにさらにいためる。
❹全体に油がまわったら②のスープを加え、沸騰するまでときどきかき混ぜる。
❺水分がなくなったら少しずつ数回に分けて牛乳を加え、かき混ぜながら弱火で15分ほど煮る。粉チーズ大さじ1を加え、塩とこしょうで味をととのえる。
❻器に盛り、残りの粉チーズとパセリのみじん切りをふる。

273 ちらしずし

写真は131ページ

材料（1人分）

- 精白米ごはん……… 200g
- a
  - 酢……………… 大さじ1⅓
  - 砂糖……………… 大さじ½
  - 塩……………… 小さじ⅓弱
- にんじん…………… 15g
- 塩……………… ミニスプーン1/12
- 砂糖……………… 小さじ⅓
- だし………………… 少量
- 干ししいたけ……… 1枚
- かんぴょう…… 2～3g
- 干ししいたけのもどし汁… 適量
- しょうゆ………… 小さじ½
- 砂糖……………… 小さじ½
- 卵…………… ½個(28g)
- 塩……………… ミニスプーン1/12
- 油……………… 小さじ¼
- エビ………… 1尾(20g)
- 塩……………… ミニスプーン1/12
- さやえんどう………… 1枚

作り方

❶小なべにaを入れて中火でさっと煮、炊きたてのごはんにふりかける。うちわであおぎ、さましながら手早く混ぜ合わせる。
❷にんじんはせん切りにし、塩、砂糖、だしを加えてさっと煮る。
❸干ししいたけとかんぴょうは水につけてもどす。小なべにしいたけとかんぴょう、かぶるくらいの干ししいたけのもどし汁としょうゆ、砂糖を入れてやわらかくなるまで煮る。しいたけはせん切りにし、かんぴょうは細かく刻む。
❹卵を塩を加えてときほぐす。フライパンに油を熱し、卵を流し入れて薄く広げて薄焼き卵を焼く。細く切る。
❺エビは背わたを除いて塩をふり、ゆでてから殻をむく。
❻沸騰湯に塩（分量外）を入れ、さやえんどうを筋を除いてゆで、ざるにとってさまし、せん切りにする。
❼①に②と③を混ぜて皿に盛り、④と⑤を彩りよくのせて⑥を散らす。

274 チャーハン

写真は131ページ

材料（1人分）

- 精白米ごはん……… 200g
- 焼き豚………………… 25g
- ねぎ…………………… 15g
- 生しいたけ…… 1枚(10g)
- グリーンピース(冷凍)… 20g
- 卵……………………… ½個
- 塩……………… ミニスプーン⅙
- 油……………… 小さじ½
- 油……………………… 大さじ⅔
- 塩……………… ミニスプーン⅔
- こしょう……………… 少量
- しょうゆ…………… 小さじ½

作り方

❶焼き豚は1cm幅に切り、ねぎはみじん切りにする。しいたけは石づきを除いて薄切りにする。
❷グリーンピースは熱湯をかけて解凍する。
❸卵は塩ミニスプーン⅙を加えてときほぐす。フライパンに油小さじ½を熱し、卵を入れ手早くいため、皿にとる。
❹③のあいたフライパンに油大さじ⅔を熱して①のねぎを入れていため、香りが立ったら、しいたけ、焼き豚、ごはんの順に加えいためる。塩ミニスプーン⅔とこしょうで調味し、②のグリーンピースと③の卵を加え混ぜる。しょうゆをなべ肌からまわし入れて香りをつけ、皿に盛る。

275 いためピラフ

写真は131ページ

材料（1人分）

- 精白米ごはん……… 200g
- 鶏胸肉(皮つき)…… 50g
- 塩……………… ミニスプーン⅙
- 玉ねぎ………… 1/10個(20g)
- グリーンピース(冷凍)… 20g
- 油……………………… 大さじ½
- バター………………… 大さじ½
- トマトケチャップ… 大さじ1
- 塩……………… ミニスプーン1
- こしょう……………… 少量

作り方

❶鶏肉は1～2cm角に切り、塩をふる。玉ねぎはみじん切りにする。
❷グリーンピースは熱湯をかけて解凍する。
❸フライパンに油とバターを熱し、①の玉ねぎを入れていためる。しんなりとしたら鶏肉を加えていためる。
❹③にごはんを加えてほぐすようにいため、トマトケチャップと塩を加えて手早くいためる。
❺④に②のグリーンピースを加えてひと混ぜし、こしょうで調味し、皿に盛る。

もち

276 磯辺焼き

写真は131ページ

材料（1人分）

- もち…………………… 105g
- しょうゆ…………… 小さじ1
- のり………………………… 適量

作り方

❶もちは焼き網かオーブントースターでこんがりと中がやわらかくなるまで焼く。
❷①にしょうゆをつけて、のりを巻く。

277 安倍川

写真は 131 ページ

材料（1人分）

もち…………………… 105g

a
- きな粉……………大さじ2
- 砂糖………………大さじ½
- 塩…………………ミニスプーン⅙

作り方

❶もちは水にぬらして1個ずつラップに包み、2個いっしょに電子レンジで50秒加熱する。
❷aを混ぜ合わせ、①にまぶす。

278 雑煮

写真は 131 ページ

材料（1人分）

もち…………………… 105g
鶏もも肉(皮つき)…… 30g
小松菜………………… 50g
生しいたけ…… 1枚(10g)
にんじん……………… 10g

a
- だし………………… 1カップ
- 塩……………ミニスプーン½弱
- 酒…………………小さじ1
- しょうゆ…………小さじ½

作り方

❶沸騰湯に塩少量（分量外）を入れ、小松菜を根元のほうからゆでる。ざるにあげてから冷水にとってさまし、水けを絞って3cm長さに切る。
❷鶏肉は食べやすい大きさに切る。しいたけは軸を除いてかさに放射状の切り目を入れる。にんじんはねじり梅(160ページ **114** ポイント! 参照）にする。
❸もちは焼き網かオーブントースターでこんがりと焼く。
❹なべにaを入れて煮立て、②の鶏肉を加える。
❺再び煮立ちかけたら、②のしいたけとにんじんを加え、火を弱めて鶏肉に火が通るまで煮る。
❻器に③を盛り、⑤の汁を注ぎ、鶏肉、しいたけ、にんじん、①の小松菜を添える。

そば・うどん

279 ざるそば

写真は 132 ページ

材料（1人分）

そば(乾)……………… 70g
刻みのり………………少量

a
- だし…………………½カップ
- しょうゆ…………大さじ1
- みりん……………大さじ1

作り方

❶なべにaを入れて煮立てる。あら熱がとれたら、冷蔵庫でよくひやす。
❷そばは沸騰湯でゆで、水にとってさまして水けをきる。ざるに盛り、刻みのりを散らす。①をつけて食べる。

280 おろしそば

写真は 132 ページ

材料（1人分）

そば(乾)……………… 70g
おろし大根………… 100g
貝割れ菜……………… 5g

- だし…………………½カップ
- しょうゆ…………大さじ1
- みりん……………大さじ1

作り方

❶なべにみりんを入れて火にかけ、アルコール分をとばす。だしとしょうゆを加えてひと煮し、火を消してそのままさます。
❷貝割れ菜は根元を切り落とす。
❸たっぷりの沸騰湯でそばをゆでて冷水にとり、手早くさましてざるにあげ、水けをきって器に盛る。
❹③のそばに①の汁を注ぎ、おろし大根と貝割れ菜をのせる。

ポイント! 好みで温かく仕上げてもよい。その場合、汁は **281** かけそばのかけ汁と同様に作る。

281 かけそば

写真は 132 ページ

材料（1人分）

そば(乾)……………… 70g
ねぎ(小口切り)……… 10g

- だし………………… 1½カップ
- しょうゆ………大さじ1⅓
- みりん…………大さじ1⅓

作り方

❶なべにみりんを入れて火にかけ、アルコール分をとばす。だしとしょうゆを加えてひと煮する。
❷たっぷりの沸騰湯でそばをゆで、冷水にとり水けをきる。①の汁で温め、器に盛り、ねぎをのせる。

282 かけうどん

写真は 132 ページ

材料（1人分）

うどん(ゆで)……… 225g
ほうれん草…………… 30g
ねぎ(小口切り)……… 10g

a
- だし………………… 1½カップ
- しょうゆ………大さじ1⅓
- みりん…………大さじ1⅓

作り方

❶沸騰湯に塩少量（分量外）を入れ、ほうれん草を根元のほうからゆでる。冷水にとってさまし、水けを絞って3cm長さに切る。
❷なべにaを入れて煮立たせる。
❸たっぷりの沸騰湯でうどんを温め、湯をきり、器に盛る。②の汁を注ぎ、①のほうれん草、ねぎをのせる。

283 煮込みうどん

写真は132ページ

材料（1人分）

- うどん(ゆで)……… 225g
- だし………………… 1½カップ
- しょうゆ………大さじ1⅓
- みりん…………大さじ1⅓
- ほうれん草…………… 30g
- 生しいたけ…… 1枚(10g)
- ちくわ………………… 30g
- 鶏胸肉(皮つき)……… 30g
- ねぎ(薄い斜め切り)……………………… 5g

作り方

❶なべにみりんを入れて火にかけ、アルコール分をとばす。だしとしょうゆを加えてひと煮する。
❷沸騰湯に塩少量（分量外）を入れ、ほうれん草を根元のほうからゆでる。冷水にとってさまし、水けを絞って2cm長さに切る。
❸しいたけは軸を除き、かさに放射状の切り目を入れる。ちくわは斜め切りにし、鶏肉は一口大に切る。
❹なべに①の汁を入れて火にかけ、煮立ったら③のしいたけとちくわ、鶏肉を加えて肉に火が通るまで煮る。
❺④にうどんを加えて大きく混ぜ、さっと煮て器に盛り、ねぎと②のほうれん草をのせる。

284 きつねうどん

写真は132ページ

材料（1人分）

- うどん(ゆで)……… 225g
- 油揚げ………… 1枚(20g)
- a
  - だし…………………¼カップ
  - しょうゆ…………小さじ½
  - みりん……………小さじ½
  - 砂糖………………小さじ½
- b
  - だし………………… 1½カップ
  - しょうゆ………大さじ1⅓
  - みりん…………大さじ1⅓
- ねぎ(小口切り)……… 10g

作り方

❶油揚げは熱湯をかけて油抜きし、食べやすい大きさに切る。なべにaを煮立て、油揚げを加えて弱火にし、味を含ませるようにして煮る。
❷なべにbを入れて煮立てる。
❸うどんをさっとゆでて器に盛り、②を注ぎ、①とねぎをのせる。

285 焼きうどん

写真は132ページ

材料（1人分）

- うどん(ゆで)……… 225g
- 豚もも薄切り肉……… 50g
- キャベツ……………… 60g
- にんじん……………… 15g
- 玉ねぎ………… ⅒個(20g)
- 油……………………大さじ⅔
- しょうゆ……………大さじ1
- 塩……………………ミニスプーン⅙
- 酒……………………大さじ½

作り方

❶豚肉とキャベツは一口大に切る。にんじんはいちょう切り、玉ねぎは薄切りにする。
❷フライパンに油を熱し、①の豚肉を入れていためる。肉の色が変わったら①の野菜を加え、いためる。
❸②の野菜がしんなりとしたら、うどんをほぐしながら加えていためる。全体に油がまわったらしょうゆ、塩、酒をまわしかけて調味する。

ポイント! ゆでうどんがくっついてほぐれにくいときには、さっと水か湯にくぐらせるとよい。

ラーメン・焼きそばなど

286 ラーメン

写真は133ページ

材料（1人分）

- 中華めん(生)……… 110g
- 焼き豚………… 2枚(30g)
- ほうれん草…………… 50g
- ねぎ…………………… 10g
- a
  - 水……………………2カップ
  - 顆粒鶏がらだし……小さじ⅔
  - 酒……………………小さじ1
  - しょうゆ…………小さじ2
  - ごま油……………小さじ1
  - 塩…………………ミニスプーン⅙
  - こしょう…………少量

作り方

❶沸騰湯に塩少量（分量外）を入れ、ほうれん草を根元からゆでる。冷水にとり、水けを絞って3cm長さに切る。
❷ねぎは小口切りにする。
❸なべにaを入れ、煮立てる。
❹中華めんを沸騰湯でゆで、湯をきって器に盛る。③のスープを注ぎ、①、②、焼き豚をのせる。

287 ソース焼きそば

写真は133ページ

材料（1人分）

- 中華めん(焼きそば用)… 160g
- 豚もも薄切り肉……… 30g
- キャベツ……………… 60g
- 玉ねぎ………… ⅐個(30g)
- にんじん……………… 10g
- 油……………………大さじ1
- 水……………… 大さじ2～3
- ウスターソース……大さじ1
- トマトケチャップ…小さじ1
- しょうゆ………… 小さじ1強
- 青のり…………………少量

作り方

❶豚肉は一口大に切る。
❷キャベツは食べやすく切る。玉ねぎは薄切りにし、にんじんは5mm幅の短冊切りにする。

❸フライパンに油を熱し、①の豚肉を入れていため、色が変わったら②の野菜を加えていため合わせる。
❹野菜がしんなりとしたら中華めんと分量の水を加えて水分がなくなるまでいためる。
❺ウスターソース、トマトケチャップ、しょうゆをまわし入れて調味し、皿に盛って青のりをふる。

288 タンメン

写真は 133 ページ

材料（1人分）

中華めん(生)……110g
［豚もも薄切り肉……50g
塩……ミニスプーン¼
酒……小さじ½］
キャベツ……50g
ねぎ……15g
きくらげ……2～3個
にんじん……10g
しょうが……¼かけ
油……大さじ½
塩……ミニスプーン¼
こしょう……少量
a［水……1½カップ
顆粒ブイヨン……小さじ½
塩……小さじ½］

作り方

❶キャベツは3cm角に切る。ねぎは斜め薄切りにし、にんじんとしょうがはせん切りにする。きくらげは水でもどして石づきを除く。
❷豚肉は3cm幅に切って塩と酒をふる。
❸なべに油としょうがを熱し、香りが出たら豚肉を加えていためる。肉の色が変わったらキャベツとにんじんを加えていため、全体に油がまわったらねぎときくらげを加えていため、塩とこしょうで調味する。
❹なべにaを入れて温める。
❺中華めんは沸騰湯に入れて表示の時間通りにゆで、水けをきる。器に④を注ぎ入れ、めんを加え、③をのせる。

289 冷やし中華

写真は 133 ページ

材料（1人分）

［中華めん(生)……110g
ごま油……小さじ¼］
ロースハム……1枚(20g)
きゅうり……½本(50g)
もやし……30g
［卵……½個(28g)
塩……ミニスプーン⅙
油……小さじ¼］
a［水……¼カップ
中国風顆粒だし……小さじ¼
しょうゆ……大さじ1
酢……大さじ1
砂糖……小さじ1
ごま油……小さじ½］

作り方

❶ハムは細切りにする。
❷きゅうりは斜め薄切りにしてせん切りにする。
❸もやしはひげ根を除き、沸騰湯に塩少量（分量外）を入れてさっとゆでる。ざるにあげて手早くあおいでさます。
❹卵は塩を加えてときほぐす。フライパンに油を熱し、卵を流し入れて薄く広げて薄焼き卵を焼く。細く切る。
❺中華めんは沸騰湯でゆで、冷水にとって洗う。水けをきってごま油をふり混ぜる。
❻aを混ぜ合わせてかけ汁を作る。
❼皿に⑤の中華めんを盛り、①、②、③、④を彩りよくのせる。食べるときに⑥のかけ汁をかける。

ポイント！ 具はほかに焼き豚、ゆでエビ、鶏肉、クラゲ、糸かんてん、しいたけなど好みのものでよい。食べるときに練りがらしを添えてもよい。

290 焼きビーフン

写真は 133 ページ

材料（1人分）

［ビーフン(乾)……63g
ごま油……小さじ1］
もやし……30g
油……大さじ1
［豚もも薄切り肉……50g
塩……ミニスプーン¼
こしょう……少量］
ゆで竹の子……30g
ピーマン……½個(15g)
きくらげ……2～3個
a［水……¼カップ
中国風顆粒だし…小さじ¼
しょうゆ……小さじ1
酒……大さじ½
オイスターソース…大さじ½
塩……ミニスプーン⅓
こしょう……少量］

作り方

❶豚肉は一口大に切り、塩、こしょうをふる。
❷竹の子、ピーマンはせん切りにする。きくらげは水につけてもどして石づきを除く。もやしはひげ根をとり除く。
❸ビーフンは熱湯でもどし、水にさらして洗い、水けをきる。ごま油をまぶしておく。
❹フライパンに油を熱し、①の肉をいため、色が変わりかけたら②を竹の子、きくらげ、ピーマン、もやしの順に加えていためる。
❺④に③を加えていため、aで調味する。

291 塩焼きそば

写真は 133 ページ

材料（1人分）

中華めん(焼きそば用)…160g
［豚もも薄切り肉……60g
塩……ミニスプーン¼
こしょう……少量］
にら……15g
ねぎ……25g
油……大さじ⅔
［顆粒ブイヨン……小さじ½
水……大さじ2］
酒……大さじ1
塩……小さじ⅓
こしょう……少量

作り方

❶豚肉は3cm幅に切って、塩とこしょうをふる。
❷にらは3cm長さに切る。ねぎは斜め薄切りにする。
❸フライパンに油を熱し、①をいため、肉の色が変わったらねぎとにらを加えていためる。
❹中華めんをほぐし入れていため、分量の水でといたスープ、酒を加えてふたをし、1分ほど蒸し焼きにする。
❺塩とこしょうを加えて味をからめるようにしていため合

わせる。

スパゲティ・グラタン

292 きのこスパゲティ

写真は 134 ページ

材料（1人分）

- スパゲティ(乾)……… 85g
- しめじ………………… 30g
- 生しいたけ…… 2枚(20g)
- マッシュルーム(生) ……………… 3個(30g)
- にんにく…………… ¼かけ
- オリーブ油………… 大さじ½
- 塩………………… 小さじ⅓強
- こしょう……………… 少量
- パセリ(みじん切り)… 少量

作り方

❶しめじは石づきを除いて小房に分け、しいたけも石づきを除いて薄切りにする。
❷マッシュルームは石づきを除き、縦半分に切る。
❸にんにくはみじん切りにする。
❹沸騰湯に塩（分量外／0.9%塩水にする）を入れ、スパゲティをかためにゆで、湯をきる。
❺フライパンにオリーブ油と③のにんにくを入れて弱火にかけ、香りが立ったら①、②のきのこを加え、しんなりしたら④のスパゲティを加え混ぜ、塩、こしょうで調味する。
❻皿に⑤を盛り、パセリを散らす。

ポイント! 0.9%の塩水は、水5カップ（1ℓ）に対して塩大さじ½（9g）を加えたもの。

293 トマトソーススパゲティ

写真は 134 ページ

材料（1人分）

- スパゲティ(乾)……… 85g
- 玉ねぎ………… ⅛個(25g)
- にんにく…………… ¼かけ
- バジル…………… 4～5枚
- オリーブ油………… 大さじ½
- a
  - トマト水煮缶詰め… 100g
  - ロリエ……………… ½枚
  - 塩……………… ミニスプーン1強
  - 顆粒ブイヨン…… 小さじ1
  - 砂糖……………… 小さじ⅓

作り方

❶玉ねぎ、にんにくはみじん切りにし、トマトの水煮は種を除く。
❷オリーブ油と①のにんにくをなべに入れて弱火で熱し、香りが立ったら玉ねぎを加えていためる。
❸玉ねぎがしんなりしたらaを加え、煮立ったら火を弱め、15分くらい煮る。バジルを手でちぎり、加える。
❹沸騰湯に塩（分量外／0.9%塩水にする）を入れ、スパゲティをかためにゆで、湯をきる。
❺③に④のスパゲティを加え、さっとあえる。

294 ボンゴレスパゲティ

写真は 134 ページ

材料（1人分）

- スパゲティ(乾)……… 85g
- アサリ(殻付き) ……… 150g(正味60g)
- にんにく…………… ½かけ
- オリーブ油………… 大さじ1
- 白ワイン…………… 大さじ1
- 塩…………………… ミニスプーン¼
- こしょう……………… 少量
- パセリのみじん切り… 少量

作り方

❶アサリは塩水（分量外）につけて砂抜きしておく。にんにくはみじん切りにする。
❷なべにオリーブ油とにんにくを入れて弱火にかけ、香りが出たらアサリを加えて白ワインをふり、ふたをして酒蒸しにする。
❸沸騰湯に塩（分量外／0.9%塩水にする）を入れ、スパゲティをかためにゆで、湯をきる。
❹②のなべに③を加え、味をからめるように混ぜ合わせ、塩とこしょうで調味する。
❺器に盛り、パセリのみじん切りをふる。

295 ナポリタンスパゲティ

写真は 134 ページ

材料（1人分）

- スパゲティ(乾)……… 85g
- ロースハム…… 1枚(20g)
- ピーマン……… 1個(30g)
- マッシュルーム水煮缶詰め ……………………… 50g
- 玉ねぎ………………… 50g
- 油………………… 大さじ1½
- トマトケチャップ… 大さじ2
- 塩………………… ミニスプーン½

作り方

❶沸騰湯に塩（分量外／0.9%塩水にする）を入れ、スパゲティをかためにゆでる。
❷ハムは一口大に切る。
❸ピーマンは薄い輪切りにし、マッシュルームは縦半分に切る。玉ねぎは薄切りにする。
❹フライパンに油を熱し、②のハムと③のピーマン、マッシュルーム、玉ねぎを入れていためる。しんなりとしたら①のスパゲティを加えて全体に油がなじむまでいためる。
❺④をトマトケチャップと塩で調味し、皿に盛る。

296 ミートソーススパゲティ

写真は 134 ページ

材料（スパゲティは1人分、ソースは4人分）

- スパゲティ(乾)……… 85g
- 牛ひき肉…………… 280g
- 玉ねぎ………… ¾個(150g)
- にんじん……………… 70g
- セロリ………………… 50g
- にんにく…………… 1かけ
- 油…………………… 大さじ⅔
- 赤ワイン……………… ⅔カップ
- トマト水煮缶詰め …………………… 300g
- 顆粒ブイヨン……… 小さじ½
- ロリエ………………… 1枚
- 塩…………………… 小さじ⅔
- こしょう……………… 少量
- パセリ(みじん切り)… 少量

作り方
❶玉ねぎとにんじん、セロリ、にんにくはすべてみじん切りにする。
❷トマトの水煮は種を除いてあらく刻む。
❸なべに油とにんにく、玉ねぎを入れて弱火にかけ、香りが出たらにんじんとセロリを加えてよくいためる。
❹ひき肉を加えてさらにいため、肉がパラパラになったら、ワインを加え、汁けがなくなるまで煮る。
❺②と顆粒ブイヨン、ロリエを加える。アクを除きながら弱めの中火で煮つめ、塩とこしょうで調味する。
❻沸騰湯に塩（分量外／0.9%塩水にする）を入れ、スパゲティをかためにゆでる。湯をきって熱いうちに皿に盛る。
❼⑥のスパゲティに⑤のソース¼量をかけ、パセリをふる。
ポイント！ 余ったソースは1人分ずつ分けて冷凍しておくと便利。

297 カルボナーラスパゲティ

写真は 134 ページ

材料（1人分）
スパゲティ(乾)……… 85g
玉ねぎ………… ⅓個(30g)
a ┌クリーム乳脂肪…… 18g
  │卵黄……………… 1個分
  │粉チーズ……… 大さじ⅔
  │塩……………… ミニスプーン1強
  └こしょう…………少量
マッシュルーム水煮缶詰め……………… 25g
ベーコン……… 1枚(20g)
油…………………… 大さじ½
粉チーズ…………… 小さじ1

作り方
❶玉ねぎは薄切りにし、マッシュルームは汁けをきって縦半分に切る。ベーコンは1㎝幅に切る。
❷たっぷりの沸騰湯に塩（分量外／0.9%塩水にする）を入れ、スパゲティをかためにゆでる。aを混ぜておく。
❸フライパンに油を熱し、ベーコンをいため、こんがりとしてきたら玉ねぎ、マッシュルームを加えていためる。
❹③にゆでたてのスパゲティを加え、さっといためる。
❺④が熱いうちに、手早くaであえ、粉チーズをふる。

298 マカロニグラタン

写真は 134 ページ

材料（1人分）
マカロニ(乾)………… 42g
むきエビ……………… 50g
玉ねぎ………… ⅐個(30g)
マッシュルーム水煮缶詰め……………… 25g
油…………………… 大さじ½
塩……………… ミニスプーン½弱
こしょう……………… 少量
┌バター…………… 大さじ1
│小麦粉………… 大さじ1½
│牛乳……… ½カップ(105g)
│塩……………… ミニスプーン1強
└ナツメグ…………… 少量
粉チーズ…………… 小さじ1
パセリ(みじん切り)… 少量

作り方
❶むきエビは背わたを除く。玉ねぎは薄切りにし、マッシュルームは汁けをきって縦半分に切る。
❷沸騰湯に塩少量（分量外）を入れ、マカロニをゆでて湯をきる。
❸なべにバターを入れて火にかけ、バターがとけたら、小麦粉を加えていため、温めた牛乳、塩、ナツメグを加え混ぜ、とろみがつくまで煮つめる。
❹フライパンに油を熱し、①のエビをいため、色が変わったら玉ねぎ、マッシュルームを加えていため、しんなりしたら、塩、こしょうをふる。
❺④に½量の③、②のマカロニを加え、混ぜ合わせる。
❻耐熱容器に⑤を盛り、残りの③を注ぎ、粉チーズを散らす。220℃のオーブンで20～25分、表面に焼き色がつくまで焼く。
❼⑥にパセリを散らす。

パン

299 バタートースト

写真は 135 ページ

材料（1人分）
食パン(6枚切り)… 1枚(60g)
バター……………… 大さじ½

作り方
❶オーブントースターを予熱する。
❷食パンを入れて2～3分焼き、焼き色がついたら熱いうちにバターを塗る。
ポイント！ 食パン60gは、6枚切り1枚程度。

300 ジャムトースト

写真は 135 ページ

材料（1人分）
食パン(6枚切り)… 1枚(60g)
いちごジャム……… 大さじ1

作り方
❶オーブントースターを予熱する。
❷食パンを入れて2～3分焼き、焼き色がついたら熱いうちにジャムを塗る。

301 ガーリックトースト

写真は 135 ページ

材料（1人分）
フランスパン………… 58g
にんにく……………… 少量
バター……………… 大さじ⅔

作り方
❶にんにくをすりおろし、バターに加えて練り混ぜる。
❷フランスパンは縦2つに切り、①を塗る。
❸予熱したオーブントースターで3分くらい焼き、焼き色をつける。

302 チーズトースト

写真は 135 ページ

材料（1人分）

プロセスチーズ
（またはミックスチーズ）… 24g
食パン（6枚切り）… 1枚（60g）
パセリ…………………少量

作り方

❶チーズを薄く切って食パンにのせ、予熱したオーブントースターの中に入れ、チーズがとけるまで焼く。
❷2つに切って皿に盛り、パセリを添える。

303 はちみつバタートースト

写真は 135 ページ

材料（1人分）

食パン（6枚切り）… 1枚（60g）
バター………………大さじ½
はちみつ……………大さじ1

作り方

食パンはトーストし、バターとはちみつを塗る。

304 フレンチトースト

写真は 135 ページ

材料（1人分）

食パン（6枚切り）… 1枚（60g）
バター………………大さじ⅔
とき卵…… ½個分（28g）
砂糖………………大さじ½
牛乳………… ⅓カップ（70g）

作り方

❶とき卵、砂糖、牛乳を混ぜて卵液を作る。食パンを半分に切って卵液につけてしみ込ませる。
❷フライパンにバターを熱し、①のパンを入れて両面をさっと焼く。

ポイント! 好みでシナモンシュガーをふる。

305 ピザトースト

写真は 135 ページ

材料（1人分）

食パン（6枚切り）… 1枚（60g）
ピザソース（市販品）…大さじ1½
ロースハム…… 1枚（20g）
玉ねぎ………………… 5g
ピザ用ミックスチーズ… 25g
パセリ（みじん切り）…少量

作り方

❶食パンの片面にピザソースを塗り、ハム、玉ねぎの薄切り、ミックスチーズをのせる。
❷予熱したオーブントースターに①を入れ、チーズがとけるまで焼く。
❸②にパセリを散らして半分に切り、皿に盛る。

306 ハムチーズサンド

写真は 136 ページ

材料（1人分）

ロールパン…… 1個（30g）
マヨネーズ…………大さじ⅔
ロースハム…… ½枚（10g）
スライスチーズ… 1枚（17g）
きゅうり……………… 5g
レタス………… 1枚（10g）

作り方

❶パンは横に切り目を入れ、切り目にマヨネーズを塗る。
❷チーズは半分に切り、きゅうりは斜め薄切りに、レタスは手でちぎる。
❸①にハムと②をはさむ。

307 ツナサンドイッチ

写真は 136 ページ

材料（1人分）

食パン（10枚切り）… 2枚（70g）
ツナ油漬け缶………… 55g
玉ねぎ………………… 10g
a マヨネーズ………大さじ1
a 塩………………ミニスプーン¼
a こしょう…………少量
レタス………… 2枚（20g）
バター………………大さじ½

作り方

❶バターを室温にもどし、食パンの片面に塗る。
❷玉ねぎはみじん切りにし、塩少量（分量外）をふってしんなりしたら水洗いして水けを絞る。
❸ツナの油をきり、②の玉ねぎ、aと混ぜ合わせる。
❹①のパンに③、手でちぎったレタスをのせ、もう1枚のパンではさむ。
❺ペーパータオルに包んで、重石をしてなじませる。耳の部分を切り落とし、食べやすい大きさに切る。

308 卵サンドイッチ

写真は 136 ページ

材料（1人分）

食パン
…… 12枚切り2枚（60g）
バター……………大さじ½
卵…………… 1個（55g）
ピクルス…………… 5g
マヨネーズ………大さじ1
パセリ………………少量

作り方

❶食パンはそれぞれ片面にバターを塗る。
❷卵はかたゆでにして殻をむき、みじん切りにする。
❸ピクルスはみじん切りにする。
❹②に③とマヨネーズを混ぜ、卵ペーストを作る。
❺①のパンで④の卵ペーストをはさみ、1組のサンドイッチを作る。
❻まな板などで重石をしてしばらくおき、おちつかせてから食べやすい大きさに切る。
❼皿に⑥を盛ってパセリを添える。

ポイント! 好みでバターにマスタードを混ぜてもよい。

309 チーズ野菜サンドイッチ

写真は 136 ページ

材料（1人分）

食パン（10枚切り）… 2枚（70g）
チェダーチーズ……… 19g
ハム…………… 1枚（20g）
きゅうり……… ⅓本（30g）
トマト………………… 30g
レタス………… 2枚（20g）
バター………………大さじ1

作り方

❶バターを室温にもどし、食パンの片面に塗る。チェダーチーズは薄切りにする。
❷きゅうりは斜め薄切りにし、トマトは薄切りにする。レタスは手でちぎる。
❸①のパンにハム、チェダーチーズ、きゅうり、トマト、レタスをのせ、もう1枚のパンではさむ。
❹③をペーパータオルに包んで重石をしてなじませる。食べやすい大きさに切る。

軽食

310 お好み焼き

写真は 136 ページ

材料（1人分）

キャベツ……80g
イカげそ……20g
豚ロース薄切り肉……50g
サクラエビ……大さじ1
a 小麦粉……45g
a 卵……1個
a だし……½カップ
a 塩……ミニスプーン1弱
油……大さじ½
中濃ソース……小さじ1
マヨネーズ……小さじ1
青のり……適量

作り方

❶キャベツは太めのせん切りにし、イカげそと豚肉は食べやすい大きさに切る。
❷ボールに卵をときほぐし、残りのaの材料を入れてよく混ぜ合わせ、①のキャベツ、イカ、サクラエビを混ぜる。
❸フライパンに油を熱し、①の豚肉を入れて焼き、色が変わったら肉の上に②を流し入れ、丸く形を整え、両面を色よく焼き、中まで火を通す。
❹皿に③を盛り、中濃ソースとマヨネーズをかけ、青のりを散らす。

311 ホットケーキ

写真は 136 ページ

材料（1人分）

a 小麦粉……45g
a ベーキングパウダー……小さじ½
とき卵……¼個分(14g)
砂糖……大さじ½
牛乳……¼カップ(53g)
バター……10g
油……小さじ1
バター……15g
メープルシロップ…大さじ1

作り方

❶ボールに卵、砂糖、牛乳を入れて泡立て器でよく混ぜる。
❷aはふるっておき、バターはとかしておく。①にa、バターを加えてよく混ぜる。ラップをして30分休ませる。
❸フライパンをよく熱し、油を入れてなじませ、②を流し入れ、弱火でじっくりと焼く。
❹表面にプツプツと穴があいてきたら裏返し、両面をこんがりときつね色になるまで焼く。
❺皿に④のケーキを盛り、バターをのせ、メープルシロップをかける。

312 ピザ

写真は 136 ページ

材料（1人分）

ミックスチーズ……35g
サラミソーセージ……10g
マッシュルーム水煮缶詰め……10g
ピーマン……5g
赤ピーマン……5g
ピザ台(市販品)……1枚(150g)
ピザソース(市販品)…大さじ1½

作り方

❶サラミソーセージは薄い輪切りにする。マッシュルームは汁けをきって薄切りにする。
❷ピーマンと赤ピーマンは薄輪切りにする。
❸チーズは薄切りにする。
❹ピザ台にピザソースを塗り、①のサラミとマッシュルームを並べる。③のチーズを散らし、②のピーマンと赤ピーマンをのせる。オーブントースターか、200℃のオーブンで、チーズがとけるまで焼く。

ポイント! 具はシーフードにすれば低エネルギーになる。

乳製品のおやつと飲み物

313 ジャムヨーグルト

写真は 137 ページ

材料（1人分）

ヨーグルト(全脂無糖)……⅗カップ(130g)
ブルーベリージャム…大さじ½
チャービルなど……少量

作り方

❶ヨーグルトはなめらかになるまでよく混ぜ、器に盛る。
❷ブルーベリージャムをのせ、チャービルを飾る。

314 ホイップクリーム

写真は 137 ページ

材料（1人分）

クリーム乳脂肪……18g
砂糖……小さじ½
いちご……50g

作り方

❶クリームは砂糖を加え、泡立てる。
❷いちごはへたを除いて縦半分に切り、器に盛り、①のホイップクリームを添える。

315 フルーツサラダ

写真は 137 ページ

材料（1人分）

カテージチーズ……38g
パイナップル……50g
キウイフルーツ……40g
りんご……40g
プルーン(乾)… 1個(8g)

作り方

❶パイナップルは皮と芯を除き、一口大に切る。
❷キウイフルーツは皮をむいていちょう切りにする。
❸りんごは芯を除き、皮つきのままいちょう切りにする。

❹プルーンは種を除き、4等分に切る。
❺①～④のくだものをカテージチーズであえて器に盛る。
ポイント! カテージチーズは脂肪分が少なくさっぱりとしているので、くだものと相性がよい。くだものは好みのものを数種類組み合わせるとおいしい。生だけでなく、缶詰めやドライフルーツを利用してもよい。

316 ヨーグルトフルーツサラダ

写真は 137 ページ

材料（1人分）
ヨーグルト（全脂無糖）……3/5カップ（130g）
砂糖……小さじ1
ラム酒……少量
パイナップル・いちご…各 50g
キウイフルーツ……50g

作り方
❶パイナップルは皮と芯を除き、一口大に切る。
❷いちごはへたを除いて縦4等分に切る。
❸キウイフルーツは皮をむいていちょう切りにする。
❹ヨーグルトに砂糖とラム酒を混ぜる。
❺①、②、③のくだものを合わせて器に盛り、④のヨーグルトソースをかける。
ポイント! パイナップルは缶詰めを使うと手軽に作れる。ヨーグルトに加える砂糖は、くだものの甘味に合わせて加減する。子供向けにはラム酒は省いてもよい。

317 ヨーグルトアイスクリーム

写真は 137 ページ

材料（1人分）
ヨーグルト（全脂無糖）……1/3カップ弱（65g）
バニラアイスクリーム… 60g
ブルーベリージャム…大さじ1/2
ミント……適宜

作り方
❶ボールにヨーグルトとアイスクリームを入れ、均一になるまでよく混ぜる。金属容器に流し入れ、冷凍庫で4～5時間冷やし固める。
❷ディッシャーかスプーンですくって器に盛り、ブルーベリージャムをのせ、ミントの葉を添える。

318 ベイクドチーズケーキ

写真は 137 ページ

材料（8人分／直径 18cm丸型）

タルト生地
小麦粉…… 100g
バター（食塩不使用）… 50g
砂糖…… 40g
とき卵 …小1/2個分弱（25g）

フィリング
クリームチーズ… 185g
砂糖…… 30g
サワークリーム…… 80g
卵黄…… 1 1/2個分
レモンの搾り汁…大さじ2/3
卵白…… 1 1/2個分
砂糖…… 40g

作り方
❶タルト生地を作る。ボールにバターを入れてやわらかくし、砂糖を加えてすり混ぜる。
❷①のボールにとき卵を2～3回に分けて加え、そのつどよく混ぜ合わせる。
❸②に小麦粉をふるって加え、切るように混ぜ、ひとまとまりになったら、ラップに包んで冷蔵庫で休ませる。
❹③をめん棒で3㎜厚さにのばし、型に敷く。180℃のオーブンで 15 ～ 20 分焼き、さましておく。
❺フィリングを作る。ボールにクリームチーズを入れてやわらかく練り、砂糖 30g を加えてすり混ぜ、サワークリームも加え混ぜる。
❻⑤に卵黄、レモンの搾り汁を加えよく混ぜる。
❼別のボールで卵白に砂糖 40g を2～3回に分けて加え、しっかりとした角が立つまで泡立てる。
❽⑥に⑦を2～3回に分けて加え、均一に混ぜたら④に流し、160℃のオーブンで 40 ～ 50 分焼く。

319 カフェオレ

写真は 138 ページ

材料（1人分）
普通牛乳……4/5カップ強（180g）
コーヒー……2/3カップ

作り方
牛乳を温め、熱いコーヒーとともにカップに注ぐ。
ポイント! カップはあらかじめ温めておくとよい。

320 にんじんミルク

写真は 138 ページ

材料（1人分）
にんじん…… 45g
レモンの搾り汁……小さじ1/2
牛乳…… 4/5カップ強（180g）
はちみつ……大さじ1/2

作り方
❶にんじんは適当な大きさに切る。
❷にんじんとその他の材料をミキサーにかけて混ぜる。

321 ミルクココア

写真は 138 ページ

材料（1人分）
普通牛乳……4/5カップ強（180g）
ココア……大さじ1
砂糖……大さじ1

作り方
❶ココアと砂糖をカップの中でよく混ぜる。
❷①に少量の熱湯を少しずつ加えてよく練る。
❸沸騰直前まで温めた牛乳を加える。

322 バナナミルク

写真は 138 ページ

材料（1人分）
普通牛乳……4/5カップ強（180g）
バナナ……1/2本
砂糖……大さじ1/2

作り方
材料をすべてミキサーにかけ、混ぜ合わせる。

栄養価一覧

外食編

- 本書14～48ページで掲載した料理の栄養価一覧です。
- データは「日本食品標準成分表2015年版（七訂）」に基づいています。同書にない食品は、それに近い食品の数値で算出しました。1人分の栄養価です。
- 煮物や汁物、なべ料理、めん類など、煮汁やつゆ、スープのある料理については、全量飲んだものとして計算してあります。
- すしや刺し身につけるしょうゆなど、食べるときに加える調味料は栄養価に含まれていません。
- 「添加糖分」は、調理のさいに加える砂糖やみりんなど、甘味の調味料の糖分を指し、加工食品や市販の複合調味料に含まれる糖分は含まれません。
- 「＋」は微量、「－」は未測定を表します。エネルギー量点数の合計の相違は端数処理によるものです。

写真ページ	料理名	エネルギー (kcal)	たんぱく質 (g)	脂質 (g)	炭水化物 (g)	ミネラル（無機質） ナトリウム (mg)	カリウム (mg)	カルシウム (mg)	マグネシウム (mg)	リン (mg)	鉄 (mg)	亜鉛 (mg)	銅 (mg)	ビタミン A（レチノール活性当量） (µg)	D (µg)	E（α-トコフェロール） (mg)	K (µg)	B1 (mg)	B2 (mg)	ナイアシン (mg)	B6 (mg)	B12 (µg)	葉酸 (µg)	パントテン酸 (mg)	C (mg)	脂肪酸 飽和 (g)	一価不飽和 (g)	多価不飽和 (g)	コレステロール (mg)	食物繊維 (g)	食塩相当量 (g)	添加糖分 (g)	エネルギー量点数 第1群 ♠	第2群 ♥	第3群 ♣	第4群 ♦	点数合計
ハンバーグ・ステーキなど																																					
14	煮込みハンバーグ	588	30.1	41.8	19.0	777	1071	73	64	257	4.1	6.5	0.33	221	0.4	5.1	87	0.73	0.44	9.0	0.75	1.7	51	2.06	20	11.86	19.10	6.79	105	3.5	2.0	0	0.1	4.8	0.5	2.0	7.3
14	和風ハンバーグ（おろし）	600	29.6	40.4	24.6	1066	954	59	62	247	3.3	6.5	0.22	181	0.4	2.3	53	0.69	0.40	8.7	0.70	1.7	60	2.06	35	12.11	18.42	5.93	107	3.0	2.7	2.0	0.1	4.8	1.0	1.7	7.5
14	照り焼きハンバーグ	606	30.0	40.4	26.4	1011	891	41	58	256	3.2	6.6	0.21	172	0.5	2.2	38	0.70	0.41	9.3	0.69	1.7	42	2.18	26	12.10	18.42	5.93	107	2.7	2.6	5.0	0.1	4.8	0.8	1.9	7.6
14	ハンバーグ デミグラスソース	629	29.5	45.4	21.2	844	840	58	53	236	3.3	6.4	0.21	226	0.4	2.8	64	0.68	0.42	8.6	0.65	1.8	52	2.12	23	13.44	20.51	7.18	110	2.8	2.1	0.6	0.1	4.8	0.7	2.3	7.9
15	ヒレステーキ	582	40.4	36.4	18.9	1352	1187	37	71	415	5.6	8.7	0.30	243	0	1.8	50	0.30	0.57	10.1	0.94	3.2	62	3.10	36	12.90	16.13	3.10	135	2.6	3.4	0	0	5.6	1.0	0.7	7.3
15	サーロインステーキ	804	35.2	62.2	19.1	1368	1047	39	59	355	2.6	6.1	0.24	257	0	1.8	56	0.24	0.29	12.1	0.96	1.6	58	1.86	36	24.04	28.53	4.14	141	2.6	3.5	0	0	8.4	1.0	0.7	10.1
15	リブステーキ	954	30.4	80.6	18.7	1352	967	39	55	295	2.6	7.7	0.22	267	0.2	2.0	62	0.22	0.33	9.5	0.64	2.0	58	1.82	36	31.52	36.31	4.76	165	2.6	3.4	0	0	10.2	1.0	0.7	11.9
15	ローストビーフ	288	23.3	15.4	14.4	703	617	36	47	238	2.8	4.6	0.19	23	0.1	0.9	29	0.16	0.30	7.2	0.63	1.6	51	1.34	35	4.69	7.00	1.91	70	2.3	1.8	0	0	2.5	0.7	0.4	3.6
15	ロールキャベツ	411	19.8	21.8	33.3	889	970	110	68	198	2.9	4.1	0.30	197	0.2	2.5	112	0.46	0.29	5.5	0.53	0.9	122	1.60	50	6.67	9.67	3.11	58	7.7	2.3	0	＋	2.5	1.0	1.6	5.1
15	チキンソテー	612	35.6	42.3	17.3	1478	1100	40	71	399	2.0	3.5	0.22	291	0.8	3.9	105	0.32	0.39	11.1	0.71	0.6	65	2.14	33	10.77	18.86	8.99	181	2.7	3.8	0	0	5.1	0.8	1.7	7.6
カツ・フライ																																					
16	一口カツ（もも）	372	19.6	24.7	16.3	356	491	48	39	211	1.2	1.9	0.12	34	0.2	2.6	93	0.75	0.23	5.2	0.35	0.3	76	1.03	38	4.93	10.02	7.49	82	2.1	0.9	0	0.1	1.7	0.3	2.5	4.6
16	ヒレカツ	394	24.8	23.7	18.6	384	667	61	47	274	1.9	2.5	0.14	59	0.4	3.2	132	1.27	0.31	6.8	0.61	0.5	84	1.29	42	3.85	9.42	8.25	91	2.5	1.0	0	0.2	1.5	0.3	3.0	4.9
16	ロースカツ	509	22.1	37.7	17.6	371	517	60	41	223	1.3	1.9	0.11	53	0.3	3.0	132	0.69	0.21	7.1	0.40	0.4	79	1.30	39	9.74	15.09	9.83	93	2.3	0.9	0	0.2	3.0	0.2	3.0	6.4
16	梅しそ巻きカツ	520	30.6	32.8	23.3	1587	726	65	57	331	2.3	3.0	0.17	52	0.6	4.3	126	1.54	0.38	8.2	0.72	0.7	80	1.59	37	5.22	12.99	11.61	119	3.0	4.0	0	0.2	1.8	0.3	4.2	6.5
16	串カツ	548	21.1	40.2	22.7	462	494	57	42	223	1.1	1.8	0.12	32	0.3	3.5	106	0.64	0.21	6.4	0.42	0.3	80	1.30	37	9.54	16.08	11.33	96	2.6	1.2	0	0.2	2.6	0.4	3.6	6.8

写真ページ	料理名	エネルギー	たんぱく質	脂質	炭水化物	ミネラル（無機質）								ビタミン												脂肪酸			コレステロール	食物繊維	食塩相当量	添加糖分	エネルギー量点数				
						ナトリウム	カリウム	カルシウム	マグネシウム	リン	鉄	亜鉛	銅	A（レチノール活性当量）	D	E（α－トコフェロール）	K	B1	B2	ナイアシン	B6	B12	葉酸	パントテン酸	C	飽和	一価不飽和	多価不飽和					第1群	第2群	第3群	第4群	点数合計
		kcal	g			mg								µg		mg	µg	mg				µg		mg		g			mg	g			♠	♥	♣	♦	
17	チーズ入りカツ	587	35.0	40.6	17.3	681	707	213	54	502	1.8	3.7	0.16	118	0.6	4.5	129	1.53	0.47	8.0	0.71	1.5	82	1.56	37	9.18	15.28	12.37	143	2.2	1.7	0	1.3	1.8	0.3	4.0	7.3
17	カキフライ	278	7.9	18.2	20.5	627	411	97	68	123	1.8	8.4	0.61	65	0.2	3.0	86	0.11	0.15	1.5	0.19	16.9	95	0.84	43	2.28	7.44	6.60	64	2.2	1.6	0	0.1	0.5	0.5	2.4	3.5
17	イカフライ	349	16.9	21.8	20.9	538	569	75	66	213	1.2	1.7	0.46	98	0.2	4.9	137	0.13	0.13	2.0	0.22	1.2	92	1.02	51	2.72	8.94	8.06	209	2.9	1.4	0	0.2	0.7	0.5	3.0	4.4
17	ミックスフライ	396	16.2	28.4	17.7	619	404	90	58	197	1.5	5.3	0.44	28	0.3	4.0	99	0.32	0.18	3.0	0.23	8.8	85	0.97	36	4.04	12.05	9.69	118	2.0	1.6	0	0.2	1.1	0.2	3.5	4.9
17	エビフライ	421	18.4	31.5	15.2	555	406	109	50	226	1.3	1.6	0.35	57	0.3	5.2	152	0.12	0.11	2.4	0.17	0.8	88	0.93	38	3.62	13.99	11.11	174	2.1	1.4	0	0.1	0.8	0.2	4.1	5.3
17	アジフライ	537	26.2	35.2	27.0	613	739	120	65	325	1.6	1.7	0.18	77	9.2	4.7	110	0.25	0.23	6.5	0.48	7.2	91	1.10	47	5.01	13.70	12.79	126	3.0	1.6	0	0.2	1.6	0.5	4.4	6.7
	コロッケ																																				
18	野菜コロッケ	275	5.8	12.3	35.5	312	609	53	37	95	1.4	0.7	0.16	110	0.1	1.9	105	0.18	0.11	1.9	0.26	0	93	0.82	62	1.64	4.79	4.73	22	4.1	0.8	0	0.1	0	1.2	2.1	3.4
18	カレー風味コロッケ	346	11.4	20.6	27.6	354	510	46	32	112	1.7	2.5	0.13	154	0.1	1.9	67	0.14	0.15	2.7	0.31	0.7	69	0.90	43	4.52	9.19	4.95	49	3.0	0.9	0	0.1	1.4	0.8	2.1	4.3
18	牛肉コロッケ	375	11.5	20.9	34.3	349	651	39	39	121	1.7	2.4	0.16	25	0.1	2.0	65	0.17	0.15	3.1	0.34	0.6	76	1.04	60	4.38	9.19	5.36	48	3.0	0.9	0	0.1	1.2	1.1	2.3	4.7
18	ポテトコロッケ	375	8.3	20.1	39.5	206	600	36	37	109	1.1	0.9	0.17	15	0.2	2.3	62	0.24	0.11	2.4	0.32	0.1	66	0.98	53	3.17	8.01	7.15	37	3.2	0.5	0	0.1	0.4	1.2	3.0	4.7
18	エビクリームコロッケ	376	10.1	24.7	26.3	459	417	142	32	170	1.1	0.9	0.18	136	0.4	3.3	72	0.13	0.21	1.3	0.14	0.5	33	0.95	10	8.04	8.06	6.08	73	1.8	1.2	0	0.8	0.2	0.1	3.6	4.7
19	ホタテクリームコロッケ	391	12.8	24.6	28.3	381	490	108	45	215	1.6	1.8	0.16	138	0.4	3.1	42	0.13	0.27	1.5	0.14	6.8	76	1.10	17	7.20	8.42	6.13	72	1.8	1.0	0	0.7	0.5	0.4	3.4	4.9
19	かぼちゃコロッケ	395	9.1	21.7	39.6	436	456	148	36	157	1.2	1.0	0.12	190	0.4	3.0	108	0.14	0.22	1.1	0.17	0.3	76	1.06	39	7.68	6.74	4.90	48	3.4	1.1	0	0.8	0	0.4	3.7	4.9
19	コーンクリームコロッケ	414	8.0	25.6	37.2	390	439	107	31	150	0.8	1.0	0.12	130	0.4	2.7	43	0.13	0.20	1.2	0.14	0.3	55	1.00	17	7.43	8.98	6.62	56	3.3	1.0	0	0.7	0	0.8	3.6	5.2
19	メンチカツ	463	17.8	26.1	36.4	1014	518	81	44	169	2.7	3.2	0.22	293	0.4	2.4	90	0.35	0.29	3.9	0.34	0.8	54	1.29	13	6.94	10.96	5.61	108	3.6	2.6	0	0.3	1.9	0.4	3.2	5.8
19	カニクリームコロッケ	602	17.5	38.3	44.9	856	755	187	71	256	1.7	2.6	0.49	104	0.5	6.9	97	0.30	0.52	4.7	0.32	3.9	75	1.49	36	5.95	15.33	13.71	83	4.0	2.2	0	0.7	0.4	0.7	5.7	7.5
19	ライスコロッケ	821	17.5	34.9	102.7	744	346	209	40	325	1.2	2.5	0.34	111	0.2	4.8	51	0.15	0.21	1.4	0.14	0.9	35	1.03	4	7.89	12.87	11.17	68	2.7	1.9	0	1.3	0	0.1	8.9	10.3
	カレー・ハヤシライス																																				
20	野菜カレー	686	10.3	17.4	119.1	1054	657	79	55	190	2.0	2.1	0.47	189	0.1	2.7	40	0.17	0.18	2.2	0.27	0.1	53	1.55	13	4.05	6.18	5.53	12	5.6	2.7	3.0	0.1	0	0.6	7.8	8.6
20	チキンカレー	692	16.6	20.9	104.0	1309	656	55	47	226	1.2	2.6	0.34	50	0.2	2.3	36	0.16	0.18	3.7	0.29	0.2	32	1.38	15	4.26	8.67	6.19	48	1.5	3.3	0	0.2	1.3	0.4	6.8	8.7
20	シーフードカレー	724	21.2	17.1	116.1	1528	599	87	95	305	3.0	3.0	0.57	62	0.1	3.7	26	0.17	0.14	3.8	0.33	17.7	41	1.34	14	3.74	6.08	5.59	146	3.6	3.9	6.8	0	0.7	0.4	8.0	9.1
20	ポークカレー	754	22.1	18.6	119.5	1009	756	47	58	280	1.8	3.1	0.43	176	0.1	1.3	13	0.72	0.21	5.4	0.48	0.2	37	1.70	28	5.98	7.65	3.24	46	3.7	2.6	0	0	1.4	0.9	7.1	9.4
20	ビーフカレー	942	22.0	37.7	120.2	1542	542	72	53	266	2.7	4.8	0.38	99	0	2.4	33	0.16	0.22	4.2	0.43	1.3	29	1.64	7	10.83	17.34	6.06	69	3.8	3.9	6.8	0.1	3.2	0.6	7.9	11.8
21	カツカレー	956	23.8	40.1	117.1	1299	527	50	54	272	2.0	3.0	0.39	43	0.2	3.5	42	0.60	0.18	6.3	0.42	0.2	28	1.69	6	10.50	15.44	10.96	67	3.5	3.3	0	0.1	2.3	0.3	9.3	12.0
21	大盛りカレー（ビーフ）	1312	31.5	54.9	159.6	1875	781	96	75	378	4.1	7.0	0.54	171	0	3.6	50	0.23	0.30	6.4	0.62	1.9	41	2.36	10	15.22	25.72	9.05	99	5.4	4.8	6.8	0.1	4.8	0.5	11.0	16.4

写真ページ	料理名	エネルギー	たんぱく質	脂質	炭水化物	ミネラル（無機質） ナトリウム	カリウム	カルシウム	マグネシウム	リン	鉄	亜鉛	銅	ビタミン A（レチノール活性当量）	D	E（α－トコフェロール）	K	B1	B2	ナイアシン	B6	B12	葉酸	パントテン酸	C	脂肪酸 飽和	一価不飽和	多価不飽和	コレステロール	食物繊維	食塩相当量	添加糖分	エネルギー量点数 第1群	第2群	第3群	第4群	点数合計
		kcal	g	g	g	mg	mg	mg	mg	mg	mg	mg	mg	µg	µg	mg	µg	mg	mg	mg	mg	µg	µg	mg	mg	g	g	g	mg	g	g	g	♠	♥	♣	♦	
21	ハヤシライス	728	19.3	23.0	105.1	1094	456	27	40	225	1.4	4.5	0.38	65	0.1	1.8	16	0.13	0.19	3.9	0.35	0.7	22	1.42	6	9.07	8.31	3.28	63	2.2	2.8	0.5	0	1.6	0.2	7.3	9.1
21	豆カレー	553	19.0	17.8	78.4	1769	584	70	77	201	2.9	2.3	0.42	24	0	4.0	30	0.29	0.15	2.2	0.28	0	133	1.10	11	2.13	7.11	6.87	1	12.9	4.5	0	0	1.7	0.1	5.1	6.9
21	キーマカレー	658	30.2	31.0	64.1	1607	828	49	76	257	2.3	2.2	0.30	159	0.1	4.2	57	0.32	0.29	8.4	0.77	0.3	95	2.43	22	7.95	11.93	7.96	81	5.9	4.1	0	0	2.3	0.7	5.2	8.2
21	タイカレー	797	18.3	21.7	127.5	1183	1062	172	105	309	8.2	3.3	0.51	40	0.2	3.3	61	0.24	0.22	4.8	0.38	0.2	56	1.73	15	3.66	9.41	6.79	38	11.2	3.0	9.0	0	1.0	0.2	8.8	10.0
そば																																					
22	ざるそば	284	10.0	1.7	54.6	1051	185	26	62	178	1.7	0.9	0.19	12	0	0.2	2	0.11	0.08	1.6	0.11	0.5	33	0.68	2	0.36	0.38	0.72	0	3.7	2.7	6.0	0	0	+	3.5	3.6
22	かけそば	325	11.4	1.7	61.3	1796	338	34	76	219	1.9	1.0	0.19	0	0	0.2	0	0.13	0.11	3.4	0.15	0.8	30	0.81	1	0.36	0.37	0.72	0	3.5	4.6	10.0	0	0	+	4.0	4.1
22	山菜そば	337	12.7	1.8	64.2	1796	416	41	84	247	2.3	1.4	0.24	7	0.1	0.9	8	0.15	0.16	4.1	0.17	0.8	57	0.98	2	0.36	0.37	0.73	0	5.8	4.6	10.0	0	0	0.2	4.0	4.2
22	とろろそば	354	13.4	3.2	65.9	1065	494	37	73	230	2.3	1.2	0.30	43	0.2	0.4	4	0.19	0.17	1.9	0.18	0.9	48	1.20	5	0.76	0.82	0.93	43	4.4	2.7	6.0	0.2	0	0.7	3.5	4.4
22	たぬきそば	399	12.8	7.3	65.6	1841	427	47	84	237	2.1	1.1	0.21	71	0	1.3	58	0.14	0.14	3.5	0.17	0.8	47	0.89	4	1.03	2.61	2.95	11	4.2	4.7	10.0	+	0.1	0.1	4.8	5.0
22	天ぷらそば	564	24.7	15.1	75.8	1926	657	70	108	401	2.5	1.9	0.43	74	0	3.1	70	0.21	0.17	5.5	0.23	1.7	60	1.52	4	1.91	5.66	6.10	97	4.5	4.9	10.0	0	0.7	0.1	6.3	7.0
うどん																																					
23	きつねうどん	394	12.4	4.4	68.5	2275	403	75	67	175	1.5	0.9	0.15	68	0	0.8	55	0.10	0.13	3.2	0.13	0.8	40	0.58	4	0.61	1.34	1.84	1	2.6	5.8	11.0	0	0.6	0.1	4.3	4.9
23	月見うどん	420	16.0	6.2	67.1	2174	447	68	56	225	2.0	1.3	0.17	143	0.9	1.1	55	0.12	0.33	3.2	0.16	1.2	58	1.29	4	1.64	1.94	1.32	211	2.5	5.5	10.0	0.9	0.1	0.1	4.2	5.2
23	おかめうどん	435	18.1	4.0	74.2	2610	516	66	63	216	1.9	1.2	0.18	105	1.1	1.0	52	0.13	0.26	3.8	0.17	1.1	61	1.08	4	0.99	1.05	1.03	110	3.3	6.6	11.0	0.5	0.4	0.1	4.4	5.4
23	肉南蛮うどん	447	17.0	8.6	67.1	2079	455	39	55	199	1.1	1.2	0.14	4	0	0.4	3	0.37	0.17	6.0	0.25	0.9	32	0.96	3	3.34	3.16	1.34	25	2.3	5.3	10.0	0	1.3	0.1	4.2	5.6
23	カレーうどん	452	19.0	3.7	77.7	2081	532	53	63	229	1.8	0.9	0.16	8	0	0.5	11	0.15	0.15	7.7	0.41	0.8	30	1.40	4	0.88	1.30	1.02	30	3.4	5.3	10.0	0	0.7	0.2	4.7	5.7
23	なべ焼きうどん	498	23.8	7.8	75.6	2278	736	66	76	291	1.8	1.9	0.30	137	0.5	1.8	62	0.19	0.23	6.0	0.27	1.4	71	1.37	7	1.73	2.92	2.20	76	4.0	5.8	10.0	+	1.1	0.2	4.9	6.2
中華めん																																					
24	塩ラーメン	444	17.1	8.4	70.9	2650	441	74	34	170	3.0	0.6	0.19	5	0	1.1	32	0.12	0.41	5.4	0.14	2.0	50	3.80	4	1.25	2.99	3.38	0	4.9	6.7	0	0	0	0.2	5.4	5.6
24	しょうゆラーメン	487	21.6	9.5	73.7	2283	594	72	51	249	3.5	1.0	0.18	4	0.1	1.1	15	0.26	0.48	7.8	0.22	2.2	51	3.97	8	1.62	3.48	3.48	7	3.7	5.8	0	0	0.3	0.1	5.7	6.1
24	みそラーメン	533	24.2	11.6	78.7	2430	626	119	63	274	4.5	1.2	0.30	6	0.1	1.3	41	0.25	0.46	7.9	0.21	2.2	57	3.89	4	1.94	3.87	4.68	7	5.9	6.2	0	0	0.3	0.1	6.2	6.7
24	タンメン	548	21.3	15.5	76.9	2492	837	134	54	243	4.0	1.4	0.25	47	1.3	1.4	113	0.28	0.50	7.2	0.35	2.1	155	4.36	46	4.17	6.04	4.05	14	6.9	6.3	0	0	1.0	0.5	5.4	6.9
24	チャーシューメン	551	28.8	12.4	76.0	2649	704	76	58	346	3.7	1.5	0.20	4	0.3	1.2	17	0.56	0.55	12.5	0.29	2.7	52	4.19	15	2.50	4.64	3.85	24	3.7	6.7	0	0	1.1	0.1	5.7	6.9
24	ワンタンめん	560	25.3	11.5	83.2	2329	651	77	57	277	3.7	1.4	0.21	5	0.1	1.2	16	0.34	0.51	8.5	0.27	2.3	57	4.19	9	2.30	4.26	3.76	15	4.2	5.9	0	0	0.7	0.1	6.2	7.0

写真ページ	料理名	エネルギー	たんぱく質	脂質	炭水化物	ミネラル（無機質） ナトリウム	カリウム	カルシウム	マグネシウム	リン	鉄	亜鉛	銅	ビタミン A（レチノール活性当量）	D	E（α-トコフェロール）	K	B_1	B_2	ナイアシン	B_6	B_{12}	葉酸	パントテン酸	C	脂肪酸 飽和	一価不飽和	多価不飽和	コレステロール	食物繊維	食塩相当量	添加糖分	エネルギー量点数 第1群	第2群	第3群	第4群	点数合計
		kcal	g			mg								µg		mg	µg	mg				µg		mg		g			mg	g			♠	♥	♣	♦	
25	もやしラーメン	603	22.4	21.4	75.0	2147	641	82	53	242	3.8	1.4	0.24	55	0.7	2.1	43	0.26	0.50	6.9	0.27	2.1	78	4.22	11	4.82	8.51	6.48	15	5.1	5.5	0	0	1.0	0.3	6.2	7.5
25	とんこつラーメン	661	36.6	21.0	75.7	2485	707	93	57	375	4.1	1.8	0.25	38	0.8	0.7	10	0.58	0.66	12.5	0.31	2.9	78	4.63	17	7.27	8.32	2.99	140	4.7	6.3	0	0.5	1.3	0.2	6.3	8.3
25	五目ラーメン	667	25.5	25.2	80.1	2806	1025	150	58	303	3.9	1.8	0.27	194	0.4	2.7	155	0.42	0.55	9.2	0.41	2.6	180	4.55	62	5.72	9.90	7.27	65	7.4	7.1	0	0.2	1.3	0.6	6.2	8.3
25	天津めん	810	32.3	38.6	75.6	2330	808	125	62	411	5.2	2.4	0.28	187	1.8	4.9	60	0.20	0.90	6.1	0.29	3.0	107	5.45	7	6.29	14.9	13.18	422	4.2	5.9	0	1.9	0.1	0.2	8.0	10.1
25	あんかけ焼きそば	517	19.4	16.1	70.6	1423	596	63	58	323	2.2	1.5	0.36	39	1.20	3.0	41	0.10	0.22	3.6	0.18	1.2	60	1.97	8	2.11	5.70	6.70	83	5.0	3.6	0	0	0.4	0.2	5.8	6.5
25	あんかけかた焼きそば	919	20.7	51.0	89.5	2044	958	99	62	246	3.7	1.7	0.21	240	3.0	6.1	144	0.22	0.31	3.8	0.32	1.2	110	2.16	57	8.45	20.43	17.98	104	7.2	5.2	0	0.4	1.0	0.5	9.6	11.5
25	冷やし中華（酢じょうゆ）	478	20.3	8.9	75.1	1884	355	87	44	230	1.8	1.3	0.19	47	0.6	0.9	35	0.18	0.21	2.2	0.12	0.3	40	1.31	15	2.29	3.02	2.28	113	4.3	4.8	2.0	0.5	0.5	0.1	4.9	6.0
25	ジャージャーめん	647	24.5	23.9	78.2	1984	568	95	61	211	2.4	2.4	0.27	20	0.2	2.4	45	0.41	0.20	3.9	0.28	0.3	47	1.52	10	5.02	9.40	7.35	38	4.8	5.0	1.5	0	1.5	0.2	6.4	8.1
パスタ																																					
26	アサリのスープスパゲティ	558	16.4	15.8	84.6	1753	283	37	71	200	2.5	2.2	0.40	17	0.2	2.6	62	0.25	0.20	4.2	0.18	5.2	77	1.33	30	2.05	5.62	6.59	4	6.7	4.5	0	0	+	0.2	6.7	7.0
26	タラコスパゲティ	564	19.9	15.6	81.4	1714	138	32	57	237	2.0	2.6	0.38	97	0.5	2.4	13	0.34	0.20	14.0	0.15	4.7	37	1.67	15	8.28	3.10	1.83	119	4.5	4.4	0	0	0.4	0.1	6.6	7.1
26	トマトソーススパゲティ	566	15.9	12.6	91.6	1568	507	46	77	189	2.8	2.0	0.54	68	0	4.0	29	0.27	0.16	3.0	0.26	0	35	1.09	9	1.67	4.34	5.37	0	6.4	4.0	0	0	0	0.3	6.8	7.1
26	ボンゴレスパゲティ	567	16.1	17.5	80.8	1908	108	49	91	168	3.3	2.2	0.38	18	0	2.1	27	0.16	0.14	2.1	0.10	21.0	20	0.87	1	3.27	6.02	6.58	22	4.4	4.8	0	0	0.2	+	6.9	7.1
26	バジリコスパゲティ	597	13.5	22.3	80.0	1657	41	23	51	130	1.8	1.8	0.35	8	0	1.8	13	0.15	0.08	1.5	0.05	0	13	0.70	0	3.18	15.01	2.63	0	4.3	4.2	0	0	0	+	7.5	7.5
26	ペペロンチーノスパゲティ	601	13.7	22.3	80.8	1657	57	23	52	134	1.8	1.8	0.36	10	0	1.8	13	0.16	0.08	1.5	0.08	0	15	0.71	0	3.19	15.01	2.64	0	4.4	4.2	0	0	0	+	7.5	7.5
27	きのこスパゲティ	604	16.8	20.9	85.8	1739	378	26	66	223	2.2	2.3	0.49	37	0.4	2.0	27	0.26	0.29	5.5	0.21	0	57	1.75	1	5.27	6.72	6.77	14	7.8	4.4	0	0	0	0.2	7.3	7.6
27	ミートソーススパゲティ	652	22.7	22.1	85.3	1747	349	37	68	220	3.1	4.2	0.45	124	0.1	1.8	22	0.27	0.21	3.9	0.26	0.7	31	1.24	11	6.81	9.04	4.02	36	5.7	4.4	0	0	1.9	0.2	6.0	8.1
27	和風ツナおろしスパゲティ	680	19.1	27.7	83.1	1764	239	37	68	221	2.5	2.0	0.37	4	1.0	4.8	36	0.18	0.13	4.7	0.13	0.5	35	0.83	6	3.88	9.27	12.10	10	5.0	4.5	0	0	0.9	0.1	7.5	8.5
27	ナポリタンスパゲティ	731	18.7	28.5	95.4	1871	368	39	67	218	2.5	2.5	0.50	30	0.2	3.8	40	0.27	0.18	3.3	0.21	0.3	28	1.16	31	5.15	11.17	9.89	15	6.7	4.8	0	0	1.0	0.3	7.9	9.1
27	ペスカトーレスパゲティ	769	31.0	30.2	87.2	1803	536	89	127	373	3.4	3.4	0.72	79	0.2	5.6	47	0.27	0.18	5.1	0.31	18.0	47	1.44	12	6.31	10.45	10.49	186	5.9	4.6	0	0	0.9	0.4	8.3	9.6
27	カルボナーラスパゲティ	870	26.2	45.1	84.1	1900	257	104	68	349	3.0	3.5	0.47	203	1.1	1.9	23	0.38	0.38	2.9	0.21	0.8	37	1.66	17	19.25	15.01	5.85	236	5.2	4.8	0	0.9	2.0	0.2	7.7	10.9
27	エビグラタン	576	30.8	20.4	63.3	1687	460	267	78	424	1.7	3.3	0.60	114	0.5	2.2	16	0.22	0.34	3.7	0.18	1.3	34	1.80	4	9.81	5.10	2.90	161	3.9	4.3	0	1.2	0.8	0.2	5.0	7.2
27	ラザニア	778	28.2	32.2	88.4	2126	611	346	85	470	2.9	4.3	0.49	255	0.4	2.9	23	0.31	0.44	3.4	0.30	1.4	41	1.72	10	16.00	9.30	3.07	75	5.6	5.4	0	2.0	0.9	0.3	6.6	9.7
すし																																					
28	鉄火巻き	459	27.5	1.9	79.3	742	448	23	61	307	1.5	1.7	0.25	135	4.0	0.8	13	0.14	0.13	12.1	0.75	2.8	70	0.87	9	0.42	0.38	0.40	41	1.9	1.9	2.4	0	1.3	0.1	4.4	5.7
28	にぎりずし	514	25.3	8.1	80.6	1009	408	45	59	320	1.8	2.4	0.38	132	5.0	1.9	15	0.16	0.23	6.7	0.43	5.4	60	1.48	7	1.89	2.64	1.75	192	1.4	2.6	3.0	0.6	1.4	0.1	4.3	6.4

写真ページ	料理名	エネルギー	たんぱく質	脂質	炭水化物	ミネラル（無機質）								ビタミン												脂肪酸			コレステロール	食物繊維	食塩相当量	添加糖分	エネルギー量点数				
						ナトリウム	カリウム	カルシウム	マグネシウム	リン	鉄	亜鉛	銅	A（レチノール活性当量）	D	E（α-トコフェロール）	K	B1	B2	ナイアシン	B6	B12	葉酸	パントテン酸	C	飽和	一価不飽和	多価不飽和					第1群	第2群	第3群	第4群	点数合計
		kcal	g			mg								µg		mg	µg	mg				µg		mg		g			mg	g			♠	♥	♣	♦	
28	五目ちらし	618	22.9	4.8	115.3	1264	428	53	60	335	1.2	2.8	0.60	97	4.7	2.0	8	0.17	0.18	2.8	0.15	5.8	42	1.79	1	0.96	1.38	1.43	175	2.0	3.2	8.1	0.2	0.9	0.1	6.5	7.7
28	鉄火丼	648	39.1	2.6	110.2	924	581	22	79	427	1.7	2.2	0.34	120	6.0	1.1	10	0.19	0.11	17.7	1.10	1.9	30	1.22	5	0.59	0.55	0.52	60	1.3	2.3	4.8	0	1.9	0.1	6.2	8.1
28	江戸前ちらし	664	25.3	8.3	116.1	1374	396	56	58	309	1.7	2.8	0.43	85	5.9	1.8	12	0.15	0.20	5.0	0.35	4.7	33	1.50	5	1.92	2.62	1.91	150	1.7	3.5	6.3	0.4	1.6	0.1	6.2	8.3
28	ねぎとろ丼	786	24.3	24.1	109.5	939	284	22	50	257	1.9	2.3	0.33	270	14.6	1.4	5	0.10	0.13	8.5	0.72	1.3	27	1.13	5	5.39	8.84	5.57	88	1.0	2.4	4.8	0.2	3.4	+	6.2	9.8
29	にぎり（イカ）	79	4.6	0.3	13.9	161	78	4	13	64	0.1	0.5	0.10	10	0.1	0.4	1	0.02	0.02	0.9	0.05	1.2	8	0.16	1	0.06	0.03	0.08	50	0.2	0.4	0.3	0	0.2	+	0.8	1.0
29	にぎり（エビ）	85	6.0	0.2	13.7	154	101	12	13	82	0.2	0.5	0.15	1	0	0.4	0	0.02	0.01	0.9	0.02	0.4	4	0.28	0	0.05	0.03	0.06	43	0.1	0.4	0.3	0	0.3	+	0.8	1.1
29	軍艦巻き（ウニ）	87	4.3	1.1	14.6	164	91	5	9	94	0.3	0.6	0.05	23	0	0.7	7	0.03	0.10	0.4	0.04	0.6	83	0.24	2	0.16	0.18	0.25	58	0.3	0.4	0.3	0	0.3	+	0.8	1.1
29	にぎり（マグロ赤身）	92	7.2	0.4	13.7	129	102	2	13	77	0.3	0.3	0.05	20	1.2	0.2	0	0.03	0.02	3.5	0.21	0.3	3	0.19	0	0.10	0.09	0.08	12	0.1	0.3	0.3	0	0.4	+	0.8	1.2
29	にぎり（アジ）	100	6.8	1.5	13.8	157	122	22	13	82	0.2	0.6	0.06	3	2.7	0.2	1	0.05	0.04	1.7	0.10	2.1	3	0.22	0	0.37	0.34	0.40	20	0.1	0.4	0.3	0	0.5	+	0.8	1.3
29	にぎり（アナゴ）	103	4.6	2.7	14.1	172	76	15	9	51	0.3	0.4	0.05	185	0.2	0.6	1	0.02	0.03	0.7	0.03	0.7	10	0.25	1	0.64	1.02	0.43	36	0.2	0.4	0.3	0	0.5	+	0.8	1.3
29	にぎり（タイ）	105	5.9	2.4	13.7	130	119	4	10	70	0.1	0.3	0.04	3	1.7	0.6	0	0.08	0.02	1.4	0.10	0.4	2	0.41	1	0.58	0.68	0.62	17	0.1	0.3	0.3	0	0.5	+	0.8	1.3
29	カッパ巻き	107	2.0	0.2	23.6	201	52	6	8	29	0.2	0.4	0.07	24	0	0.1	6	0.02	0.03	0.3	0.02	0.6	22	0.18	3	0.07	0.04	0.07	0	0.6	0.5	0.7	0	0	+	1.3	1.3
29	おしんこ巻き	109	2.1	0.2	24.0	298	92	12	15	42	0.3	0.5	0.07	23	0	0	4	0.04	0.03	0.4	0.04	0.6	26	0.23	3	0.07	0.04	0.07	0	0.9	0.8	0.7	0	0	0.1	1.3	1.4
29	かんぴょう巻き	120	2.2	0.2	26.8	344	88	11	11	34	0.3	0.5	0.08	23	0	0.1	4	0.02	0.03	0.3	0.02	0.6	24	0.21	2	0.07	0.04	0.07	0	1.1	0.9	2.4	0	0	0.1	1.4	1.5
29	軍艦巻き（ねぎとろ）	132	5.1	5.6	14.0	134	70	4	11	52	0.4	0.3	0.05	66	3.6	0.3	3	0.02	0.03	2.1	0.18	0.5	13	0.19	2	1.22	2.07	1.33	11	0.3	0.3	0.3	0	0.9	+	0.8	1.7
29	太巻き	134	3.7	1.2	26.9	382	93	15	11	53	0.4	0.6	0.09	29	0.2	0.1	5	0.03	0.08	0.5	0.03	0.5	23	0.38	2	0.31	0.37	0.26	37	1.0	1.0	2.2	0.2	0.1	0.1	1.4	1.7
29	にぎり（玉子）	138	6.4	4.7	17.0	339	83	24	9	94	0.8	0.8	0.07	62	0.3	0.5	7	0.03	0.18	0.3	0.04	0.6	22	0.67	1	1.22	1.66	0.86	175	0.2	0.9	2.7	0.9	0	+	0.8	1.7
29	にぎり（マグロとろ）	145	5.7	6.7	13.7	135	66	3	11	55	0.4	0.3	0.05	65	4.3	0.4	0	0.02	0.02	2.4	0.20	0.2	3	0.20	1	1.45	2.47	1.57	13	0.1	0.3	0.3	0	1.0	+	0.8	1.8
29	軍艦巻き（イクラ）	145	10.9	4.8	14.0	393	86	31	33	175	0.7	0.9	0.27	111	13.2	2.8	2	0.14	0.18	0.2	0.03	14.5	41	0.80	3	0.76	1.17	1.53	144	0.3	1.0	0.3	0	1.0	+	0.8	1.8
29	押しずし（バッテラ）	172	5.2	5.6	23.4	324	58	4	9	52	0.3	0.4	0.10	3	1.6	0.1	0	0.04	0.06	1.7	0.08	2.3	3	0.29	0	1.24	1.75	1.47	13	0.2	0.8	0.7	0	0.8	+	1.3	2.2
29	いなりずし	211	6.6	7.1	29.0	539	59	66	38	100	0.8	0.9	0.11	0	0	0.3	13	0.03	0.02	0.2	0.04	0	7	0.19	0	0.84	2.53	2.77	0	0.4	1.4	2.6	0	1.0	0	1.6	2.6
29	茶巾ずし	431	15.0	12.2	61.0	805	192	49	24	217	1.6	2.0	0.25	113	1.4	1.4	17	0.09	0.35	0.8	0.10	0.9	39	1.55	0	2.72	4.51	3.03	332	0.7	2.0	7.5	1.4	0.1	+	3.8	5.4
	丼物																																				
30	釜飯	527	22.3	4.9	92.1	1117	563	44	68	326	2.0	3.0	0.48	18	0.1	1.2	11	0.21	0.15	4.6	0.31	0.9	55	1.69	8	1.47	1.96	0.91	90	2.2	2.8	0	0	1.1	0.2	5.3	6.6
30	卵丼	630	17.4	6.2	120.1	1609	348	55	49	253	1.7	2.7	0.35	75	1.2	0.6	7	0.12	0.29	1.5	0.21	0.7	45	1.64	3	1.72	2.05	1.16	213	1.5	4.1	8.0	0.9	0.2	0.2	6.6	7.9
30	親子丼	703	28.3	9.6	118.7	1484	536	53	63	364	1.8	3.0	0.36	86	1.0	0.7	20	0.17	0.35	8.1	0.55	0.7	52	2.68	5	2.62	3.64	1.74	254	1.5	3.8	8.0	0.9	1.1	0.2	6.6	8.8
30	ウナ重	754	30.0	20.5	106.3	1434	434	155	47	403	1.7	4.4	0.45	1793	17.4	4.8	5	0.77	0.79	4.8	0.19	2.3	63	2.18	0	5.22	9.28	3.56	250	0.8	3.6	4.3	0	3.5	+	5.9	9.4

写真ページ	料理名	エネルギー	たんぱく質	脂質	炭水化物	ミネラル（無機質）								ビタミン												脂肪酸			コレステロール	食物繊維	食塩相当量	添加糖分	エネルギー量点数				
						ナトリウム	カリウム	カルシウム	マグネシウム	リン	鉄	亜鉛	銅	A（レチノール活性当量）	D	E（α-トコフェロール）	K	B1	B2	ナイアシン	B6	B12	葉酸	パントテン酸	C	飽和	一価不飽和	多価不飽和					第1群	第2群	第3群	第4群	点数合計
		kcal	g			mg								μg		mg	μg	mg				μg		mg		g			mg	g			♠	♥	♣	♦	
30	天丼	805	20.1	18.4	129.3	1179	383	41	55	285	1.2	2.6	0.48	17	0.2	2.8	29	0.14	0.14	2.7	0.16	1.0	30	1.50	0	2.42	7.19	7.19	110	1.3	3.0	6.3	0.2	0.5	0	9.4	10.1
30	牛丼	824	26.6	24.4	115.5	1495	502	52	58	342	2.6	5.2	0.39	81	0.9	0.9	12	0.16	0.41	4.1	0.39	1.9	48	2.23	4	8.00	11.68	1.69	261	1.4	3.8	5.0	0.9	2.8	0.2	6.4	10.3
30	カツ丼	893	28.8	26.2	126.5	1673	523	56	62	366	2.0	3.7	0.39	83	1.0	1.8	22	0.54	0.40	5.9	0.39	0.8	49	2.32	3	7.55	10.09	5.82	260	1.7	4.2	8.0	1.0	2.0	0.1	8.0	11.2
	ライスプレート																																				
31	シーフードリゾット	457	18.5	14.1	57.3	1245	330	33	60	261	1.0	2.1	0.41	7	0.1	3.1	22	0.09	0.08	3.3	0.17	10.4	16	0.92	1	1.71	5.53	5.59	157	0.5	3.2	0	0	0.8	+	4.9	5.7
31	エビピラフ	573	10.7	14.0	96.2	966	175	28	30	144	0.4	1.9	0.35	102	0.1	0.6	7	0.09	0.06	1.3	0.09	0.2	22	0.83	3	8.39	3.12	0.65	64	1.4	2.5	0	0	0.2	0.2	6.8	7.2
31	チキンピラフ	618	15.6	16.3	96.7	996	261	16	33	184	0.6	1.9	0.28	142	0.1	0.4	14	0.12	0.09	5.3	0.30	0.1	26	1.41	3	9.00	4.18	1.06	63	1.5	2.5	0	0	0.7	0.2	6.8	7.7
31	ドライカレー	629	12.2	17.4	101.0	991	260	29	31	138	1.7	3.2	0.32	5	0.1	1.6	21	0.10	0.10	2.0	0.18	0.5	14	0.94	2	3.57	7.75	4.61	20	2.2	2.5	0	0	1.0	0.3	6.6	7.9
31	パエリヤ	670	18.7	21.1	95.5	1019	303	33	47	233	0.8	2.5	0.41	16	0.1	3.3	30	0.23	0.12	3.5	0.24	2.0	25	1.14	20	3.67	8.35	7.33	91	1.2	2.6	0	0	1.1	0.1	7.2	8.4
31	ドリア	795	21.1	24.9	114.1	1332	588	169	52	307	0.9	2.7	0.37	348	0.3	1.4	23	0.19	0.23	5.8	0.42	0.4	37	1.95	11	14.26	6.08	1.32	88	3.1	3.4	0	0.8	0.7	0.4	8.0	9.9
31	オムライス	834	24.4	29.3	109.4	1492	575	83	49	342	2.6	3.2	0.43	402	1.9	2.8	38	0.20	0.52	3.6	0.35	1.0	70	2.71	9	11.92	8.92	4.13	469	2.7	3.8	0	1.9	0.4	0.3	7.9	10.4
	定食（和風）																																				
32	刺し身定食	517	29.6	5.0	84.5	1733	923	93	111	412	3.1	2.8	0.41	47	3.2	2.0	22	0.37	0.19	9.4	0.58	20.4	75	1.82	15	1.11	1.19	1.55	120	3.4	4.4	0	0	1.6	0.3	4.6	6.5
32	アジの塩焼き定食	519	28.3	6.1	83.7	1998	917	140	97	399	1.9	2.8	0.37	20	8.9	0.8	21	0.30	0.21	8.5	0.50	7.6	72	1.35	13	1.44	1.35	1.93	68	3.5	5.1	0	0	1.6	0.3	4.6	6.5
32	カレイの煮つけ定食	565	29.0	7.7	89.3	2141	799	87	92	378	1.5	2.5	0.32	16	4.0	3.1	14	0.36	0.29	5.4	0.34	4.8	79	3.34	13	1.47	2.02	2.40	120	3.0	5.4	5.5	0	1.8	0.2	5.0	7.1
32	おでん定食	594	23.2	10.8	98.6	2780	925	232	130	345	3.4	2.6	0.43	5	1.2	1.0	32	0.24	0.20	5.9	0.29	1.9	93	1.20	16	1.70	2.75	4.82	16	4.9	7.1	3.5	0	2.1	0.4	4.9	7.4
32	松花堂弁当	647	30.7	14.3	94.7	1603	706	139	95	396	3.1	3.3	0.46	95	2.2	2.4	30	0.20	0.33	7.1	0.51	1.7	84	1.83	13	3.12	4.70	3.78	205	4.8	4.1	7.2	0.8	2.0	0.4	4.8	8.1
33	ブリの照り焼き定食	677	30.7	19.2	88.6	2241	959	82	94	313	2.7	2.4	0.38	54	8.0	2.2	14	0.41	0.45	12.6	0.63	4.3	76	1.98	14	4.77	4.66	4.43	72	3.5	5.7	3.0	0	3.2	0.3	4.9	8.5
33	鶏肉の照り焼き定食	748	37.3	20.8	96.7	2401	1188	97	115	466	2.1	2.7	0.38	58	0.2	2.1	103	0.34	0.25	17.6	1.02	0.7	116	3.44	43	3.47	9.03	6.30	103	4.3	6.1	3.8	0	2.3	0.7	6.4	9.3
33	天ぷら定食	772	21.2	22.6	114.5	2313	922	103	97	334	2.0	2.4	0.44	13	0.3	3.4	51	0.29	0.18	5.3	0.34	1.4	96	1.71	18	2.78	8.72	9.23	69	5.3	5.9	4.0	0.1	0.4	0.5	8.6	9.6
33	サバのみそ煮定食	781	37.3	23.8	95.6	2558	1025	94	113	486	3.3	3.3	0.48	54	6.6	1.9	20	0.46	0.51	18.4	1.01	17.2	94	1.85	14	6.36	6.93	4.42	80	4.0	6.5	8.0	0	4.0	0.4	5.4	9.8
33	しょうが焼き定食	823	29.9	32.6	95.8	2260	1072	95	103	393	2.0	3.5	0.40	42	0.2	2.1	77	0.92	0.27	10.9	0.63	0.8	102	2.24	40	9.40	13.38	7.23	73	4.4	5.7	3.0	0	3.3	0.7	6.3	10.3
33	アジフライ定食	900	33.6	33.8	110.2	2143	1124	165	116	466	2.6	3.2	0.45	53	9.1	4.3	99	0.39	0.28	9.3	0.61	7.6	114	1.87	39	4.85	13.02	12.38	110	5.2	5.4	0	0.1	1.6	0.7	8.9	11.3
	定食（洋風）																																				
34	サケのムニエル定食	544	31.0	23.3	51.3	1285	912	76	64	356	1.6	1.3	0.26	302	32.1	3.1	53	0.33	0.33	8.7	0.85	5.9	122	2.21	32	8.16	7.60	4.62	77	3.8	3.3	0.5	0	1.7	0.8	4.4	6.8

写真ページ	料理名	エネルギー	たんぱく質	脂質	炭水化物	ミネラル（無機質） ナトリウム	カリウム	カルシウム	マグネシウム	リン	鉄	亜鉛	銅	ビタミン A（レチノール活性当量）	D	E（α-トコフェロール）	K	B1	B2	ナイアシン	B6	B12	葉酸	パントテン酸	C	脂肪酸 飽和	一価不飽和	多価不飽和	コレステロール	食物繊維	食塩相当量	添加糖分	エネルギー量点数 第1群	第2群	第3群	第4群	点数合計
		kcal	g			mg								µg		mg	µg	mg				µg		mg		g			mg	g			♠	♥	♣	♦	
34	エビフライ定食	550	21.3	32.1	43.4	1098	505	118	58	258	1.4	1.8	0.38	61	0.3	5.0	113	0.19	0.15	2.9	0.19	0.7	131	1.25	26	5.49	13.66	10.12	142	3.4	2.8	0	0.1	0.6	0.3	5.9	6.9
34	カキフライ定食	670	18.4	42.2	53.2	1639	574	170	113	248	3.4	14.3	1.06	88	0.4	6.4	127	0.20	0.30	2.8	0.23	28.2	167	1.58	29	6.87	17.37	13.84	120	3.7	4.2	0	0.2	0.8	0.3	7.2	8.4
34	ポークソテー定食	797	26.5	34.0	89.8	1146	804	37	59	306	1.2	3.2	0.36	98	0.1	2.4	59	0.85	0.24	8.9	0.53	0.3	88	1.98	29	10.05	13.41	7.84	63	3.1	2.9	0	0	3.3	0.8	5.8	10.0
34	ハンバーグステーキ定食	895	36.9	56.0	56.0	1460	1041	86	71	313	5.1	9.0	0.33	141	0.4	4.1	77	0.34	0.46	8.7	0.62	2.5	123	2.26	33	16.3	25.68	8.63	142	4.5	3.7	0	0.3	5.1	0.9	4.9	11.2
35	カニクリームコロッケ定食	899	22.3	40.7	106.9	944	758	212	82	334	1.9	3.9	0.64	164	0.7	6.3	124	0.32	0.59	4.6	0.33	4.0	134	2.03	35	9.62	15.69	11.32	145	4.4	2.4	0	0.9	0.4	0.5	9.4	11.2
35	オムレツ定食	904	26.8	45.4	90.5	1322	711	162	56	423	3.7	3.7	0.43	420	2.9	4.6	118	0.25	0.78	1.5	0.32	1.4	177	3.25	31	14.87	15.01	9.30	667	3.6	3.4	0	3.0	0	0.5	7.7	11.3
35	メンチカツ定食	907	33.3	56.9	61.6	1236	752	127	64	314	3.9	6.0	0.28	102	0.8	5.0	122	0.42	0.44	6.1	0.48	1.6	151	2.20	29	14.33	24.10	13.13	181	4.7	3.1	0	0.7	3.2	0.4	7.1	11.3
35	ミックスフライ定食	952	28.7	45.2	103.1	1034	828	146	83	403	2.4	3.6	0.48	144	0.6	6.6	141	0.25	0.36	6.0	0.45	5.9	158	2.37	36	8.35	18.25	14.19	151	4.0	2.6	0	0.6	1.1	0.4	9.7	11.9
35	ビーフシチュー定食	997	24.3	65.5	66.3	1536	1217	98	76	289	3.4	4.2	0.41	424	0.1	5.6	97	0.32	0.35	6.4	0.65	1.9	134	2.01	40	17.58	31.91	10.11	80	6.9	3.9	0	0	5.3	1.1	6.0	12.5
35	ステーキ定食	1062	38.0	77.8	45.3	1950	989	61	65	386	2.9	6.1	0.29	107	0.1	4.2	82	0.29	0.28	11.5	0.87	1.4	114	2.05	30	25.75	34.17	11.28	127	3.7	5.0	0	0	7.5	0.8	4.9	13.3
	定食（中国風）																																				
36	レバにらいため定食	594	20.1	19.3	81.0	1756	521	56	47	323	9.0	5.8	0.87	7860	0.8	3.0	81	0.29	2.27	9.4	0.49	15.1	544	5.22	22	2.53	7.10	7.45	150	3.0	4.5	0	0	1.0	0.2	6.2	7.4
36	八宝菜定食	661	21.8	23.5	86.7	2080	577	100	69	298	2.8	3.1	0.60	257	2.5	4.5	70	0.15	0.25	3.0	0.21	1.7	63	1.67	11	3.29	9.32	8.64	227	4.7	5.3	0.8	0.5	0.6	0.4	6.8	8.3
36	ギョーザ定食	663	18.8	19.9	97.0	2043	544	70	49	199	1.8	3.1	0.32	40	0.2	1.5	74	0.45	0.20	4.0	0.36	0.3	61	1.60	12	4.73	7.94	5.39	37	3.3	5.2	0	0	1.5	0.2	6.6	8.3
36	エビチリソース定食	677	29.5	20.0	88.5	1957	562	122	72	363	1.2	3.1	0.74	15	0	4.6	47	0.15	0.09	4.0	0.20	1.1	35	1.40	2	2.37	7.95	8.02	188	2.2	5.0	4.0	0	1.3	0.1	7.1	8.5
36	麻婆豆腐定食	690	23.6	23.9	88.2	2492	645	131	127	303	2.9	3.7	0.49	11	0.2	1.9	52	0.56	0.24	3.9	0.42	0.3	41	1.44	2	5.20	8.91	7.53	37	2.5	6.3	0.5	0	2.5	0.1	6.0	8.6
37	麻婆なす定食	724	13.4	34.3	85.6	1795	544	63	52	172	1.6	2.5	0.32	14	0.1	4.1	74	0.32	0.17	2.8	0.27	0.2	53	1.33	6	5.26	14.00	12.32	24	4.3	4.6	0.8	0	0.9	0.4	7.8	9.0
37	肉野菜いため定食	745	14.1	37.1	84.1	1861	485	68	41	180	1.7	2.4	0.28	61	1.4	2.9	83	0.34	0.13	3.1	0.31	0.3	56	1.13	29	9.59	15.42	9.58	36	4.2	4.7	0	0	2.5	0.5	6.4	9.3
37	青椒肉絲定食	756	24.7	33.5	82.9	1864	764	50	52	282	2.3	5.8	0.37	19	0	4.1	63	0.15	0.27	5.2	0.45	1.0	60	1.87	35	6.95	14.36	9.47	59	4.1	4.7	0.5	0	2.2	0.3	6.9	9.4
37	家常豆腐定食	766	19.4	36.2	84.5	1874	475	228	79	264	3.5	2.8	0.43	18	0.7	3.0	84	0.27	0.13	2.3	0.28	0.2	58	1.05	21	7.63	13.75	12.09	21	3.7	4.8	2.0	0	2.8	0.2	6.5	9.6
37	回鍋肉定食	833	16.8	43.2	87.3	2041	587	77	51	214	1.6	2.7	0.28	19	0.3	3.2	104	0.41	0.17	3.8	0.39	0.3	92	1.26	42	11.37	17.92	10.97	43	4.0	5.2	1.5	0	3.0	0.5	7.0	10.4
37	酢豚定食	948	26.7	41.9	110.6	2390	911	61	65	321	1.7	3.4	0.38	125	0.7	4.2	63	0.75	0.30	8.6	0.51	0.3	55	2.23	15	9.93	16.79	11.99	56	5.8	6.1	10.0	0	3.0	0.5	8.4	11.8
	中国料理																																				
38	エビシューマイ	179	16.1	3.6	20.2	682	298	62	38	194	0.5	1.3	0.34	1	0.3	1.5	5	0.09	0.07	2.5	0.13	0.7	24	0.76	3	0.42	1.28	1.42	113	1.7	1.7	1.5	0	0.8	0.2	1.3	2.2
38	小籠包	280	11.5	10.7	32.4	298	187	15	18	80	0.7	1.2	0.08	4	0.2	0.9	10	0.28	0.11	2.5	0.16	0.3	13	0.77	2	2.69	4.36	2.60	30	1.3	0.8	6.1	0	1.1	+	2.4	3.5
38	肉シューマイ	294	15.6	16.2	19.9	613	347	17	27	127	1.1	2.3	0.10	7	0.6	0.8	9	0.55	0.21	4.7	0.35	0.5	15	1.24	4	5.07	6.92	2.59	56	1.7	1.6	1.2	0	2.2	0.2	1.2	3.7

写真ページ	料理名	エネルギー (kcal)	たんぱく質 (g)	脂質 (g)	炭水化物 (g)	ミネラル（無機質） ナトリウム (mg)	カリウム (mg)	カルシウム (mg)	マグネシウム (mg)	リン (mg)	鉄 (mg)	亜鉛 (mg)	銅 (mg)	ビタミン A（レチノール活性当量） (μg)	D (μg)	E（α-トコフェロール） (mg)	K (μg)	B_1 (mg)	B_2 (mg)	ナイアシン (mg)	B_6 (mg)	B_{12} (μg)	葉酸 (μg)	パントテン酸 (mg)	C (mg)	脂肪酸 飽和 (g)	一価不飽和 (g)	多価不飽和 (g)	コレステロール (mg)	食物繊維 (g)	食塩相当量 (g)	添加糖分 (g)	エネルギー量点数 第1群 ♠	第2群 ♥	第3群 ♣	第4群 ♦	点数合計
38	エビ蒸しギョーザ	144	13.6	4.1	11.7	738	204	46	30	152	0.4	1.1	0.26	1	0	1.0	2	0.06	0.05	1.8	0.07	0.5	17	0.53	0	1.34	1.64	0.75	93	0.6	1.9	0	+	0.6	+	1.2	1.8
38	水ギョーザ	295	15.3	14.0	25.0	521	397	39	32	121	1.2	2.1	0.11	42	0.2	1.1	69	0.48	0.18	3.8	0.36	0.4	60	1.16	24	4.21	5.82	2.49	44	2.3	1.3	0	0	1.8	0.2	1.7	3.7
38	焼きギョーザ	413	19.6	21.3	33.0	627	691	70	44	167	1.8	2.7	0.17	158	0.3	2.5	146	0.61	0.28	5.3	0.46	0.5	105	1.67	25	5.81	8.71	4.70	56	3.4	1.6	0.5	0	2.2	0.3	2.7	5.2
38	揚げギョーザ	486	15.3	34.7	25.0	521	402	40	32	121	1.3	2.1	0.11	45	0.2	3.8	108	0.48	0.19	3.8	0.36	0.4	61	1.16	24	6.48	14.33	10.96	45	2.3	1.3	0	0	1.8	0.2	4.1	6.1
39	棒棒鶏	198	17.7	10.5	7.1	643	436	112	60	216	1.3	1.1	0.20	36	0.1	0.7	30	0.14	0.12	8.7	0.51	0.2	46	1.44	10	2.00	4.16	3.47	51	1.7	1.6	2.0	0	1.3	0.1	1.1	2.5
39	大根もち	234	4.8	5.5	40.4	120	172	213	29	81	0.8	0.6	0.20	0	0.1	0.8	9	0.04	0.03	0.7	0.06	0.4	19	0.28	4	0.64	2.12	2.17	19	1.0	0.3	0	0	0.2	0.1	2.6	2.9
39	にらまんじゅう	267	11.5	18.0	12.9	368	363	26	23	92	1.0	1.7	0.09	92	0.2	2.2	78	0.39	0.17	3.2	0.29	0.3	42	0.93	8	4.18	7.50	4.66	37	1.5	0.9	0	0	1.5	0.1	1.7	3.3
39	春巻き	371	11.7	25.1	21.3	417	319	20	24	119	0.6	1.2	0.09	7	0.2	2.6	36	0.32	0.12	3.5	0.20	0.1	35	0.81	5	5.10	10.09	8.06	25	2.1	1.1	1.0	0	1.3	0.2	3.1	4.6
39	中華がゆ	185	3.8	2.1	35.9	510	90	25	7	60	0.5	0.6	0.11	23	0.6	0.2	5	0	0.03	0	0.01	0.1	12	0.35	0	0.44	0.91	0.30	68	0.8	1.3	0	0.3	0	+	2.0	2.3
39	中華ちまき	310	10.4	9.4	43.6	553	172	222	33	155	0.9	1.2	0.29	0	0.2	1.0	13	0.28	0.08	4.5	0.11	0.7	9	0.53	7	1.59	3.75	3.09	29	0.5	1.4	0	0	0.7	0	3.1	3.9
39	チャーハン	755	14.2	27.6	106.0	1001	201	28	29	198	0.9	2.3	0.32	38	0.6	3.2	44	0.25	0.18	3.4	0.13	0.5	28	1.22	5	3.96	11.03	10.11	115	1.1	2.5	0	0.5	0.4	+	8.5	9.4
39	中華丼	843	17.2	29.2	122.7	1103	628	76	60	254	2.6	2.9	0.37	111	1.6	2.6	112	0.31	0.34	4.1	0.35	1.2	121	2.39	50	6.87	11.92	8.11	64	4.2	2.8	1.5	0.2	1.5	0.4	8.4	10.5

焼き肉・韓国料理

写真ページ	料理名	エネルギー (kcal)	たんぱく質 (g)	脂質 (g)	炭水化物 (g)	ナトリウム (mg)	カリウム (mg)	カルシウム (mg)	マグネシウム (mg)	リン (mg)	鉄 (mg)	亜鉛 (mg)	銅 (mg)	A (μg)	D (μg)	E (mg)	K (μg)	B_1 (mg)	B_2 (mg)	ナイアシン (mg)	B_6 (mg)	B_{12} (μg)	葉酸 (μg)	パントテン酸 (mg)	C (mg)	飽和 (g)	一価不飽和 (g)	多価不飽和 (g)	コレステロール (mg)	食物繊維 (g)	食塩相当量 (g)	添加糖分 (g)	第1群 ♠	第2群 ♥	第3群 ♣	第4群 ♦	点数合計
40	牛ミノ	229	25.2	11.4	3.1	564	165	14	20	97	0.9	4.3	0.08	1	0	0.8	11	0.04	0.16	1.8	0.03	2.0	6	0.53	2	3.06	4.58	1.74	240	0	1.4	2.0	0	2.3	+	0.6	2.9
40	牛ロース肉	318	16.2	26.4	0.2	401	261	4	16	140	0.9	4.7	0.06	7	0.1	0.5	8	0.06	0.17	3.6	0.21	1.7	7	0.84	1	10.28	12.31	1	71	0	1.0	0	0	4.0	+	0	4.0
40	タン塩	359	13.3	31.8	0.8	372	237	7	16	131	2.0	2.8	0.09	3	0	1.0	9	0.10	0.23	3.8	0.14	3.8	16	0.70	6	11.19	15.98	1.26	97	0.2	0.9	0	0	4.5	+	0	4.5
40	牛ハラミ	400	16.0	33.4	3.8	553	303	19	27	171	1.7	3.9	0.10	4	0	0.9	16	0.09	0.21	4.5	0.36	1.2	13	1.27	1	10.12	17.21	2.22	81	0.2	1.4	2.0	0	4.3	+	0.7	5.0
40	牛カルビ肉	473	13.5	42.4	3.4	569	225	6	18	125	1.6	2.9	0.04	13	0	1.0	16	0.05	0.14	3.3	0.23	1.9	6	0.64	1	13.12	23.1	2.22	79	0	1.4	2.0	0	5.3	+	0.6	5.9
40	キムチ	18	1.1	0.1	3.2	348	136	19	7	22	0.2	0.1	0.02	7	0	0.2	25	0.02	0.06	0.3	0.08	0	18	0.17	10	0	0	0	0	1.1	0.9	0	0	0	0.2	0	0.2
40	チョレギサラダ	47	1.2	3.6	3.4	277	187	42	17	34	0.6	0.3	0.08	43	0	0.4	57	0.04	0.04	0.2	0.05	0	40	0.22	11	0.52	1.28	1.45	0	1.6	0.7	0	0	0	0.2	0.4	0.6
41	ナムル	106	4.2	6.9	7.8	667	506	138	37	87	2.2	0.7	0.18	165	0	1.0	151	0.12	0.15	1.3	0.16	0	149	0.51	29	0.99	2.28	2.85	0	4.8	1.7	0	0	0	0.6	0.7	1.3
41	チゲ	177	16.7	3.9	16.9	954	827	184	146	273	1.9	1.7	0.38	54	0.1	1.5	122	0.21	0.21	3.5	0.38	0.4	158	1.09	40	0.56	0.61	1.77	61	5.1	2.4	0	0	1.1	0.7	0.3	2.2
41	チャプチェ	189	8.6	9.3	16.5	661	229	42	24	99	1.0	2.0	0.08	134	0	0.3	10	0.06	0.11	2.2	0.17	0.5	17	0.50	2	2.55	3.97	1.98	26	1.4	1.7	2.3	0	1.0	0.1	1.3	2.4
41	プルコギ	243	17.2	13.6	10.9	685	649	36	53	188	2.1	3.9	0.14	168	0	1.7	111	0.14	0.27	4.4	0.41	0.9	104	1.08	18	4.19	6.03	1.74	52	2.5	1.7	1.1	0	2.0	0.4	0.6	3.0
41	チヂミ	266	16.9	9.4	26.0	264	333	54	36	213	0.8	1.4	0.27	140	0.5	1.7	23	0.11	0.16	2.3	0.17	2.0	35	0.92	4	1.77	3.24	3.20	225	1.6	0.7	0	0.5	0.6	0.2	2.1	3.3
41	クッパ	382	16.1	6.5	62.1	1107	659	69	44	261	3.2	2.0	0.27	167	1.0	1.4	79	0.19	0.65	5.2	0.33	2.0	106	3.94	13	1.77	2.26	1.13	210	3.2	2.8	0	0.9	0	0.3	3.5	4.8
41	冷めん	410	11.2	16.9	51.7	1366	451	56	27	185	2.3	0.9	0.11	49	0.6	0.6	37	0.26	0.39	5.6	0.23	1.5	47	2.28	17	3.11	6.26	5.63	114	3.6	3.5	0	0.5	0.4	0.4	3.8	5.1

写真ページ	料理名	エネルギー	たんぱく質	脂質	炭水化物	ミネラル（無機質）								ビタミン												脂肪酸			コレステロール	食物繊維	食塩相当量	添加糖分	エネルギー量点数				
						ナトリウム	カリウム	カルシウム	マグネシウム	リン	鉄	亜鉛	銅	A（レチノール活性当量）	D	E（α-トコフェロール）	K	B1	B2	ナイアシン	B6	B12	葉酸	パントテン酸	C	飽和	一価不飽和	多価不飽和					第1群	第2群	第3群	第4群	点数合計
		kcal	g			mg								μg		mg	μg	mg				μg		mg		g			mg	g			♠	♥	♣	♦	
41	石焼きビビンパ	852	21.1	33.7	111.0	1326	831	152	98	329	4.1	4.9	0.57	458	1.1	2.3	175	0.26	0.38	3.2	0.39	1.2	193	2.28	28	6.95	12.64	9.45	271	6.1	3.4	1.5	0.9	1.0	0.7	7.6	10.6
	居酒屋おつまみ																																				
42	漬物盛り合わせ	24	1.4	0.1	5.4	1350	424	42	35	51	0.4	0.2	0.05	6	0	0.1	30	0.21	0.04	1.6	0.21	0	82	0.51	22	0.01	0	0.01	0	1.8	3.4	0	0	0	0.3	0	0.3
42	枝豆	47	4.1	2.2	3.1	195	207	20	22	60	0.9	0.5	0.14	8	0	0.3	11	0.11	0.05	0.6	0.05	0	112	0.19	9	0.29	0.66	0.97	0	1.8	0.5	0	0	0	0.6	0	0.6
42	焼きとり（レバー・たれ）	93	13.6	2.2	3.1	345	251	5	17	218	6.4	2.4	0.23	9800	0.1	0.3	10	0.27	1.27	3.2	0.46	31.1	912	7.09	14	0.50	0.31	0.44	259	0	0.9	1.7	0	1.0	0	0.2	1.2
42	冷ややっこ	116	10.3	6.0	4.6	31	324	116	112	167	1.7	1.0	0.31	0	0	0.2	24	0.20	0.09	0.6	0.13	0.1	25	0.20	1	0.97	1.12	3.17	1	0.8	0.1	0	0	1.4	+	0	1.5
42	焼きとり（ねぎま・たれ）	116	13.7	3.6	5.7	367	288	15	24	138	0.4	0.5	0.03	13	0.1	0.2	16	0.07	0.08	6.9	0.39	0.1	31	1.12	6	0.92	1.60	0.62	44	0.8	0.9	2.0	0	1.1	0.1	0.2	1.4
42	焼きとり（正肉・塩）	131	19.2	5.3	0.1	389	307	4	24	180	0.3	0.5	0.03	16	0.1	0.3	21	0.08	0.09	10.1	0.51	0.2	11	1.57	3	1.38	2.40	0.93	66	0	1.0	0	0	1.6	0	0	1.6
43	焼きとり（つくね・たれ）	139	10.6	7.0	5.1	440	187	16	19	87	0.7	0.8	0.04	34	0.2	0.6	15	0.06	0.14	3.1	0.30	0.2	20	0.89	2	1.93	3.02	1.12	82	0.3	1.1	1.7	0.2	1.2	0.1	0.3	1.7
43	焼きとり（正肉・たれ）	149	19.7	5.3	3.3	380	330	5	28	190	0.4	0.6	0.03	16	0.1	0.3	21	0.08	0.10	10.2	0.52	0.2	13	1.59	3	1.38	2.40	0.93	66	0	1.0	2.0	0	1.6	0	0.2	1.9
43	刺し身盛り合わせ	153	25.2	3.7	3.2	162	578	35	55	303	0.7	1.1	0.20	40	4.0	2.3	6	0.17	0.08	8.4	0.54	3.0	32	0.77	11	0.82	0.94	0.89	145	0.9	0.4	0	0	1.7	0.2	0	1.9
43	じゃこサラダ	166	10.9	8.0	13.1	1021	926	233	66	255	1.8	1.3	0.11	225	12.2	2.9	113	0.17	0.16	2.6	0.28	1.3	170	0.69	77	0.98	2.85	3.13	78	4.4	2.6	0	0	0.5	0.7	0.9	2.1
43	イカ焼き	219	44.9	2.0	1.4	1111	775	30	117	628	0.3	3.8	0.73	36	0.8	5.3	4	0.18	0.13	10.0	0.54	12.3	15	0.87	6	0.28	0.08	0.48	625	0.1	2.8	0	0	2.6	+	0.1	2.7
43	稲庭うどん	298	7.9	1.0	59.4	1464	163	28	24	88	0.8	0.4	0.09	11	0	0.3	7	0.06	0.06	1.2	0.07	0.2	18	0.41	3	0.23	0.08	0.51	0	1.7	3.7	4.0	0	0	+	3.7	3.7
43	焼きとり（皮・たれ）	375	5.0	36.1	2.7	301	43	6	8	32	0.3	0.3	0.02	84	0.2	0.1	84	0.01	0.04	2.2	0.04	0.2	3	0.20	1	11.41	17.66	4.58	84	0	0.8	1.7	0	4.5	0	0.2	4.7
43	鶏肉のから揚げ	396	24.1	25.3	12.7	601	474	13	38	261	1.1	2.4	0.07	58	0.6	1.7	53	0.15	0.23	6.9	0.38	0.4	29	1.20	5	6.71	11.62	4.81	125	0.2	1.5	0	0	3.6	+	1.4	5.0
43	肉じゃが	426	11.9	21.9	42.7	782	1070	58	61	193	1.5	1.5	0.22	353	0.3	1.1	21	0.46	0.18	6.2	0.53	0.7	58	1.39	61	7.76	9.27	3.45	35	4.6	2.0	6.0	0	2.5	1.8	1.0	5.3
43	ホッケの干物	465	53.7	24.5	2.0	1799	1093	451	100	864	1.4	2.4	0.14	81	12.0	3.4	4	0.27	0.63	9.2	0.56	13.8	30	1.73	17	5.18	9.05	6.38	224	0.4	4.6	0	0	5.7	0.1	0	5.8
	エスニック料理																																				
44	トム・ヤム・クン	65	11.6	1.3	3.4	430	249	41	24	146	0.6	1.4	0.31	1	0.2	1.0	2	0.06	0.15	1.9	0.06	0.5	21	0.47	3	0.16	0.44	0.49	75	2.2	1.1	0	0	0.5	0.2	0.1	0.8
44	生春巻き	170	4.9	1.2	34.3	291	178	26	14	67	0.8	0.4	0.10	20	0.1	0.6	15	0.12	0.05	1.9	0.06	0.2	18	0.22	3	0.30	0.37	0.17	20	0.6	0.7	0	0	0.3	+	1.8	2.1
44	ガドガド（インドネシア風サラダ）	203	12.1	12.0	10.6	580	362	147	61	184	2.1	1.4	0.22	127	0.5	1.2	64	0.12	0.20	2.2	0.21	0.2	101	0.99	31	2.46	4.08	3.98	105	3.0	1.5	1.5	0.5	0.7	0.3	1.0	2.5
44	タンドリーチキン	279	21.2	17.4	6.8	862	497	41	35	239	1.1	2.1	0.07	89	0.5	1.2	50	0.15	0.24	6.0	0.35	0.4	38	1.13	12	5.52	8.09	2.25	108	0.6	2.2	2.6	0.1	3.0	0.1	0.2	3.5
44	フォー	468	18.8	4.1	85.0	1331	328	35	42	201	1.5	1.9	0.13	11	0.1	0.4	14	0.16	0.17	3.8	0.24	0.2	41	0.89	9	1.20	1.40	0.91	44	2.0	3.4	0	0	0.8	0.2	4.8	5.8
44	汁ビーフン	477	15.3	13.5	67.9	1651	430	383	61	204	2.3	1.4	0.37	37	0.4	1.4	21	0.24	0.24	4.2	0.18	1.1	41	1.53	4	2.93	5.22	4.25	38	2.7	4.2	2.0	0	0.8	0.2	5.0	6.0
44	焼きビーフン	627	14.2	31.4	66.4	1174	367	380	55	181	1.9	1.4	0.36	37	0.4	3.7	52	0.23	0.17	3.5	0.15	0.8	36	1.04	4	4.87	12.56	11.6	38	2.7	3.0	1.3	0	0.8	0.2	6.9	7.8

写真ページ	料理名	エネルギー	たんぱく質	脂質	炭水化物	ミネラル（無機質）								ビタミン												脂肪酸			コレステロール	食物繊維	食塩相当量	添加糖分	エネルギー量点数				
						ナトリウム	カリウム	カルシウム	マグネシウム	リン	鉄	亜鉛	銅	A（レチノール活性当量）	D	E（α-トコフェロール）	K	B1	B2	ナイアシン	B6	B12	葉酸	パントテン酸	C	飽和	一価不飽和	多価不飽和					第1群	第2群	第3群	第4群	点数合計
		kcal	g			mg								µg		mg	µg	mg				µg		mg		g			mg	g			♠	♥	♣	♦	
イートイン																																					
45	今川焼き（カスタード）	197	4.5	5.2	32.2	25	75	45	6	86	0.6	0.5	0.04	61	0.6	0.4	4	0.05	0.11	0.1	0.04	0.3	15	0.63	0	2.07	1.52	0.68	129	0.5	0.1	16.8	0.7	0	0	1.8	2.5
45	たい焼き（つぶあん）	211	5.2	1.4	44.2	32	237	18	20	73	1.0	0.5	0.11	13	0.2	0.1	2	0.09	0.06	0.4	0.07	0.1	23	0.35	0	0.33	0.34	0.34	35	2.9	0.1	23.6	0.2	0.6	0	1.9	2.6
45	たこ焼き	441	20.2	18.5	44.6	974	397	83	51	215	2.4	1.6	0.27	120	1.2	3.0	40	0.14	0.34	3.2	0.13	1.9	45	1.30	5	3.04	7.34	5.72	297	2.1	2.5	0	1.1	0.5	0.1	3.9	5.5
45	ソース焼きそば	505	13.0	18.6	67.9	1004	363	56	40	209	1.5	0.8	0.17	13	0	1.9	57	0.18	0.08	2.3	0.18	0.2	47	0.78	21	3.49	6.70	6.67	13	4.3	2.6	0	0	0.7	0.2	5.4	6.3
45	お好み焼き	553	17.0	29.6	51.1	1138	466	87	44	205	2.3	1.5	0.16	104	1.0	3.6	101	0.31	0.32	2.6	0.24	0.7	87	1.54	33	5.49	12.33	8.64	243	3.2	2.9	0	0.9	0.8	0.2	4.9	6.9
45	皿うどん	557	17.4	23.6	66.8	2153	511	90	63	180	2.2	1.4	0.19	144	1.9	2.6	111	0.24	0.18	2.5	0.28	0.2	120	1.04	48	4.85	9.35	7.43	19	5.7	5.5	0	0	1.3	0.5	5.1	7.0
45	広島焼き	633	16.9	30.1	69.7	1221	501	77	50	239	2.1	1.3	0.23	70	0.6	3.8	83	0.29	0.23	3.0	0.24	0.5	74	1.35	26	5.26	12.33	9.62	139	4.5	3.1	0	0.5	0.8	0.2	6.4	7.9
喫茶																																					
46	コーヒーゼリー	139	2.4	7.4	15.5	11	77	16	8	18	0.2	0.1	0.01	60	0.1	0.1	2	0.01	0.02	0.7	0	0	0	0.05	0	4.54	1.76	0.23	18	0.1	0	12.3	0	0	0	1.7	1.7
46	アイスクリーム	196	3.2	10.3	22.6	88	137	106	12	92	0.1	0.4	0.02	81	0.1	0.2	4	0.05	0.15	0.1	0.03	0.3	1	0.59	0	5.87	3.01	0.48	27	0.1	0.2	12.0	0	0	+	2.5	2.5
46	プリンアラモード	219	5.8	11.3	23.8	66	276	89	17	117	0.7	0.7	0.07	133	0.1	0.5	6	0.08	0.26	0.3	0.08	0.4	37	0.74	22	5.88	2.88	0.70	144	0.5	0.2	11.4	0	0	0.2	2.5	2.7
46	コーヒー	7	0.4	0	1.3	2	117	4	11	13	0	0	0	0	0	0	0	0	0.02	1.4	0	0	0	0	0	0.02	0	0.02	0	0	0	0	0	0	0	0.1	0.1
46	ミルクティー	71	3.6	4.0	5.1	44	166	117	12	100	0	0.4	0.02	40	0.3	0.1	8	0.04	0.17	0.2	0.04	0.3	8	0.58	1	2.45	0.91	0.13	13	0	0.1	0	0.9	0	0	+	0.9
46	カフェオレ	74	3.7	4.0	5.7	44	223	118	17	105	0	0.4	0.01	40	0.3	0.1	2	0.04	0.17	0.9	0.03	0.3	5	0.58	1	2.46	0.91	0.14	13	0	0.1	0	0.9	0	0	0.1	0.9
46	ミルクココア	203	8.0	9.3	24.5	87	483	240	47	235	0.9	1.3	0.25	80	0.6	0.2	4	0.09	0.33	0.3	0.07	0.6	12	1.21	2	5.64	2.24	0.29	25	1.4	0.2	12.0	1.8	0	0	0.8	2.5
47	チーズケーキ	258	3.6	20.0	15.1	91	46	46	5	45	0.3	0.3	0.02	134	0.3	0.5	6	0.02	0.11	0.1	0.02	0.1	7	0.27	1	9.45	3.81	0.62	77	0.1	0.2	8.3	1.5	0	0	1.7	3.2
47	ベリーのタルト	263	3.4	16.3	25.8	41	107	29	25	55	0.6	0.4	0.12	122	0.2	2.5	4	0.04	0.11	0.4	0.03	0.1	19	0.26	8	8.11	5.14	1.29	50	1.8	0.1	12.5	0.1	0	0.1	3.1	3.3
47	レアチーズケーキ	297	5.0	24.4	13.6	76	81	64	6	76	0.3	0.5	0.02	212	0.5	0.7	9	0.03	0.13	0	0.02	0.3	9	0.41	1	14.55	5.76	0.91	115	0	0.2	10.9	1.2	0.1	0	2.4	3.7
47	シュークリーム	303	6.3	19.7	22.3	79	107	68	9	127	1.0	0.8	0.05	204	1.1	0.8	11	0.06	0.20	0.1	0.05	0.6	23	0.90	0	10.50	5.06	1.28	238	0.3	0.2	10.0	1.0	0	0	2.8	3.8
47	かぼちゃのタルト	343	5.6	23.5	26.1	37	276	50	23	101	0.9	0.7	0.09	357	0.7	3.4	20	0.07	0.19	0.8	0.12	0.3	32	0.79	19	12.97	6.12	1.34	163	2.0	0.1	7.9	0.5	0	0.5	3.3	4.3
47	ショートケーキ	446	5.1	33.7	28.6	69	223	65	16	104	0.8	0.6	0.08	298	0.8	1.1	12	0.06	0.15	0.4	0.05	0.3	85	0.73	51	19.79	7.99	1.44	182	1.4	0.2	12.8	0.4	0	0.4	4.8	5.6
47	チョコレートケーキ	450	5.8	30.6	35.1	52	200	78	26	117	1.2	0.8	0.20	241	0.8	0.8	11	0.06	0.20	0.3	0.04	0.3	13	0.67	0	17.85	7.68	1.29	153	1.4	0.1	16.0	0.4	0	0	5.2	5.6
47	ミルフィーユ	510	6.7	30.7	48.9	133	204	99	16	154	1.1	1.0	0.09	304	1.1	1.3	13	0.08	0.18	0.4	0.08	0.6	45	1.07	19	17.54	7.43	1.58	242	1.3	0.3	17.7	1.0	0	0.1	5.2	6.4
甘味																																					

写真ページ	料理名	エネルギー	たんぱく質	脂質	炭水化物	ミネラル（無機質）								ビタミン												脂肪酸			コレステロール	食物繊維	食塩相当量	添加糖分	エネルギー量点数				
						ナトリウム	カリウム	カルシウム	マグネシウム	リン	鉄	亜鉛	銅	A（レチノール活性当量）	D	E（α-トコフェロール）	K	B_1	B_2	ナイアシン	B_6	B_{12}	葉酸	パントテン酸	C	飽和	一価不飽和	多価不飽和					第1群	第2群	第3群	第4群	点数合計
		kcal	g			mg								µg		mg	µg	mg				µg		mg		g			mg	g			♠	♥	♣	♦	
48	ところてん	17	0.7	0.2	3.3	319	29	7	9	12	0.2	0.1	0.01	5	0	0	1	0.01	0.01	0.1	0.01	0.1	5	0.03	0	0.01	0.09	0.04	0	0.7	0.8	1.5	0	0	+	0.2	0.2
48	みつ豆	186	3.2	0.3	44.4	56	366	131	21	50	2.0	0.5	0.15	33	0	0.3	1	0.03	0.03	0.6	0.16	0	9	0.38	2	0.04	0.06	0.09	0	3.9	0.1	23.7	0	0	0.3	2.0	2.3
48	白玉あんみつ	272	3.8	0.5	63.5	26	279	64	19	43	1.8	0.7	0.16	7	0	0.2	2	0.04	0.03	0.4	0.15	0	12	0.33	5	0.10	0.07	0.14	0	3.6	0.1	33.1	0	0	0	3.4	3.4
48	クリームあんみつ	322	5.9	4.1	67.3	97	462	176	32	105	2.5	0.9	0.21	63	0	0.4	5	0.06	0.09	0.7	0.18	0.1	11	0.65	2	2.15	1.11	0.30	10	5.6	0.2	41.7	0	0	0.3	3.7	4.0
48	おしるこ	342	7.0	0.6	76.7	157	75	23	24	58	1.4	1.1	0.23	22	0	0.4	22	0.04	0.04	0.3	0.03	0	10	0.31	1	0.13	0.08	0.18	0	4.1	0.4	33.7	0	0	0.1	4.2	4.3
48	小倉白玉	358	6.3	0.8	81.5	80	342	20	29	92	1.6	0.8	0.22	1	0	0	2	0.12	0.04	0.6	0.09	0	33	0.25	0	0.14	0.08	0.24	0	4.5	0.2	41.7	0	0.9	0	3.6	4.5
48	ぜんざい	363	7.1	0.8	81.5	157	376	29	37	98	1.4	1.1	0.28	22	0	0.4	21	0.12	0.06	0.8	0.11	0	38	0.50	1	0.16	0.08	0.23	0	5.1	0.4	37.7	0	0.9	0.1	3.6	4.5

栄養価一覧

家庭のおかず編

- 料理番号は、料理の写真ページ（92ページ〜）、料理のレシピページ（140ページ〜）にあるものと共通です。
- データは「日本食品標準成分表 2015 年版（七訂）」に基づいています。同書にない食品は、それに近い食品の数値で算出しました。1人分の栄養価です。
- 塩もみや塩ゆでに使う塩などは計算に含まれませんが、ブロッコリーなど塩ゆで後、水にとらない場合は、野菜の重量の 0.2%の塩分が口に入るようです（1%塩分の沸騰湯でゆでた場合）。
- 煮物やめん類など、煮汁やつゆ、スープのある料理については、全量飲んだものとして計算してあります。
- 刺し身につけるしょうゆなど、食べるときに加える調味料については、栄養価に含まれていません。
- 「添加糖分」は、調理のさいに加える砂糖やみりんなど、甘味の調味料の糖分を指し、加工食品や市販の複合調味料に含まれる糖分は含まれません。
- 「+」は微量、「−」は未測定を表します。エネルギー量点数の合計の相違は端数処理によるものです。

写真ページ	料理番号と料理名	エネルギー	たんぱく質	脂質	炭水化物	ミネラル（無機質）								ビタミン												脂肪酸			コレステロール	食物繊維	食塩相当量	添加糖分	エネルギー量点数				
						ナトリウム	カリウム	カルシウム	マグネシウム	リン	鉄	亜鉛	銅	A（レチノール活性当量）	D	E（α−トコフェロール）	K	B1	B2	ナイアシン	B6	B12	葉酸	パントテン酸	C	飽和	一価不飽和	多価不飽和					第1群	第2群	第3群	第4群	点数合計
		kcal	g			mg								µg		mg	µg	mg				µg		mg		g			mg	g			♠	♥	♣	♦	
魚介のおかず																																					
刺し身																																					
92	1 イワシの刺し身	57	5.9	2.8	1.5	30	160	32	13	75	0.7	0.5	0.07	11	9.6	0.8	7	0.02	0.12	2.2	0.17	4.7	14	0.39	4	0.77	0.56	0.77	20	0.5	0.1	0	0	0.6	0.1	0	0.7
92	2 イカの刺し身	86	17.3	0.8	1.8	205	369	22	48	245	0.2	1.5	0.28	21	0.3	2.1	8	0.08	0.06	3.9	0.22	4.7	17	0.37	6	0.11	0.03	0.19	238	0.6	0.5	0	0	1.0	0.1	0	1.1
92	3 タコの刺し身	87	17.6	0.6	1.8	190	276	26	46	103	0.3	1.5	0.35	13	0	1.6	8	0.03	0.05	1.6	0.08	1.0	14	0.18	5	0.05	0.02	0.10	120	0.6	0.5	0	0	1.0	0.1	0	1.1
92	4 ホタテの刺し身	87	15.5	0.3	4.8	114	426	18	42	214	0.3	1.4	0.04	1	0	0.8	8	0.02	0.06	1.8	0.12	1.5	67	0.30	7	0.03	0.01	0.06	32	0.6	0.3	0	0	1.0	0.1	0	1.1
92	5 マグロ（赤身）の刺し身	89	17.4	0.9	1.7	37	331	14	34	183	0.8	0.3	0.03	63	3.3	0.6	8	0.07	0.04	9.3	0.58	0.8	17	0.31	6	0.17	0.19	0.13	33	0.6	0.1	0	0	1.0	0.1	0	1.1
92	6 アジのたたき	90	13.1	3.0	1.8	90	328	53	27	158	0.5	0.8	0.06	15	5.8	0.5	8	0.10	0.10	3.7	0.23	4.6	19	0.33	4	0.72	0.69	0.80	44	0.6	0.2	0	0	1.0	0.1	0	1.1
92	7 ねぎとろ	158	9.3	12.4	0.8	32	135	12	18	85	0.8	0.3	0.02	140	8.1	0.8	14	0.02	0.04	4.5	0.38	0.5	12	0.24	6	2.66	4.59	2.89	25	0.3	0.1	0	0	1.9	+	0	2.0
93	8 マグロ（とろ）の刺し身	162	9.3	12.4	1.7	38	188	14	20	88	0.8	0.3	0.03	130	8.1	0.7	8	0.03	0.04	4.5	0.39	0.5	16	0.26	7	2.66	4.59	2.89	25	0.6	0.1	0	0	1.9	0.1	0	2.0
93	9 タイの刺し身	167	19.1	8.5	1.8	52	489	22	33	223	0.3	0.5	0.03	19	6.3	2.2	8	0.30	0.08	5.1	0.38	1.4	16	1.25	8	2.04	2.45	2.20	62	0.6	0.1	0	0	2.0	0.1	0	2.1
93	10 カツオのたたき	175	25.9	6.2	1.9	552	455	21	46	279	2.2	1.0	0.11	39	9.0	0.2	12	0.11	0.19	18.2	0.79	8.6	19	0.68	4	1.51	1.33	1.85	58	0.3	1.4	0	0	2.1	+	0.1	2.2
93	11 しめサバ	196	15.7	12.6	2.5	334	326	14	27	172	1.0	0.9	0.10	37	3.8	1.0	8	0.17	0.24	8.9	0.46	9.7	20	0.54	4	3.43	3.77	2.00	46	0.5	0.8	0.8	0	2.3	0.1	0.1	2.5
93	12 ブリの刺し身	239	19.5	15.9	1.9	34	426	16	28	124	1.3	0.7	0.08	54	7.2	1.9	8	0.22	0.33	8.6	0.40	3.4	18	0.96	7	3.98	3.92	3.35	65	0.6	0.1	0	0	2.9	0.1	0	3.0
93	13 サンマの刺し身	288	16.9	22.5	1.6	129	258	34	29	168	1.3	0.8	0.12	24	14.2	1.7	8	0.02	0.26	6.8	0.50	14.6	25	0.71	5	3.86	9.51	4.18	62	0.5	0.3	0	0	3.5	0.1	0	3.6
焼き魚																																					

写真ページ	料理番号と料理名	エネルギー	たんぱく質	脂質	炭水化物	ミネラル（無機質） ナトリウム	カリウム	カルシウム	マグネシウム	リン	鉄	亜鉛	銅	ビタミン A（レチノール活性当量）	D	E（α-トコフェロール）	K	B1	B2	ナイアシン	B6	B12	葉酸	パントテン酸	C	脂肪酸 飽和	一価不飽和	多価不飽和	コレステロール	食物繊維	食塩相当量	添加糖分	エネルギー量点数 第1群	第2群	第3群	第4群	点数合計
		kcal	g			mg								µg		mg	µg	mg				µg		mg		g			mg	g			♠	♥	♣	♦	
94	14 サケの照り焼き	179	20.7	7.7	3.9	459	348	17	31	228	0.6	0.5	0.07	19	28.8	1.6	14	0.14	0.20	6.1	0.59	5.3	21	1.19	1	1.03	3.12	2.46	53	0.1	1.2	2.3	0	1.5	+	0.7	2.2
94	15 メカジキの照り焼き	222	20.0	11.6	5.8	588	527	13	38	279	0.7	0.8	0.05	70	8.8	5.0	15	0.07	0.11	7.8	0.40	1.9	19	0.47	3	2.07	5.19	2.75	72	0.3	1.5	3.0	0	1.9	0.1	0.8	2.8
94	16 ブリの照り焼き	291	19.9	19.9	4.4	374	417	13	30	131	1.3	0.7	0.08	54	7.2	2.4	14	0.22	0.34	8.7	0.40	3.4	16	0.97	4	4.42	5.56	4.99	65	0.3	1.0	2.0	0	2.9	+	0.7	3.6
94	17 イワシの塩焼き	81	8.8	4.2	1.4	196	178	41	17	108	1.0	0.8	0.10	4	14.4	1.2	7	0.02	0.18	3.3	0.23	7.1	13	0.55	5	1.15	0.84	1.14	30	0.3	0.5	0	0	1.0	0.1	0	1.0
94	18 サワラの塩焼き	128	14.2	6.8	1.0	185	394	16	25	158	0.6	0.7	0.03	17	4.9	0.2	7	0.07	0.25	6.7	0.29	3.7	13	0.84	2	1.76	2.42	1.44	42	0.3	0.5	0	0	1.5	0.1	0	1.6
94	19 アジの塩焼き	131	19.8	4.5	1.4	329	417	73	37	235	0.7	1.1	0.08	16	8.9	0.6	7	0.14	0.14	5.6	0.31	7.1	14	0.45	5	1.10	1.05	1.23	68	0.3	0.8	0	0	1.6	0.1	0	1.6
94	20 サンマの塩焼き	286	16.8	22.4	1.1	439	231	30	27	165	1.3	0.8	0.12	15	14.2	1.6	1	0.01	0.26	6.8	0.50	14.6	20	0.69	3	3.86	9.51	4.17	62	0.3	1.1	0	0	3.5	0.1	0	3.6
煮魚																																					
95	21 イワシの梅煮	100	9.4	4.2	4.6	727	193	43	21	118	1.1	0.8	0.10	5	14.4	1.2	2	0.02	0.19	3.4	0.26	7.1	17	0.57	2	1.15	0.84	1.14	30	0.5	1.8	2.0	0	1.0	0.1	0.2	1.2
95	22 カレイの煮つけ	115	17.5	1.1	6.9	649	414	50	38	189	0.4	0.8	0.03	6	11.1	1.3	1	0.04	0.32	2.3	0.15	2.6	10	0.61	1	0.22	0.23	0.28	60	0.5	1.6	4.5	0	1.0	0	0.4	1.4
95	23 タラの煮つけ	120	20.2	0.2	6.5	654	470	43	37	270	0.4	0.6	0.05	12	1.1	0.9	1	0.12	0.13	1.7	0.10	1.4	10	0.53	0	0.04	0.04	0.08	64	0.2	1.7	4.5	0	1.1	0	0.4	1.5
95	24 アジの筒煮	163	20.9	4.5	7.0	814	444	75	44	254	0.9	1.3	0.08	8	8.9	0.6	1	0.14	0.16	5.7	0.35	7.1	20	0.50	2	1.11	1.05	1.22	68	0.4	2.1	4.0	0	1.6	0.1	0.4	2.0
95	25 サバのみそ煮	223	16.4	12.8	6.8	515	308	12	30	183	1.2	0.9	0.11	30	3.8	1.1	5	0.17	0.25	9.0	0.49	9.7	13	0.55	4	3.47	3.82	2.13	46	0.4	1.3	4.5	0	2.3	+	0.4	2.8
95	26 ブリ大根	287	20.6	15.9	10.7	730	626	32	42	155	1.6	0.9	0.10	45	7.2	1.8	0	0.23	0.35	8.9	0.46	3.4	43	1.08	13	3.99	3.92	3.37	65	1.4	1.9	4.5	0	2.9	0.2	0.5	3.6
95	27 サンマの甘酢煮	334	17.8	22.5	10.6	680	345	44	41	185	1.5	0.9	0.13	18	14.2	1.7	4	0.03	0.29	7.0	0.52	14.7	31	0.74	3	3.87	9.52	4.18	62	0.8	1.7	6.0	0	3.5	0.1	0.5	4.2
いため物など																																					
96	28 イカのバター焼き	134	17.3	5.7	1.4	401	359	20	47	245	0.3	1.5	0.29	69	0.3	2.3	18	0.08	0.06	3.9	0.22	4.7	20	0.36	6	3.14	1.11	0.32	250	0.3	1.0	0	0	1.0	0.1	0.6	1.7
96	29 イワシのかば焼き風	142	9.4	8.2	5.7	265	147	38	17	114	1.1	0.8	0.10	12	14.4	1.7	14	0.02	0.19	3.3	0.23	7.1	7	0.57	0	1.60	2.49	2.81	30	0.2	0.7	1.3	0	1.0	0	0.8	1.8
96	30 エビチリソースいため	195	19.5	6.4	10.5	871	354	76	46	234	0.5	1.6	0.42	10	0	2.5	12	0.09	0.05	2.9	0.16	0.9	27	0.70	3	0.71	2.50	2.55	150	0.7	2.2	3.0	0	1.0	0.1	1.3	2.4
96	31 エビと枝豆のいため煮	226	22.1	10.0	10.1	564	580	95	69	277	1.9	2.0	0.57	15	0	2.4	29	0.25	0.12	3.1	0.18	0.7	215	0.82	18	1.22	3.64	4.17	120	3.4	1.3	0	0	0.8	1.1	0.9	2.8
96	32 サケのムニエル	226	21.3	9.3	12.9	298	541	19	37	241	0.7	0.6	0.12	31	28.8	1.6	10	0.19	0.21	6.7	0.67	5.3	34	1.42	22	2.46	3.26	2.16	59	0.8	0.8	0	0	1.5	0.5	0.8	2.8
96	33 メカジキのソテー	232	20.0	13.7	5.2	229	512	19	34	271	0.7	0.8	0.05	65	8.8	5.2	39	0.08	0.10	7.7	0.41	1.9	33	0.48	14	2.31	6.03	3.61	72	0.7	0.6	0	0	1.9	0.1	0.9	2.9
96	34 サンマのかば焼き風	373	17.6	28.5	6.7	583	210	28	29	174	1.4	0.8	0.12	15	14.2	2.4	11	0.02	0.27	6.9	0.50	14.6	16	0.72	0	4.53	11.98	6.66	62	0.1	1.5	2.0	0	3.5	0	1.1	4.7
天ぷら																																					
97	35 イカの天ぷら	195	15.4	9.0	11.3	264	274	26	48	176	0.3	1.5	0.43	14	0.1	3.1	14	0.05	0.08	1.3	0.08	1.3	13	0.66	3	1.09	3.50	3.44	215	0.7	0.7	0	0.1	0.7	0.1	1.5	2.4
97	36 エビの天ぷら	221	20.6	9.3	11.5	165	308	79	41	237	0.5	1.6	0.41	13	0.1	2.5	15	0.09	0.07	2.7	0.09	1.0	27	0.81	2	1.19	3.60	3.54	185	0.7	0.4	0	0.2	1.0	0.1	1.5	2.8
97	37 ちくわの磯辺揚げ	249	6.2	17.8	14.4	271	63	14	10	62	0.7	0.3	0.03	20	0.5	2.3	28	0.04	0.08	0.3	0.02	0.4	8	0.24	0	2.25	7.10	7.01	54	0.4	0.7	0	0.2	0.5	0	2.4	3.1
97	38 エビのかき揚げ	369	22.8	18.1	25.4	444	378	90	46	260	0.7	1.7	0.43	34	0.2	3.7	41	0.12	0.11	2.9	0.12	1.0	40	0.99	4	2.26	7.11	7.05	203	1.4	1.1	0	0.2	1.0	0.1	3.2	4.6

写真ページ	料理番号と料理名	エネルギー	たんぱく質	脂質	炭水化物	ミネラル（無機質）								ビタミン												脂肪酸			コレステロール	食物繊維	食塩相当量	添加糖分	エネルギー量点数				
						ナトリウム	カリウム	カルシウム	マグネシウム	リン	鉄	亜鉛	銅	A（レチノール活性当量）	D	E（α-トコフェロール）	K	B1	B2	ナイアシン	B6	B12	葉酸	パントテン酸	C	飽和	一価不飽和	多価不飽和					第1群	第2群	第3群	第4群	点数合計
		kcal	g			mg								µg		mg	µg	mg				µg		mg		g			mg	g			♠	♥	♣	♦	
フライ																																					
98	39 カキフライ	230	7.7	16.2	12.4	504	222	81	57	109	1.7	8.9	0.61	36	0.2	2.7	48	0.06	0.16	1.1	0.10	18.4	60	0.71	17	2.20	6.21	6.00	91	0.9	1.3	0	0.3	0.5	0.1	2.0	2.9
98	40 ホタテフライ	297	17.8	18.9	12.2	375	374	46	56	248	2.8	2.8	0.18	55	0.2	3.6	58	0.07	0.31	1.8	0.10	14.5	105	0.86	17	2.55	7.07	6.88	100	1.0	1.0	0	0.3	1.0	0.1	2.3	3.7
98	41 エビフライ	299	22.1	17.7	10.9	364	337	93	46	257	0.7	1.7	0.43	26	0.2	3.6	55	0.11	0.10	2.8	0.12	1.0	51	0.93	15	2.37	6.98	6.70	208	1.0	0.9	0	0.3	1.0	0.1	2.3	3.7
98	42 アジフライ	317	23.1	19.8	9.5	335	464	91	43	274	1.1	1.4	0.11	32	9.1	2.5	52	0.17	0.20	5.7	0.35	7.2	40	0.74	15	3.15	7.14	7.02	126	0.9	0.8	0	0.3	1.6	0.1	2.0	4.0
98	43 サケフライ	357	23.7	23.2	10.8	301	395	29	33	261	1.0	0.8	0.11	37	29	3.6	40	0.17	0.26	6.3	0.61	5.4	43	1.46	5	3.20	9.28	8.31	111	0.7	0.8	0	0.3	1.5	+	2.7	4.5
98	44 カニクリームコロッケ	388	15.9	23.8	24.7	579	289	122	36	213	0.8	3.5	0.33	152	0.5	2.5	46	0.09	0.20	0.5	0.13	3.0	45	0.82	16	11.54	6.39	2.95	114	1.8	1.5	0	0.6	0.5	0.2	3.5	4.9
から揚げなど																																					
99	45 カレイのから揚げ	152	17.7	5.5	6.5	531	452	57	34	193	0.4	0.8	0.04	17	11.1	1.9	14	0.05	0.32	2.5	0.17	2.7	29	0.68	9	0.70	1.98	2.07	60	0.9	1.3	0	0	1.0	0.1	0.8	1.9
99	46 タコのから揚げ	156	18.4	4.7	7.7	441	265	20	48	117	0.4	1.6	0.37	7	0	2.1	11	0.04	0.06	1.7	0.12	1.0	17	0.25	1	0.51	1.67	1.77	120	0.4	1.1	1.0	0	1.0	0.1	0.9	2.0
99	47 サワラ甘酢あんかけ	204	15.0	10.3	10.5	476	452	23	29	171	0.8	0.8	0.04	71	4.9	0.8	30	0.08	0.27	6.9	0.32	3.7	25	0.92	4	2.17	3.83	2.87	42	0.8	1.2	3.0	0	1.5	0.1	0.9	2.6
99	48 アジ南蛮漬け	234	21.3	9.6	12.1	644	469	81	45	257	0.9	1.3	0.09	11	8.9	1.3	11	0.16	0.16	5.8	0.36	7.1	30	0.53	4	1.67	3.12	3.32	69	0.9	1.6	4.5	0	1.6	0.1	1.2	2.9
99	49 サバ立田揚げ	247	16.0	16.6	4.9	425	280	9	28	178	1.1	0.9	0.09	37	3.8	1.5	15	0.16	0.25	8.9	0.46	9.7	11	0.54	1	3.87	5.42	3.63	46	0.1	1.1	0	0	2.3	+	0.8	3.1
99	50 イカリング揚げ	264	18.6	14.2	13.8	393	319	37	47	259	0.2	1.5	0.30	16	0.3	3.8	27	0.09	0.23	4.0	0.21	4.7	8	0.39	2	1.61	5.48	5.69	238	0.5	1.0	0	0	1.0	+	2.3	3.3
99	51 サバ甘酢あんかけ	270	16.2	16.6	9.8	469	325	16	29	183	1.1	1.0	0.11	65	3.8	1.6	12	0.18	0.25	9.0	0.49	9.7	27	0.58	5	3.87	5.42	3.64	46	0.7	1.2	1.5	0	2.3	0.1	0.9	3.4
肉のおかず																																					
ソテー・ステーキ																																					
100	52 豚もも肉のソテー	217	19.2	13.3	3.7	280	469	23	30	200	0.8	1.9	0.10	29	0.1	1.2	38	0.84	0.21	5.9	0.35	0.3	38	0.90	20	3.69	5.47	2.77	60	1.0	0.7	0	0	2.1	0.2	0.5	2.7
100	53 鶏胸肉のソテー	222	23.9	12.6	1.8	282	444	21	34	230	0.5	0.7	0.04	27	0.1	1.2	64	0.11	0.12	12.4	0.66	0.2	40	1.99	16	2.35	5.41	3.60	80	0.6	0.7	0	0	2.0	0.1	0.7	2.8
100	54 鶏もも肉のソテー	226	13.7	17.4	1.7	286	302	20	22	146	0.6	1.3	0.04	39	0.3	1.4	62	0.09	0.13	3.9	0.24	0.2	38	0.72	15	4.16	7.84	3.95	71	0.6	0.7	0	0	2.0	0.1	0.7	2.8
100	55 洋風ヒレステーキ	293	25.1	19.5	1.4	302	495	9	29	244	3.0	4.1	0.10	19	0	1.5	20	0.15	0.32	5.7	0.53	3.6	20	1.10	5	5.88	8.23	3.06	72	0.2	0.8	0	0	2.9	+	0.7	3.7
100	56 和風ヒレステーキ	307	25.6	19.5	3.4	538	597	21	36	257	3.1	4.2	0.11	11	0	1.4	20	0.16	0.33	5.8	0.56	3.6	35	1.16	7	5.89	8.23	3.07	72	0.7	1.4	0	0	2.9	0.1	0.8	3.8
100	57 ハンバーグステーキ	333	16.4	22.0	16.3	756	568	52	37	167	2.2	3.3	0.15	284	0.4	2.9	103	0.37	0.32	4.0	0.43	0.8	127	1.61	66	6.57	9.46	3.58	107	3.7	1.9	1.5	0.3	2.1	0.5	1.4	4.2
100	58 サーロインステーキ	590	26.7	49.3	3.1	732	525	26	33	259	1.9	4.6	0.11	47	0	1.7	50	0.12	0.20	8.4	0.70	1.2	38	1.13	6	18.28	22.78	4.04	107	0.7	1.9	0	0	6.5	0.1	0.8	7.4
焼き物																																					
101	59 つくね	254	15.2	16.0	8.8	563	397	71	28	133	1.8	1.1	0.07	127	0.3	1.8	94	0.11	0.24	4.6	0.44	0.4	56	1.34	14	3.39	6.74	4.06	119	0.9	1.4	2.0	0.3	1.6	0.1	1.2	3.2
101	60 ピーマン肉詰め	266	12.9	18.9	9.4	258	298	15	21	95	1.4	2.8	0.09	20	0.2	1.5	23	0.28	0.15	3.5	0.31	0.7	19	0.83	33	5.21	8.59	3.31	45	1.5	0.7	0	0	2.1	0.2	1.1	3.3

写真ページ	料理番号と料理名	エネルギー	たんぱく質	脂質	炭水化物	ミネラル（無機質）								ビタミン												脂肪酸			コレステロール	食物繊維	食塩相当量	添加糖分	エネルギー量点数				
						ナトリウム	カリウム	カルシウム	マグネシウム	リン	鉄	亜鉛	銅	A（レチノール活性当量）	D	E（α-トコフェロール）	K	B_1	B_2	ナイアシン	B_6	B_{12}	葉酸	パントテン酸	C	飽和	一価不飽和	多価不飽和					第1群	第2群	第3群	第4群	点数合計
		kcal	g			mg								µg		mg	µg	mg				µg		mg		g			mg	g			♠	♥	♣	♦	
101	61 焼きギョーザ	310	15.5	14.6	26.6	441	492	57	32	170	1.0	1.6	0.12	39	0.1	1.8	92	0.53	0.17	3.9	0.35	0.2	76	1.10	22	3.06	5.99	4.23	38	2.4	1.1	0	0	1.3	0.2	2.4	3.9
101	62 鶏胸肉の照り焼き	232	25.1	10.7	6.9	560	554	8	41	268	0.6	0.9	0.07	24	0.3	1.0	37	0.16	0.18	14.5	0.70	0.2	28	2.25	8	2.14	4.59	2.83	80	1.4	1.4	3.0	0	2.0	0.1	0.8	2.9
101	63 鶏もも肉の照り焼き	236	15.0	15.6	6.8	564	412	8	28	184	0.8	1.5	0.06	36	0.5	1.2	35	0.14	0.19	6.1	0.28	0.2	25	0.98	8	3.95	7.02	3.17	71	1.4	1.4	3.0	0	2.0	0.1	0.8	2.9
101	64 豚肩ロース肉のしょうが焼き	312	16.7	23.4	5.4	394	489	26	31	178	0.9	2.6	0.11	35	0.3	1.6	46	0.61	0.24	3.8	0.35	0.5	41	1.26	23	7.22	9.83	4.37	62	1.3	1.0	0	0	2.8	0.2	0.8	3.9
101	65 豚ロース肉のしょうが焼き	321	18.7	23.4	5.5	383	498	26	35	196	0.7	1.6	0.08	35	0.1	1.6	47	0.66	0.17	7.1	0.39	0.3	40	1.08	22	7.74	9.39	4.47	55	1.3	1.0	0	0	3.0	0.2	0.8	4.0
和風の煮物																																					
102	66 牛すじ煮込み	152	16.8	3.1	14.0	874	381	69	36	74	1.3	0.6	0.12	173	0	0.4	10	0.05	0.07	0.7	0.12	0.2	56	0.32	10	0.56	1.63	0.37	34	4.0	2.2	1.5	0	1.0	0.5	0.4	1.9
102	67 手羽先の煮物	297	19.0	21.0	4.2	424	281	29	23	162	0.8	1.7	0.03	55	0.6	1.2	55	0.08	0.11	5.8	0.35	0.5	21	0.94	4	5.06	10.38	4.09	126	0.4	1.1	2.0	0	3.0	0.1	0.7	3.7
102	68 肉豆腐	301	18.6	18.3	13.5	620	470	137	169	257	1.6	1.7	0.23	7	0.1	1.0	26	0.46	0.14	4.4	0.33	0.3	31	0.71	9	5.11	6.34	5.20	31	2.3	1.6	4.5	0	2.6	0.3	0.8	3.8
102	69 鶏骨つき肉の煮物	311	20.9	21.1	5.5	588	420	14	34	223	0.9	2.1	0.06	49	0.5	1.4	43	0.13	0.20	6.0	0.34	0.4	30	1.05	6	5.69	9.70	3.86	107	0.4	1.5	3.0	0	3.1	0.1	0.8	3.9
102	70 じゃが芋のそぼろ煮	315	15.1	16.1	25.0	588	725	16	45	154	1.3	2.3	0.15	9	0.3	0.9	13	0.59	0.21	6.2	0.47	0.7	29	1.42	36	4.82	6.93	2.79	52	1.4	1.5	4.5	0	2.1	1.0	0.9	3.9
102	71 肉じゃが	367	9.1	19.2	37.8	739	899	26	51	149	1.5	1.6	0.20	180	0	0.9	18	0.20	0.14	4.2	0.46	0.9	51	1.18	60	5.32	9.96	2.07	30	3.2	1.9	4.5	0	2.0	1.7	0.9	4.6
102	72 角煮	475	15.4	39.5	8.0	763	289	7	24	151	0.8	1.9	0.04	11	0.5	1.0	13	0.52	0.15	4.9	0.25	0.5	6	0.70	1	15.05	16.99	5.18	70	0	1.9	6.0	0	4.9	0	1.0	5.9
洋風の煮物																																					
103	73 ミートソース	289	12.8	18.7	10.1	506	570	31	32	122	1.7	2.8	0.15	164	0.2	2.2	23	0.33	0.18	3.8	0.41	0.7	34	1.00	13	5.08	8.52	3.27	45	2.3	1.3	0	0	2.1	0.5	1.0	3.6
103	74 鶏もも肉のトマト煮	317	15.5	21.8	13.5	642	666	29	41	193	1.2	1.5	0.18	109	0.3	3.5	47	0.19	0.18	4.8	0.44	0.2	53	1.08	21	4.76	10.83	4.37	72	2.8	1.6	0	0	2.0	0.6	1.4	4.0
103	75 鶏骨つき肉のスープ煮	335	22.0	21.3	12.3	715	708	68	47	255	1.2	2.3	0.11	259	0.5	1.7	125	0.20	0.23	6.2	0.52	0.4	109	1.39	50	5.71	9.71	3.91	107	3.3	1.8	0	0	3.1	0.7	0.5	4.2
103	76 ポークカレー	355	14.0	21.7	24.9	1040	619	41	36	174	1.4	2.0	0.17	211	0.1	1.5	16	0.50	0.19	3.9	0.41	0.2	28	1.20	25	6.80	9.34	3.82	44	2.9	2.6	0	0	1.6	0.8	2.0	4.4
103	77 ビーフストロガノフ	362	15.3	24.4	16.3	887	487	29	29	177	1.6	3.6	0.20	39	0.1	1.5	18	0.12	0.25	3.9	0.39	1.7	20	1.23	9	8.74	10.11	2.64	59	2.6	2.3	0.5	0	2.4	0.4	1.7	4.5
103	78 鶏胸肉のクリーム煮	374	29.6	19.0	20.2	739	757	110	58	358	1.1	1.6	0.12	102	0.3	2.5	118	0.22	0.34	13.1	0.85	0.4	133	3.02	67	6.09	6.81	3.92	98	3.9	1.9	0	0.6	2.0	0.7	1.4	4.7
103	79 ビーフシチュー	557	16.9	44.9	13.9	736	615	44	40	202	2.6	3.6	0.19	324	0.1	2.7	105	0.19	0.36	4.6	0.43	1.9	142	1.62	65	13.81	23.76	3.00	78	4.9	1.9	0.7	0	5.1	0.5	1.4	7.0
いため物																																					
104	80 砂肝のにんにくいため	139	15.7	7.6	0.8	242	210	7	13	123	2.2	2.4	0.09	3	0	1.0	34	0.06	0.22	3.3	0.07	1.4	33	1.12	5	1.00	2.88	2.67	170	0.2	0.6	0	0	1.0	+	0.7	1.7
104	81 レバーにらいため	210	15.9	12.3	6.9	554	388	28	32	265	9.1	5.0	0.72	8508	0.8	2.1	57	0.27	2.43	9.7	0.47	16.4	583	5.09	26	1.61	4.27	4.61	163	1.7	1.4	1.0	0	1.0	0.2	1.4	2.6
104	82 肉野菜いため	261	19.9	15.4	8.7	521	565	43	37	215	1.0	2.1	0.12	149	0.1	1.3	65	0.86	0.23	6.0	0.45	0.3	62	1.06	41	3.91	6.29	3.61	61	2.4	1.3	0	0	2.1	0.4	0.8	3.3
104	83 青椒肉絲	281	19.1	17.1	10.2	805	623	23	36	207	1.8	4.4	0.17	13	0	2.0	22	0.10	0.24	4.6	0.40	1.0	53	1.29	28	4.82	7.62	3.12	55	2.8	2.0	0.8	0	2.1	0.3	1.1	3.5
104	84 カキ油いため	284	14.4	20.8	7.2	821	530	107	40	170	2.2	3.6	0.15	174	0	1.9	100	0.10	0.23	3.5	0.35	1.8	74	1.03	25	6.05	9.24	3.13	48	1.3	2.1	1.0	0	2.4	0.1	1.0	3.5
104	85 回鍋肉	309	19.5	17.9	11.4	879	572	51	45	219	1.1	2.8	0.13	11	0.2	1.0	65	0.65	0.27	4.9	0.49	0.4	82	1.32	35	5.20	7.51	3.18	59	2.5	2.2	0	0	2.4	0.4	1.0	3.9

写真ページ	料理番号と料理名	エネルギー	たんぱく質	脂質	炭水化物	ミネラル（無機質）								ビタミン												脂肪酸			コレステロール	食物繊維	食塩相当量	添加糖分	エネルギー量点数				
						ナトリウム	カリウム	カルシウム	マグネシウム	リン	鉄	亜鉛	銅	A（レチノール活性当量）	D	E（α-トコフェロール）	K	B1	B2	ナイアシン	B6	B12	葉酸	パントテン酸	C	飽和	一価不飽和	多価不飽和					第1群	第2群	第3群	第4群	点数合計
		kcal	g			mg								µg		mg	µg	mg				µg		mg		g			mg	g			♠	♥	♣	♦	
104	86 酢豚	472	21.0	29.9	27.7	932	807	35	46	241	1.0	2.2	0.18	231	0.5	3.0	34	0.71	0.26	8.0	0.48	0.3	49	1.65	22	8.44	11.97	7.13	56	4.4	2.4	3.0	0	3.0	0.5	2.4	5.9
フライ																																					
105	87 ささ身フライ	292	20.7	18.0	9.7	238	409	19	31	210	0.6	0.8	0.07	40	0.2	2.5	47	0.11	0.16	9.1	0.49	0.2	33	2.62	6	2.45	7.10	6.74	108	0.7	0.6	0	0.3	1.0	0.1	2.3	3.6
105	88 ヒレカツ	292	23.0	17.2	9.2	407	482	26	33	246	1.3	2.3	0.10	24	0.5	2.0	53	1.22	0.29	6.4	0.53	0.5	34	1.12	14	3.01	6.78	5.70	100	0.9	1.0	0	0.2	1.5	0.1	1.9	3.7
105	89 チキンカツ	339	16.3	25.2	8.9	328	327	27	26	175	0.9	1.6	0.06	53	0.5	2.3	73	0.11	0.18	4.0	0.25	0.3	43	0.93	15	5.35	10.91	6.78	118	0.9	0.8	0	0.2	2.0	0.1	1.9	4.2
105	90 メンチカツ	381	16.4	25.1	20.5	486	391	55	30	147	1.9	3.1	0.12	42	0.4	2.0	64	0.32	0.22	3.6	0.34	0.8	51	1.12	19	6.43	10.92	5.28	99	2.1	1.2	1.5	0.3	2.1	0.3	2.1	4.8
105	91 ポテトコロッケ	442	16.4	27.9	29.5	326	654	47	41	191	1.5	1.7	0.17	48	0.3	3.2	102	0.59	0.20	4.2	0.44	0.2	63	1.26	46	4.84	11.41	9.23	77	2.7	0.8	0	0.2	1.3	0.9	3.2	5.5
105	92 ロースカツ	481	21.4	36.8	12.4	417	413	31	32	214	0.9	1.8	0.09	38	0.3	2.8	62	0.67	0.21	6.9	0.35	0.4	41	1.25	17	9.67	14.72	9.48	113	1.2	1.1	0	0.3	3.0	0.1	2.7	6.0
から揚げなど																																					
106	93 レバーの香り揚げ	170	14.4	6.9	11.1	550	336	18	24	250	9.0	4.7	0.67	8484	0.8	1.1	33	0.25	2.38	9.4	0.45	16.4	553	4.77	19	1.02	2.05	2.40	163	0.6	1.4	1.5	0	1.0	0.1	1.0	2.1
106	94 豚ヒレ肉の立田揚げ	221	21.4	10.8	6.3	735	446	9	33	231	1.1	2.1	0.07	6	0.3	1.2	19	1.20	0.25	6.4	0.51	0.5	7	0.93	2	1.99	4.27	3.46	53	0.2	1.9	0	0	1.5	+	1.3	2.8
106	95 鶏胸肉の立田揚げ	242	24.5	12.2	6.3	561	529	22	41	246	0.9	0.8	0.05	62	0.1	1.4	68	0.13	0.15	12.6	0.67	0.2	44	2.01	10	2.31	5.24	3.44	80	0.6	1.4	0	0	2.0	0.1	0.9	3.0
106	96 豚もも肉の立田揚げ	249	19.1	15.5	5.3	385	389	11	28	197	0.9	1.9	0.08	11	0.1	1.2	23	0.82	0.21	5.7	0.31	0.3	20	0.83	3	3.93	6.41	3.70	60	0.3	1.0	0	0	2.1	+	1.0	3.1
106	97 肉団子	255	13.9	17.5	8.6	407	287	17	21	112	1.0	2.2	0.07	20	0.4	1.1	16	0.50	0.20	4.0	0.29	0.5	24	1.02	3	5.09	7.47	3.18	81	0.5	1.0	3.0	0.1	2.1	0.1	0.9	3.2
106	98 鶏もも肉のから揚げ	266	14.7	17.1	10.2	392	307	11	24	157	0.7	1.4	0.05	35	0.3	1.4	37	0.10	0.14	4.0	0.24	0.2	25	0.76	3	4.15	7.68	3.85	71	0.5	1.0	0	0	2.0	+	1.2	3.3
106	99 手羽先のから揚げ	311	18.8	22.7	4.6	238	229	23	18	151	0.7	1.6	0.03	54	0.6	1.4	57	0.08	0.10	5.7	0.32	0.5	9	0.91	2	5.26	11.05	4.79	126	0.2	0.6	0	0	3.0	0	0.9	3.9
大豆と豆のおかず																																					
107	100 枝豆	81	7.0	3.7	5.3	196	355	35	37	102	1.6	0.8	0.25	13	0	0.5	18	0.19	0.09	1.0	0.09	0	192	0.32	16	0.50	1.13	1.66	0	3.0	0.5	0	0	0	1.0	0	1.0
107	101 にら納豆	87	7.2	4.1	6.0	229	382	47	46	89	1.5	0.9	0.26	58	0	0.7	276	0.04	0.26	0.6	0.13	0	69	1.56	4	0.59	0.89	2.28	0	3.2	0.6	0	0	1.0	0.1	0	1.1
107	102 いんげん豆の甘煮	121	4.7	0.6	22.9	39	259	33	26	83	1.1	0.6	0.18	0	0	0	2	0.10	0.04	0.3	0.06	0	18	0.08	0	0.06	0.04	0.20	0	7.3	0.1	9.0	0	1.0	0	0.5	1.5
107	103 五目豆	150	8.5	4.5	20.8	562	585	68	76	141	1.5	1.3	0.19	139	0	1.1	8	0.14	0.08	0.7	0.13	0	49	0.51	14	0.59	1.08	2.34	0	5.7	1.4	6.0	0	1.0	0.5	0.4	1.9
107	104 ポークビーンズ	197	13.8	9.6	15.0	225	730	61	71	191	1.8	1.7	0.24	258	0.1	2.7	25	0.50	0.15	2.8	0.40	0.1	55	0.74	15	1.38	3.08	4.16	15	5.7	0.6	0.8	0	1.4	0.6	0.5	2.5
107	105 ひよこ豆のトマトカレー煮	218	9.3	10.3	22.9	611	580	49	47	171	1.4	1.3	0.26	186	0.1	3.0	23	0.28	0.11	2.4	0.34	0.1	83	0.71	24	1.84	4.02	3.30	9	8.0	1.6	0	0	1.5	0.5	0.8	2.7
107	106 チリコンカーン	280	13.1	14.9	22.9	295	687	55	51	167	2.6	2.6	0.31	59	0.1	2.2	24	0.28	0.16	2.9	0.35	0.5	49	0.72	14	3.56	6.56	3.13	27	9.3	0.7	0.7	0	2.3	0.4	0.8	3.5
大豆製品のおかず																																					
108	107 冷ややっこ	83	7.2	4.2	3.8	21	238	84	79	118	1.2	0.7	0.22	1	0	0.2	18	0.15	0.06	0.4	0.10	0	23	0.15	1	0.68	0.79	2.22	1	0.7	0.1	0	0	1.0	+	0	1.0

写真ページ	料理番号と料理名	エネルギー	たんぱく質	脂質	炭水化物	ミネラル（無機質）								ビタミン												脂肪酸			コレステロール	食物繊維	食塩相当量	添加糖分	エネルギー量点数				
						ナトリウム	カリウム	カルシウム	マグネシウム	リン	鉄	亜鉛	銅	A（レチノール活性当量）	D	E（α-トコフェロール）	K	B_1	B_2	ナイアシン	B_6	B_{12}	葉酸	パントテン酸	C	飽和	一価不飽和	多価不飽和					第1群	第2群	第3群	第4群	点数合計
		kcal	g			mg								µg		mg	µg	mg				µg		mg		g			mg	g			♠	♥	♣	♦	
108	108 豆腐ステーキ	140	7.5	10.7	2.8	455	186	100	146	127	1.1	0.7	0.18	19	0	1.1	38	0.09	0.04	0.2	0.10	0	18	0.06	1	1.42	3.33	4.91	0	0.7	1.2	0	0	1.0	0.1	0.7	1.8
108	109 ピータン豆腐	175	11.8	12.0	3.5	561	198	122	136	199	2.1	1.1	0.19	79	2.2	0.9	23	0.08	0.14	0.3	0.07	0.4	39	0.38	1	2.05	4.40	3.61	238	0.6	1.4	0.8	0.9	0.9	+	0.3	2.2
108	110 揚げ出し豆腐	193	7.5	11.2	13.8	377	278	86	84	134	1.3	0.8	0.22	4	0	1.1	31	0.15	0.07	0.8	0.11	0.1	20	0.18	1	1.44	3.66	5.08	0	0.5	1.0	2.0	0	1.0	+	1.4	2.4
108	111 麻婆豆腐	259	15.5	17.8	7.7	709	353	109	160	192	1.7	1.9	0.22	6	0.2	1.3	28	0.37	0.14	2.5	0.27	0.2	30	0.59	3	3.96	6.40	5.65	30	1.2	1.8	1.5	0	2.2	0.1	0.9	3.2
108	112 チャンプルー	261	18.4	16.0	8.4	733	572	124	159	265	2.2	1.9	0.25	122	0.5	2.0	60	0.42	0.28	2.9	0.27	0.6	96	1.01	58	3.15	5.46	5.50	128	3.1	1.9	0	0.5	1.6	0.3	0.8	3.3
108	113 油揚げの網焼き	83	4.7	6.9	0.3	1	28	65	31	71	0.7	0.5	0.05	9	0	0.3	20	0.01	0.01	0.1	0.02	0	5	0.03	0	0.78	2.49	2.71	0	0.4	0	0	0	1.0	0	0	1.0
109	114 凍り豆腐の含め煮	103	8.5	5.2	5.6	427	252	152	31	154	2.0	0.9	0.11	147	0	0.6	74	0.05	0.06	1.3	0.06	0.3	38	0.19	12	0.79	1.11	2.78	0	1.2	1.1	3.0	0	1.0	0.1	0.2	1.3
109	115 厚揚げの煮物	110	7.1	6.3	5.5	375	309	189	41	117	2.4	0.7	0.15	147	0	0.8	79	0.08	0.08	1.1	0.11	0.2	51	0.28	12	0.89	1.69	3.06	0	1.2	1.0	2.0	0	1.0	0.1	0.3	1.4
109	116 油揚げと小松菜の煮浸し	113	6.5	7.0	5.3	372	473	201	46	123	3.0	0.7	0.10	208	0	1.0	181	0.09	0.13	1.4	0.13	0.2	94	0.32	31	0.79	2.49	2.78	0	1.8	0.9	2.0	0	1.0	0.1	0.2	1.4
109	117 サクラエビ入りおから	124	5.4	5.5	13.2	401	310	101	35	102	0.8	0.6	0.17	73	0	1.0	16	0.08	0.07	1.3	0.10	0.5	34	0.35	3	0.65	1.90	2.40	21	5.3	1.0	4.5	0	0.6	0.1	0.8	1.6
109	118 袋煮	158	10.8	9.3	5.7	616	443	84	57	176	2.2	1.3	0.11	223	1.0	1.5	122	0.10	0.34	1.3	0.13	0.8	112	0.95	14	1.97	3.28	2.34	231	1.3	1.6	3.0	1.0	0.5	0.1	0.3	2.0
109	119 がんもどきの含め煮	192	11.9	12.5	7.3	503	274	244	79	173	3.5	1.2	0.17	78	0	1.3	93	0.06	0.08	1.1	0.11	0.2	50	0.29	12	1.75	3.51	5.99	0	1.6	1.3	4.5	0	2.0	0.1	0.4	2.4
109	120 厚揚げの中国風いため物	195	8.4	12.8	11.6	544	344	183	54	135	2.4	1.0	0.18	77	0.9	1.5	84	0.09	0.07	0.5	0.21	0	81	0.41	42	1.62	4.23	5.72	0	3.4	1.4	1.5	0	1.0	0.4	1.0	2.4
109	121 凍り豆腐の卵とじ	216	22.3	11.0	5.3	700	351	134	48	320	2.4	1.8	0.14	111	1.0	1.0	42	0.08	0.31	4.7	0.26	0.8	38	1.85	2	2.40	3.20	3.70	251	0.6	1.8	3.0	1.0	1.4	+	0.2	2.7
卵のおかず																																					
110	122 茶わん蒸し	69	8.9	3.0	0.8	342	184	28	16	119	0.6	0.7	0.09	45	0.5	0.5	8	0.05	0.15	2.4	0.11	0.6	19	0.89	0	0.81	1.04	0.49	145	0.2	0.9	0	0.5	0.3	+	0	0.9
110	123 ゆで卵（塩）	83	6.8	5.7	0.2	194	72	28	6	99	1.0	0.7	0.04	83	1.0	0.6	7	0.03	0.24	0.1	0.04	0.5	24	0.80	0	1.56	2.03	0.91	231	0	0.5	0	1.0	0	0	0	1.0
110	124 温泉卵	87	7.0	5.7	0.9	234	95	29	8	105	1.0	0.7	0.04	83	1.0	0.6	7	0.04	0.24	0.3	0.05	0.6	24	0.82	0	1.56	2.03	0.91	231	0	0.6	0.4	1.0	0	0	0.1	1.1
110	125 いり卵	91	6.8	5.7	2.1	194	72	28	6	99	1.0	0.7	0.04	83	1.0	0.6	7	0.03	0.24	0.1	0.04	0.5	24	0.80	0	1.56	2.03	0.91	231	0	0.5	2.0	1.0	0	0	0.1	1.1
110	126 目玉焼き	102	6.8	7.7	0.2	194	77	30	6	99	1.0	0.7	0.04	86	1.0	0.8	15	0.03	0.24	0.1	0.05	0.5	25	0.80	1	1.78	2.85	1.73	231	0	0.5	0	1.0	0	+	0.2	1.3
110	127 にらの卵とじ	121	10.0	5.9	5.1	473	367	111	29	164	1.5	1.0	0.18	199	1.0	1.8	79	0.07	0.31	1.0	0.13	1.0	73	1.08	8	1.60	2.05	0.97	252	1.1	1.2	2.0	1.0	0.1	0.1	0.2	1.5
111	128 ポーチドエッグ	127	8.3	9.2	2.4	313	557	63	55	133	2.4	1.2	0.12	348	1.0	2.1	197	0.11	0.38	0.5	0.14	0.5	171	0.94	25	3.61	2.76	1.12	239	2.0	0.8	0	1.0	0	0.2	0.4	1.6
111	129 オムレツ	133	7.1	10.8	0.6	243	93	40	7	108	1.0	0.8	0.05	122	1.0	0.7	13	0.04	0.25	0.1	0.05	0.5	28	0.85	1	4.76	3.17	1.05	245	0.1	0.6	0	1.1	0	+	0.6	1.7
111	130 スクランブルエッグ	133	7.1	10.8	0.6	242	86	38	7	107	1.0	0.8	0.05	117	1.0	0.6	8	0.04	0.25	0.1	0.05	0.5	24	0.84	0	4.77	3.17	1.05	245	0	0.6	0	1.1	0	0	0.6	1.7
111	131 厚焼き卵	136	7.0	9.7	4.1	237	135	36	10	106	1.1	0.8	0.05	91	1.0	1.1	21	0.04	0.24	0.2	0.06	0.5	32	0.84	2	2.00	3.67	2.55	231	0.3	0.6	3.0	1.0	0	0.1	0.6	1.7
111	132 カニたま	213	13.5	14.6	4.1	463	229	60	20	189	1.7	2.0	0.14	125	1.5	2.0	22	0.07	0.39	0.8	0.11	0.9	52	1.36	2	3.02	5.52	3.86	357	0.8	1.2	0.8	1.6	0.1	0.1	0.9	2.7
111	133 ハムエッグ	217	13.4	17.2	0.7	555	176	32	14	235	1.2	1.2	0.07	83	1.2	1.4	19	0.27	0.28	2.7	0.14	0.7	24	1.03	20	4.22	6.76	3.92	247	0	1.4	0	1.0	1.0	0	0.7	2.7

写真ページ	料理番号と料理名	エネルギー	たんぱく質	脂質	炭水化物	ミネラル（無機質） ナトリウム	カリウム	カルシウム	マグネシウム	リン	鉄	亜鉛	銅	ビタミン A（レチノール活性当量）	D	E（α-トコフェロール）	K	B1	B2	ナイアシン	B6	B12	葉酸	パントテン酸	C	脂肪酸 飽和	一価不飽和	多価不飽和	コレステロール	食物繊維	食塩相当量	添加糖分	エネルギー量点数 第1群	第2群	第3群	第4群	点数合計
		kcal	g			mg								μg		mg	μg	mg				μg		mg		g			mg	g			♠	♥	♣	♦	
111	134 ベーコンエッグ	282	11.9	25.3	0.4	475	157	31	13	191	1.3	1.4	0.08	85	1.2	1.3	14	0.22	0.29	1.3	0.12	0.8	24	1.05	14	7.93	10.87	3.98	251	0	1.2	0	1.0	2.0	0	0.5	3.5
111	135 ウナギの卵とじ	290	19.0	19.9	5.4	615	334	114	25	276	1.7	1.9	0.07	909	10.3	3.5	8	0.35	0.51	2.7	0.13	2.2	46	1.52	2	5.19	8.60	2.62	352	0.4	1.6	3.0	1.0	2.3	0.1	0.2	3.6
野菜のおかず																																					
塩もみなど																																					
112	136 きゅうりの塩もみ	14	1.0	0.1	3.0	235	201	26	15	36	0.3	0.2	0.11	28	0	0.3	34	0.03	0.03	0.2	0.05	0	25	0.33	14	0.01	0	0.01	0	1.1	0.6	0	0	0	0.2	0	0.2
112	137 きゅうりの梅肉あえ	16	1.1	0.1	3.5	406	222	29	17	38	0.4	0.2	0.11	28	0	0.3	34	0.03	0.03	0.2	0.05	0	25	0.34	14	0.01	0	0.01	0	1.2	1.0	0	0	0	0.2	+	0.2
112	138 キャベツの浅漬け風	18	0.9	0.1	3.9	199	148	31	11	20	0.2	0.1	0.02	4	0	0.1	55	0.03	0.02	0.2	0.08	0	55	0.16	29	0.02	0.01	0.02	0	1.3	0.5	0	0	0	0.2	+	0.2
112	139 しめじのおろしあえ	19	1.6	0.4	4.6	169	310	12	11	60	0.3	0.3	0.04	0	0.3	0	0	0.09	0.09	3.5	0.07	0	31	0.49	6	0.03	0.01	0.10	0	2.5	0.4	0	0	0	0.2	+	0.2
112	140 刻みオクラ	23	1.5	0.5	4.1	173	157	60	32	40	0.4	0.4	0.08	31	0	0.7	39	0.05	0.06	0.5	0.06	0	62	0.25	6	0.07	0.14	0.17	0	2.8	0.4	0	0	0	0.2	0.1	0.3
112	141 じゃこおろし	37	4.4	0.4	3.8	275	261	75	23	102	0.3	0.4	0.03	33	6.1	0.2	7	0.04	0.02	0.9	0.05	0.6	37	0.18	10	0.06	0.02	0.11	39	1.2	0.7	0	0	0.3	0.2	0	0.5
112	142 長芋のたたき	50	1.7	0.2	10.3	347	289	17	14	23	0.3	0.2	0.07	18	0	0.2	14	0.06	0.02	0.3	0.06	0	8	0.40	4	0.02	0.01	0.05	0	0.8	0.9	1.0	0	0	0.5	0.1	0.6
あえ物																																					
113	143 小松菜のからしあえ	25	2.1	0.5	3.8	417	530	173	18	58	2.9	0.3	0.06	260	0	0.9	210	0.10	0.14	1.2	0.13	0	112	0.35	39	0.04	0.18	0.16	0	1.9	1.1	0	0	0	0.2	0.1	0.3
113	144 いんげんのごまあえ	38	1.8	1.7	5.0	229	158	61	25	44	0.7	0.4	0.08	25	0	0.1	30	0.05	0.07	0.5	0.06	0	31	0.12	4	0.25	0.59	0.73	0	1.6	0.6	1.5	0	0	0.1	0.3	0.5
113	145 もやしのナムル	43	2.6	2.0	4.6	235	149	22	16	42	0.6	0.5	0.08	20	0	0.2	21	0.06	0.08	0.5	0.11	0	56	0.40	13	0.31	0.75	0.83	0	1.7	0.6	0.6	0	0	0.2	0.3	0.5
113	146 ほうれん草のごまあえ	44	2.7	1.9	5.4	241	580	76	69	61	2.0	0.8	0.14	280	0	1.7	216	0.10	0.17	0.7	0.14	0	174	0.19	28	0.27	0.61	0.84	0	2.6	0.6	2.0	0	0	0.2	0.4	0.6
113	147 春菊のごまあえ	62	3.3	3.9	5.4	279	365	165	45	75	1.9	0.6	0.18	266	0	1.2	176	0.10	0.13	1.0	0.14	0	144	0.21	13	0.45	1.12	1.43	0	3.1	0.7	1.0	0	0	0.2	0.6	0.8
113	148 きゅうりのごま酢あえ	66	2.3	3.7	7.3	235	228	104	39	73	0.9	0.6	0.22	28	0	0.3	35	0.06	0.05	0.6	0.09	0	35	0.36	14	0.43	1.08	1.33	0	1.9	0.6	3.0	0	0	0.2	0.7	0.8
113	149 ほうれん草の白あえ	91	6.2	5.1	6.3	362	649	143	139	123	2.6	1.2	0.25	280	0	1.8	223	0.15	0.19	0.8	0.17	0	182	0.20	28	0.77	1.40	2.41	0	3.1	0.9	2.0	0	0.5	0.2	0.5	1.1
酢の物																																					
114	150 きゅうりとわかめの酢の物	17	1.2	0.2	3.9	337	110	30	16	32	0.4	0.2	0.06	22	0	0.2	57	0.02	0.02	0.2	0.03	0	17	0.22	7	0.02	0.01	0.07	0	1.8	0.9	1.0	0	0	0.1	0.1	0.2
114	151 もやしとわかめの酢の物	22	2.3	0.1	4.3	270	74	24	15	34	0.5	0.4	0.07	4	0	0.1	25	0.04	0.06	0.4	0.06	0	44	0.36	11	0.01	0	0.03	0	2.0	0.7	0.8	0	0	0.2	0.1	0.3
114	152 かぶとわかめの酢の物	27	0.7	0.1	6.3	253	202	24	8	23	0.2	0.1	0.03	2	0	0	10	0.03	0.03	0.5	0.06	0	40	0.20	14	0.01	0.01	0.06	0	1.4	0.6	2.0	0	0	0.2	0.1	0.3
114	153 菊花かぶ	27	0.6	0.1	6.3	269	273	27	12	24	0.2	0.1	0.03	3	0	0	1	0.03	0.03	0.6	0.06	0	42	0.19	15	0.02	0.01	0.05	0	1.4	0.7	1.5	0	0	0.2	0.1	0.3
114	154 紅白なます	34	0.5	0.1	7.8	448	236	24	10	18	0.2	0.1	0.02	69	0	0.1	2	0.03	0.02	0.3	0.06	0	32	0.13	11	0.01	0	0.02	0	1.4	1.1	3.0	0	0	0.2	0.2	0.4
114	155 長芋とわかめの酢の物	43	1.7	0.3	9.2	269	266	19	14	24	0.3	0.2	0.06	4	0	0.1	20	0.06	0.02	0.3	0.06	0	7	0.39	4	0.03	0.02	0.08	0	1.2	0.7	0	0	0	0.5	+	0.5
114	156 酢ばす	51	1.3	0.1	11.4	221	291	14	11	49	0.3	0.2	0.06	2	0	0.4	0	0.07	0.01	0.6	0.06	0.1	9	0.55	29	0.01	0.01	0.02	0	1.2	0.6	1.5	0	0	0.5	0.1	0.6

写真ページ	料理番号と料理名	エネルギー	たんぱく質	脂質	炭水化物	ミネラル（無機質） ナトリウム	カリウム	カルシウム	マグネシウム	リン	鉄	亜鉛	銅	ビタミン A（レチノール活性当量）	D	E（α-トコフェロール）	K	B1	B2	ナイアシン	B6	B12	葉酸	パントテン酸	C	脂肪酸 飽和	一価不飽和	多価不飽和	コレステロール	食物繊維	食塩相当量	添加糖分	エネルギー量点数 第1群	第2群	第3群	第4群	点数合計
		kcal	g			mg								µg		mg	µg	mg				µg		mg		g			mg	g			♠	♥	♣	♦	
	お浸し																																				
115	157 青梗菜のお浸し	11	0.9	0.1	2.2	259	253	91	17	31	1.1	0.3	0.06	153	0	0.6	76	0.03	0.07	0.4	0.08	0	61	0.17	22	0.01	0.01	0.05	0	1.1	0.7	0	0	0	0.1	+	0.1
115	158 にらのお浸し	12	1.3	0.1	1.9	176	224	21	10	22	0.4	0.2	0.03	116	0	1.0	72	0.03	0.06	0.5	0.07	0.1	41	0.22	8	0.02	0.01	0.04	1	1.1	0.4	0	0	+	0.1	+	0.2
115	159 いんげんのお浸し	17	1.9	0.1	2.9	179	155	26	15	33	0.5	0.2	0.03	25	0	0.1	30	0.04	0.07	0.8	0.05	0.2	26	0.11	4	0.02	0	0.03	2	1.2	0.5	0	0	+	0.1	+	0.2
115	160 オクラのお浸し	19	1.4	0.1	4.0	176	159	52	30	38	0.3	0.4	0.07	31	0	0.7	39	0.05	0.06	0.5	0.06	0	62	0.25	6	0.02	0.01	0.02	0	2.8	0.4	0	0	0	0.2	+	0.2
115	161 ほうれん草のお浸し	23	2.8	0.4	2.9	248	580	41	59	52	1.8	0.6	0.09	280	0	1.7	216	0.09	0.17	1.0	0.12	0.2	170	0.19	28	0.04	0.02	0.14	2	2.2	0.6	0	0	0.1	0.2	+	0.3
115	162 モロヘイヤのお浸し	33	4.5	0.4	4.8	237	401	184	36	92	0.9	0.5	0.24	588	0	4.6	448	0.13	0.31	1.3	0.26	0.3	177	1.31	46	0.06	0.02	0.18	2	4.1	0.6	0	0	0.1	0.3	+	0.4
115	163 小松菜とまいたけの煮浸し	40	3.0	0.4	7.7	485	578	140	22	83	2.5	0.6	0.16	208	2.5	0.7	168	0.13	0.22	3.9	0.15	0.2	118	0.59	31	0.05	0.04	0.13	0	3.3	1.2	2.0	0	0	0.2	0.3	0.5
	サラダ①																																				
116	164 レタスサラダ	74	0.8	6.1	4.1	198	230	21	11	28	0.4	0.2	0.06	35	0	1.2	38	0.05	0.04	0.3	0.07	0	57	0.24	13	0.67	2.47	2.48	0	1.2	0.5	0	0	0	0.2	0.7	0.9
116	165 ミニトマトのバジルマリネ	76	0.8	6.1	5.0	159	189	9	9	22	0.3	0.1	0.04	52	0	1.0	9	0.05	0.03	0.5	0.10	0	24	0.12	20	0.81	4.45	0.46	0	1.0	0.4	0	0	0	0.3	0.7	1.0
116	166 コールスローサラダ	77	1.0	6.2	4.7	241	169	33	11	22	0.3	0.2	0.02	72	0	0.9	67	0.04	0.03	0.2	0.09	0	57	0.19	29	0.68	2.47	2.48	0	1.5	0.6	0	0	0	0.3	0.7	1.0
116	167 大根サラダ	77	0.7	6.1	4.5	286	227	27	14	25	0.3	0.1	0.02	16	0	1.0	30	0.03	0.03	0.3	0.07	0	40	0.14	15	0.67	2.47	2.49	0	1.4	0.7	0	0	0	0.2	0.8	1.0
116	168 わかめサラダ	80	1.7	6.3	5.6	468	223	33	20	45	0.5	0.3	0.06	43	0	1.4	68	0.05	0.04	0.5	0.07	0	41	0.28	12	0.69	2.48	2.55	0	2.3	1.2	0	0	0	0.3	0.7	1.0
116	169 トマトのマリネ	91	1.1	6.2	8.0	200	301	15	14	40	0.4	0.2	0.06	59	0	1.9	19	0.07	0.03	0.9	0.13	0	32	0.25	21	0.69	2.48	2.50	0	1.6	0.5	0	0	0	0.4	0.7	1.1
116	170 ごぼうサラダ	100	1.6	5.9	10.9	202	247	35	37	51	0.6	0.6	0.14	111	0.1	1.2	18	0.05	0.05	0.4	0.08	0	46	0.24	3	0.56	2.93	1.87	12	3.8	0.5	0	0	0	0.6	0.7	1.3
	サラダ②																																				
117	171 豆腐サラダ	112	8.3	6.7	4.5	463	282	115	154	145	1.4	0.9	0.18	50	0	0.6	66	0.11	0.07	0.3	0.10	0	43	0.13	7	1.06	1.61	3.29	0	1.2	1.2	0.8	0	1.0	0.1	0.3	1.4
117	172 コーンサラダ	115	1.9	6.4	13.0	303	277	18	17	48	0.5	0.5	0.08	40	0	1.4	32	0.06	0.05	0.9	0.09	0	46	0.31	14	0.71	2.51	2.56	0	2.7	0.8	0	0	0	0.7	0.7	1.4
117	173 カニ入りサラダ	118	7.5	9.0	1.7	217	216	69	33	92	0.6	1.6	0.29	22	0.1	2.5	37	0.12	0.28	2.9	0.08	3.3	30	0.44	5	0.85	4.42	2.85	45	0.6	0.6	0	0	0.4	0.1	1.0	1.5
117	174 水菜とじゃこのサラダ	124	4.9	10.4	2.0	559	205	116	24	110	0.8	0.5	0.03	57	6.1	2.0	53	0.05	0.06	1.0	0.06	0.6	49	0.24	17	1.15	4.13	4.19	39	0.9	1.4	0	0	0.3	0.1	1.2	1.5
117	175 チーズドレッシングのサラダ	125	5.6	9.8	2.9	351	128	40	6	65	0.3	0.3	0.03	43	0	1.3	42	0.04	0.09	0.2	0.06	0.4	46	0.29	5	1.92	3.67	3.34	8	0.7	0.9	0	0.5	0	0.1	1.0	1.6
117	176 ほうれん草とベーコンのサラダ	135	4.4	12.1	2.7	251	596	41	59	84	1.7	0.9	0.11	281	0.1	2.3	223	0.18	0.19	1.1	0.15	0.1	168	0.29	35	3.43	5.26	2.49	10	2.2	0.6	0	0	1.0	0.2	0.5	1.7
117	177 チェダーチーズ入りサラダ	145	5.4	12.5	2.0	284	156	177	16	108	0.4	0.9	0.04	133	0	1.2	48	0.03	0.12	0.3	0.05	0.4	44	0.23	16	4.71	6.17	0.61	19	0.7	0.7	0	1.0	0	0.1	0.7	1.8
	サラダ③																																				
118	178 シーザーサラダ	145	5.8	9.4	9.3	386	226	149	18	109	0.9	1.0	0.06	80	0	1.0	61	0.07	0.11	0.3	0.07	0.2	65	0.22	9	2.50	5.35	0.73	9	1.3	1.0	0	0.5	0	0.1	1.1	1.8
118	179 ハム入りサラダ	150	7.4	11.7	4.0	598	295	23	17	163	0.5	0.6	0.08	41	0.2	1.5	37	0.28	0.08	3.0	0.15	0.2	38	0.43	32	2.67	4.74	3.03	16	1.0	1.5	0	0	1.0	0.2	0.7	1.9
118	180 カマンベールチーズ入りサラダ	167	7.7	12.7	6.0	532	351	149	26	148	0.8	1.2	0.09	127	0.1	2.5	101	0.11	0.25	0.9	0.20	0.3	134	0.82	73	4.56	3.98	2.70	23	2.9	1.4	0	1.0	0	0.4	0.7	2.1

写真ページ	料理番号と料理名	エネルギー	たんぱく質	脂質	炭水化物	ミネラル（無機質）								ビタミン												脂肪酸			コレステロール	食物繊維	食塩相当量	添加糖分	エネルギー量点数				
						ナトリウム	カリウム	カルシウム	マグネシウム	リン	鉄	亜鉛	銅	A（レチノール活性当量）	D	E（α-トコフェロール）	K	B1	B2	ナイアシン	B6	B12	葉酸	パントテン酸	C	飽和	一価不飽和	多価不飽和					第1群	第2群	第3群	第4群	点数合計
		kcal	g			mg								μg		mg	μg	mg				μg		mg		g			mg	g			♠	♥	♣	♦	
118	181 ツナ入りサラダ	167	7.8	12.9	6.2	348	404	31	29	139	1.2	0.6	0.10	61	1.1	4.7	92	0.12	0.14	4.1	0.22	0.6	120	0.70	60	2.06	3.68	5.80	11	2.8	0.9	0	0	1.0	0.4	0.7	2.1
118	182 アボカドとエビのサラダ	174	7.4	14.3	4.6	307	502	63	39	108	0.8	1.0	0.25	67	0.1	2.9	53	0.09	0.15	1.8	0.20	0.3	78	1.09	22	2.00	7.82	2.82	56	2.9	0.8	0	0	0.3	1.1	0.8	2.2
118	183 ポテトサラダ	195	2.3	11.4	21.1	251	521	14	28	62	0.6	0.3	0.14	80	0.1	1.6	29	0.12	0.06	1.6	0.22	0	31	0.67	42	1.14	5.29	3.96	15	1.9	0.6	0	0	0	1.1	1.3	2.4
118	184 かぼちゃとツナのサラダ	200	6.9	12.6	15.1	255	402	16	28	116	1.0	0.4	0.07	238	1.2	6.6	33	0.07	0.11	4.4	0.21	0.6	41	0.54	31	1.94	4.15	5.17	23	2.6	0.6	0	0	1.0	0.8	0.7	2.5
焼き物																																					
119	185 焼きししとうがらし	8	0.6	0.1	1.7	78	102	3	6	10	0.2	0.1	0.03	13	0	0.4	15	0.02	0.02	0.4	0.12	0	10	0.11	17	0.01	0	0.02	0	1.1	0.2	0	0	0	0.1	0	0.1
119	186 しいたけの網焼き	16	1.7	0.2	4.5	118	180	8	11	35	0.3	0.4	0.03	9	0.2	0	7	0.06	0.11	1.6	0.10	0	42	0.47	2	0.02	0	0.08	0	2.8	0.3	0	0	0	0.2	0	0.2
119	187 松たけのホイル焼き	19	1.4	0.4	6.0	1	291	5	6	29	0.9	0.6	0.17	0	0	0	0	0.07	0.07	5.6	0.11	0	44	1.34	1	0	0	0	0	3.3	0	0	0	0	0.2	0	0.2
119	188 ピーマンの網焼き	21	1.6	0.2	3.9	177	153	9	11	27	0.4	0.2	0.05	23	0	0.6	14	0.03	0.03	0.8	0.14	0.2	19	0.23	53	0.02	0	0.04	2	1.6	0.4	0	0	0.1	0.2	0	0.3
119	189 焼きなす	25	1.5	0.1	5.3	3	231	19	18	34	0.4	0.2	0.06	8	0	0.3	10	0.05	0.05	0.7	0.06	0.1	32	0.34	4	0.04	0	0.01	2	2.3	0	0	0	+	0.3	0	0.3
119	190 えのきたけとしめじのホイル焼き	62	2.2	5.2	5.4	203	297	2	11	85	0.6	0.4	0.06	31	0.6	0.1	1	0.16	0.13	5.4	0.08	0	40	0.89	3	3.06	1.09	0.23	13	3.0	0.5	0	0	0	0.2	0.6	0.8
119	191 トマトのチーズ焼き	79	4.3	4.5	6.1	169	277	105	14	142	0.3	0.6	0.06	98	0	1.4	10	0.07	0.08	0.9	0.10	0.5	33	0.24	19	2.48	1.24	0.33	12	1.3	0.4	0	0.6	0	0.3	0.1	1.0
和風の煮物																																					
120	192 かぶの煮物	39	1.2	0.1	7.7	369	266	23	13	39	0.3	0.1	0.03	0	0	0	0	0.03	0.04	1.2	0.07	0.2	42	0.24	14	0.01	0.01	0.04	0	1.1	0.9	2.3	0	0	0.2	0.3	0.5
120	193 こんにゃくの土佐煮	39	2.6	0.1	6.9	510	144	49	13	45	0.7	0.2	0.03	0	0.1	0	0	0.02	0.04	1.8	0.06	0.7	5	0.10	0	0.01	0.01	0.02	4	2.2	1.3	2.7	0	0.1	0.1	0.3	0.5
120	194 干ししいたけの含め煮	39	2.4	0.4	10.1	343	234	3	15	41	0.3	0.3	0.05	0	1.3	0	0	0.05	0.15	1.8	0.06	0	26	0.82	0	0.04	0.01	0.16	0	4.1	0.9	3.0	0	0	0.2	0.3	0.5
120	195 にんじんの甘煮	39	0.9	0.1	9.5	239	239	21	10	29	0.2	0.2	0.04	483	0	0.4	13	0.06	0.05	1.1	0.08	0.2	17	0.27	4	0.01	0	0.03	0	1.7	0.6	3.0	0	0	0.3	0.2	0.5
120	196 若竹煮	49	3.3	0.2	9.1	418	390	24	15	58	0.5	1.0	0.11	9	0	0.8	25	0.04	0.08	0.5	0.05	0	54	0.54	7	0.04	0	0.11	0	3.3	1.1	3.0	0	0	0.3	0.3	0.6
120	197 大根の煮物	53	1.6	0.2	12.0	573	451	42	26	54	0.5	0.2	0.03	1	0	0	2	0.05	0.04	1.3	0.10	0.3	55	0.25	17	0.02	0	0.03	0	2.0	1.5	4.5	0	0	0.4	0.3	0.7
120	198 竹の子のじか煮	64	5.3	0.2	10.7	372	452	18	17	82	0.6	1.1	0.12	1	0.1	0.8	2	0.05	0.10	1.9	0.08	0.7	53	0.58	6	0.05	0.01	0.09	5	2.6	0.9	3.0	0	0.1	0.3	0.4	0.8
121	199 ふろふき大根	65	1.9	0.9	12.4	485	388	55	24	48	0.8	0.3	0.07	0	0	0.1	1	0.04	0.03	0.4	0.09	0	54	0.19	17	0.12	0.13	0.48	0	2.4	1.2	4.0	0	0	0.3	0.5	0.8
121	200 刻みこんぶの煮物	74	3.7	1.9	15.8	1027	1167	145	105	82	1.0	0.4	0.04	85	0	0.3	20	0.11	0.10	1.3	0.05	0.3	51	0.16	5	0.25	0.67	0.73	0	4.9	2.6	3.0	0	0.3	0.4	0.3	0.9
121	201 里芋の含め煮	110	2.8	0.2	24.1	382	983	21	34	98	0.8	0.5	0.22	4	0	0.9	4	0.12	0.05	2.4	0.23	0.3	49	0.76	13	0.02	0	0.05	0	3.4	1.0	4.5	0	0	1.0	0.3	1.4
121	202 里芋の煮ころがし	111	3.0	0.1	24.0	433	987	19	35	102	0.8	0.5	0.21	0	0	0.8	0	0.11	0.05	2.4	0.24	0.3	45	0.75	8	0.01	0	0.04	0	3.2	1.1	4.5	0	0	1.0	0.4	1.4
121	203 かぼちゃの煮物	113	2.4	0.3	24.1	366	471	18	29	58	0.6	0.3	0.06	297	0	4.4	23	0.07	0.10	2.0	0.22	0.2	40	0.61	39	0.04	0.05	0.05	0	3.2	0.9	4.5	0	0	1.0	0.4	1.4
121	204 じゃが芋の甘辛煮	113	2.7	0.1	24.4	481	535	9	31	68	0.6	0.3	0.12	1	0	0	2	0.11	0.06	2.2	0.22	0.2	28	0.59	39	0.01	0	0.02	0	1.5	1.2	3.0	0	0	1.0	0.4	1.4
121	205 さつま芋の甘煮	133	1.4	0.2	30.7	203	438	32	24	52	0.5	0.2	0.14	2	0	1.2	0	0.10	0.04	1.3	0.22	0.2	41	0.76	23	0.02	0	0.02	0	1.8	0.5	4.5	0	0	1.3	0.3	1.7
121	206 里芋とイカの煮物	165	12.4	0.5	26.3	823	1164	28	62	236	1.0	1.3	0.36	8	0.2	1.9	2	0.15	0.09	4.5	0.35	2.8	51	0.94	9	0.07	0.02	0.14	125	3.3	2.1	6.0	0	0.5	1.0	0.5	2.1

写真ページ	料理番号と料理名	エネルギー	たんぱく質	脂質	炭水化物	ミネラル（無機質）								ビタミン												脂肪酸			コレステロール	食物繊維	食塩相当量	添加糖分	エネルギー量点数				
						ナトリウム	カリウム	カルシウム	マグネシウム	リン	鉄	亜鉛	銅	A（レチノール活性当量）	D	E（α-トコフェロール）	K	B1	B2	ナイアシン	B6	B12	葉酸	パントテン酸	C	飽和	一価不飽和	多価不飽和					第1群	第2群	第3群	第4群	点数合計
		kcal	g			mg								µg		mg	µg	mg				µg		mg		g			mg	g			♠	♥	♣	♦	
洋風・中国風の煮物																																					
122	207 カリフラワーのスープ煮	37	3.5	1.5	3.5	341	274	16	13	75	0.4	0.5	0.04	1	0.1	0.2	11	0.10	0.08	1.1	0.16	0	57	0.84	54	0.54	0.59	0.14	4	1.7	0.9	0	0	0.3	0.2	+	0.5
122	208 にんじんのグラッセ	52	0.6	1.7	9.1	117	190	19	6	18	0.1	0.1	0.04	493	0	0.4	13	0.05	0.04	0.5	0.07	0	16	0.23	4	1.02	0.36	0.07	4	1.7	0.3	3.0	0	0	0.3	0.3	0.6
122	209 キャベツのスープ煮	57	3.1	1.6	8.7	470	245	42	17	70	0.4	0.4	0.05	3	0.1	0.2	55	0.10	0.04	0.9	0.18	0	63	0.31	38	0.54	0.59	0.17	5	2.1	1.2	0	0	0.3	0.4	+	0.7
122	210 カポナータ	111	1.9	8.3	8.1	443	409	28	29	52	0.7	0.4	0.11	43	0	1.5	30	0.08	0.06	0.7	0.18	0	46	0.38	19	1.13	5.95	0.64	0	2.4	1.1	0.7	0	0	0.4	1.0	1.4
122	211 白菜のミルク煮	111	4.4	6.5	8.7	372	326	102	17	117	0.4	0.6	0.04	28	0.2	0.8	67	0.14	0.14	1.3	0.13	0.3	64	0.61	24	1.79	2.25	1.79	11	1.3	0.9	1.5	0.4	0.1	0.2	0.6	1.4
122	212 青梗菜のミルク煮	143	6.2	9.5	8.5	453	392	169	25	158	1.1	0.8	0.08	180	0.3	1.3	84	0.18	0.19	1.7	0.14	0.3	63	0.65	32	3.08	3.40	2.04	16	1.1	1.1	1.5	0.6	0.5	0.1	0.6	1.8
122	213 じゃが芋のクリーム煮	159	5.4	4.2	25.2	416	618	121	33	144	0.5	0.6	0.13	43	0.3	0.1	6	0.14	0.19	1.6	0.24	0.3	30	1.10	40	2.51	0.97	0.16	13	1.5	1.1	0	0.9	0	1.0	+	2.0
いため煮																																					
123	214 ししとうがらしのきんぴら	56	1.2	4.1	3.3	195	117	7	10	22	0.2	0.1	0.03	15	0.7	0.9	22	0.02	0.03	0.5	0.12	0.1	11	0.13	17	0.45	1.65	1.67	4	1.1	0.5	1.0	0	0	0.1	0.6	0.7
123	215 こんにゃくのいため煮	58	0.7	4.0	6.0	362	75	46	7	19	0.5	0.2	0.02	0	0	0.5	7	0.01	0.01	0.3	0.03	0.1	3	0.04	0	0.44	1.64	1.64	0	2.2	0.9	3.0	0	0	0.1	0.7	0.7
123	216 ひじきの煮物	68	4.2	2.1	10.8	624	754	162	85	71	1.0	0.4	0.10	105	0	0.8	63	0.03	0.07	0.9	0.04	0.4	20	0.14	1	0.27	0.67	0.76	14	5.5	1.6	3.0	0	0.4	0.2	0.3	0.9
123	217 れんこんのきんぴら	90	1.5	4.1	11.6	243	287	14	13	52	0.4	0.2	0.06	2	0	0.9	7	0.06	0.02	0.3	0.06	0	10	0.55	29	0.45	1.65	1.66	0	1.2	0.6	1.3	0	0	0.5	0.6	1.1
123	218 きんぴらごぼう	92	1.6	4.1	11.7	353	222	30	37	48	0.6	0.5	0.13	2	0	0.9	7	0.03	0.04	0.3	0.07	0	43	0.17	2	0.46	1.66	1.67	0	3.4	0.9	1.5	0	0	0.5	0.7	1.2
123	219 なすのいため煮	103	1.9	6.6	8.6	399	252	32	25	47	0.5	0.3	0.08	8	0	1.1	20	0.06	0.06	0.6	0.07	0	36	0.37	4	0.77	2.66	2.69	1	2.3	1.0	2.0	0	0	0.3	1.0	1.3
123	220 切り干し大根の煮物	129	5.1	5.9	13.2	596	483	132	42	101	0.7	0.6	0.13	35	0	0.8	11	0.06	0.05	1.4	0.07	0.5	34	0.25	3	0.66	2.29	2.36	21	2.3	1.5	4.5	0	0.4	0.4	0.8	1.6
いため物																																					
124	221 ほうれん草のバターソテー	46	1.8	3.6	2.6	160	555	40	55	38	1.6	0.6	0.09	301	0	1.7	217	0.09	0.16	0.5	0.11	0	168	0.16	28	2.05	0.74	0.22	8	2.2	0.4	0	0	0	0.2	0.4	0.6
124	222 アスパラのソテー	48	1.3	4.1	2.0	157	137	10	5	30	0.4	0.3	0.05	16	0	1.3	28	0.07	0.08	0.5	0.06	0	95	0.30	8	0.48	1.65	1.68	0	0.9	0.4	0	0	0	0.1	0.5	0.6
124	223 エリンギのにんにくいため	50	1.6	4.2	3.8	118	189	2	7	49	0.2	0.3	0.06	3	0.6	0.5	11	0.06	0.11	3.1	0.11	0	36	0.60	1	0.46	1.67	1.71	0	1.9	0.3	0	0	0	0.2	0.4	0.6
124	224 しいたけとしめじのバターソテー	55	1.5	5.1	3.0	163	170	2	7	43	0.2	0.3	0.03	31	0.3	0.1	1	0.07	0.09	2.7	0.06	0	23	0.45	0	3.05	1.09	0.21	13	2.2	0.4	0	0	0	0.1	0.6	0.7
124	225 ほうれん草のにんにくいため	57	1.9	4.3	3.2	208	567	40	56	42	1.6	0.6	0.09	280	0	2.2	223	0.09	0.16	0.5	0.15	0	170	0.17	28	0.48	1.66	1.78	0	2.4	0.5	0	0	0	0.2	0.5	0.7
124	226 スナップえんどうのソテー	59	1.5	4.1	5.0	118	82	16	11	31	0.3	0.2	0.04	0	0	0.7	23	0.07	0.05	0.4	0.05	0	27	0.11	22	0.45	1.65	1.66	0	1.3	0.3	0	0	0	0.3	0.5	0.7
124	227 青梗菜のソテー	64	0.6	6.1	1.9	263	236	91	15	24	1.0	0.3	0.06	153	0	1.4	86	0.03	0.06	0.3	0.07	0	59	0.15	22	0.67	2.48	2.50	0	1.1	0.7	0	0	0	0.1	0.7	0.8
125	228 ししとうがらしのみそいため	65	1.2	4.3	4.4	290	126	9	11	21	0.3	0.2	0.04	13	0	0.9	23	0.02	0.03	0.5	0.13	0	12	0.12	17	0.48	1.69	1.79	0	1.2	0.7	1.5	0	0	0.1	0.7	0.8
125	229 ブロッコリーのにんにくいため	66	3.4	4.4	4.8	171	291	30	21	72	0.8	0.5	0.07	50	0	2.3	127	0.11	0.15	0.6	0.24	0	160	0.86	90	0.49	1.69	1.72	0	3.5	0.4	0	0	0	0.4	0.4	0.8
125	230 きゅうりの甘酢いため	68	1.1	4.1	6.9	315	227	28	17	39	0.4	0.2	0.12	64	0	0.8	42	0.04	0.04	0.3	0.06	0	26	0.35	14	0.46	1.65	1.66	0	1.3	0.8	3.0	0	0	0.2	0.6	0.8
125	231 小松菜のソテー	70	1.5	6.2	2.5	288	502	171	12	45	2.8	0.2	0.06	260	0	1.7	220	0.09	0.13	1.0	0.12	0	110	0.32	39	0.68	2.47	2.54	0	1.9	0.7	0	0	0	0.2	0.7	0.9

写真ページ	料理番号と料理名	エネルギー	たんぱく質	脂質	炭水化物	ミネラル（無機質）								ビタミン												脂肪酸			コレステロール	食物繊維	食塩相当量	添加糖分	エネルギー量点数				
						ナトリウム	カリウム	カルシウム	マグネシウム	リン	鉄	亜鉛	銅	A（レチノール活性当量）	D	E（α-トコフェロール）	K	B1	B2	ナイアシン	B6	B12	葉酸	パントテン酸	C	飽和	一価不飽和	多価不飽和					第1群	第2群	第3群	第4群	点数合計
		kcal	g			mg								µg		mg	µg	mg				µg		mg		g			mg	g			♠	♥	♣	♦	
125	232 バターコーン	71	1.2	3.5	9.0	174	73	3	7	21	0.3	0.3	0.02	26	0	0.1	5	0.02	0.03	0.4	0.03	0	10	0.10	2	2.05	0.76	0.16	8	1.7	0.4	0	0	0	0.5	0.4	0.9
125	233 ピーマンのソテー	71	0.6	6.1	3.6	196	135	8	8	16	0.3	0.1	0.04	23	0	1.3	24	0.02	0.02	0.4	0.13	0	18	0.21	53	0.67	2.47	2.49	0	1.6	0.5	0	0	0	0.2	0.7	0.9
125	234 もやしとにらのいため物	77	2.5	6.1	4.0	318	226	30	17	37	0.6	0.5	0.09	87	0	1.6	69	0.06	0.10	0.6	0.11	0	72	0.49	17	0.67	2.47	2.48	0	2.2	0.8	0	0	0	0.3	0.7	1.0
125	235 キャベツとハムのいため物	77	4.7	4.9	4.1	419	194	32	14	87	0.4	0.5	0.03	3	0.1	0.6	62	0.21	0.08	1.4	0.13	0.3	55	0.29	39	0.69	1.95	1.77	10	1.3	1.1	0	0	0.3	0.2	0.5	1.0
揚げ物																																					
126	236 なすの天ぷら	150	2.8	9.0	13.8	15	188	21	14	42	0.4	0.3	0.05	16	0.1	1.3	20	0.05	0.07	0.4	0.05	0.1	28	0.38	4	1.17	3.57	3.48	36	1.8	0	0	0.2	0	0.2	1.5	1.9
126	237 なすの素揚げ	152	1.2	14.1	5.3	0	232	21	18	31	0.3	0.2	0.06	17	0	2.1	41	0.05	0.05	0.5	0.06	0	33	0.35	4	1.57	5.76	5.73	1	2.3	0	0	0	0	0.3	1.6	1.9
126	238 しいたけの天ぷら	172	3.9	11.9	13.7	16	151	9	10	55	0.4	0.5	0.05	17	0.4	1.5	19	0.08	0.15	1.6	0.10	0.1	40	0.66	0	1.51	4.68	4.59	46	2.8	0	0	0.2	0	0.1	1.8	2.1
126	239 さつま芋の天ぷら	230	3.1	11.2	27.8	21	293	28	16	54	0.6	0.3	0.11	18	0.2	2.2	18	0.08	0.07	0.5	0.16	0.1	33	0.73	16	1.45	4.45	4.31	46	1.5	0.1	0	0.2	0	0.9	1.7	2.9
126	240 玉ねぎのリング揚げ	267	3.4	13.7	31.2	314	174	27	12	48	0.4	0.3	0.07	3	0	1.9	27	0.06	0.02	0.3	0.15	0	18	0.33	8	1.56	5.47	5.66	1	2.2	0.8	0	0	0	0.4	2.9	3.3
126	241 かぼちゃの天ぷら	332	5.4	17.3	36.8	20	449	25	27	78	0.8	0.5	0.09	318	0.2	6.6	50	0.10	0.15	1.5	0.22	0.1	46	0.88	39	2.19	6.88	6.73	58	3.8	0.1	0	0.3	0	1.0	2.9	4.1
126	242 玉ねぎとサクラエビのかき揚げ	379	8.1	24.9	28.4	81	243	131	28	131	0.7	0.7	0.24	21	0.2	3.6	41	0.07	0.08	0.5	0.17	0.7	34	0.57	7	3.02	9.94	9.83	94	2.1	0.2	0	0.3	0.2	0.4	3.9	4.7
なべ料理																																					
127	243 湯豆腐	128	11.1	5.0	12.9	641	783	184	180	225	2.7	1.3	0.28	196	0.4	1.2	145	0.26	0.22	3.7	0.26	0	191	0.88	21	0.78	0.87	2.53	1	5.3	1.6	0	0	1.0	0.5	0.1	1.6
127	244 タラちり	192	27.9	3.7	13.5	809	1230	216	173	422	2.6	1.5	0.26	219	1.3	2.1	148	0.32	0.31	3.9	0.30	1.5	188	1.08	24	0.59	0.64	1.84	65	5.3	2.1	0	0	1.7	0.5	0.1	2.4
127	245 カキなべ	227	16.5	5.7	26.8	1527	988	267	213	315	4.3	13.0	1.08	145	0.2	2.1	149	0.24	0.31	5.8	0.35	25.9	216	1.33	33	0.90	0.94	2.61	47	5.1	3.9	6.0	0	1.4	0.5	1.0	2.8
127	246 つくねなべ	244	28.2	6.1	19.3	1523	1163	205	167	418	2.6	1.8	0.24	69	0.6	1.3	121	0.31	0.34	15.0	0.80	1.2	181	2.67	43	1.23	1.61	2.21	107	4.6	3.9	2.0	0.2	1.8	0.5	0.5	3.0
127	247 石狩なべ	301	33.1	8.6	24.5	1528	1309	220	183	479	3.6	1.8	0.36	135	28.9	2.2	150	0.35	0.43	12.0	0.89	6.5	204	1.92	31	1.37	2.33	3.46	54	6.7	3.9	0	0	2.2	0.5	1.1	3.8
127	248 水たき	344	28.3	20.5	11.2	661	1007	163	155	386	2.7	3.0	0.26	172	0.7	1.8	181	0.31	0.36	8.6	0.56	0.4	187	1.79	33	5.78	8.64	3.97	107	4.5	1.7	0	0	3.7	0.5	0.1	4.3
127	249 すき焼き	389	22.1	20.1	24.9	1627	659	234	77	280	3.7	4.1	0.26	196	0	1.4	142	0.19	0.30	3.9	0.42	1.7	128	1.13	12	6.49	8.02	2.95	49	4.1	4.1	13.5	0	3.2	0.2	1.4	4.9
汁物																																					
128	250 なめこ汁	26	2.3	0.6	4.2	562	227	21	18	59	0.7	0.2	0.07	14	0	0.1	12	0.04	0.07	2.9	0.04	0.5	28	0.47	1	0.09	0.11	0.33	0	1.3	1.4	0	0	0	0.1	0.3	0.3
128	251 アサリのみそ汁	27	2.9	0.6	2.2	745	82	31	35	43	1.5	0.4	0.05	1	0	0.2	1	0.01	0.05	0.5	0.02	14.1	7	0.13	0	0.09	0.11	0.33	11	0.4	1.9	0	0	0.1	0	0.2	0.3
128	252 とろろ汁	43	1.9	0.2	9.0	398	339	18	22	34	0.7	0.2	0.06	9	0	0.1	0	0.08	0.03	1.2	0.07	0.4	8	0.42	4	0.03	0.01	0.06	0	0.8	1.0	0	0	0	0.5	+	0.5
128	253 もやしと油揚げのみそ汁	53	4.2	2.4	4.4	666	187	43	29	75	0.9	0.5	0.09	0	0	0.2	7	0.04	0.06	1.7	0.06	0.5	28	0.26	6	0.30	0.75	1.06	0	1.3	1.7	0	0	0.3	0.1	0.3	0.7
128	254 豆乳入りみそ汁	126	6.7	2.6	19.3	696	628	45	57	115	2.2	0.7	0.23	53	0	0.5	46	0.11	0.09	2.4	0.22	0.3	78	0.58	24	0.42	0.46	1.42	0	2.5	1.8	0	0	0.5	0.6	0.5	1.6

写真ページ	料理番号と料理名	エネルギー	たんぱく質	脂質	炭水化物	ミネラル（無機質） ナトリウム	カリウム	カルシウム	マグネシウム	リン	鉄	亜鉛	銅	ビタミン A（レチノール活性当量）	D	E（α-トコフェロール）	K	B1	B2	ナイアシン	B6	B12	葉酸	パントテン酸	C	脂肪酸 飽和	一価不飽和	多価不飽和	コレステロール	食物繊維	食塩相当量	添加糖分	エネルギー量点数 第1群	第2群	第3群	第4群	点数合計
		kcal	g			mg								µg		mg	µg	mg				µg		mg		g			mg	g			♠	♥	♣	♦	
128	255 豚汁	169	6.3	10.7	11.6	866	526	58	41	112	1.1	0.8	0.12	141	0.1	0.7	12	0.17	0.09	3.4	0.16	0.7	54	0.44	11	3.36	4.33	2.32	14	3.1	2.2	0	0	1.0	0.4	0.7	2.1
128	256 わかめスープ	9	0.7	0.1	2.0	350	33	13	7	13	0.2	0.1	0.01	5	0	0	21	0.01	0.01	0.1	0.02	0	10	0.05	1	0.03	0.02	0.04	0	0.9	0.9	0	0	0	0.1	+	0.1
129	257 レタスとわかめのスープ	10	0.5	0.1	2.2	273	124	14	6	15	0.2	0.1	0.03	13	0	0.2	22	0.03	0.02	0.1	0.03	0	44	0.13	3	0.03	0.02	0.03	0	0.8	0.7	0	0	0	0.1	+	0.1
129	258 モロヘイヤスープ	54	1.7	4.2	3.1	405	176	79	15	38	0.3	0.2	0.11	252	0	2.5	199	0.06	0.13	0.4	0.15	0	77	0.57	20	0.49	1.67	1.72	0	1.9	1.0	0	0	0	0.2	0.5	0.7
129	259 オニオンスープ	109	2.0	5.4	13.2	317	154	36	10	44	0.3	0.3	0.05	37	0	0.2	5	0.04	0.02	0.2	0.15	0	16	0.22	8	3.27	1.19	0.21	14	1.6	0.8	0	0.1	0	0.4	0.9	1.4
129	260 にんじんのポタージュ	138	4.5	7.4	13.9	381	396	141	20	127	0.3	0.6	0.06	547	0.3	0.6	20	0.10	0.21	0.6	0.17	0.3	28	0.86	8	4.49	1.65	0.25	21	2.2	1.0	0	0.9	0	0.4	0.4	1.7
129	261 コーンスープ	150	6.2	6.3	17.2	365	317	176	25	170	0.3	0.9	0.04	65	0.5	0.2	7	0.07	0.26	0.6	0.07	0.5	19	1.03	4	3.73	1.45	0.30	19	1.1	0.9	0	1.3	0	0.5	+	1.9
129	262 じゃが芋のポタージュ	191	3.2	13.4	14.1	388	338	77	18	86	0.3	0.4	0.07	114	0.3	0.3	9	0.08	0.12	0.7	0.14	0.2	18	0.59	20	8.24	3.05	0.42	37	1.0	1.0	0	0.4	0	0.6	1.4	2.4
129	263 アサリの豆乳チャウダー	210	8.2	11.0	18.5	690	570	62	81	133	3.1	1.0	0.21	156	0	1.7	62	0.13	0.17	1.9	0.28	21.0	107	1.04	53	3.80	3.08	2.76	29	2.8	1.8	0	0	0.6	0.7	1.3	2.6
129	264 かぼちゃのポタージュ	229	5.8	11.0	27.0	364	623	143	37	152	0.6	0.8	0.09	390	0.4	4.7	31	0.12	0.25	1.5	0.28	0.3	49	1.21	43	6.60	2.48	0.38	30	3.7	0.9	0	0.9	0	1.2	0.8	2.9
	ごはん																																				
130	265 おかゆ	161	2.7	0.4	34.9	234	41	2	10	43	0.4	0.6	0.10	0	0	0	0	0.04	0.01	0.5	0.05	0	5	0.30	0	0.13	0.09	0.14	0	0.2	0.6	0	0	0	0	2.0	2.0
130	266 ごはん（胚芽精米）	232	4.2	1.3	49.3	1	98	5	33	98	0.6	1.0	0.14	0	0	0.6	0	0.15	0.02	2.0	0.14	0	12	0.65	0	0.36	0.34	0.46	0	0.8	0	0	0	0	0	2.9	2.9
130	267 ごはん（精白米）	236	4.0	0.6	51.2	1	59	3	15	63	0.5	0.9	0.15	0	0	0.1	0	0.05	0.01	0.8	0.08	0	8	0.44	0	0.19	0.14	0.20	0	0.3	0	0	0	0	0	3.0	3.0
130	268 グリーンピースごはん	255	5.2	0.7	53.8	352	115	7	21	83	0.8	1.1	0.18	6	0	0.1	4	0.12	0.04	1.2	0.11	0	20	0.54	3	0.20	0.14	0.22	0	1.6	0.9	0	0	0	0.2	3.0	3.2
130	269 赤飯	276	6.5	1.3	56.7	429	228	18	36	106	0.8	1.3	0.22	0	0	0.1	1	0.13	0.03	1.3	0.13	0	23	0.54	0	0.26	0.29	0.42	0	2.3	1.1	0	0	0.5	0	3.0	3.4
130	270 五目炊き込みごはん	316	12.1	2.8	57.7	403	312	42	47	166	1.1	1.5	0.22	56	0	0.4	11	0.11	0.08	4.6	0.30	0.2	35	1.08	2	0.51	0.95	1.00	18	2.4	1.0	4.0	0	0.6	0.2	3.1	3.9
130	271 栗ごはん	353	5.9	0.9	76.1	321	339	19	42	110	1.1	1.3	0.36	2	0	0.1	1	0.19	0.06	1.5	0.27	0	57	1.13	22	0.25	0.17	0.37	0	3.1	0.8	0	0	0	0	4.4	4.4
131	272 チーズリゾット	372	10.2	12.0	50.9	1622	230	205	30	208	0.7	1.8	0.16	52	0.2	0.7	10	0.09	0.18	0.8	0.16	0.4	18	0.87	3	4.23	5.82	0.79	17	0.8	4.1	0	1.1	0	0.1	3.4	4.7
131	273 ちらしずし	455	13.3	4.6	87.2	1068	310	47	35	183	1.0	2.0	0.34	146	0.9	0.8	9	0.10	0.21	1.7	0.11	0.5	37	1.38	2	1.11	1.57	1.13	146	3.0	2.7	7.0	0.5	0.2	0.2	4.7	5.7
131	274 チャーハン	542	15.1	15.7	81.4	852	279	35	34	217	1.4	2.2	0.28	51	0.7	1.7	28	0.36	0.25	4.7	0.17	0.6	58	1.29	12	2.73	6.11	5.07	128	2.7	2.2	0	0.5	0.5	0.3	5.4	6.8
131	275 いためピラフ	557	17.3	14.6	84.5	866	389	22	39	201	0.9	1.8	0.29	59	0.1	1.4	28	0.17	0.11	6.7	0.39	0.1	36	1.56	9	4.68	5.03	3.35	49	2.4	2.2	0	0	0.9	0.3	5.7	7.0
	もち																																				
131	276 磯辺焼き	252	5.1	0.7	54.4	347	81	8	13	40	0.3	1.0	0.14	23	0	0	4	0.04	0.04	0.4	0.05	0.6	25	0.40	2	0.18	0.12	0.20	0	0.9	0.9	0	0	0	0	3.1	3.1
131	277 安倍川	317	8.6	3.7	61.2	78	274	26	38	102	1.1	1.4	0.27	0	0	0.2	3	0.04	0.04	0.5	0.09	0	31	0.48	0	0.61	0.83	1.88	0	2.7	0.2	4.5	0	0.7	0	3.3	4.0
131	278 雑煮	331	11.2	5.0	57.3	464	563	100	31	136	1.8	1.6	0.19	211	0.2	0.7	116	0.15	0.17	4.4	0.23	0.7	76	0.98	21	1.50	2.13	0.80	27	2.3	1.2	0	0	0.8	0.2	3.2	4.1

写真ページ	料理番号と料理名	エネルギー	たんぱく質	脂質	炭水化物	ミネラル（無機質） ナトリウム	カリウム	カルシウム	マグネシウム	リン	鉄	亜鉛	銅	ビタミン A（レチノール活性当量）	D	E（α−トコフェロール）	K	B1	B2	ナイアシン	B6	B12	葉酸	パントテン酸	C	脂肪酸 飽和	一価不飽和	多価不飽和	コレステロール	食物繊維	食塩相当量	添加糖分	エネルギー量点数 第1群	第2群	第3群	第4群	点数合計
		kcal	g	g	g	mg	mg	mg	mg	mg	mg	mg	mg	μg	μg	mg	μg	mg	mg	mg	mg	μg	μg	mg	mg	g	g	g	mg	g	g	g	♠	♥	♣	♦	
そば・うどん																																					
132	279 ざるそば	299	12.2	1.5	56.7	1171	186	37	88	201	2.3	1.0	0.23	23	0	0.3	4	0.19	0.11	2.5	0.15	0.9	36	0.60	2	0.32	0.32	0.64	0	3.5	3.0	0	0	0	0	3.7	3.7
132	280 おろしそば	317	12.3	1.6	60.6	1183	397	59	97	214	2.4	1.1	0.24	8	0	0.3	10	0.21	0.10	2.7	0.21	0.3	55	0.71	13	0.33	0.32	0.66	0	4.5	3.0	6.0	0	0	0.2	3.7	4.0
132	281 かけそば	324	13.0	1.5	60.9	1576	332	45	99	233	2.3	1.1	0.23	1	0	0.2	1	0.22	0.12	4.3	0.19	0.9	29	0.71	1	0.32	0.32	0.63	0	3.4	4.0	8.0	0	0	0	4.0	4.0
132	282 かけうどん	327	9.5	1.0	64.1	1746	532	48	64	136	1.5	0.7	0.14	106	0	0.9	82	0.13	0.16	3.7	0.15	0.9	86	0.60	12	0.22	0.10	0.50	0	2.9	4.4	8.0	0	0	0.1	4.0	4.1
132	283 煮込みうどん	395	18.5	3.2	67.1	1924	670	51	76	223	1.8	1.0	0.16	111	0.3	1.0	88	0.17	0.22	7.5	0.34	1.1	94	1.22	12	0.77	0.99	0.97	27	3.3	4.9	8.0	0	0.8	0.1	4.0	4.9
132	284 きつねうどん	419	13.9	7.8	66.4	1930	385	98	77	204	1.6	1.0	0.15	1	0	0.5	14	0.11	0.12	4.0	0.13	1.1	28	0.59	1	0.98	2.58	3.16	0	2.3	4.9	10.5	0	1.0	0	4.2	5.2
132	285 焼きうどん	444	18.6	14.2	56.9	1406	456	55	49	196	1.4	1.6	0.16	108	0.1	1.6	64	0.54	0.19	4.0	0.32	0.2	65	1.02	28	2.89	5.50	4.37	34	3.6	3.6	0	0	1.1	0.3	4.1	5.6
ラーメン・焼きそばなど																																					
133	286 ラーメン	434	18.4	8.0	67.6	1536	631	77	65	186	2.1	1.3	0.19	176	0.2	1.4	138	0.34	0.21	5.0	0.17	0.4	124	0.90	25	1.72	2.65	2.69	14	4.4	3.9	0	0	0.6	0.2	4.6	5.4
133	287 ソース焼きそば	466	16.1	16.2	60.8	1224	499	84	56	151	1.4	1.2	0.17	78	0	2.1	70	0.34	0.13	2.7	0.24	0.1	63	0.96	29	2.63	6.29	5.81	21	4.2	3.1	0	0	0.7	0.4	4.8	5.8
133	288 タンメン	471	22.3	10.4	67.7	1867	497	79	41	193	1.6	1.7	0.17	74	0.9	1.3	53	0.53	0.18	4.1	0.25	0.2	63	1.17	24	1.98	3.83	3.48	34	4.9	4.7	0	0	0.9	0.3	4.7	5.9
133	289 冷やし中華	472	19.5	11.0	69.4	1620	408	81	44	235	1.8	1.4	0.22	55	0.6	0.9	25	0.20	0.23	2.2	0.15	0.4	50	1.39	20	2.65	3.81	3.03	124	3.7	4.1	3.0	0.5	0.5	0.1	4.7	5.9
133	290 焼きビーフン	520	17.8	22.3	57.8	1176	454	32	42	192	1.9	2.1	0.17	7	1.3	2.2	27	0.52	0.20	4.1	0.24	0.3	43	0.87	18	4.08	8.81	7.58	34	3.2	3.0	0	0	1.1	0.2	5.1	6.5
133	291 塩焼きそば	541	21.7	17.9	65.6	1483	493	36	38	297	1.1	1.7	0.18	48	0.1	1.9	46	0.58	0.18	4.7	0.29	0.2	43	1.08	7	3.79	6.50	5.83	41	4.1	3.8	0	0	1.4	0.1	5.2	6.8
スパゲティ・グラタン																																					
134	292 きのこスパゲティ	395	12.9	8.0	67.3	901	464	20	58	187	1.6	1.7	0.37	5	0.4	0.7	7	0.26	0.23	5.5	0.23	0	46	1.49	1	1.22	4.60	1.40	0	5.3	2.3	0	0	0	0.2	4.7	4.9
134	293 トマトソーススパゲティ	419	11.9	8.0	71.9	1041	484	42	66	152	1.7	1.5	0.35	72	0	2.1	27	0.24	0.10	2.6	0.28	0	42	0.86	13	1.25	4.64	1.37	0	4.3	2.6	1.0	0	0	0.4	4.8	5.2
134	294 ボンゴレスパゲティ	469	14.3	13.8	64.8	953	291	57	109	171	3.6	1.9	0.28	5	0	1.4	5	0.18	0.15	2.8	0.20	31.4	22	0.83	1	2.00	9.04	1.75	24	2.6	2.4	0	0	0.2	0.1	5.5	5.9
134	295 ナポリタンスパゲティ	532	15.4	16.5	77.0	1169	483	33	63	216	1.8	1.9	0.37	26	0.2	2.8	26	0.33	0.14	4.1	0.24	0.1	22	0.91	27	2.71	6.21	6.06	9	4.4	3.0	0	0	0.5	0.2	5.9	6.6
134	296 ミートソーススパゲティ	637	23.9	22.7	73.1	827	750	49	79	231	3.5	5.2	0.39	170	0.1	2.5	29	0.30	0.23	5.6	0.48	1.1	47	1.43	14	6.16	10.38	3.82	45	4.7	2.1	0	0	2.4	0.5	5.1	8.0
134	297 カルボナーラスパゲティ	649	20.1	31.5	67.1	860	318	141	61	343	2.7	3.2	0.37	173	1.4	2.0	21	0.32	0.29	2.8	0.23	0.9	42	1.61	9	11.73	10.66	5.32	290	3.6	2.2	0	1.2	1.0	0.2	5.7	8.1
134	298 マカロニグラタン	490	21.0	21.6	50.1	678	451	198	59	308	1.1	2.3	0.40	111	0.5	2.0	19	0.19	0.28	2.7	0.17	0.8	26	1.33	4	9.80	5.80	3.44	115	2.8	1.7	0	1.0	0.5	0.2	4.4	6.1
パン																																					

写真ページ	料理番号と料理名	エネルギー	たんぱく質	脂質	炭水化物	ミネラル（無機質）								ビタミン												脂肪酸			コレステロール	食物繊維	食塩相当量	添加糖分	エネルギー量点数				
						ナトリウム	カリウム	カルシウム	マグネシウム	リン	鉄	亜鉛	銅	A（レチノール活性当量）	D	E（α-トコフェロール）	K	B_1	B_2	ナイアシン	B_6	B_{12}	葉酸	パントテン酸	C	飽和	一価不飽和	多価不飽和					第1群	第2群	第3群	第4群	点数合計
		kcal	g			mg								µg		mg	µg	mg				µg		mg		g			mg	g			♠	♥	♣	♦	
135	299 バタートースト	203	5.6	7.5	28.0	345	60	18	12	51	0.4	0.5	0.07	31	0	0.4	1	0.04	0.03	0.7	0.02	0	19	0.29	0	4.17	1.77	0.65	13	1.4	0.9	0	0	0	0	2.5	2.5
135	300 ジャムトースト	212	5.7	2.7	41.3	301	72	19	13	53	0.4	0.5	0.07	0	0	0.3	0	0.04	0.03	0.8	0.02	0	24	0.30	2	1.14	0.69	0.53	0	1.7	0.8	14.0	0	0	0	2.7	2.7
135	301 ガーリックトースト	223	5.6	7.2	33.6	420	71	11	13	45	0.5	0.5	0.08	42	0	0.2	1	0.05	0.03	0.6	0.04	0	20	0.27	0	4.21	1.52	0.54	17	1.6	1.1	0	0	0	0	2.8	2.8
135	302 チーズトースト	240	11.0	8.9	28.4	564	78	170	17	225	0.5	1.3	0.09	66	0	0.6	5	0.05	0.12	0.8	0.02	0.8	27	0.32	1	4.98	2.33	0.66	19	1.4	1.4	0	1.0	0	0	2.0	3.0
135	303 はちみつバタートースト	265	5.7	7.5	44.8	346	64	19	12	52	0.6	0.7	0.08	31	0	0.4	1	0.04	0.03	0.7	0.02	0	19	0.30	0	4.17	1.77	0.65	13	1.4	0.9	16.7	0	0	0	3.3	3.3
135	304 フレンチトースト	324	11.3	14.6	35.9	427	201	110	22	166	0.9	1.1	0.10	109	0.8	0.8	6	0.09	0.25	0.8	0.06	0.5	35	1.07	1	7.59	3.75	1.23	141	1.4	1.1	4.5	1.1	0	0	3.0	4.1
135	305 ピザトースト	341	16.6	12.6	40.1	1134	307	224	25	136	0.8	0.8	0.15	23	0.1	1.2	7	0.20	0.07	2.5	0.11	0.1	25	0.54	15	2.14	1.83	0.81	8	2.3	2.9	0	1.2	0.5	0.1	2.5	4.3
136	306 ハムチーズサンド	275	10.7	18.6	16.0	642	148	130	19	237	0.5	1.1	0.08	57	0.3	1.6	25	0.17	0.13	1.8	0.07	0.7	32	0.44	12	5.75	7.53	3.51	39	0.9	1.6	0	0.7	0.5	0	2.2	3.4
136	307 ツナサンドイッチ	350	15.1	21.3	24.5	879	304	34	38	175	1.4	0.9	0.10	49	1.3	2.5	33	0.10	0.07	6.8	0.14	0.8	35	0.48	2	5.45	8.60	5.09	58	1.9	2.2	0	0	0.7	0.1	3.6	4.4
136	308 卵サンドイッチ	387	12.9	24.0	28.6	607	141	52	23	162	1.6	1.3	0.11	125	1.2	2.4	34	0.08	0.28	0.8	0.07	0.5	44	1.17	1	6.76	9.27	5.01	266	1.5	1.5	0	1.0	0	0	3.8	4.8
136	309 チーズ野菜サンドイッチ	406	15.4	22.1	36.1	794	302	178	31	246	0.8	1.7	0.16	151	0.2	1.3	22	0.21	0.16	2.5	0.13	0.5	58	0.72	20	12.29	5.83	1.31	52	2.5	2.0	0	1.0	0.5	0.2	3.4	5.1
	軽食																																				
136	310 お好み焼き	517	27.3	25.3	41.0	794	622	147	66	343	2.2	2.3	0.29	102	1.1	2.7	87	0.50	0.39	6.1	0.37	2.4	101	1.88	34	6.63	9.89	5.82	339	2.8	2.0	0	1.0	2.0	0.2	3.2	6.5
136	311 ホットケーキ	518	7.3	28.4	55.7	365	280	141	16	179	0.6	0.9	0.06	171	0.6	1.2	14	0.08	0.16	0.3	0.04	0.3	13	0.77	1	14.82	7.16	2.81	117	1.1	0.9	18.4	0.7	0	0	5.8	6.5
136	312 ピザ	593	25.0	18.8	80.6	1467	223	243	43	403	1.7	2.5	0.20	98	0.1	1.2	3	0.26	0.36	2.2	0.13	1.3	45	0.99	13	7.94	5.28	2.72	37	4.0	3.7	0	1.5	0.6	0.1	5.0	7.4
	乳製品のおやつと飲み物																																				
137	313 ジャムヨーグルト	100	4.8	3.9	11.0	63	234	158	16	132	0.1	0.5	0.02	46	0	0.3	6	0.06	0.19	0.2	0.06	0.1	16	0.65	2	2.38	0.93	0.14	16	0.5	0.2	7.0	1.0	0	+	0.2	1.2
137	314 ホイップクリーム	101	0.8	8.2	6.3	5	99	19	7	25	0.2	0.1	0.03	71	0.1	0.3	3	0.02	0.03	0.2	0.02	0	45	0.19	31	4.98	1.86	0.28	22	0.7	0	1.5	0	0	0.2	1.1	1.3
137	315 フルーツサラダ	128	6.0	1.9	24.0	153	296	43	18	75	0.4	0.3	0.15	27	0	0.7	1	0.07	0.08	0.5	0.14	0.4	29	0.48	43	1.05	0.40	0.10	8	2.9	0.4	0	0.5	0	1.1	0	1.6
137	316 ヨーグルトフルーツサラダ	164	5.9	4.1	27.0	63	526	186	36	166	0.4	0.7	0.15	48	0	1.0	1	0.11	0.21	0.6	0.17	0.1	83	1.09	80	2.39	0.94	0.20	16	2.7	0.2	3.0	1.0	0	0.9	0.2	2.0
137	317 ヨーグルトアイスクリーム	190	4.5	9.2	21.6	79	214	157	17	132	0.1	0.6	0.02	82	0.1	0.4	4	0.07	0.20	0.2	0.05	0.3	7	0.76	1	5.37	2.55	0.40	27	0.5	0.2	13.7	0.5	0	+	1.9	2.4
137	318 ベイクドチーズケーキ	284	4.7	18.4	24.1	81	50	26	5	51	0.3	0.4	0.02	127	0.3	0.5	6	0.03	0.11	0.1	0.02	0.1	9	0.36	1	8.39	3.36	0.64	90	0.3	0.2	13.8	1.8	0	+	1.8	3.6
138	319 カフェオレ	126	6.2	6.8	9.6	75	356	201	26	177	0	0.7	0.02	68	0.5	0.2	4	0.07	0.28	1.2	0.05	0.5	9	0.99	2	4.21	1.57	0.23	22	0	0.2	0	1.5	0	0	0.1	1.6
138	320 にんじんミルク	168	6.3	6.9	21.1	90	396	210	22	179	0.2	0.9	0.05	379	0.5	0.4	12	0.10	0.30	0.5	0.10	0.5	20	1.15	6	4.20	1.57	0.23	22	1.1	0.2	8.4	1.5	0	0.2	0.4	2.1
138	321 ミルクココア	171	7.1	8.1	20.1	75	438	206	44	207	0.9	1.1	0.25	69	0.5	0.2	4	0.08	0.28	0.3	0.06	0.5	11	1.04	2	4.94	1.98	0.26	22	1.4	0.2	9.0	1.5	0	0	0.6	2.1
138	322 バナナミルク	181	6.5	6.9	24.4	74	450	201	34	181	0.2	0.8	0.06	71	0.5	0.4	4	0.10	0.29	0.5	0.24	0.5	22	1.21	10	4.23	1.58	0.24	22	0.6	0.2	4.5	1.5	0	0.5	0.2	2.3

カテゴリーから選べる索引

「外食」「ファストフード・テイクアウト」「市販食品」「家庭のおかず」の４つのカテゴリー別に五十音順に料理や食品を並べています。
探したい料理や食品のカテゴリーから検索してください。

外食

ファストフード・テイクアウト

料理名 ページ

市販食品

家庭のおかず

料理の種類から選べる索引

料理や食品の種類別に五十音順に並べています。
まずは、下記の項目索引から料理の種類のページを検索してください。

各マークは、カテゴリーの料理や食品を指します。

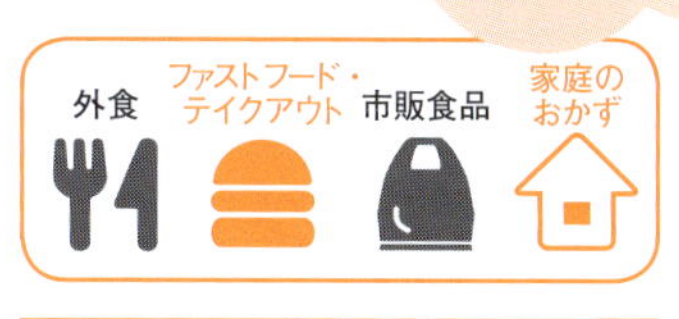

エスニック料理

おでん

おやつ・デザート

ケーキ

中国風

洋風

和風

外食　ファストフード・テイクアウト　市販食品　家庭のおかず

なべ料理

肉料理

市販品

飲み物

アルコール飲料

外食　ファストフード・テイクアウト　市販食品　家庭のおかず

弁当

豆・大豆・大豆製品料理

めん料理

アジア風

うどん

そば

パスタ・スパゲティ

焼きめん

ラーメン

市販品 カップめん

市販品 パスタソース

野菜・芋料理

標準計量カップ・スプーンによる重量表（実測値）

食品名	小さじ（5mℓ）	大さじ（15mℓ）	カップ（200mℓ）
水・酒・酢	5g	15g	200g
しょうゆ（濃い口・うす口）	6g	18g	230g
みりん	6g	18g	230g
みそ	6g	18g	230g
食塩・精製塩	6g	18g	240g
あら塩（並塩）	5g	15g	180g
砂糖（上白糖）	3g	9g	130g
はちみつ	7g	21g	280g
油・オリーブ油・ごま油	4g	12g	180g
バター	4g	12g	180g
生クリーム	5g	15g	200g
マヨネーズ	4g	12g	190g
牛乳（普通牛乳）	5g	15g	210g
脱脂粉乳	2g	6g	90g
粉チーズ	2g	6g	90g
トマトケチャップ	6g	18g	240g
ウスターソース	6g	18g	240g
カレー粉	2g	6g	−
小麦粉（薄力粉・強力粉）	3g	9g	110g
かたくり粉	3g	9g	130g
パン粉・生パン粉	1g	3g	40g
すりごま・いりごま	2g	6g	−
練りごま	6g	18g	−

食品名	1カップ（200mℓ）	1合（180mℓ）
胚芽精米	170g	150g
精白米	170g	150g
もち米	175g	155g
無洗米	180g	160g

料理作りには欠かせません

標準計量カップ・スプーン（香川 綾考案）

透明な材質なので、
液体を計るときに外側から
液面を透かし見ることができます。
少量の計量に便利な
ミニスプーン（1mℓ）もあります。
表面をすりきりに計ることができる
へらもあると便利です。

カップ（200mℓ）
大さじ（15mℓ）
小さじ（5mℓ）
ミニスプーン（1mℓ）
へら

問い合わせ先　女子栄養大学代理部・サムシング　TEL 03（3949）9371